上海卫生健康政策研究年度报告（2018）

ANNUAL REPORT OF SHANGHAI HEALTH POLICY RESEARCH (2018)

上海市卫生健康委员会
上海市医药卫生发展基金会　组编
上海市卫生和健康发展研究中心
（上海市医学科学技术情报研究所）

科学出版社
北京

内 容 简 介

本书是《上海卫生健康政策研究年度报告》(简称“绿皮书”)系列的第七辑,该绿皮书由上海市卫生健康委员会、上海市医药卫生发展基金会、上海市卫生和健康发展研究中心(上海市医学科学技术情报研究所)联合组织编写,自2012年起每年出版一辑,定位于打造上海卫生健康政策信息发布的“制高点”、医改成效评价的“权威版”和卫生健康政策导向的“风向标”。结合上海市卫生健康委员会2018年度工作重点和卫生健康政策研究成果,本年度绿皮书共设置了健康服务业、综合医改、公共卫生、学科与人才、健康老龄化、人口与家庭发展、行业治理、卫生投入与绩效、他山之石9章,以及《2018年度上海市主要卫生健康统计数据》《2018年度国家主要卫生健康政策文件一览表》和《2018年度上海市主要卫生健康政策文件一览表》3个附录,是2018年度上海卫生健康政策研究成果和重要数据文献的集中展示。

本书可为上海市及其他地区从事卫生管理与改革相关工作的各级领导同志提供有价值的参考信息,能够帮助基层卫生管理人员理解、把握卫生健康政策及其走势,也可作为卫生健康政策研究人员的参阅读物。

图书在版编目(CIP)数据

上海卫生健康政策研究年度报告. 2018/上海市卫生健康委员会,上海市医药卫生发展基金会,上海市卫生和健康发展研究中心(上海市医学科学技术情报研究所)组编. —北京:科学出版社,2019. 2

ISBN 978-7-03-060493-4

Ⅰ. ①上… Ⅱ. ①上… ②上… ③上… Ⅲ. ①卫生工作-方针政策-研究报告-上海-2018 Ⅳ. ①R-012

中国版本图书馆CIP数据核字(2019)第016768号

责任编辑:闵 捷 / 责任校对:谭宏宇
责任印制:黄晓鸣 / 封面设计:殷 靓

科学出版社 出版
北京东黄城根北街16号
邮政编码:100717
http://www.sciencep.com

南京展望文化发展有限公司排版
上海万卷印刷股份有限公司印刷
科学出版社发行 各地新华书店经销

*

2019年2月第 一 版 开本:787×1092 1/16
2019年2月第一次印刷 印张:34 3/4
字数:843 000

定价: 140.00 元

(如有印装质量问题,我社负责调换)

编委会名单

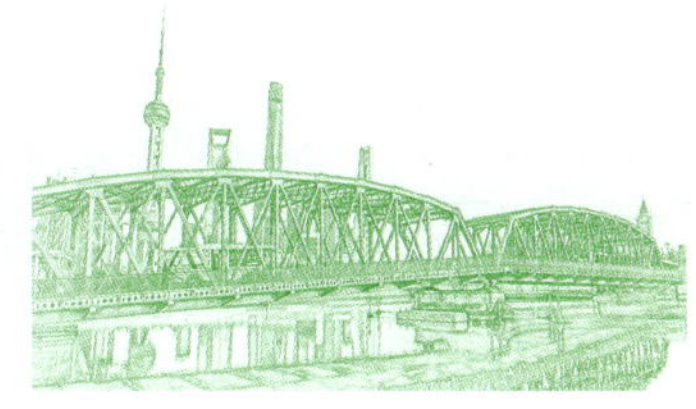

序

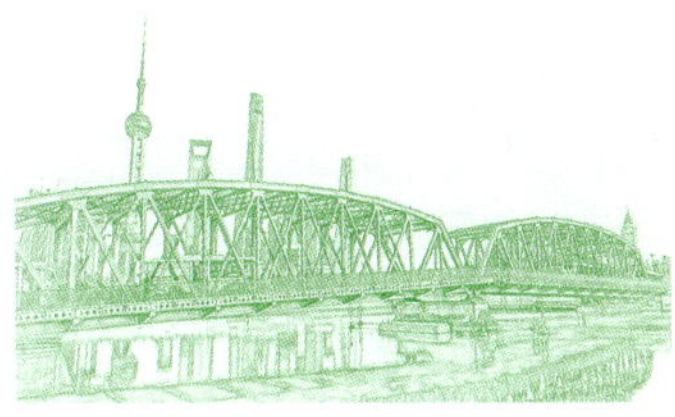

岁月不居,时节如流。在改革开放40周年之际,我们迎来了第七本上海卫生健康政策研究的"绿皮书"。

七年来,"绿皮书"紧贴工作实际、紧扣时代脉搏,从实践立场、学术视角集中展示了上海卫生健康政策研究成果,日益成为上海卫生健康政策信息发布的"制高点"、医改成效评价的"权威版"、卫生健康政策导向的"风向标"。随着"健康上海"建设战略的实施和上海市卫生健康委员会的组建,"绿皮书"将正式更名为《上海卫生健康政策研究年度报告》,但"绿皮书"依然秉承一贯的编辑理念。2018年的"绿皮书"充分反映了上海卫生健康对服务城市发展战略、推进改革和转型发展、增进人民健康福祉的深度思考,展现了上海在深化医改、建设亚洲医学中心城市、打响健康服务品牌、改善一"老"一"少"健康服务等方面的政策决策过程。同时,"绿皮书"也收录了精准医疗、智慧医疗、新业态新技术监管等热点和前沿问题的政策研究成果。

雄关漫道真如铁,而今迈步从头越。2019年是新中国成立70周年,是决胜全面建成小康社会的关键一年,也是上海市卫生健康委员会职能调整后的第一年。上海卫生健康政策研究要富于创造,逐梦未来,要按照上海市委市政府的总体部署,牢牢把握改革开放再出发的历史使命,牢牢把握"四个放在"的工作基点,服务上海卫生健康改革发展的重大决策,聚焦亚洲医学中心城市建设、长三角卫生健康一体化发展、健康服务业高质量发展、公共卫生服务体系建设、行业治理能力现代化等重点领域,集中力量研究攻关,多出研究成果,为中华人民共和国70周年华诞献上一份"健康"的礼物!

是为序。

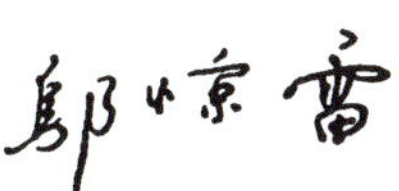

2019年1月

主编寄语

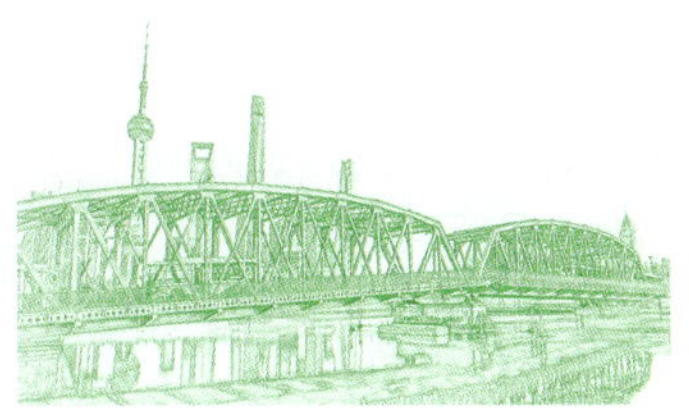

2018年是不平凡的一年，是我国改革开放40周年、深化医药卫生体制改革第9年。2018年《上海两会·政府工作汇报》对上海经济的总体评价，即经济平稳增长；经济结构、质量和效益持续向好；改革创新取得新突破；人民生活水平进一步提高；生态环境继续改善。2018年，全市国民生产总值增长6.6%，常住人口人均生产总值突破2万美元，居民可支配收入扣除物价因素增长7.1%。2019年在市委和市政府的领导下，上海将在民生福祉方面持续发力、改善民生，加强养老服务和社会保障。《上海卫生健康政策研究年度报告(2018)》(绿皮书)共分9章，包含论文57篇，附录3篇，全面检阅了2018年上海医药卫生体制综合改革和健康服务业发展等方面的成就。

2018年7月，上海市人民政府关于《推进本市健康服务业高质量发展加快建设一流医学中心城市的若干意见》(简称"健康服务业50条")发布后，健康服务业取得了蓬勃的发展。在2018年举办的第二届"上海医改十大创新举措"评选活动中，"推进'放管服'改革工作，出台实施'上海健康服务业50条'"被评为上海医改十大创新举措之首。2018年绿皮书第一篇即是由市卫生健康委员会邬惊雷主任领衔发表的《推进上海市健康服务业高质量发展的策略研究》一文，总结了本市健康服务业发展的现状、面临的问题，提出了相关政策建议，提出发展健康服务业需要政府的领导和协调，政策的引领，同时需要明确构建多元治理的监管机制。

当前阶段，长三角一体化发展进入了全面深化的关键时期，《健康2030规划》作为卫生健康领域的纲领性文件，应着眼于长三角三省一市整个区域统筹规划考虑。要促进区域健康政策的协同发展、资源共享、推动跨省异地就医直接结算；在差异化的发展中扩大规模效应，共同制定长三角一体化发展的三年行动计划，建立一批区域合作的平台；优化社会办医政策、在医疗健康领域中广泛应用人工智能，提高就医的便捷性及人民群众的健康水平。

第二章是一系列介绍上海市医药卫生体制综合改革和"十三五"规划

中期评估情况的文章。内容包括医疗服务价格调整方面，从政治、经济、社会影响等方面对医疗服务价格调整方案的实施进行风险评估，建立等级评审标准，并提出了风险应对和控制措施，确保上海市医疗服务项目价格调整改革平稳推进。作为全国第二批综合医改试点省市之一，上海市对部分财务收入濒于困境的专科医院进行了专题调研，对其运行过程中的诸多问题做了全面的分析，并对未来人才培养、能力建设、医疗服务价格调整和补偿机制、政府财政投入的倾斜政策提出了具体的政策建议，值得一读。此外，还有微观医院成本管理体系建设的文章，对支架植入术、膝关节置换术、冠状动脉旁路移植术进行了成本分析，探讨运用创新医疗技术对疾病治疗成本带来的影响，以推动公立医院改革，降低医院运行成本。上海市自 2011 年开始推行医联体改革试点，迄今为止已有各种类型的医联体 40 余个。本书相关文章讨论了上海 3 个维度 8 个类型医联体的绩效评价模式、探讨构建不同区域性医联体绩效评价指标体系，以及区域儿科医联体对患者就医行为的影响，指出合理配置医联体的资源和确保医联体内部资源的下沉是建设医联体的重要任务。

第三章是“公共卫生服务”，上海作为一座开放、创新、包容的特大型城市，需要推动高质量的发展和创造高品质的生活，因此，公共卫生安全的任务十分艰巨。加强上海市疾病预防控制体系建设是当务之急，建立疾控机构—医疗机构—社区卫生服务机构“三位一体”的运行模式，建成服务“健康上海”、国际领先、国内一流的疾病预防控制的体系，需要从提高硬件建设、人才培养、激励机制、加强信息化建设、现场疫情处置、重视基本公共卫生服务项目的效果评价、提高健康管理率、完善家庭医师制度等方面着手；改善公共场所设置，加强控烟监管。

加强健康人力资源建设是《“健康上海 2030”规划纲要》的一个重要部分。在推进健康科技创新方面，本书第四章重点介绍了上海市临床医学中心和重点学科的建设项目、分析了上海市 35 家三甲医院和区级医院的科研竞争力情况、探讨了医学科研成果的转化机制。在加强人才队伍建设方面，介绍具有上海特色的全科医师规范化培训和在岗服务能力综合评价等经验。此外，遵循 SMART 原则，对卫生紧缺人才的培养和评价指标体系的研究也进行了探索。

促进健康老龄化，以需求为导向，构建全覆盖、整合型老年健康服务体系是《“健康上海 2030”规划纲要》”的一个重要组成部分。本书在第五章“健康老龄化”中对上海长期护理保险现状、长期护理保险产业发展状况、上海“医养融合模式”和安宁疗护(临终关怀)模式进行了探索,梳理分析了上海市老年失智症的现状和问题。2016 年相关调查数据显示,上海老年痴呆症患病率为 7.42%,且随年龄升高而增长。全市虽有认知障碍服务机构 108 家,但相关筛查和诊断标准需进一步完善,标准的落地实施也需要进一步加强。长期护理服务产业的发展应以社区服务为依托的居家养老和照护服务为方向,保障基本服务需求,推动市场力量参与。全市虽有安宁疗护机构 72 家,但服务质量评分差异很大,其中人才队伍的建设是关键。

随着计划生育政策的完善,“人口与家庭发展”日益受到重视。2017 年上海户籍人口平均期望寿命达 83.37 岁,继续保持世界发达国家或地区的先进水平。本书第六章中首次披露了上海市人均健康期望寿命的数据。全市户籍人口的健康期望寿命为 69.46 岁,健康寿命损失达到 13.72 年,占期望寿命的 15%。该项指标的应用对今后我国测定人民健康水平、评价医药卫生体制改革长远效果具有重要的意义。大型家庭调查报告显示,上海市的生育水平较低,只有 5%的家庭有再生育的意愿。此外,孩子入托意愿较强,但实际入托率低,需要大力发展和完善托育服务体系。

本书第七章“行业治理”重点介绍了《上海市卫生计生改革和发展“十三五”规划中期评估报告》。上海能成为创新城市主要是努力走出了一条社会治理的新路子。卫生和健康的治理就是坚持重心下移,力量下沉。文章提出的 20 类 23 项指标中已有 15 项(65.2%)提前达到 2020 年的任务目标,对建设具有全球影响力的科技创新中心和亚洲医学中心城市具有重要推动作用。目前,上海市家庭医生“1+1+1”的组合签约人数已达 447 万人,签约居民 72%在组合内就诊,50%在签约社区就诊。2018 年,上海在医改五项任务推进方面,在深化公立医院改革、统筹推进药品供应保障体系、加快健康服务业集聚发展、推进智慧医疗、方便居民就医等方面均取得了可喜的成绩,但在行业治理能力方面还有待于进一步提高。此外,本章在“证照分离”改革、《上海市发展中医条例》实施成效、综合监管体系建设、医疗技术监管、处方药费用的监管等方面均做了有益的调查研究和探索。

在第八章“卫生投入和绩效”中,2017 年上海市卫生总费用为 2 087 亿元,比 2016 年 1 838 亿元增长了 11.66%,占 GDP 6.81%。政府卫生支出和个人支出各占 21.55%和 20.50%,社会卫生支出占比高达 57.95%,其中医疗保障费用又占到 81%,商业保险费用首次突破200亿元，政府卫生支出占财政支出的6%，呈现出良好的发展势头。但基层医疗机构和公共卫生机构卫生投入占比仍然偏低。老年人的卫生费用计算是基于2014年的调查数据，是同期人均卫生费用的2.87倍。医用耗材的高昂费用是导致医疗费用难于控制的重要因素之一，其过度使用情况普遍存在，今后急需完善管理制度，加强价格监督管理、实行零差率销售、合理使用耗材。2018年另一项重要的研究是建立超(特)大城市卫生体系绩效评价框架，采用“结构—过程—结果”模型建立四级指标，并对京沪两地开展了医疗服务提供绩效的比较研究。两地各具特色，需要共同创新、协同改革和发展。

在最后的“他山之石”一章中，对欧盟的医院卫生技术项目、罕见病的保障政策、美国DRG付费制度改革、国际高新技术的支付和定价政策进行了探讨，为未来上海市医药卫生体制改革提供有益的国际参考经验。

本书在各章的前面均做了简短的介绍，在每一篇论文前也加注了导读便于读者领会其中的内容。最后谨向参编的各政府部门、各行政处室、各区卫生和健康委员会和医院、社区卫生服务中心、疾病预防控制和卫生监督机构的领导和作者们所作出的努力表示衷心的感谢。由于编辑时间仓促，有错误之处，敬请批评指正。

胡善联

上海市卫生和健康发展研究中心(上海市医学科学技术情报研究所)

首席顾问、教授

2019年2月

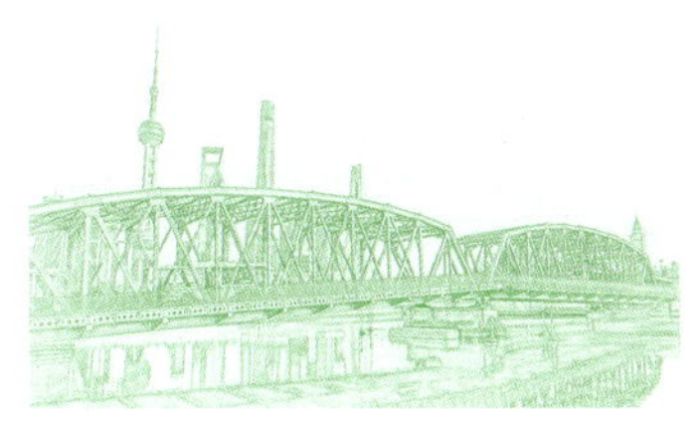

目录

第五章　健康老龄化

第六章　人口与家庭发展

第七章　行业治理

第八章　卫生投入与绩效

第九章　他山之石

附　录

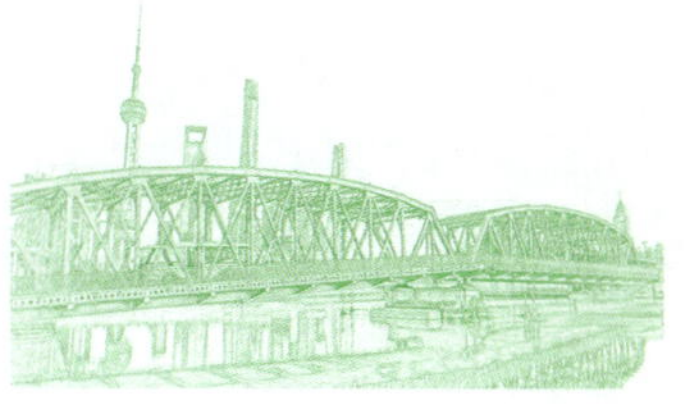

第一章

健康服务业

大力发展健康服务业是“健康中国”和“健康上海”建设的重要举措之一，也是满足人民群众对美好健康生活的需要。为了推进健康服务业的高质量发展，精准对接人民群众对美好健康生活的需要，本章主要介绍了上海市健康服务业及上海市嘉定区健康产业的发展现状，探讨了如何高质量发展健康服务业，构建上海市健康服务业的多元治理监管机制，比较了长三角地区的区域健康政策，总结了上海市社会办医领域的主要政策问题，明确了人工智能在医疗健康领域的应用现状及挑战，以期为推进健康服务业及健康相关产业的发展和政策制定提供借鉴和依据。

推进上海市健康服务业高质量发展的策略研究

邬惊雷　赵丹丹　徐崇勇　许明飞　蒋小华

【导读】 为推进健康服务业的高质量发展，精准对接人民群众对美好健康生活的需要，文章系统梳理了上海市健康服务业的发展现状，分析了上海市健康服务业发展的瓶颈问题，从组织协调机制、重点发展领域、市场体系构建(产业载体、平台建设和技术发展)、政策保障支撑以及监管体系等方面提出了政策建议。

健康服务业以维护和促进人民群众身心健康为目标，主要包括医疗服务、健康管理与促进、健康保险以及相关服务，涉及药品、医疗器械、保健用品、保健食品、健身产品等支撑产业。健康服务业是国民经济和社会发展的支柱产业。为推进上海市健康服务业的高质量发展，加快建设一流医学中心城市，进一步改善健康民生，笔者通过走访、专题座谈会等形式，了解上海市社会办医疗机构、公立三甲医院、健康服务业园区、医疗服务业、商业健康保险的发展状况，提出针对本市健康服务业发展的意见和建议。

一、上海市健康服务业发展基本情况

近年来，上海市出台了一系列促进健康产业发展的政策，特别是健康服务业出现集聚化、融合化、特色化发展的良好态势。2017 年，上海市健康服务业增加值为 1 563.4 亿元，同比增加 11.4%，占国内生产总值(gross domestic product，GDP)的 5.2%。

(一) 健康服务业园区建设情况

近年来，上海市健康医疗服务业呈集聚发展态势，已逐步形成了一批以健康医疗服务为特色的产业集聚园区。一是上海国际医学园区。该园区坐落在浦东新区康桥镇，以上海市质子重离子医院、上海国际医学中心为平台，打造专科特色医疗服务产业链，目前已引进 10 家高端医院、2 家康复医疗机构、3 家医疗科研机构、22 家医学检验所和 2 所医学院校，总投资 200 亿元。二是

第一作者：邬惊雷，男，上海市卫生健康委员会主任。
作者单位：上海市卫生健康委员会(邬惊雷、赵丹丹、徐崇勇、许明飞、蒋小华)。

上海新虹桥国际医学中心。该医学中心位于闵行区华漕镇，以国家健康旅游基地建设为核心、集约化为特色，加快形成高端医疗服务集聚区，启动了一期规划区域（70 万平方米）的市政配套设施建设，建设了 1 家医技中心，引进了 1 家综合性医院和 6 家特色专科医院，总投资约 100 亿元，并经国家部委评审，列入全国首批健康旅游示范基地。三是嘉定区精准医疗与健康服务集聚区。该集聚区位于嘉定区的安亭镇和马陆镇，主要以国家肝癌科学中心、上海市中医院为依托，以细胞科技、免疫细胞治疗和中医药健康服务为特色。四是桃浦国际健康创新产业园区。该园区位于普陀区桃浦镇，主要推进健康产业的跨界融合发展，打造“保险＋健康＋金融＋互联网”健康服务生态圈。五是徐汇枫林生命健康产业园区。该园区主要以临床医学研发为特色，重点孵化和培育健康科技创新企业。

此外，上海市还有一批规划中的健康服务业园区。比如，杨浦科技智慧健康产业园（主要以长阳创谷和创智天地为基地，发展高科技医疗、康复养身、健康体检、智慧医疗）、奉贤东方美谷（依托于奉贤生物科技园，发展美丽健康产业，2017 年产值达 59.3 亿元，下一步将发展精准医疗、医学检验检查、医疗美容等健康服务业）、松江 G60 科创走廊（主要发展精准医疗和医药研发服务）、金山上海湾区科创中心（位于金山区山阳镇，主要发展高端医养服务、医疗美容、健康旅游等）、崇明国际健康旅游集聚区（主要打造集高端医疗、运动康复、休闲养生为一体的国际健康旅游集聚区）。

（二）医疗服务业情况

上海市是全国医疗服务的高地。截至 2017 年底，全市医院 363 所，社区卫生服务中心（含分中心）308 所，公立医院 179 所，医疗机构实际开放床位 13.46 万张；全市各医疗卫生机构诊疗总次数达 2.73 亿，其中三级医院服务占比 35.20%，社区卫生服务中心服务占比 31.78%；以三甲医院为核心的优质医学资源高度聚集，区域综合优势突出，拥有 32 家三甲医院，其中 20 家进入“中国医院排行榜”前 100 名。技术优势和人才优势全国领先，拥有全球第三家、我国首家质子重离子医院，拥有唯一具备正电子发射计算机断层显像（positron emission tomography-computed tomography，PET-CT）设备生产能力的本土企业——上海联影医疗科技有限公司，拥有 35 个国际先进的临床医学中心，血液疾病治疗、小儿肝脏移植、骨髓移植、消化道内镜治疗等技术居于国际前列。2017 年 230 万例手术患者中，来沪就医的疑难杂症者占 70%。全市医疗卫生系统拥有 35 位两院院士、43 位“国家千人”，获科技大奖数占全国卫生系统的 40%，临床诊疗能力在很多方面处于国际领先地位。

近年来，上海市社会办医疗机构发展态势良好。截至 2017 年底，全市社会办医疗机构总数达 2 200 家，其中医院 184 家，门诊部 1 043 家，第三方医学检验实验室、医学影像诊断中心、病理诊断中心 60 家。全市社会办医疗机构核定床位数 2.1 万张，占全市医疗机构核定床位总数的 17%，社会办医疗机构得到进一步发展。特别是培育了一批以高端服务为特征的国际化社会办医疗机构，如上海国际医学中心、上海和睦家医院、上海禾新医院、上海德达医院等，由美国哥伦比亚大学的大学基金会投资、美国麻省总医院支持的上海嘉会国际医院等外资医疗机构落户上海，一批以先进技术为特色的社会办医疗机构，如上海道培医院（血液疾病）、上海远大心胸医院（心胸专科）、上海德济医院（神经外科）、上海集爱遗传与不育诊疗中心（生殖医学）等也相继

入驻。

（三）商业健康保险发展情况

作为金融中心，上海市坚持推进商业健康保险发展，不断扩大税优健康险覆盖面（目前上海市有 18 家公司参与税优健康险经营，累计承保件数 13 429 件，累计保费收入 2 639.65 万元，其中风险保费 847.07 万元，保单件数和保费收入分别占全国总量的 8.45%和 7.27%，业务规模居全国第二位），推进医保个人账户资金购买商业保险项目（自 2017 年 1 月 1 日起正式启动医保个人账户历年结余资金自愿购买商业医疗保险试点工作）。2017 年，上海市健康保险和保障服务总产出 75.22 亿元，同比增长 22.3%，增速低于全国（过去五年，全国健康险保费收入复合增长率达 38%）。

二、上海市健康服务业发展面临的问题

（一）服务业与制造业之间的联动还不够

从国际情况来看，健康服务业与制造业之间存在相互支撑、联动发展的关系。2017 年，本市健康服务业总规模为 3 918.1 亿，增长 1 563.4 亿元，同比增加 11.4%，占 GDP 的 5.2%；生物医药产业经济总量达到 3 046 亿，增长 5.8%，其中，制造业主营业务收入 1 093 亿，同比增长 8.6%。从本市健康服务业的规模和能级来看，显然，该行业对健康制造业发展还有很大空间的促进作用。

（二）健康服务业布局缺乏全市统筹

健康服务业产业链长、涉及部门多（卫生、发改、医保、科委、经信委、保监会、财政、食药监、规土、工商等），目前还缺乏全市层面的发展规划和统筹协调机制，健康服务业布局分散、特色不鲜明，需要加快打造健康服务业产业体系。特别是还缺乏健康服务业发展的重大平台设施，要根据健康服务业发展的新趋势，加快基因产业平台、重大产业基础实验室、药品和器械公共服务平台、医学人工智能研发与转化功能型平台、临床试验平台等重大产业项目的布局。

（三）社会办医生态环境有待优化

总体上看，本市社会办医方面还缺乏知名品牌，缺乏高品质医疗服务机构，占医疗服务市场的份额较小（2017 年总诊疗人次和出院人数，社会办医服务量占比仅分别为 9.27%和 4.79%）。同时，社会办医的营商环境也有待优化，在机构审批、技术准入、设备购置、人员流动、学科建设、医保配套、财税和土地支持等方面，均存在一些障碍，亟需加大简政放权、放管结合、优化服务的改革力度。

（四）商业健康保险发展瓶颈突出

目前医疗健康大数据缺乏共享机制，导致健康保险产品创新难，产品结构不合理、同质化程度高。在保险理赔支付环节，由于没有打通保险机构与医疗机构的信息系统，无法实现保险公司

直接支付居民住院、就诊的医疗费用，严重影响了商业健康保险的发展。

（五）健康科技创新还需进一步加快

当前上海市健康科技发展的目标是：2020 年要成为亚洲医学中心城市，2030 年要成为具有全球影响力的健康科技创新中心。与此目标相比，本市在健康科技创新机构培育、经费投入机制、成果转化、知识产权保护等方面还要进一步加强，特别是健康服务业与制造业衔接机制不畅，产、学、研、医缺乏联动，研发投入不足，创新成果大量外流等问题比较突出。

三、政策建议

（一）建立上海市健康服务业发展领导和协调机制

进一步强化健康服务业对上海市经济社会发展的重要作用，明确将健康服务业作为本市发展的重要支柱产业。在市级层面建立由市主要领导任组长，卫生、发改、医保、科委、经信委、保监会、财政、食药监、规土、工商等相关部门负责人参与的健康服务发展领导小组，并在相关部门（如卫生部门）设立领导小组工作办公室或建立协调机制。领导小组和领导小组工作办公室根据上海的资源禀赋和战略优势，对标国际最高标准、最好水平，牢牢把握进一步提升上海健康服务业发展能级和核心竞争力这一根本目标，突出重点领域，深化改革创新，完善支撑体系，研究制定上海市健康服务业发展规划并牵头推进落实，建立市区两级健康服务业政策体系。

（二）聚焦重点领域，明确战略发展新方向

针对健康科技发展趋势和上海特点，重点推进健康医疗、健康服务、健康保险三大领域。

健康医疗方面，要以健康服务业园区建设为依托，以需求为导向，鼓励发展一批国际化、特色化、高水平的社会办医疗机构。比如，支持社会力量深入专科细分领域，投资建立品牌化专科医疗集团；以“名医、名术”为核心，鼓励发展各类特色诊所；支持发展高端化、国际化、集团化的医学检验、病理诊断、医学影像等第三方专业机构等。特别是积极支持公办、社会办医疗机构联动发展，允许公立医院根据规划和需求，与社会力量合作举办新的非营利性医疗机构，鼓励双方在人才、管理、技术等方面建立协议合作关系，支持社会力量提供多层次、多样化的医疗服务，以满足人民群众对高水平医疗的需求；鼓励社会办医疗机构参加医疗联合体（以下简称“医联体”）建设，支持高水平社会办医机构成为医学院校教学基地，作为住院医师、专科医师规范化培训基地等。

健康服务方面，要促进健康与互联网、旅游、养老等融合发展，依托信息技术等，发展覆盖全生命周期、高质量的健康管理和服务。比如，依托现代医学科技和信息技术，推广疾病早期筛查和居民基本健康状况评价，开展肿瘤、传染性疾病、感染性疾病的精准防控；发展人类辅助生殖技术服务，应用遗传检测技术和新生儿遗传性疾病早期筛查技术，降低出生缺陷；推动智慧健康服务发展，推进大数据、人工智能在医学影像、病理分析、医疗辅助诊断等领域的应用；在进一步严格规范中医养生保健服务管理的同时，积极培育一批技术成熟、信誉良好的知名中医养生保健集团或连锁机构等。

健康保险方面，要注重发挥商业健康保险在健康服务链中的资源整合作用，将健康保险打造

成为医疗健康服务需求的入口，促进并完善健康服务链。比如，推进商业保险公司与医疗机构之间的数据交流和共享，实现居民医疗费用直接理赔支付；鼓励商业健康保险参与社会医疗保险的经办代办业务，积极参与医保控费；发展个人税收优惠型健康保险业务，提高税优健康险的公众知晓度和覆盖度；持续推进个人账户购买商业健康保险项目，鼓励研发商业补充性长期护理保险产品等。

（三）推进产业载体、平台建设和技术发展

一是抓载体。建设一系列功能型平台和重大项目。比如，聚焦产业布局，将结合区域资源基础和发展定位，统筹推进“5＋X”健康服务业园区布局，建成一批业态集聚、功能提升、特色鲜明的现代健康服务业园区和基地。聚焦健康科技，提出了打造重大产业技术基础实验室、药品与器械公共服务平台、医学人工智能研发与转化功能型平台、开放共享的临床试验平台等 6 大功能性平台，以及建设长三角罕见病实验诊断中心，着力构建政府支持、市场驱动、利益共享的运行模式。聚焦健康保险，将依托上海保交所，积极筹建上海健康保险交易中心，以及保险产品创新、核保理赔服务等平台，推动商业保险、医疗服务、健康管理等融合发展，促进健康医疗保障体系、服务体系和管理体系完善升级。

二是抓技术，立足于瞄准世界先进水平，进一步提升上海市医疗服务能级及核心竞争力，加大财政支持力度，通过“腾飞计划”实施新一轮重点专科建设，着力构建临床重点专科“振龙头、强主体、展两翼”的发展格局，即：以普外科、神经科、泌尿外科、骨科、内分泌科等国内优势专科为“龙头”，达到国际领先水平；以心脏病科、妇产科、眼科、肿瘤科等国内特色专科为“主体”，保持国内一流、提升国际影响力；以脊柱外科、手外科、出生缺陷、器官移植等重点亚专科，以及微创手术、临床药学等新兴、交叉专科为“两翼”，培育新的专科增长点。

（四）坚持政策引领，完善健康服务业支撑新体系

一方面持续深化改革创新。争取国家卫生健康委员会（以下简称“国家卫生健康委”）等部委支持，实施一系列突破性的改革举措。比如，① 放宽规划限制，先行放开 100 张床位及以上床位的高水平社会办医疗机构、全科诊所和中医诊所规划限制；② 淡化等级要求，完善医疗技术备案制度，淡化医疗机构的等级要求，重点审核医师执业资质和能力；③ 放松从业限制，支持注册全科医师自主执业开办全科医师诊所，并实行备案制；④ 放宽科目设置，将诊所诊疗科目设置从 1 个扩大到 4 个；⑤ 推广管理模式，将中国（上海）自由贸易试验区社会办医疗机构乙类大型医用设备管理模式推向全市等；⑥ 简化审批流程，进一步优化中外合资合作医疗机构审批流程，探索建立市区、部门间审批快捷通道等。

另一方面切实形成政策聚焦。在财税、医保、土地、人事等方面出台实实在在的支持政策。财税方面，经认定的健康服务企业，可享受高新技术企业或技术先进型服务企业的政策优惠，按照 15％的税率征收企业所得税；对实际发生的职工教育经费支出，不超过工资薪金总额 8％的部分，准予在计算应纳税所得额时扣除。医保方面，对在高水平社会办医机构就医的医保患者，其基本医疗服务的费用由基本医疗保险基金按照公立医院同等收费标准予以结算，非基本医疗服务费用由患者自负。人事方面，力争在医师多点执业方面有所突破，研究形成利益共享机制，规

范医师跨机构执业行为，释放医师生产力。土地方面，对于营利性医疗机构项目使用医疗用地的，符合国家规定的可以协议出让方式供地；对于存量产业用地，可通过转型开发、节余土地分割转让、政府收储等方式进行盘活利用，支持利用以划拨方式取得的存量房产和原有土地兴办健康服务业。

（五）坚持从严监管，构建安全有序的行业新秩序

通过“制度＋科技”，构建基于信息化的健康服务全过程监管体系，维护健康服务市场秩序。进一步完善事中事后监管机制。一是抓联合监管，以信息化运用为手段，全面构建诚信管理、分类监管、风险管控、联合惩戒、社会监督“五位一体”监管体系，推动监管部门之间信息共享，建立卫生、医保、工商、民政、食药监、质监、公安等多部门联合监管机制。二是抓依法惩戒，进一步建立和完善医疗机构、医师不良执业行为积分管理制度，以及不良诚信医疗机构黑名单制度，形成医疗市场退出机制。对于严重违规医疗机构，要坚决予以取缔、强制退出行业。三是抓队伍建设，着重加强卫生监督执法队伍建设。一方面，队伍要补足，并相应增加卫生监督行政执法车辆等装备；另一方面，人员要提能，通过将卫生监督员纳入公务员分类管理改革，重点抓实抓好责任心、专业素养两大关键，不断提升监管效能，确保健康服务业的健康有序发展。

上海市健康服务业监管机制研究

卢　伟　朱素蓉　谢洪彬　袁璧翡　蒋收获

【导读】 文章分析了健康服务业新兴业态的发展现况和未来发展趋势，阐述了当前政策环境和监管中存在的问题和困难，在此基础上探讨构建多元治理监管机制：转变监管理念、包容审慎，完善立法，明确卫生监管部门职责和监管范围，改进监管方法，授权行业治理、推行行业标准和规范，实现健康医疗服务质量安全效率和可及的协调发展。

随着我国经济的持续快速发展和人民生活水平的不断提高，人们对健康服务的需求也越来越大，医疗服务市场迅速扩展，健康服务业发展迅速，这也对如何进一步完善健康服务监管提出了新的挑战。

一、健康服务业的内涵、本文范围的界定

根据《国务院关于促进健康服务业发展的若干意见》(国发〔2013〕40 号)，健康服务业是以维护和促进人民群众身心健康为目标，主要包括医疗服务、健康管理与促进、健康保险以及相关服务，涉及药品、医疗器械、保健用品、保健食品、健身产品等支撑产业。涉及三大领域五大产业，医疗服务是健康服务业的关键环节，健康保险是健康服务业发展的重要保障机制，健康管理与促进主要面向健康和亚健康人群。

基于卫生监管机构视角，本文范围包括：① 健康医疗服务。与传统医疗服务相比，其内涵有很大的扩充，服务对象主要以患者为主，但也包括健康和亚健康人群；服务内容包括基础医疗卫生服务(基于治疗疾病恢复健康需求的医疗卫生服务)、个性化高端医疗卫生服务(疾病治疗恢复健康基础上的对服务环境、服务内容有更高要求的服务)，也包括健康人群非疾病治疗需要的消费性医疗卫生服务(如消费性基因检测、医疗美容)。② 健康管理服务。以亚健康和健康人群为服务对象，服务内容可分为医学服务和非医学服务，其中与医疗机构、医护人员无关联的业态不纳入本文范围。③ 健康保险及其他等业态主体为非医疗机构/医护人员的不纳入本文范围。

基金项目：上海市卫生和计划生育委员会卫生计生政策研究课题“上海市健康服务业监管机制研究”(课题编号：2018HP62)。
第一作者：卢伟，男，主任医师，上海市卫生和计划生育委员会监督所所长。
作者单位：上海市卫生和计划生育委员会监督所(卢伟、朱素蓉、谢洪彬、袁璧翡、蒋收获)。

二、上海市健康服务业的发展及监管分析

（一）健康服务业的发展特征及未来趋势

我国健康服务业正步入飞速发展时期。《2017—2022年中国健康服务行业市场前瞻与投资战略规划分析报告》显示，2016年我国健康服务业市场规模达到5.6万亿元，2009～2016年，行业年均复合增长率高达20.14%。上海市健康服务业发展迅猛，2016年上海市健康服务业总产出3 454亿元，增加值为1 338亿元，占国内生产总值的4.6%[1]。

1. 发展动力：技术创新与突破，健康医疗需求倒逼，新医改政策驱动

行业发展通常从技术创新开始，打破原有结构体系的平衡，在政策放开时加上资本的强力推动，最终结构体系逐步发展成熟，健康服务业正在经历这样的路径。其发展动力来自互联网信息、人工智能（artificial intelligence，AI）、精准医疗、临床医学治疗等技术的创新与变革，公众庞大的健康医疗需求，以及新医改政策的大力驱动。消费者愿意为高质量的服务和更专业的医疗技术支付溢价，由此带动了高端医疗服务的成长，比较有代表性的如健康管理、高端妇幼医疗服务以及消费型医疗服务等领域。2009年，国家启动了新一轮医药卫生体制改革，以期扭转我国医疗服务体系特有的“倒金字塔”结构，做强基层和二级医疗系统，使政策和医保报销比例向全科医生和基层倾斜。而互联网技术为盘活存量医疗资源带来了可能性，互联网技术的核心是“在线连接”和“智能化”。“在线连接”将以往在时间和空间上隔离的信息、人流汇总并重新分配。“智能化”则是计算机科学的典型特征，串联起医疗各个环节的数据，将诊疗环节重新梳理，并用创新技术实现医疗领域未曾有过的突破。智能终端的普及、传感器技术的进步、互联网基础设施的改善为医疗资源结构式调整提供了土壤。虽然互联网医疗发展较早，但前十年基本处于法律政策的灰色地带。2013年下半年，一系列政策利好让健康服务业迎来了春天，将政策密集释放的强力驱动一直延续至今。

2. 医疗服务供给模式的改变：供给侧生产要素重新组合

我国医疗资源的结构性过剩和结构性稀缺并存。医疗资源寡而不均，大医院不堪重负、门庭若市，社区医院门可罗雀。传统医疗服务中，患者从预约、挂号、问诊、检查、治疗，到结算、取药等就诊环节，基本在一所医疗机构内能形成完整的闭环。医生、医疗设备、医疗技术、药品、诊疗（会诊）、护理等多种医疗服务要素都由该医院提供，权责清晰。技术创新将传统的医疗服务生产要素连接方式打破，医生、医疗机构、患者、护士、医疗设备、医疗技术等突破地缘限制，开始自由流动且重构。医生集团解放了医疗体系中最为关键的人力资源，促进了医生的自由执业。共享医院共享诊疗场地、医疗设备、手术室、甚至护理团队。第三方独立医疗机构切入检测、影像、消毒供应、康复等环节。第三方互联网信息平台切入预约、挂号、分诊、药品流通等环节。各要素各资源的连接方式发生了很大改变，为患者提供医疗服务的不再是传统的单个医疗机构，而是供方的集成。

3. 社会资本多元化渗入，社会办医疗机构有望从公立医院的追随者、补充者发展为竞争者、超越者

新医改提出，要建立多层次、多样化医疗服务体系，其逻辑在于解决供求问题，公立医院综合

改革和鼓励社会办医是两大核心落脚点。国家对社会资本进入医疗服务领域的准入政策经历了从宏观到微观，不断深化和细化的过程。在构筑分层次的医疗服务结构体系中，社会办医疗机构有望成为公立医院的重要补充和不可或缺的中流砥柱。按照当前的健康资源配置布局和未来发展趋势，公立医院的主要职能和任务为保障公平享有基本医疗服务、保障公共安全以及推动医学发展；社会办医则是两极分化：提供高端医疗服务和紧缺的社区医疗服务、慢性病服务、护理康复服务、健康相关服务。未来健康服务不同于医疗服务，后者以生病为前提，而前者则是基于医疗服务的前移和后延。前移可涵盖健康咨询、家庭保健、中医保健，后移包括术后康复、月子中心、老年人慢性病管理和康复护理等。相对于医疗服务而言，健康服务技术壁垒不高，启动资金要求较低，服务性强且大型公立医院无暇顾及。社会办医疗机构将以平台化、标准化、可复制化、轻资产化的方式全面切入健康医疗服务体系。

（二）健康服务业的新兴业态分析

1. 传统医疗服务体系的革新：医联体、医共体、跨区域专科联盟，“医联体＋互联网医院”或将重构医疗行业生态

医联体弱化地缘影响，传统医疗机构的边界被重新定义。区域性医联体将在同一个区域内的相对统一管理体制下的不同级别、不同性质或者不同管理体制、不同隶属关系的大中型医疗机构与基层医疗卫生机构进行优化整合，实施集团化模式，形成统一规范管理的服务模式，达到集预防保健、卫生服务、医疗救治全程服务一体化目的[2]。与早期的医疗合作相比，医联体不仅仅是单纯技术合作、学术人才交流和对口支持，更是在管理和责任上的统一联合，各级医疗机构形成协作联盟或医疗集团，成为利益共同体与责任共同体。城市医疗集团模式分为紧密型和松散型，以三级医院为牵头单位，联合若干城市二级医院、康复医院、护理院以及社区卫生服务中心，构建“1＋X”医联体，纵向整合医疗资源，形成资源共享、分工协作的管理模式。专科医联体为医疗机构之间以专科协作为纽带形成的联合体，以一所医疗机构特色专科为主，联合其他医疗机构相同专科技术力量，形成区域内若干特色专科中心，提升解决专科重大疾病的救治能力，形成补位发展模式。

医联体建设不仅对医疗机构的运作产生影响，也影响到医疗机构之外的行业参与者。在传统的医疗服务体系当中，患者、保险是医疗产业链的最终支付方，而医疗产业链是以实体医疗机构（尤其是三级医院）为主体的生态体系，无论是生态上游的供给方还是生态下游的付费方，都是以医疗机构（尤其是三级医院）为核心。医联体造成传统医疗商业链条的瓦解，物料资源流通、医疗保险等服务路径开始改变，补充业务则帮助医联体更好地发挥服务效能，提供医联体制度全面成熟的外部支持，包括第三方医疗机构、医生集团、互联网医院等其他商业形式。随着医联体建设的逐渐完成，其发展重心开始倾向于运行逻辑的梳理与内部效率的提升，甚至造成流通路径与业务逻辑的质变。外部生态会因为医疗机构业务逻辑的改变，成为我国医疗机构全新体系的服务方。

2. 第三方医疗服务机构

第三方医疗服务机构是指在传统的医院体系外设立、专注于提供某项诊断、检验或专科医疗服务的机构，包括医学检验实验室、病理诊断中心、医学影像诊断中心、血液透析中心、安宁疗护

中心、康复医疗中心、护理中心、消毒供应中心、中小型眼科医院、健康体检中心10种。可分两类：① 医技类，主要面向医疗机构(B端)，通过专业的设备提供诊断和检验等辅助性医疗服务，减少重复建设、业务重叠，降低资源占用与总费用支出、提高效率的医疗机构；② 临床类，主要面向患者(C端)，处于医疗较为核心的环节，提供治疗和康复等直接影响患者健康的医疗服务，并延伸到社区和家庭，用于打通"最后一公里"、弥补体系短板、衔接服务链条。第三方医疗服务机构开放政策是在"分级诊疗＋促进社会办医"大背景下推出的，通过区域医疗资源共享，解决基层相关人才少、检验检查水平不足等问题，同时避免医疗设备重复投资，实现医疗质量同质化。健康体检中心、中小型眼科医院、第三方检验中心等部分高度市场化运作的机构已深耕多年。2016年，国家卫生和计划生育委员会(以下简称"国家卫生计生委")相继发布多项鼓励政策后，第三方医疗服务机构再次受到行业内从业者和投资者的极大关注，由此迎来重大发展机遇。2017年，十类第三方医疗机构的基本标准与管理规范相继出炉，2018年6月，国家卫生健康委员会(以下简称"国家卫生健康委")明确：公立医院部分服务可委托给第三方医疗机构。从获得独立设置医疗机构的合法地位到被允许走进公立医院，第三方医疗机构在某种程度上也具有了共享医疗的属性。

3. 互联网医院

互联网医院，与互联网医疗是不同的概念。《国务院办公厅关于促进"互联网＋医疗健康"发展的意见》(国发办〔2018〕26号)指出，互联网医院须有线下医疗机构，经准入的机构才能开展互联网诊疗，允许在线开展部分常见病、慢性病复诊，允许医生开展部分常见病、慢性病处方，鼓励医疗机构面向基层提供远程医疗服务，允许基层医疗机构提供的慢性病签约服务，互联网医院不能接待初诊患者。而互联网医疗指互联网在医疗行业上的全链条、全主体的结合。从医疗主体的角度看，互联网医疗是互联网同医生、患者、医药企业、保险公司、医院五大主体的结合。互联网医疗与患者关联度最高的3个细分领域包括医药电商、轻问诊和互联网医院。从医药电商到寻医问诊再到互联网医院的发展脉络正是互联网从外围逐渐深入医疗核心回归实体的过程，伴随着监管上从"宽松放任""全面叫停"到"试点运行""鼓励发展"逐步有序的过程。截至2017年第一季度，全国在运营及在建的互联网医院已达到79家，其中超过90%是在2016年后才建立的。从终端上看，互联网医院有两种模式：以患者为终端的模式和通过医疗机构再到患者模式。监管难点：① 事前准入标准。明确互联网医院的准入标准、第三方平台的资格条件、能上线提供诊疗服务的医生资质、可上线开展的诊疗活动范围。② 监管主体及责任主体。互联网医院责任主体是实体医疗机构，实行属地化管理，线上线下统一监管。但第三方平台的责任主体和监管主体尚未明确，通过第三方平台提供服务的医技人员和平台方责任分担机制尚未明确。③ 互联网诊疗活动的合法行为边界。轻问诊平台由医务人员提供的各种诊疗咨询行为的合法性界定，第三方健康咨询平台聘用非医务人员，提供相关咨询服务的行为性质及合法性界定。④ 在线医疗行为过程监管。互联网医院在线问诊规范、在线处方、在线病例、在线药品配送等全程留痕的认证与管理等。⑤ 线上的竞价排名、医托、医疗广告的监管，患者信息安全监管等。

4. 远程医疗

《国家卫生计生委关于推进医疗机构远程医疗服务的意见》(国卫医发〔2014〕51号)规定的远程医疗有两种情形：① 一方医疗机构邀请其他医疗机构运用通讯、计算机及网络技术等信息化手段，为本医疗机构诊疗患者提供技术支持的医疗活动。② 医务人员经其注册的医疗机构同意后，使用医疗机构统一建立的信息平台，向医疗机构外的患者直接提供的诊疗服务，非医疗机构不得开展远程医疗服务。《远程医疗服务管理规范（试行）》（国卫医发〔2018〕25 号）增加了两种情形：① 医疗机构或第三方机构搭建远程医疗服务平台，其他医疗机构以机构身份在该平台注册，邀请方通过该平台发布需求，由平台匹配受邀方（必须为医疗机构）或其他医疗机构主动对需求方做出应答，运用通讯、计算机及网络技术等信息化手段，为邀请方患者诊疗提供技术支持的医疗活动。邀请方、平台建设运营方、受邀方通过协议明确责权利。② 邀请方通过信息平台直接邀请医务人员提供在线医疗服务的，必须申请设置互联网医院。远程医疗中的远程会诊发展较为成熟，其他模式与互联网医院概念趋于同质化。

5. 医生集团

医生集团是由多个医生联合形成的组织，一般为独立法人，以合伙制或股份制运营，其本质是医生团体执业方式，以区别于独立执业。医生集团首次在中国出现始于 1998 年的万峰医生集团，但这之后并未出现规模性的发展，更谈不上对医疗服务体系结构性的影响。在 2014 年国家全方位放开医师多地点执业政策后，医疗服务的关键要素解绑，带来了巨大的行业利好，资本随后大量进入，医生集团如雨后春笋般出现。2017 年《医师执业注册管理办法》（国家卫生计生委令第 13 号）在总结梳理《关于印发推进和规范医师多点执业的若干意见的通知》（国卫医发〔2014〕86 号）实施情况的基础上，建立了区域注册制度、电子注册制度、注册信息公开和查询制度，实现“一次注册、区域有效”。2017 年底全国约有近 500 家有迹可查的医生集团，2018 年有近百家新注册的医生集团。医生集团盈利模式和路径有两种，其一，自建实体医疗机构，如卓正医疗；其二，医生集团与实体医疗机构合作。与实体医疗机构的合作形式又大致分为两种：其一，让医生临时协助诊治，做完手术或者做完其他诊治后交由合作医院全权管理，然后进行利益分成，医生集团得到其中的中介费；其二，直接由医生集团全面接管相关医疗单元，全权负责所有的医疗工作。然而，我国目前出现的“医生集团”和真正的医生集团还有距离。从法律上看，医生集团的法律属性非常模糊，既不具备医疗机构的疾病诊断功能，也不能成为集团医生的执业注册主体。按照目前政策的定位，医生集团实际上是一个联络医生与患者人群的桥梁，并没有资质直接实施医疗服务。监管难点：① 医生自由执业的核心问题：医生未来能否成为独立的医疗责任主体。② 医生集团未来是否能更多体现其医疗属性，直接参与医疗服务。③ 医生集团作为服务链的中端环节，是否纳入卫生部门监管；医生集团与医疗机构合作共建的法律性质。④ 多地点执业政策实施中的偏倚，不规范的“飞刀”行为的处置。⑤ 医生执业保障的普遍缺失，医生如何与多点执业医院签订协议，多点执业医生的医疗责任险落实，发生医疗纠纷的处理。⑥ 医疗风险的控制，执业场所的风险控制标准、医生集团内部的风险控制标准。

6. 共享医院

共享医院最大的特点就是所有入驻的医疗机构共享被入驻机构的病房、手术室、医疗设备、医护人员等，并共同承担该机构的运作费用，这种模式下，医疗机构是多家医院拼凑起来的，是各种优势资源的汇集，降低了医院运行的成本，也提高了执业医师择业的自由度，同时，共享医疗商业模式下，各种医疗商场并不仅仅提供医疗服务，还提供全套的商业化服务。国内首个医疗商场（medical mall）——杭州全程国际健康医疗中心，由浙江省卫生健康委员会（原浙江省卫生和计划生育委员会)批复后,入驻的诊所可以“拎包入住”,检验、病理、超声、医学影像等医技科室及药房、手术室等统统可以采取共享模式,无须重金投入,于2017年10月正式营业。海南博鳌超级医院于2018年3月正式开业,借鉴医疗领域的机场与航空公司式服务方式,实行“1+N模式”,由“一个共享医院(平台)+若干个临床医学中心”组成,采取多元投资、专业化运作。上海新虹桥国际医学中心汇集了国内外最顶尖的医院,有复旦大学附属华山医院、上海交通大学附属第六人民医院骨科分院、上海市红房子妇产科医院分院、MD安德森癌症中心、克利夫兰心脏专科医院等7家各自领域最顶尖的专科医院,并有一座由7家医院共享医疗资源的综合楼,涵盖药房、影像中心、检验检测中心等。与侧重签约合作不同,共享医疗品牌“杏仁医生”选择的共享路径是医生合伙人模式,每家50～70名合伙人,医生群体出资50%,“杏仁医生”出资50%,合伙诊所降低了医生和平台的成本。监管难点:① 入驻的医疗机构硬件不能满足现行的医疗机构设置要求、医疗规范要求。② 对共享协议实行形式监管还是实质监管的问题。③ 共享医疗中的医疗责任归属问题,医疗安全、医疗质量的责、权、利切割。

7. 共享护士

共享护士的本质是护士多点执业和院外护理,护理行为发生的场地不再限于医疗机构。2015年广东省家庭医生协会集合珠海市三甲医院的护士资源,为患者提供上门护理及康复指导,率先推出了“滴滴护士”模式。之后,如“医护到家”“V护到家”“金牌护士”“滴滴寻护”等主打护士上门服务的手机应用软件有十余个。2017年,北京市卫生和计划生育委员会印发《关于实施护士区域注册的通知》(京卫医〔2017〕127号),宣布从该年8月1日起,北京市注册护士将可开展多点执业,明确提出鼓励二、三级医院护士到基层医疗机构、医养结合机构、社会办医疗机构执业,为出院患者、慢性病患者、老年人等提供延续护理、长期护理、居家护理等紧缺护理服务,促进分级诊疗、医养结合、社会办医等工作。主要风险因素:① 医疗风险。上门服务与驻点服务不同,家庭场景遇突发情况时面临的风险更高,如药品安全、过敏反应等。护士是否按医嘱来实施在家医护行为、护士对应急抢救的认知水平、上门可提供的护理服务范围、上门护理标准化流程等。② 法律风险。护士上门服务平台的资质合法性、护士的人身意外风险、上门护理服务医疗侵权的责任赔偿等法律问题。

8. 精准医疗(技术与产品)

精准医疗不是指单个某种技术而是一类技术的统称。2015年科技部首次召开国家精准医疗战略专家会议,标志着我国在战略层面进入精准医疗时代,到2030年前,政府拟投入600亿元发展精准医疗。精准医疗的产业链很长,其中,检测领域目前最热门的三个方向是基因检测、液体活检和质谱分析。细胞治疗产业处于精准医疗产业下游,目前主要包括干细胞技术和细胞免疫技术。2017年,国家食品药品监督管理局发布《细胞治疗产品研究与评价技术指导原则(试行)》,从细胞治疗的定义、范围、风险控制、非临床研究、临床研究等方面对技术研发全过程进行了详细指导。主要风险因素:① 临床风险。临床级基因检测行业整体处于初步阶段,技术、产品还有很大不确定性。② 缺乏技术标准和行业规范。基因检测、液体活检等核心技术与产品质量良莠不齐;第二代测序的肿瘤基因检测临床应用处于试点阶段,行业标准模糊,较难达到均质化水平。③ 伦理风险。伦理体系缺乏,阻碍精准医疗的临床转化;基因传递的负面信息可能造成伦理争议。如何界定消费级基因检测项目在受监管方面的范围,中外均未有详细监管政策出台。

④ 从业人员资格。在选择基因检测项目和变异解读方面，如果检测人员缺乏足够的知识和经验，容易遗漏真正的致病性编译，或直接选择不合适的检测项目。⑤ 消费级基因检测结果尚未获得批准用于指导临床，但检测项目中已涉及药物代谢能力、疾病易感基因筛查等服务，许多检测公司在宣传中夸大检测结果的意义，引起误导。消费级基因检测面向普通消费者，在技术、合规性等方面进入壁垒较低。种类繁杂，整体格局散乱，产品价格波动幅度大，行业标准未建立。⑥ 战略风险。基因检测结果是一种战略资源，其影响范围和行业甚广。保险公司、医疗机构、政府对基因数据的应用影响可能是积极的，也可能是消极的。

9. 智能医疗(技术与产品)

AI 在医疗领域中的应用已非常广泛，国内外已经或即将投入使用的医疗 AI 产品涵盖了疾病风险预测、医学影像辅助诊断、临床决策支持、语音识别、药物挖掘、健康管理、病理学、智能健康管理、医院智能管理等众多领域。我国医疗 AI 企业聚焦的应用场景集中在虚拟助理、病历与文献分析、医疗影像辅助诊断、药物研发、基因测序、达·芬奇手术机器人、医疗 3D 打印技术、可穿戴设备(远程心电监控仪)等。2016 年我国 AI 的医疗市场规模达到 96.61 亿元，增长 37.9%。互联网医疗健康产业联盟发布的《2018 年医疗人工智能技术与应用白皮书》显示，到 2025 年 AI 应用市场总值将达到 1 270 亿美元，其中医疗行业将占市场规模的 1/5。2017 年国家食品药品监督管理总局发布新版《医疗器械分类目录》中规定，若诊断软件通过算法提供诊断建议，仅有辅助诊断功能不能直接给出诊断结论，则按照二类医疗器械申报认证；如果对病变部位进行自动识别并提供明确诊断提示，则必须按照第三类医疗器械进行临床试验认证管理。国家卫生计生委于 2017 年发布《人工智能辅助诊断技术管理体系规范(2017 年版)》和《人工智能辅助治疗技术管理体系规范(2017 年版)》对医疗机构及其医务人员提出了医疗机构的硬件设施、医务人员资质要求以及技术管理和培训管理制度等。2018 年 8 月 1 日后，允许 AI 产品对病变部位进行自动识别并提供明确诊断提示。AI 产品对医生的诊断和决策具有导向作用，一旦出现失误，将带来严重的医疗安全风险。监管重点：① 制定出一套科学、合理、明确的分类标准，明确各类产品的风险等级、入市的法律标准以及临床应用的技术要求[3]。② 明确 AI 诊断的医疗责任主体、划清权责范围。在医疗责任认定方面，AI 能帮助进行辅助诊断存在的问题及面临挑战。例如，诊断的主体在法律上是医生还是医疗器械，诊断出现缺陷或医疗过失时的判断依据等问题。

10. 健康管理

健康管理产业链以健康体检为核心，向前向后延伸的一系列以预防和缓解疾病为目的的医疗服务或产品的集合，包括健康监测、健康及疾病风险评估、健康干预。健康管理服务业主要执行“治未病”的功能，更代表了健康产业的发展方向，在我国的发展还处于初创时期。作为产业的核心部分，体检产业在最近几年的增长速度惊人，2015 年全国健康体检检查总量达到 3.8 亿人次，其中仍然是以综合医疗机构为主，专业体检机构目前份额虽然不多，但增速很快[4]。在健康体检产业的带动下，健康咨询产业也开始萌芽，但在向健康管理产业链的深度开发方面还没有大的进步[5]。当前市场主体出现两极分化，各类营养保健品、养生机构、体检中心冠名健康管理服务机构，但在市场运营中并没有涉及消费者健康监测、管理、干预指导的服务模式创新。一些大型社会办专业化体检中心，正逐步成长起产业链前后向延伸的整合能力，受健康管理费用个人现金支付能力限制，以及公共医疗服务机构垄断的双面夹击，市场体系还不健全。健康体检向健康管理转变艰难，健康保险和健康管理的融合梗阻，养老服务和健康管理发展缓慢，整个产业链并没有形成闭环。监管方面，产业发展初期，相关政策法规缺失，健康管理市场环境的培育和净化、市场行为的规范等都需要建立相关政策和法规。体检中心、健身会所、健康咨询公司、健康网站等企业和机构都从事健康管理服务，市场相对混乱，缺乏权威的行业规范和标准，也缺少专业性的行业协会或学会的引导，品牌企业和产品服务都还没有确立。此外，健康信息服务标准缺失。健康信息数据分散，没有综合性的数据库，影响了健康信息的共享，直接影响健康管理的服务模式、服务质量、服务效率、服务成本与服务规模。

三、健康服务业监管机制探讨

（一）转变监管理念，鼓励创新，包容审慎，构建多元治理的监管体系

监管目标：实现健康医疗服务质量安全、效率和可及的协调发展。良好的监管制度安排目的在于能够较好地平衡健康医疗服务的安全性、效率性和可及性。在守住医疗安全底线的同时，探索既具有规范性又有弹性的包容性监管机制，充分激发市场活力，通过包容性监管来改善传统监管的过度刚性、强制性以及监管措施的单一滞后性。基于先进的监管理念，运用适宜的监管方式和措施，实现健康医疗服务安全、效率和可及的良性互动和协调发展。

角色转变：政府定位从服务提供者转为市场协调者，有所为有所不为。多样化的健康医疗服务被赋予了多重属性，既有公共产品属性也有准公共产品属性，以及私人产品属性。在不同属性的健康服务细分领域政府的角色也相应转变，从传统医疗服务提供者、支付者、监管者转为健康服务市场的协调者。纯公共产品属性的公共卫生服务由政府提供，基础医疗服务具有准公共产品属性，由社会保险支付一定比例，而健康人群基于非治疗疾病需要的个性化的消费性健康医疗服务则是发挥市场基础调节作用，实现政府有所为有所不为的角色定位。

多元治理：从前端监管转位到过程监管和体系监管。医疗生态重构带来商业变量增加，未来新业态、新技术层出不穷。而我国法律属于大陆法系，立法的滞后性不可避免，传统的监管机制受制于落后的法律法规和僵化的组织形式，缺乏对市场环境的应变力。依赖于事前管控机制无异于削足适履，抑制了市场活力。为适应快速变化的市场，必须改变监管系统的封闭性，多元治理。多元治理强调法治、自治、参与、协商、协同和民主，充分发挥市场主体和行业组织的自治作用。以行业组织为市场管理主体，通过“市场机制＋行业自律”实现健康医疗体系的前端治理，发挥其在制定行业准则、行业标准、行业规范方面的优势。政府职能则转变为过程监管和体系管理。在多元治理策略中，政府的定位在于法治：法律秩序的生成与捍卫，制定法律法规、政策规划，促进行业发展，执行法律法规，坚守法律底线。

（二）明确卫生监管职责：坚守医疗质量安全底线，提高基础医疗服务可及性

健康服务业覆盖面广，产业链长，从外围医药流通、上游的医药产品技术研发与临床应用、到下游的提供医疗服务，涉及诸多政府部门。为避免多头监管、条块分割，必须明确各部门的职责，并制定协同监管机制，加强信息共享，联动响应、联合惩戒，提高监管效率。卫生行政部门主要职责是医疗卫生全行业综合管理和监督执法。宗旨是坚守医疗安全底线，保护患者基本权益，围绕

提高服务质量和可及性开展行业监管。从基本医疗卫生法的高度提出卫生综合监管的工作要求，给予卫生综合监管以明确的法律定位，卫生综合监管体系的基本原则和任务，界定监管职能，明确机构内部各部门职责分工。卫生行政部门监管机制详见图1。

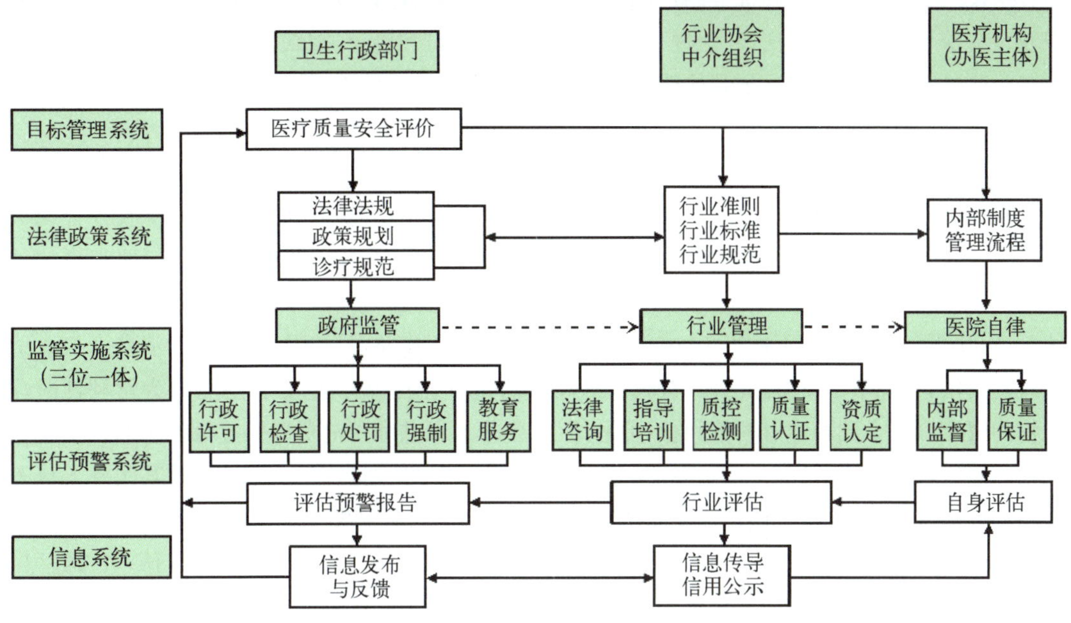

图1　卫生行政部门监管机制

（三）医疗、医保联合监管：尝试从支付方监管医疗行为

医保体制改革、卫生体制改革、药品流程体制改革是相互配合与联动，即“三医联动”。2015年《国务院办公厅关于城市公立医院综合改革试点的指导意见》（国办发〔2015〕38号）提出充分发挥各类医疗保险对医疗服务行为和费用的调控引导与监督制约作用，有效控制医疗成本，逐步将医保对医疗机构服务监管延伸到对医务人员医疗服务行为的监管。《国务院深化医药卫生体制改革领导小组关于进一步推广深化医药卫生体制改革经验的若干意见》（厅字〔2016〕36号）也提出规范诊疗行为的相关政策，利用信息化手段对所有医疗机构门诊、住院诊疗行为和费用开展全程监控和智能审核。医疗行为具有极强的技术性和专业性，监管要求必须对各种诊断、检查、治疗、用药、护理、康复等行为过程记录严谨、详细、连续、完整。随着对医保控费的重视程度不断升级，通过信息化大数据对医疗行为进行监管已初具雏形，利用医保控费的信息化大数据共享，探索数据挖掘利用，将传统的对主体资质监管向全过程医疗行为进行监管转型。

（四）完善立法，加快法律法规标准的制修订，列负面清单，明确监管红线

需要有一部基础性综合性的法律对卫生事业发展中许多根本性原则性的问题予以规范，从法律层面明确卫生事业性质、卫生基本制度、公民健康权利、政府卫生投入等重大问题。而《基本医疗卫生法》立法工作自2014年启动至今，尚未发布。需要加强对现行法律、法规、规章和规范性文件的梳理研究，从促进行业发展和提高监管能力的角度出发，加强法制建设，重点解决法制

缺漏和滞后问题。截至目前，我国有 4 部医疗卫生管理法律，40 余部法规规章，400 多个规范性文件[6]。然而，诸多法律、法规和规章出台时间跨度过大，部分内容严重滞后，法律责任规定普遍较弱，已经不能起到威慑作用，违法成本低，难以解决实际问题。要针对新业态、新现象、新模式、新技术及时组织研究立法和标准制定，重点解决法制缺漏问题；针对不适应现实或经济发展需要以及全面深化改革要求的法律、法规、规章和标准进行修订和废止，重点解决法制滞后问题；针对监督执法过程中的具体情况加强法律适用的指导，重点解决法治不匹配问题。

（五）明确医疗责任归属，厘清新兴业态中的法律关系主体

在传统的医疗服务中，医生与医疗机构是雇佣关系，患者和医疗机构形成医疗服务合同关系，发生医疗损害，由医疗机构代替医务人员对患者负责。构成医疗事故的适用于《医疗事故处理条例》，不构成医疗事故的适用于《中华人民共和国民法通则》和《中华人民共和国侵权责任法》。医疗服务合同关系不适用于《中华人民共和国消费者权益保护法》，患者基于消费者权益请求医院赔偿，法院不予支持。然而，营利性医疗机构具有经营者特征，亦有观点认为营利性医疗机构的医疗服务合同存在可期待利益，可适用于《中华人民共和国消费者权益保护法》。《中华人民共和国侵权责任法》第五十四条规定：患者在诊疗活动中受到损害，医疗机构及其医务人员有过错的，由医疗机构承担赔偿责任。此规定总体上明确了向患者赔偿的主体是医疗机构而不是医生，医生和患者之间并不直接成立医疗服务合同关系，也不是医患纠纷的直接责任人。医疗机构对其医务人员所造成的损害承担的是一种替代责任。在新兴业态中医疗服务的供给方是一种组合，更多是一种合作关系而非雇佣关系，医生或医疗集团、第三方企业、第三方独立医疗机构、远程医疗的邀请方与被邀请方及平台建设方、共享医疗医技等，以合作关系提供医疗服务应视为共同侵权责任人，承担连带责任。具体合作方之间的责任如何分配，根据现有的政策规定，依据合作方之间的合作协议自行约定，但并未对协议之间就医疗责任承担做具体细化要求。值得考虑的是监管部门是否需要基于保护信息不对称方（患者）的角度对协议中医疗责任承担的内容进行实质审核。监管方宜对双方的合作协议责任承担做出框架性要求，避免协议内容损害患者的利益。

（六）授权行业治理：及时发布行业标准、行业准则，提高健康医疗服务质量

新业态、新技术虽然资本高度聚集但大都处于监管的盲区，缺少治理依据，既不在法律法规的正面清单和负面清单里又普遍缺乏基本的准入标准和技术体系。行业标准是行业治理过程中的软法，能较为有效地填补卫生法律调整的真空，应对政府卫生法律稳定性带来的滞后性问题，对新业态的发展能发挥一定的引导和推动作用。一个具有权威性、科学性、普适性的标准，应该由产业界的主要成员发起，经过一种合理的联盟机制来形成标准，并对采用了标准的机构组织进行认证、激励，推广标准体系的应用。政府的作用应该是为创新提供平台和支撑，由行业组织来完成标准体系的制定和推广。行业准入和再认证是发达国家卫生行业组织的一项重要职能，法律授权是行业组织职能得以开展的最有力保障。卫生行业标准的弱责性甚至无责性决定了监管部门对新兴重点领域的标准评估需要上升为国家标准，用强制性来规制行业发展中的高风险环节，实现健康服务新兴业态有法可依。

（七）监管服务终端的医疗机构和医护人员的涉医行为

医疗服务链条打碎后重组是否能实现无缝衔接形成完整的闭环是影响医疗质量安全的重要因素，这是当前监管面临的最大挑战。监管核心对象是提供终端服务的医疗机构和医护人员，承担医疗责任的也是服务终端的医疗机构。医疗风险和监管的核心依然是实体医疗机构。对医疗行为过程中的医疗机构至医疗机构（business-to-business，B2B）环节是否需要监管，进行何种程度的监管，目前并无定论。随着个性化高端需求和消费性医疗需求的增加，值得思量是否需要监管部门介入协调健康人群基于高层次需求（非治疗疾病需要）要求医疗机构或医生使用医学技术对其实施的行为，如合法合规（资质合法，行为符合操作常规）的医疗美容手术失败的介入协调。医疗机构提供的并非全是医疗行为，也涉及健康咨询和健康管理服务，医务人员也会在医疗机构以外提供健康管理和健康咨询服务，这些不涉及医疗诊断行为的不应纳入卫生监管范围。

（八）监管范围：明确非医疗机构平台提供健康咨询服务“不可为”的行为边界

划分健康咨询与医疗行为之间的界线，确定“不可为”的行为边界在规范健康服务业发展上尤为必要。《医疗机构管理条例实施细则》指出：诊疗活动是指“通过各种检查，使用药物、器械及手术等方法，对疾病作出判断和消除疾病、缓解病情、减轻痛苦、改善功能、延长生命、帮助患者恢复健康的活动”。严格而言，这并非是对诊疗活动下定义，只是在做诠释，很好地描述了医疗机构中所发生的诊疗活动的特点。与下定义不同的是，作诠释不确保定义对象与所下定义的外延完全吻合[7]。被冠名为健康咨询，是否属于医疗行为仍需进行实质判断。如果咨询得出的结论对患者后续的就医选择有决定性作用，便是“诊断性”的咨询，宜认定为医疗行为。比如分诊咨询建议患者挂哪个科，找哪位医生都属于医疗服务的范畴，直接影响患者的就医行为，当咨询中的错误可能导致病情未被及时发现、治疗被延误，咨询便剥夺了患者接受恰当诊疗的机会，给患者带来健康安全方面的消极危险。又比如咨询中的错误可能导致后续的处方或用药错误时，便给患者带来了健康安全方面的间接危险；因而非诊断性的健康咨询，不得涉及具体病名的诊断，更不得开药处方。

（九）改进监管方法：运用信息化技术，实现智慧监管、精准监管

由于受到现行体制的影响，行业条块分割与数据资源分散现象较为严重，各系统和各单位在实现数据资源的交换共享中没有遵循统一的标准或缺乏统一的标准来指导。医疗数据的碎片化阻碍了信息共享。在监管过程中违法违规医疗行为数据获得性差、不易衡量和难以评估，对监管方式和监管技术提出了更高的要求。以云计算、大数据、移动互联网等为代表的数字化信息技术已经渗透到健康医疗服务行业的各个领域，医疗大数据使传统医学向未来医学发展。监管部门应该改进监管方法，加速推进国际健康信息标准的采标和应用，完善国际接轨的标准认证和评测机制，实现区域医疗服务信息化，实现智慧监管和精准监管。

（十）信用监管：优化行为清单和应用清单，强化监管结果应用

参照发达国家建立的失信惩戒机制，将失信行为以法律许可的方式公之于众，使得不良信用

记录的企业和个人很难取得工商注册、信贷服务，对其经济活动产生极大影响，从而让失信者违法成本变大，进而提高监管相对人的信用水平。信用监管是一个系统工程，涉及社会对各行业、多个部门连锁式反应，必须建立一套完善的与信用相关的法律、法规体系，逐步实现监管对象从市场准入、许可后续变更、延续、事中检查、事后处罚、退出市场的全程动态化的信息共享，形成完整的信用信息数据和风险预警。客观准确地开展信用等级评估，科学测算监督检查的数量和分布，充分兼顾健康医疗服务项目的风险程度、既往依法执业情况等状况实施分级分类监管，监管频次与信用等级关联，并将监管中产生的信用信息反馈到数据库并予以公示，形成完整的信用监管运行机制。

（十一）宽进严出：设立严格的市场主体退出机制，审慎监管

市场退出应该作为市场运行过程中的常态行为，也是进一步规范健康医疗服务市场秩序和可持续发展的现实要求，只有进退有序才能确保医疗服务安全。在计划经济体制下，医疗机构很少存在退出问题，对医疗机构退出情形并不明确，更没有退出方式、程序以及相关的责任承担。市场化运作中，退出市场有两种情形：其一，出现了阻碍其继续执业的特定法律事实而自愿退出市场；其二，有严重失范的行为而强制其退出市场。降低社会办医准入门槛后，理应扩大资格罚的适用范围，以提高违法成本，发挥惩戒作用。

参考文献

[1] 邬惊雷. 坚持新理念、新战略，全面推进健康上海建设. 上海预防医学，2018，30(1)：3－6.

[2] 蛋壳研究院. 医联体商业价值报告. http://zk.cn-healthcare.com/doc-show-26881.html[2018－06－27].

[3] 王新锐. 医疗 AI 产品监管要义在于分类分级. http://tech.hexun.com/2018－05－16/193023819.html[2018－05－17].

[4] 吴革，郑群. 健康医疗的变革：从"规模"到"价值". http://baijiahao.baidu.com/s?id=1600777635127096861&wfr=spider&for=pc[2018－06－27].

[5] 徐长春. 中国健康产业发展分析与展望. //中国国际经济交流中心. 中国经济分析与展望(2016～2017). 北京：中国社会科学出版社，2017：30.

[6] 陈明红. 医疗服务监管法律问题研究. 法制与社会，2017，(8)：196－200.

[7] 于佳佳. 论远程医疗安全底线的法律保障. 上海交通大学学报(哲学社会科学版)，2017，25(3)：44－54.

长三角地区“健康 2030”规划的比较研究

鲁桂根　端木琰　吴靖平

【导读】 随着“健康中国”、区域协调发展等上升为国家战略，推动区域一体化发展中健康政策的贯彻落实，已经成为各地经济社会发展的一项重要内容。长三角地区是中国经济最发达、城镇集聚程度最高、经济发展最活跃的地区之一，各类健康资源和健康工作基础较为丰富，促进区域健康政策协同衔接和互通互融对于深化长三角高质量一体化发展具有重要意义。文章通过介绍长三角地区三省一市“健康 2030”规划主要内容、各自特点、重点指标等，比较分析相互间的异同，提出应在建设目标和功能定位错位协同、健康资源和人才信息充分共享、计划行动和具体措施同步配合以及规模效应和叠加效应有效放大等方面加大建设，共同推动“健康长三角”一体化建设发展。

长江三角洲(以下简称“长三角地区”)位于长江入海之前的冲积平原，主要包括上海市及江苏省、浙江省、安徽省的 25 个市(以下简称“三省一市”)。长三角地区面积约 21.17 万平方千米，人口约 1.5 亿，2016 年地区生产总值 14.72 万亿元，分别约占全国的 2.2%、11.0%和 19.8%[1]，是“一带一路”与长江经济带的重要交汇地，也是中国经济最发达、城镇集聚程度最高、经济发展最活跃的地区之一。

当前，长三角地区正根据国务院印发的《长江三角洲城市群发展规划》(发改规划〔2016〕1176 号)要求，大力推进实施区域一体化建设和组团式发展。2018 年 6 月，长三角地区主要领导座谈会并审议通过了《长三角地区一体化发展三年行动计划(2018—2020 年)》等文件。随着“健康中国”上升成为国家战略，以及上海市、江苏省、浙江省、安徽省“健康 2030”规划纲要的制定出台，拥有丰富医疗卫生资源的长三角地区必将在推进落实“健康中国 2030”规划以及保障促进区域经济社会发展和人民健康方面发挥更大作用。

一、区域健康规划政策现状

世界卫生组织(World Health Organization，WHO)认为，健康政策是各种机构(尤其是政府)

第一作者：鲁桂根，男，副主任医师，金山区卫生和计划生育委员会主任。
作者单位：金山区卫生和计划生育委员会(鲁桂根、端木琰、吴靖平)。

针对健康需求、可用的资源以及其他政治压力而发表的正式声明或制定的程序，用以规定行动的轻重缓急和行动参数[2]。据此，一般认为，健康政策是指政府或其他机构制定的影响医疗卫生服务和公民健康的计划和行动[3]。作为统筹规划近期及今后一段时间健康相关领域的总体规划和中长期政策，三省一市已依据《"健康中国 2030"规划纲要》制定了本省(市)健康规划纲要(表 1)，本文将重点针对其健康规划纲要进行分析阐述。

(一)《"健康上海 2030"规划纲要》相关内容

《"健康上海 2030"规划纲要》主要体现在：第一，是理念的转变。围绕"健康"，更加重视"全面"，将健康目标任务由卫生等个别领域转向社会的所有领域；提出到 2020 年健康基本公共服务更加优质均衡，到 2030 年形成比较完善的全民健康服务体系、制度体系和治理体系，并提出 5 个方面 23 项指标。第二，是策略的转变。围绕"共建共享"，更加重视"参与"，从"治病"转向"防病"；将普及健康生活作为最根本的措施，更加注重全面健康教育，同时在健康生活方式培养、体育生活化以及居民健康素养提升方面持续加大建设投入。第三，是目标的转变。围绕建设"卓越城市"，更加重视"创新"，通过科技创新、学科建设、集群发展等，通过实施"腾飞计划"、建设"五新"转化平台、推动重大疾病多中心临床研究、培养和引进一批国家级医学人才等举措，打造一批国内领先、国际知名、特色鲜明的医疗中心[4]。第四，是对象的转变。围绕"健康管理"，更加重视"公平"，将健康服务、健康发展、健康管理贯穿各个领域和环节；持续推进基本公共卫生服务均等化，更加突出全人群、全生命周期健康管理和重点人群健康服务，努力实现人均预期寿命、婴儿死亡率等指标保持发达国家水平。

(二)《"健康江苏 2030"规划纲要》相关内容

《"健康江苏 2030"规划纲要》主要体现在：第一，更加注重疾病预防和健康促进，提出要改变以往"以疾病治疗为中心"的健康观，建立形成"以促进健康为重"的大健康、大卫生观，坚持健康优先，在更高层次、更宽领域统筹健康江苏建设。第二，更加注重健康融入各项政策，提出要完善健康优先的制度设计和政策体系，扩大健康政策覆盖范围，确定 5 项重点建设领域和全民健康素养提升行动等十大行动，并且明确了 5 方面 15 项主要指标。第三，更加关注重点健康问题和人群。例如，在妇幼保健方面，提出实施妇女健康保障、健康儿童、出生人口健康素质提升等一系列行动计划；在健康老龄化方面，提出要构建养老、医疗、护理、康复、临终关怀等相互衔接的医养服务模式，鼓励一、二级医院和专科医院转型发展，完善居家医疗护理的医保支付政策等[5]。

(三)《"健康浙江 2030"行动纲要》相关内容

《"健康浙江 2030"行动纲要》主要体现在：一是发展目标设定上，既与国家规划纲要主要目标衔接，又按照浙江"全面建成小康社会标杆省"要求进一步提高和丰富了建设标准和内涵。例如，到 2030 年，在率先完成国家"主要健康指标进入高收入国家行列"目标基础上，提出浙江"人群主要健康指标位居高收入国家先进行列，基本建成健康环境、健康人群、健康社会与健康发展和谐统一的健康促进型社会"。二是具体指标设置上，既涵盖了国家规划纲要的 5 个领域 11 项指标，又根据浙江实际增加了 12 项指标，共提出 6 大类 23 个核心指标。三是主要任务设计上，

表 1 长三角地区三省一市"健康 2030"规划主要指标对比

领域	指标	上海市			江苏省			浙江省			安徽省		
		2015 年	2020 年	2030 年	2015 年	2020 年	2030 年	2015 年	2020 年	2030 年	2020 年	2025 年	2030 年
健康水平	人均预期寿命(岁)*	82.75	保持发达国家水平		77.51	接近 80	80 以上	78.22	78.5	79.5	77.3	78	>79
	人均健康预期寿命(岁)*	—	≥70	≥72	—	—	—	—	—	—	—	—	—
	婴儿死亡率(‰)	4.58	保持发达国家水平		3.3	保持较好控制水平		—	—	—	<7	<6	<5
	5 岁以下儿童死亡率(‰)	6.15	保持发达国家水平		4.33	保持较好控制水平		3.82	8.5	6	<9	<7.5	<6
	孕产妇死亡率(1/10 万)	6.66	保持发达国家水平		4.64	保持较好控制水平		5.28	9.5	9	<18	<15	<12
	城乡居民达到《国民体质测定标准》合格以上的人数比例(%)	95.8	96	96.5	≥92	≥93	≥95	90.4	91 以上	94	90.6	91.4	92.2
	法定报告传染病发病率(1/10 万)	—	—	—	—	—	—	193	190	180	—	—	—
健康生活	人均体育场地面积(m^2)	1.76	2.4	2.8	—	—	—	—	—	—	—	—	—
	市民健康素养水平(%)	21.94	≥25	≥40	14.95	≥24	≥30	18	24	32	20	25	30
	经常参加体育锻炼人数比例(%)	40.8	45 左右	46	≥35	≥40	≥45	35.8	38 以上	43 以上	33.5	38	41
	参加健康自我管理小组的人数(万)	35	70	120	—	—	—	—	—	—	—	—	—
健康服务与保障	重大慢性病过早死亡率(%)*	10.07	≤10	≤9	12.02	≤11	≤10	—	低于全国平均水平	低于全国平均水平	比 2015 年降低 10%	比 2015 年降低 15%	比 2015 年降低 25%
	常见恶性肿瘤诊断时早期比例(%)*	24.2 (2013 年)	≥30	≥40	—	—	—	—	—	—	—	—	—
	县域内就诊率(%)	—	—	—	—	—	—	76	90 以上	90 以上	—	—	—
	智慧医疗覆盖率(%)	—	—	—	—	—	—	—	80	90	—	—	—
	千人口执业(助理)医师数(人)	2.61	≥2.8	≥3.0	2.37	≥2.5	≥3.5	—	—	—	2.32	2.7	3
	千人口注册护士数(人)	3.12	≥3.6	≥4.7	—	—	—	—	—	—	—	—	—

续 表

领域	指标	上海市			江苏省			浙江省			安徽省		
		2015 年	2020 年	2030 年	2015 年	2020 年	2030 年	2015 年	2020 年	2030 年	2020 年	2025 年	2030 年
健康服务与保障	千人口全科医师数(人)	0.24	≥0.4	0.5 左右	—	—	—	—	—	—	—	—	—
	个人卫生支出占卫生总费用的比重(%)	21	20	20	≤30	28 左右	25 左右	31.4(2014 年)	28 左右	25 左右	28 左右	26.5 左右	25 左右
	基本医疗保险政策范围内住院补偿率(%)	—	—	—	—	—	—	70	70	75	—	—	—
	劳动者职业健康监护档案建立率(%)	—	—	—	—	—	—	—	—	—	85	95	100
健康环境	空气质量优良天数比率(%)	70.7	≥75.1	≥80	(地级及以上城市空气质量达到优良天数比例)66.8	≥72	持续改善	(设区市城市日空气质量达标天数比例)78.2	完成国家任务	完成国家任务	(地级城市空气质量优良天数比例)>80	>85	>90
	受污染地块及耕地安全利用率(%)	—	95 左右	98 左右	—	—	—	—	—	—	—	—	—
	重要水功能区水质达标率(%)	53.3	78	≥95	(地表水国考断面达到或优于Ⅲ类比例)62.2	≥70.2	持续改善	(省控断面Ⅰ~Ⅲ类水质比例)72.9	80	90 以上	(重点流域水质达到或好于Ⅲ类水体比例)≥74.5	>77	>80
	县以上城市集中式饮用水水源地水质达标率(%)	—	—	—	—	—	—	85	94	98	—	—	—
	城市生活污水处理率(%)	—	—	—	—	—	—	91.33	95	97	—	—	—
	乡村生活污水有效治理覆盖率(%)	—	—	—	—	—	—	78	90	98	—	—	—
	城市生活垃圾无害化处理率(%)	—	—	—	—	—	—	99.26	99.5	99.8	—	—	—
	农村生活垃圾分类与减量处理行政村比例(%)	—	—	—	—	—	—	—	50	98	—	—	—

续 表

领域	指标	上海市			江苏省			浙江省			安徽省		
		2015 年	2020 年	2030 年	2015 年	2020 年	2030 年	2015 年	2020 年	2030 年	2020 年	2025 年	2030 年
健康环境	建成区绿化覆盖率(%)	38.5	40	42	—	—	—	(县以上城市建成区绿地率)36.59	40 左右	41	—	—	—
	主要食品安全总体监测合格率(%)	97	≥97	≥97	—	—	—	—	食品：96 以上;药品：98 以上;食用农产品：97	食品：97;药品：99;食用农产品：97	—	—	—
	药品质量抽检总体合格率(%)	97.6	≥98	≥98	—	—	—	—	—	—	—	—	—
	农村无害化卫生户厕普及率(%)	—	—	—	87.52	95	>95	—	—	—	—	—	—
	国家卫生乡镇创建率(%)	—	—	—	—	—	—	2.6	15	30	—	—	—
健康产业	健康服务业增加值占 GDP 比例(%)	4.6	5.5 左右	7.5 左右	—	—	—	—	—	—	—	—	—
	医药制造业工业总产值(亿元)	—	—	—	4 170	7 000	15 000	—	—	—	—	—	—
	健康服务业总规模(亿元)	—	—	—	—	10 000	20 000	5 400	10 000	15 000	8 000	12 000	16 000

* 按户籍人口统计。

对照国家"五大健康领域"的工作任务和要求，将其具体化为健康环境改善行动等 11 项国民健康行动，并进一步明确各个行动的实施依据、重点举措、工作载体和行动目标[6]。

（四）《"健康安徽 2030"规划纲要》相关内容

《"健康安徽 2030"规划纲要》主要体现在：一是规划立意上，将人民健康放在优先发展战略地位，从打造覆盖全生命周期、连续的健康服务的角度推动健康工作，不仅涵盖卫生计生的全部内容，还扩展到环境保护、体育健身、食品药品、健康产业等相关领域，全方位解决人民群众关心的主要健康问题。二是规划目标上，分 3 个阶段分步推进实施"健康安徽 2030"建设，逐步建立形成完善的基本医疗卫生制度、健康促进制度体系、健康服务业体系、健康保障体系和健康服务产业集群，提出 5 方面 14 项工作目标。三是规划落实上，制定了健康生活普及、健康服务优化、健康保障完善、健康环境提升、健康产业发展等 5 项计划，并通过全民健康素养促进等 21 个行动推动健康安徽相关建设任务的落实。

二、区域健康政策比较分析

作为《"健康中国 2030"规划纲要》在三省一市的具体落实和执行，三省一市健康规划在指导思想、总体目标、工作任务等方面大体一致，但在具体指标、方式路径、政策措施等方面又有所差异，体现了本省(市)在推进"健康 2030"建设过程中的各自特点和差异化发展，主要体现在 3 个方面。

（一）工作目标和功能定位不同

三省一市在地域面积、人口规模、现有资源、服务需求等方面均存在一定的差异，由此也决定了各自在工作目标、功能定位上各有不同。上海市提出到 2020 年"成为亚洲医学中心城市和亚洲一流的健康城市"，到 2030 年"率先实现可持续健康发展目标，成为具有全球影响力的健康科技创新中心和全球健康城市典范"，这与上海市建设"四个中心"、建设社会主义现代化国际大都市和具有全球影响力的科技创新中心城市总体战略是一致的。安徽省则提出到 2020 年"基本建立覆盖城乡居民的基本医疗卫生制度""主要健康指标达到或超过全国平均水平"，到 2030 年"建立健全覆盖全生命周期、结构合理、公平可及、系统连续的健康服务保障体系，全民健康水平位居全国前列"，这也体现了安徽省在未来的十余年将继续以夯实基础、补齐短板、构建体系和提高水平为主，构建符合区域实际和群众现实需求的健康服务保障体系。

（二）建设指标和侧重方向不同

从三省一市"健康 2030"的工作指标体系来看，各自的指标数量、目标水平、侧重点又有所不同。三省一市规划的指标基本都涵盖了"健康中国 2030"已有的指标体系，在此基础上，上海市又提出了人均健康预期寿命、人均体育场地面积、健康自我管理小组人数、常见恶性肿瘤诊断时早期比例等新的、更体现和利于评价"健康上海"水平的工作指标。江苏省相较于国家规划则增加了"农村无害化卫生户厕普及率"和"医药产业总规模"2 项指标，既强化了农村地区健康生活

环境的建设要求，又对该省在现有较强的医药产业基础上提出了更为具体、可量化的目标要求。

（三）重点领域和采取措施不同

为推进实现“健康2030”相关建设目标和任务，三省一市在建设过程中的重点建设领域和采取的措施也各有特点。上海市针对2020年“亚洲医学中心城市”和2030年“全球健康城市的典范”目标，提出了“腾飞计划”，就是要以现有国内优势专科为“龙头”，以国内特色专科为“主体”，以重点亚专科和新兴、交叉专科建设为“两翼”，形成“振龙头、强主体、展两翼”的临床重点专科发展格局。浙江省则将“健康2030”建设任务细化为11项国民健康行动，通过推进落实医药卫生体制改革等重点改革、健体康体等重点产业、老年人等重点人群、环境污染防治等重要保障，来确保相关建设目标顺利实现。

三、思考和建议

由于三省一市“健康2030”规划均根据《“健康中国2030”规划纲要》制定，但又结合本地区实际情况进行了一定的调整和优化，因此，长三角地区的健康规划既有相通相同之处，又各有特色亮点。在长三角区域发展一体化的大背景下，充分发挥规划在地区发展中的引领和协同作用，对于促进区域健康事业整体协调发展，形成“1加1大于2”的叠加放大效应具有重要意义。

（一）建设目标和功能定位的错位协同

长三角区域内各县市要在积极落实本省（市）建设目标的同时，更加注重科学确定各自建设目标和功能定位，在相关规划方案的制定实施过程中确立长三角地区一体化的理念和意识，将本地区的健康事业建设发展放到长三角地区一体化整体建设中去思考和看待。既要不折不扣推进落实各项建设工作中的“必答题”，确保区域整体工作的同步协同推进，又要做好错位发展中的“选答题”，避免建设过程中与周边地区的过度竞争和资源浪费。在这方面，可以结合新近制定的《长三角地区一体化发展三年行动计划（2018—2020年）》，细化研究制定区域内健康事业的发展计划，进一步明确相关地区的功能定位和重点方向，推动区域内的整体协调发展和各地区的错位竞争发展。

（二）健康资源和人才信息的充分共享

长三角地区在医疗卫生资源、健康产业规模、科研创新能力、现代科技水平等多个方面，在我国相对比较富集并处于领先地位，但与美国东北部大西洋沿岸城市群等世界级城市群相比仍存在一定差距。这就需要长三角地区在内部健康资源、产业资源、科研资源、人才资源、信息资源等方面进一步深化互通和共享，推动各类资源在区域内部的有序流动和充分共享，从而提高现有资源利用效率，激发地区内部的建设创新活力。以智慧健康为例，可以充分利用长三角地区在互联网、大数据、云平台等现代信息技术资源方面优势，推动健康服务、健康产业、健康促进等相关领域资源以互联网为载体深化合作和交流，由此促进相关领域建设创新创造和能级水平提升。

（三）计划行动和具体措施的同步配合

作为一项区域性、整体性的工作，健康事业的许多方面仅仅靠一方或几方发挥作用是不可能顺利实现的，需要各方在具体工作中同步配合与共同推进。例如，在健康环境建设方面，三省一市对空气质量、水质等指标均提出明确要求，但鉴于空气、水体的流动性等影响因素，要实现或者达到这些目标，需要区域内所有县市共同抓好环境污染整治并确保工作计划和整治措施同步实施，力争做到同步启动、同步推进、同步完成和同步巩固，使建设成果平稳、持续、可控。

（四）规模效应和叠加效应的有效放大

作为我国资源、技术、人才、资金等要素相对比较富集的区域之一，如何发挥和放大长三角地区在健康事业上的规模效应和叠加效应，从而更好地服务于"健康中国"国家战略，成为三省一市的重要课题。因此，区域内各县市不但要做大健康事业规模，也要做精健康事业深度，充分发挥科技创新优势和驱动作用，推动区域内或区域间形成集聚规模效应，带动长三角地区整体建设发展。在健康产业方面，长三角地区在现代健康服务业、生物制药、体育运动休闲、互联网医疗、中医药养生保健等领域具有较好的基础和较强的科技创新能力，就更需要通过区域内部的聚集作用不断做大做强做精相关产业，从而提升区域整体规模和能级水平。

四、总结

习近平总书记深刻指出，没有全民健康就没有全面小康。当前，健康中国已经上升成为国家战略。而作为贯彻落实党的十九大提出的区域协调发展战略的重要举措，同时也是推进实施"一带一路""长江经济带"的重要内容，推动长三角地区实现更高质量一体化发展也已成为国家战略。将两项国家战略在长三角地区更好地规划和实践，需要区域内各市县依照"健康 2030"战略目标，整体布局、协同配合、充分共享、合作发展，发挥区位优势、资源优势、政策优势的弓箭效应，在更高层次、更广领域、更新方向上建设"健康长三角"，更好地服务于"健康中国"国家战略和长三角地区一体化经济社会发展，造福于广大人民。

参考文献

[1] 选址中国. 城市群 GDP 排行大比拼：长三角、珠三角、京津冀. http://www.sohu.com/a/131106414_450500[2018-10-9].

[2] 世界卫生组织. 健康促进术语汇编. 郑伯承，薛建平译. 北京：北京医科大学出版社，1999.

[3] 冯显威，顾雪非. 健康政策的概念、范围及面临的挑战与选择. 中国卫生政策研究，2011，4(12)：58-63.

[4] 上海市人民政府新闻办. 市政府新闻发布会介绍新出台的《"健康上海 2030"规划纲要》相关情

况. http://www. shanghai. gov. cn/nw2/nw2314/nw2315/nw38613/u21aw1259401. html[2018 - 10 - 9].

[5] 江苏省卫生健康委员会.《“健康江苏 2030”规划纲要》解读. http://wjw. jiangsu. gov. cn/art/2017/2/13/art_7292_7395686. html[2018 - 10 - 9].

[6] 国家卫生健康委员会规划发展与信息化司. 突出浙江特色 强化考核推进《健康浙江 2030 行动纲要》印发实施. http://www. moh. gov. cn/guihuaxxs/s3586s/201701/662f90764e8949088dcaf61b35cedc70. shtml[2018 - 10 - 9].

优化上海社会办医准入政策的研究

陈珉惺　宋　捷　吴凌放　高广文　孙明明
金春林　王　洁　徐申蓉　许铁峰

【导读】 鼓励和引导社会力量发展医疗卫生事业，是深化医药卫生体制改革确定的重要议题。文章梳理了上海社会办医的相关政策，并从区域卫生规划不明晰、准入门槛设立过高、审批流程复杂不公开、监管不力 4 方面总结了社会办医领域的主要政策问题，并梳理了国内外地区的经验和做法。在此基础上，有针对性地提出明确逐步放宽社会办医疗机构的规划限制、制定和公开审批基本流程和事项清单、推进市场准入审批制度改革、优化联合审批流程以及加强经营行为监管等政策建议。

随着人民健康需求的日益提升，社会办医已成为我国医疗卫生服务体系的重要组成部分，它们满足多样化的服务需求，与公立医疗机构承担了定位不同的医疗服务功能。鼓励和引导社会办医是政府推动医药卫生体制改革、大力发展健康服务业的重要抓手，同时也是优化卫生资源配置的重要举措。

2013 年《国务院关于促进健康服务业发展的若干意见》(国发〔2013〕404 号)、《关于加快发展社会办医的若干意见》(国卫体改发〔2013〕54 号)等文件[1,2]，开始初步鼓励社会办医，按照“非禁即入”原则，全面清理、取消不合理的前置审批事项，经过科学合理论证后明确并缩短审批时限，减免新设前置审批条件。2015 年《国务院办公厅关于印发全国医疗卫生服务体系规划纲要(2015—2020 年)的通知》(国办发〔2015〕14 号)明确提出社会办医院每千常住人口床位数 2020 年需达 1.5 张，并提出明确措施[3]。《国务院办公厅关于支持社会力量提供多层次多样化医疗服务的意见》(国办发〔2017〕44 号)和国务院常务会议进一步深入推动准入制度，要求对社会办医实行一站受理、并联审批、网上审批。特别要求不得以任何理由限制符合区域规划和准入资质的社会办医疗机构，个体诊所设置不受规划布局限制影响[4]。《关于进一步改革完善医疗机构、医师审批工作的通知》(国卫医发〔2018〕19 号)核心内容为深化简政放权、放管结合、优先服务改

基金项目：上海市卫生和计划生育委员会卫生计生政策研究课题“优化本市社会办医市场准入(包括设置审批)管理模式研究”(课题编号：2018HP72)。
第一作者：陈珉惺，女，助理研究员。
通讯作者：许铁峰，男，副研究员，上海健康医学院副院长。
作者单位：上海市卫生和健康发展研究中心(上海市医学科学技术情报研究所)(陈珉惺、宋捷、金春林)，上海市卫生健康委员会(吴凌放、高广文、孙明明)，上海市社会医疗机构协会(王洁)，上海市卫生和计划生育委员会监督所(徐申蓉)，上海健康医学院(许铁峰)。

革，二级及以下医疗机构设置审批与执业登记“两证合一”[5]，释放了社会办医门槛将大大降低的信号。

一方面，以上相关文件的陆续出台彰显国家促进社会办医发展的决心，并针对市场准入和行政审批环节加大改革力度[6,7]；另一方面，社会办医的准入环节涉及较多部门，仍存在较多政策壁垒。

一、上海社会办医政策梳理

上海在国家宏观政策的积极引导下不断完善社会办医疗机构发展政策，促进社会办医加快发展。《上海市人民政府办公厅转发市卫生局等十四部门关于进一步促进本市社会医疗机构发展实施意见的通知》（沪府办发〔2013〕6号）文件要求建成和发展与上海建设亚洲医学中心战略定位相匹配，与上海经济社会发展水平相适应的社会办医疗机构。2018年《上海市进一步推进“证照分离”改革试点工作方案》获得国务院批复并得到了积极支持，在浦东新区进一步推进“证照分离”改革试点。在医疗卫生改革领域，方案明确提出将改革医疗机构设立审批，逐步实现由投资主体自主决定营利性医疗机构的规模和床位数，加快推进电子化注册管理，免费向医疗机构提供网上登记服务；改革医师执业注册制度，对在县级以下医疗机构执业的临床执业医师实行双执业或多执业范围注册；对社会办医疗机构配置乙类大型医用设备取消前置审批改为按规划、标准实行备案管理，加强事中事后监管。随后，《浦东新区营利性医疗机构设置指引（2018年版）》紧跟出台，进一步巩固和深化“证照分离”改革，规范营利性医疗机构设置审批，提高透明度和可预期性，促进社会力量多元化、多层次办医。不平衡、不充分的医疗服务供给问题正在逐步得到解决。但总体而言，上海市社会办医疗机构仍面临审批准入标准过时、相关政策不能落地实施的困境。

二、社会办医存在的主要政策问题

（一）区域卫生规划对社会办医缺乏明确的指标性规划

区域卫生规划作为政府对卫生事业发展实行调控的重要手段，在卫生资源配置、卫生服务利用等方面都起着至关重要的统领作用。相比于早期的区域卫生规划，2013年印发的《市政府印发上海市区域卫生规划（2011年—2020年）》（沪府发〔2013〕6号）已充分考虑到社会办医疗机构在医疗卫生事业中的重要角色，提出要提高社会办医疗机构规模床位、诊疗服务量的占比，促进社会办医疗机构的质量和水平[8]。但整体规划中，无论是在资源配置还是就诊率、住院率等方面大多未对社会办医疗机构给出具体性、指标性的规划，而社会办医疗机构的开展等相关事宜又都需要与区域规划结合起来，这使得社会办医疗机构在准入、布局用地、设备配置等方面都存在困难[9]。区域规划如何更好地发挥合理配置资源的作用，取消行政审批后，关于什么制度能够更有效地规范社会办医医疗行为、调动服务积极性的问题尚未解决[10]。

（二）审批流程复杂、信息公开不充分

社会办医疗机构在设置准入审批过程中需要历经土地获取、前期审批、施工阶段、竣工验收、证照办理等阶段，涵盖了包括医疗机构前置准入审批、协议出让方案编制、入市核准、土地出让、

合同签订、环境影响评价、建设用地许可、设计监理招标、工程规划许可、质量检查报告、竣工图编制、质监站备案、地名门牌审批、医疗执业许可办理、营业执照办理等四五十个环节，涉及包括卫生健康委员会(以下简称“卫生健康委”)、发展和改革委员会(以下简称“发展改革委”)、商务委员会(以下简称“商务委”)、民政局、财政局、人力资源和社会保障局、规划和国土资源管理局(以下简称“规划国土资源局”)、国有资产监督管理委员会(以下简称“国资委”)、地方税务局(以下简称“地税局”)、工商行政管理局(以下简称“工商局”)、金融发展服务办公室(以下简称“金融办”)、物价局、医疗保险办公室(以下简称“医保办”)等三十多个部门委办局。审批环节的平均等待时间在 22 个工作日，最长审批环节等待时间达到 90 个工作日。在初次申请审批准入时没有公开完整的渠道可以充分、清晰了解所有审批事项相关清单和流程，给社会办医主体造成了极大的困扰和不便。

(三) 监管不力造成的社会办医乱象使准入审批更加举步维艰

相关部门在监管上的滞后，法律法规制定周期较长带来的监管执法依据滞后、缺乏合理顶层设计带来的监管体系不健全、监管队伍地位不明确带来的监管人力物力保障不足、监管机制协同不足带来的监管效能低下使得当前行政部门的监管能力效率明显跟不上社会办医快速扩展的步伐。此外，由于监管存在空白点，有些地区的社会办医甚至都未被纳入正常的医疗资源管理中，难以采取规范化手段监督。

三、国外典型国家经验

社会办医在国际地区主要有两种方式：① 申请备案型，以社会办医申请人向相关主管机构提出申请，并向其备案，即可成立。日本就采用这种方式。这种准入以申请人的办医申请为主要程序，手续相对宽松，程序简单、简便易行，有利于减少社会办医的时间成本。② 法定许可型，以国内的法律或法定审批机构为主要依据，依据法定职权强化社会办医的准入审批，法定许可成为社会办医的必要前提条件。德国、美国、英国等国家即采用这种方式。总体而言，国外典型国家的社会办医市场准入有明晰的要求，也较为灵活，在立法保障、规划设置和审批监管方面值得借鉴(表 1)。

表 1　国外典型国家社会办医设立准入规定比较

国家	社会办医设立准入规定
英国	英国医疗服务质量委员会和独立监管机构负责社会办医的准入与监管；英国国家医疗服务体系中合法的医疗服务提供者必须同时在质量委员会和监管机构进行注册
日本	经营医疗机构活动的社团或财团(基金会)，在经过都道府县知事认可后，可将其认定为法人机构即医疗法人；成立时需要按照日本《医疗法》要求制作财产目录，并须备案于主要的医疗机构中
德国	鼓励社会办医并审批严格，必须既要符合区域卫生规划，申请进入“医院计划”；又要符合《德国医院融资法》(投资商投资方案必须为相关州所接受)、《德国工商业管理条例》(私营医院必须持有官方许可才能营业)、《德国社会法典》(医院具体事务由各联邦州主管部门审批)的相关法律要求
美国	各州社会办医准入要求不同；北卡罗来纳州许可申请人以表格形式按照北卡罗来纳州医院许可法案要求提交相关信息，经审核后由该州健康与人类服务部颁发许可执照；伊利诺伊州主要根据伊利诺伊州医院许可法案，在颁发许可执照之前，该州健康与人类服务部对医院设施进行检查，合格后获批

综上可借鉴的经验和启示包括：① 加快社会办医立法进程。以上典型国家社会办医的发展都有一定的立法予以规范或保障。如英国出台的《健康和社会保健法案(2012 年)》，德国的《德国税收通则》《德国行业条例》，日本的《医疗法》等。而且以上国家的社会办医立法规定不仅仅局限于卫生立法，甚至还横跨到其他部门的社会立法，可以说已经实现了社会办医的立法多元化，初步形成了严密的社会办医法律体系。② 引导社会办医机构的科学布局。长期以来，各方均未对社会办医机构是否纳入区域卫生规划或受到区域卫生规划的制约达成共识。有学者认为，社会办医设置规划过于宽松甚至没有规划，会导致进入市场的标准设置过低，容易出现以短期获益为目标的经营模式，即在一个较短时间内追求超高利润，然后迅速退出市场，造成公众利益的损失，如德国开设医疗机构需通过州政府医院发展规划的规定。③ 完善的监管体系。以上国家的社会办医在立法阶段就联合了工商、税务等卫生系统以外的部门形成全面的法律体系。与之对应，社会办医机构的日常经营行为和医疗质量也接受多元化监管，如英国医疗质量委员会(Care Quality Commission，CQC)、美国医疗机构评审委员会(Joint Commission on Accreditation of Health-care Organizations，JCAHO)。

四、国内典型地区经验

(一) 加强鼓励社会办医发展的法制支撑

深圳市利用特区立法权优势，深圳市人民代表大会于 2016 年出台全国首部地方性法规《深圳经济特区医疗条例》，在总则中就明确提出了“鼓励和支持社会力量依法举办医疗机构”，规定了“医疗机构不分投资主体、经营性质，在医疗服务准入、社会医疗保险定点、职称评定、等级评审、科研教学和学科建设等方面依法享有平等权利”[11]。

(二) 优化社会办医疗机构的发展导向

深圳市印发《市卫生计生委关于印发〈深圳市区域卫生规划(2016—2020 年)〉的通知》(深卫计发〔2017〕28 号)和《市卫生计生委关于印发深圳市医疗机构设置规划(2016—2020 年)的通知》(深卫计发〔2017〕25 号)，明确该市医疗机构设置“坚持政府主导与市场机制相结合”的原则，政府在制度、规划、筹资、服务、监管等方面的承担责任，维护公共医疗卫生公益性，卫生计生部门只拟定全市公立医疗机构的设置规划[12,13]。全面推进医疗卫生行业开放式发展，充分发挥市场机制在优化资源配置中的决定性作用，取消社会办医的机构数量、床位规模、选址地点限制。深圳市在区域卫生规划和医疗卫生服务体系规划中对社会办医疗机构千人口床位数予以指导性规划。

(三) 简化社会办医疗机构准入的审批流程

浙江省和深圳市通过制定出台相关改革政策、梳理行政审批事项、加强跨部门间信息共享，大幅简化了社会办医疗机构准入审批程序。深圳市出台《深圳市卫生和计划生育委员会关于印发〈深圳市医疗机构执业登记办法(试行)〉的通知》(深卫计规〔2017〕5 号)，简化审批环节，将开办医疗机构的行政许可由设置(即筹建审批)、执业登记两步，简化为执业登记一步；优化办事流程，审批时限从原有的两个环节 75 天，缩短至一个环节 30 天；减少申请材料，取消可行性报告、验资证明等材料，新开办医疗机构执业登记只需提交 9 份材料[14]。

浙江省通过“最多跑一次”改革，不断梳理精简、整合优化包括医疗机构准入审批在内的各项行政审批事项，大幅缩短办理时限，部分事项实现“零上门”或即办件。通过对卫生和计划生育全系统现存业务经办系统进行全面梳理，实现全省医疗机构、医师和护士电子化注册系统与浙江政务服务网对接，实现医疗机构、医师、护理人员注册业务的网上申请、受理、审核、公示一站式服务，极大减低了医疗机构和医护人员的办事成本、提高了办事效率。此外，浙江省部分地区已享受到二级及以下医疗机构的设置审批与执业登记实施“两证合一”带来的便利。在对医疗机构的设置审批与执业登记实施“两证合一”的同时，相关卫生行政部门切实履行法定监管职责，推行“双随机—公开”监管模式，加强事中事后监管，主动接受社会监督，净化医疗服务市场[15]。

五、优化上海社会办医准入相关政策建议

（一）逐步放宽社会办医疗机构的规划限制

医疗机构设置规划是对医疗服务资源进行整体性、长期性的综合考量，针对社会办医疗机构需逐步将限制型规划逐步转化为指导型。针对当前医疗服务规划制定和执行中随意性、随机性、主观性大等问题，在规划编制上，应增加规划前研究，提高规划编制的科学性；在规划内容上，减少对非基本医疗服务和小型诊所的限制[10]。先行放开有一定品牌、一定规模的社会办医疗机构、全科诊所和中医诊所规划的限制，逐步取消床位规模、具体数量、地点限制和选址要求。基层医疗卫生机构的设置彻底放开，打破规划布局限制，实行市场调节。不再将医疗机构等级、床位规模等作为配置大型设备的前置条件。在浦东新区试行社会办医取消乙类大型医用设备审批制、改为备案制的基础上，逐步探索在全市推开。此外，在区域规划中根据不同社会办医机构类型制定机构准入的禁止进入区、警示进入区、一般进入区、建议进入区，对其进行明晰科学的引导。

（二）制定和公开审批基本流程和事项清单

制定明晰的社会办医疗机构跨部门审批的基本流程和事项清单，内容包括各审批事项、流程关系及审批事项的受理部门、法律法规依据、受理条件、审查要求、办理过程、办理时限、需要提交的材料目录和申请书示范文本等。在办事服务窗口及政务网站公开社会办医疗机构跨部门审批基本流程和事项清单，其他部门要公开本部门负责审批的事项清单。卫生行政部门要积极承担行业主管部门职责，主动公开社会办医的规划预留空间、发展支持政策、审批改革措施、卫生领域相关法律法规和政策规定等信息，提供社会办医综合指南服务。各有关部门应畅通咨询渠道，及时向社会办医疗机构提供相关审批事项的政策咨询。

（三）推进市场准入审批制度改革

简化社会办医的审批流程，取消无法定依据的前置条件或证明材料，压缩审批时限。二级及以下医疗机构的设置审批和执业登记实施“两证合一”，实行直接执业登记。完善医疗技术备案

制度，取消医疗机构等级要求，重点审核医师执业资质和能力。诊所诊疗科目可以根据实际需求设置。推进和落实中医诊所备案管理。鼓励发展共享医疗服务模式，对共享医技服务的医疗机构相应科室设置和设施不做硬性要求。取消社会办医购置乙类大型医用设备的审批，实行备案制。鼓励具有一定规模的社会办医疗机构开展品牌化、连锁化经营，探索建立连锁经营医疗机构及医护人员统一注册登记制度，简化医技科室设置和设施要求。优化中外合资合作医疗机构审批，探索建立市区、部门间审批快捷通道。

（四）加强多部门联合审批、优化流程

加强部门间工作配合，提高信息共享水平，做好前后置审批事项、并联审批事项之间的工作衔接，避免审批互为前置问题。在现有现场办理、网上受理的基础上，加快实施“互联网＋政务服务”，大力推进市场准入环节的电子化注册工作，在目前医疗机构审批事项与官方网上政务大厅业务对接的基础上，逐步实现已执业医疗机构全程网上办理相关业务，最终实现新申请医疗机构审批全程网上办理，全面实现本市医疗机构审批“见面不超过一次”。完善医疗机构审批制度，整合内部审批流程，减少层级环节，缩短审批时限，将医疗机构审批时限压缩至法定时限的 2/3。

（五）强化事中事后监管

弱化事前审批的基础是强化事中事后监管，需进一步完善医疗服务监督执法体系，建立与“宽进严管”相适应的社会办医疗机构事中事后综合监管机制，运用信息化手段，全面实施诚信管理、分类监管、风险监管、联合惩戒、社会监督“五位一体”为基础的事中事后监管。推进智慧监管体系建设，将信息化建设水平纳入社会办医设立标准中，提高监管效率，将社会办各级各类医疗机构信息系统接入卫生信息化管理平台，并作为机构、医师执业资质审批的信息来源，推动监管部门间实现信息共享。继续推进医务人员电子身份(certificate authority，CA)认证，实现医务人员执业各环节可信身份、可信数据、可信行为和可信时间等信息获得，实现对医务人员关键环节执业行为的动态监管。建立卫生健康委、发展改革委、民政局、规划国土资源局、物价局、医保办等多部门联合监管机制[16]。强化社会共治与行业自律管理，落实行政相对人主体责任，鼓励社会公众参与行业监督，发展社会办医疗机构行业组织，支持行业协会制定推广服务团体标准和企业标准，推行服务承诺和服务公约制度[17]。构建市场退出机制，建立完善医疗机构、医师不良执业行为积分管理和黑名单制度，强制严重违规医疗机构退出医疗服务市场。

参考文献

[1] 国务院. 国务院关于促进健康服务业发展的若干意见(国发〔2013〕404 号). 2013.

[2] 国家卫生和计划生育委员会. 关于加快发展社会办医的若干意见(国卫体改发〔2013〕54 号). 2013.

[3] 国务院办公厅. 国务院办公厅关于印发全国医疗卫生服务体系规划纲要(2015—2020 年)的通知(国办发〔2015〕14 号). 2015.

[4] 国务院办公厅. 关于支持社会力量提供多层次多样化医疗服务的意见(国办发〔2017〕44

号).2017.

[5] 国家卫生健康委员会.关于进一步改革完善医疗机构、医师审批工作的通知(国卫医发〔2018〕19号).2018.

[6] 李倩,赵丽颖,徐嘉颜,等.我国社会办医政策演变分析与研究.中国医院,2018,22(2):19-21.

[7] 金春林,王贤吉,何达,等.我国社会办医政策回顾与分析.中国卫生政策研究,2014,7(4):1-7.

[8] 上海市人民政府.市政府印发上海市区域卫生规划(2011年—2020年)(沪府发〔2013〕6号).2013.

[9] 韦潇,孟庆跃.社会办医政策环境的调查分析.中国卫生政策研究,2017,10(5):59-63.

[10] 韦潇,孟庆跃.我国社会办医主要政策问题及其对策建议.中国卫生政策研究,2017,10(5):53-58.

[11] 深圳市人民代表大会常务委员会.深圳经济特区医疗条例.http://www.szhfpc.gov.cn/xxgk/zcfggfxwj/mybh_5/201609/t20160901_4406807.htm [2016-09-01].

[12] 深圳市卫生和计划生育委员会.市卫生计生委关于印发《深圳市区域卫生规划(2016—2020年)》的通知(深卫计发〔2017〕28号).2017.

[13] 深圳市卫生和计划生育委员会.深圳市卫生和计划生育委员会关于印发《深圳市医疗机构执业登记办法(试行)》的通知(深卫计发〔2017〕25号).2017.

[14] 深圳市卫生和计划生育委员会.深圳市医疗机构执业登记办法(深卫计规〔2017〕5号).2017.

[15] 章一聪.推进"放管服"改革激发医疗市场活力　我县医疗机构行政审批实现"两证合一".http://qtdj.qingtian.gov.cn/news/text.asp?id=686646[2018-06-27].

[16] 郑雪倩,曹艳林,刘宇,等.完善营利性与非营利性医疗机构相关配套政策.中国医院,2015,19(5):11-13.

[17] 赵桐,沙丽,杨曼茹,等.北京市社会办医政策回顾与效果分析.中国卫生经济研究,2017,36(1):10-14.

人工智能在医疗健康领域的应用及挑战

金春林　何　达

【导读】 近年来，人工智能发展迅速，许多发达国家将其上升为国家战略。应用是人工智能发展的目的和归宿，人工智能在医疗健康领域各个环节中的应用正快速发展。文章通过查阅文献，就人工智能在病理诊断、护理、随访等方面的应用现状，在医疗健康领域应用中存在的问题进行研究，并提出相对应的建议。相信人工智能将会给医疗健康领域带来革命性的改变，将进一步提高医疗服务的质量、效率，降低医疗服务成本，提高服务公平性，最终使广大人民群众受益。

一、引言

1. 人工智能的发展历程

人工智能(artificial intelligence，AI)是通过对人的意识和思维过程进行模拟并系统应用的一门新兴科学[1]，其发展过程经历了三次浪潮。1956 年在美国达特茅斯大学举行的达特茅斯会议(Dartmouth Conference)标志着 AI 正式诞生，当时人们多使用机械化的思考方式和逻辑学的知识来解决问题，但对复杂的问题却束手无策；20 世纪 80 年代，随着 Hopfield 神经网络和 BT 训练算法的提出，AI 浪潮再次兴起，出现了语音识别、语音翻译等项目，但 AI 却迟迟未进入人们的生活；2006 年，Hinton 提出了深度学习技术，掀起了 AI 的第三次浪潮，第三次浪潮以深度学习和大数据为典型代表，随着互联网的普及和应用，AI 在各个领域迅速地发展并得到应用[2]。

2. 人工智能的基础和要求

AI 的核心是算法，基础条件是数据及计算能力。因此，可以认为医疗与 AI 结合的关键要素是“算法＋有效数据＋计算能力”[3]。先进的算法是实现医疗 AI 的核心，能够提升数据使用效率和智能化程度。有效的医疗大数据是 AI 应用的基础，医疗数据的有效性包括 3 个方面：电子化程度、标准化程度以及共享机制。电子化程度强调数据和病历的供给量，标准化程度强调数据之间的可比性和通用型，共享机制强调数据获取渠道的便利性和合法性。互联网在我国各级医疗

基金项目：美国中华医学基金会卫生体系研究与政策转化合作项目(项目编号：CMB－CP 14－190)，上海市第四轮公共卫生体系建设三年行动计划(2015 年—2017 年)项目“基于大数据的卫生决策支持体系建设”(项目编号：GWIV－33)，上海市第四轮公共卫生体系建设三年行动计划(2015 年—2017 年)重点学科建设项目“循证公共卫生与卫生经济学”(项目编号：15GWZK0901)。
第一作者：金春林，男，研究员，上海市卫生和健康发展研究中心(上海市医学科学技术情报研究所)主任。
通讯作者：何达，女，助理研究员。
作者单位：上海市卫生和健康发展研究中心(上海市医学科学技术情报研究所)(金春林、何达)。

卫生机构、健康管理机构、行政机构、居民中的普及，给大数据的实现建立了基础。AI 除了以高质量的大数据为基础，还要求计算能力实现进一步的突破，以保障其在可以接受的时间内完成对海量大数据的学习。

3. 医疗健康领域对人工智能的需求

近年来，借助 AI 技术开展智慧医疗成为医疗健康领域中的热点。2017 年 7 月，《国务院关于印发新一代人工智能发展规划的通知》(国发〔2017〕35 号)提出要建立新一代 AI 基础理论体系和关键共性技术体系，加快培养和聚集 AI 高端人才。2017 年 12 月，《工业和信息化部关于印发〈促进新一代人工智能产业发展三年行动计划(2018—2020 年)〉的通知》(工信部科〔2017〕315 号)对医疗 AI 的发展作出了详细的规划，提出要着重在医疗影像辅助诊断系统等领域率先取得突破。2018 年，《国务院办公厅关于促进"互联网＋医疗健康"发展的意见》(国办发〔2018〕26 号)明确支持"互联网＋医疗健康"发展，允许依托医疗机构发展互联网医院。事实上，除了医疗影像辅助诊断之外，医疗健康领域中的辅助诊断、辅助手术、辅助护理、辅助检查、辅助医院管理、辅助挂号、辅助减少计量误差、健康管理、药品研发等，都对 AI 技术有巨大的需求。

随着我国人口老龄化程度的不断加深，慢性病、癌症的发病率逐年上升，以卫生人力为主的各类卫生资源配置不足、分布不均的问题越发突显。近年来，上海市虽然在卫生资源的配置总量方面已经取得了较大进步，但上述问题仍然存在，且老龄化的问题尤为突出，相应对高科技、AI 的需求更加迫切。AI 作为一门综合性极强的交叉学科，将在医疗健康领域得到越来越多的应用，并将成为影响医疗行业发展的重要科技。

二、医疗人工智能应用现状

目前，AI 在医疗健康领域已经得到了初步的应用，主要集中在病理诊断和辅助影像、辅助护理、辅助随访、基层医生助手、医院智能管理及辅助健康管理方面。

1. 病理诊断和辅助影像

由于生成结果是结构化的数据，医学影像及病理诊断是 AI 应用的绝佳场所。2015 年起举办的 CAMELYON 16 挑战赛，通过比较 AI 和病理医生的诊断结果，评估 AI 检测乳腺癌淋巴结转移病理切片中的转移灶的潜力。结果显示，AI 在诊断模拟中的表现优于病理医生［0.994(95% *CI*：0.983～0.999)vs 0.810(95% *CI*：0.738～0.884)，$P<0.001$］[4]。Capper 及其同事根据脱氧核糖核酸(deoxyribonucleic acid，DNA)甲基化的变化，采用机器学习的方法进行肿瘤分类，并将此类诊断与病理学家使用组织学分析的结果进行比较。结果显示，75.9%的测试案例的计算机分类与病理学家分类相同，其中 15.5%的测试案例中，计算机可以将肿瘤分配到子类中；12.6%的测试案例的计算机诊断与病理学家诊断不符，进行基因测序等严格分析后发现，其中 92.8%的案例从原始临床诊断转变为基于计算机的分类；剩余 11.5%的案例无法通过计算机进行分类，可能为罕见的肿瘤，需要足够的病例来产生分类分组[5]。国内 AI 辅助影像和病理诊断发展迅速，2006 年，我国首家独立临床病理诊断专业机构——上海复旦临床病理诊断中心成立，中心启用数字病理远程会诊平台，免去患者来回奔波的辛苦。2015 年，西安沸腾医疗软件科技有限公司以"E 诊断"医学影像服务平台为核心，通过"E 诊断"实现医学影像技术专业输出及专

业精准的远程医学影像诊疗合作，实现远程医学影像信息交互的目标。“E诊断”从客观的医疗影像出发，在个人已获得诊断的基础上，提供基于医学影像的专业意见建议，实现影像数据云存储、云计算、云共享。

2. 辅助护理

护理人员多根据专业知识、临床经验甚至本能进行诊断，因为知识和思维的局限性，诊断的准确性可能会受到影响，决策可能会延迟。我国台湾地区医院应用AI进行护理诊断，AI建议的诊断与护理人员建议的诊断的一致率高达87%[6]。在国外AI已普遍运用于人们的日常生活护理中，日本研究机构RIKEN开发出的机器人Robear，能将患者从床上抬起来，帮助行动不便的患者行走、站立等。同时，应用AI开发的机器人能为老年、瘫痪患者提供喂饭、日常照护等服务。澳大利亚养老院用机器人作护工，在电脑上给机器人输入程序，机器人就可与老年人一对一交流，减轻老年人的苦闷。AI在护理领域的应用极大地减轻了护理人员的负担，其为患者提供的温暖且有力的服务，是应对老龄化社会的有力帮助。

3. 辅助随访

随访是医院常规工作的重要组成部分，然而目前的卫生人力无法满足所有患者的随访需求。AI的发展打破了医生与患者之间开展长期随访的时间和空间壁垒。2017年，海宁市中心医院首次应用AI智能随访助手进行随访，采用声纹预测思维算法，语言识别准确率高达97.5%[7]。2018年，上海交通大学医学院附属仁济医院东院在日间手术病房正式上线AI随访助手，随访助手可根据问题模板模拟医生进行电话随访，主要询问患者出院后是否发生呕吐、疼痛、发热、伤口渗血感染等不良情况[8]。随访助手的上线不仅大大提高了随访效率，还确保了随访信息采集的全覆盖及准确性。同时，随访助手可根据不同的手术种类，制订个性化的随访计划，通过终端自动拨打患者电话，模拟人声与患者进行术后随访沟通，并有效地采集患者回答的信息，便于医务人员清楚了解每位患者的术后情况。

4. 基层医生助手

基层卫生机构在打造“健康中国”中起着举足轻重的作用，然而基层卫生机构的服务能力较差，难以满足广大人民的基本需求。AI是解决基层卫生机构服务能力不足的有效途径，它通过学习海量的专家经验和医学知识，建立深度神经网络，并在临床中不断完善，从而协助基层医生为人民群众提供高质量的医疗卫生服务。2017年，科大讯飞股份有限公司和清华大学联合研发的“智医助理”以超过合格线96分的成绩，成为全球第一个通过国家执业医师资格考试综合笔试测评的AI机器人[9]。“智医助理”全面学习医学知识、临床指南及经典病例等资料，更便捷地为医生提供医疗信息，辅助基层医生提升诊疗质量，提高诊疗效率。2017年9月，国家在安徽省旌德县首次开展全科医生机器人辅助基层医疗试点。将经纶世纪医疗网络技术（北京）有限公司研发的全科医生助手机器人下放给8个贫困村、8个乡镇卫生院及县“医共体”的牵头县医院。3个月内，全科医生助手机器人进行中、西医临床诊疗486人次，远程会诊151人次，深受基层群众欢迎[10]。

5. 医院智能管理

AI技术在医院的应用能够提高医院为患者提供治疗方案的精准性，减少患者在发现病情后不必要的支出，并且能够更合理地为患者安排治疗计划。加强医院信息化建设，发挥AI信息系统优势，能够助力医院精细化管理，使医院发展为“智慧医院”。澳门仁伯爵综合医院应用AI技术在电子处方系统内设置安全警示，确保用药规范，防止滥用抗生素等药物[11]。美国国际商业机器公司(International Business Machines Corporation，IBM)应用机器学习方法，自动读取患者电子病历相关信息，自动得出辅助诊断信息，实现医疗辅助诊断[12]。

6. 辅助健康管理

传统的健康管理技术在信息获取、处理和应用上相对落后，将AI应用于健康管理，通过对健康数据实时采集、分析和处理，评估疾病风险，给出个性化、精准化的基本管理方案和后续的治疗方案，可有效降低疾病发病率和患病率。通过手机应用程序(application，APP)或智能可穿戴设备，可检测用户的血压、血糖、心率等指标，进行慢性病管理。美国Welltok公司利用“CaféWell健康优化平台”，管理用户各方面的健康情况，包括压力管理、营养控制、糖尿病护理等，并在用户保持健康生活的习惯时给予奖励；可为用户提供更灵活、全方位的健康促进方案，包括阶段性临床护理、长期保持最佳健康状态等多个方面[13]。

三、存在的问题和挑战

目前，“AI+医疗健康”正在起步阶段，要保证AI在医疗健康领域应用的深入发展，仍有许多亟须解决的问题和需积极应对的挑战。

1. 监管不到位

目前，国内还未出台相关法律法规对AI进行监管。AI涉及的基础医疗大数据的隐私保护、责任规范、安全性等都没有完善的法律条文来规范。AI在医疗健康领域应用中的质量标准、准入体系、评估体系尚是空白，无法对AI的数据和算法进行有效的验证和评价，不利于医疗健康领域监管部门进行监管，阻碍了AI产品在医疗健康领域的应用和发展。

2. 数据质量

高质量的医疗数据对于提升AI在医疗健康领域应用的准确性有着至关重要的作用，尽管我国医院内的数据数量庞大，但大部分是非结构化的，并不能发挥出“大数据”的挖掘价值。由于疾病的复杂性，数据维度、特性各不相同，质量参差不齐，数据细分到每种疾病后，可利用的样本量非常少。同时，数据的误差也会对AI的发展造成障碍，AI的深度学习需要使用大规模的规范化数据进行训练，细微的数据误差均会为深度学习带来负面影响。在中国当前的医疗系统中，医院与医院、院内科系间的数据系统互不相连，没有统一、标准的临床结构化病历报告，医生手写病历不规范，临床用药、检查等细节缺失，患者离开医院后失访率高等各种原因均可能造成医疗数据错漏，导致数据质量低下。

3. 伦理问题

AI产品作出的医疗决策是通过机器学习大量的医疗数据，模拟医生作出的决策。在使用大规模的医疗数据的过程中，有较大的数据泄露风险，可能对个人隐私造成不良影响。看似是AI作出的自主决策，实际上受人的主观影响，是人们思想的另一种体现。决策基于算法，而算法并不是客观的，算法在数据分析的过程中也会产生类似于人类偏见的思想，导致算法歧视这一不良后果的出现[14]。算法歧视将带来一系列的伦理问题，避免算法歧视是AI不可回避的挑战。

4. 人才匮乏

当前，AI 人才匮乏是短板中的短板，既懂医疗又懂 AI 技术的复合型、战略型人才极其短缺。目前中国 AI 专业人才总量较美国和欧洲发达国家少，其中，工作 10 年以上的资深人才尤为缺乏。而在医疗行业，既懂 AI 又懂医疗的人才更是稀缺。目前，医务人员对于 AI 的接纳度不足，部分医务人员对 AI 抱有抵触情绪。而且使用 AI 技术需要对医务人员进行专业化的规范培训，在 AI 人才短缺的大背景下，建立完善的人才培养和引进机制是重中之重。

四、讨论与建议

1. 加强行业指导和监管

政府部门应尽快出台与 AI 相关的法律法规，通过强化监管，加强对数据的保护，防止数据泄露危害居民个人隐私，甚至危害国家安全。同时，还应建立 AI 在医疗健康领域应用中的标准规范，保障 AI 产品的质量。此外，政府部门应明确 AI 在医疗健康领域内的定位，医生不会被 AI 所取代，AI 仅是帮助医生进行临床诊疗，及方便患者获得高质量的医疗服务，医生对诊断的结果负主要责任。对于新一轮的 AI 浪潮，政府部门应理性看待，提升人民群众对 AI 的接纳度，积极引导人民群众、资本和相关机构，按照更加合理的速度和方向发展医疗 AI。

2. 加强核心技术人才培养

面对如今 AI 人才匮乏的严峻形势，政府应加强 AI 领域专业建设，培养 AI 算法和技术方面的优秀人才。推进“新工科”建设，形成“人工智能＋X”的复合专业培养新模式，推动 AI 领域国家级精品在线课程建设。建立 AI 学院、研究院或交叉研究中心，并引导高校通过增量支持和存量调整，加大 AI 领域核心人才培养力度。在职业院校的大数据、信息管理相关专业中增加 AI 相关内容，培养 AI 应用领域技术技能人才。加强对医务人员 AI 使用技能的培训，保证 AI 产品能更好地服务于临床实践。

3. 夯实数据基础

IBM 的 AI 产品沃森用于辅助医生制定癌症治疗方案，由于数据训练使用的不是真实患者的数据，沃森开出了不合适且危险的治疗方案。数据的质量和数量是 AI 竞争的核心所在，目前互联网的基础体系已经初步健全，但存在许多虚假数据，这与脱离统计模型的桎梏、用全数据（即真数据）直接分析的大数据初衷相悖。应打破医疗卫生机构、政府部门间的数据壁垒，建立数据共享流通机制，促进不同机构间、地区间的数据联网，形成真正的大数据。健康医疗数据种类繁多，但标准并不统一，应加快医疗数据电子化、标准化建设，形成规范化的 AI 数据集，夯实 AI 应用的数据基础。加强信息隐私保护，研究数据脱敏技术，保障医疗数据可以实时、准确地进行传输，同时避免数据泄露的风险[15]。

4. 深度推进互联网应用

目前我国东部地区医疗健康机构互联网的基础已具备，但部分中、西部地区的条件尚不完备。而这些地区由于经济水平相对较低，医疗水平较差，对远程医疗、人工诊疗助手等 AI 产品的需求非常强烈，建议国家有侧重地对中、西部地区互联网建设给予政策倾斜，促进互联网应用全面发展。加强基层卫生机构互联网应用，引导优质的医疗资源下沉至基层，实现资源共享，提高医疗服务水平，推动分级诊疗制度的实行和完善。

五、总结

AI的记忆力和计算能力远优于人脑，且可扩充脑容量，延伸脑功能，增强脑负荷，能够成为基层医生的智囊，三甲医院的医生秘书可提高医疗服务的准确度和效率，弥补卫生人力资源的不足。目前，AI尚处于起步阶段，仅具有计算智能，“AI＋医疗健康”应用的领域将会越来越广，在医疗健康领域有着巨大的发展空间，尤其适合社区医疗，通过早发现、早诊断、早治疗，有针对性地进行人群健康干预，降低后续的医疗成本。在医院管理方面，AI可简化行政管理和临床医疗管理流程；在影像诊断领域，AI可快速阅读成像，进行分析和诊断；在医疗资源方面，AI能够解决代价昂贵的剂量误差问题；在诊疗方面，AI可为特定病种初诊、辅助手术。随着AI技术的发展，AI将在人类生命健康全周期中发挥更大的作用，但真正用于医疗健康的核心领域可能还需要一个漫长的过程。上海市作为我国的经济中心城市，在建设亚洲医学中心城市和科技创新中心城市的过程中，需要更加注重对医疗AI的基础研究、技术孵化和应用，以科技推动城市建设和人民健康向更高水平迈进。

参考文献

[1] 孔祥溢，王任直．人工智能及在医疗领域的应用．医学信息学杂志，2016，37(11)：2－5.

[2] 顾险峰．人工智能的历史回顾和发展现状．自然杂志，2016，38(3)：157－166.

[3] 贺倩．人工智能技术发展研究．现代电信科技，2016，46(2)：18－21.

[4] Ehteshami B B，Veta M，Johannes P V D，et al. Diagnostic assessment of deep learning algorithms for detection of lymph node metastases in women with breast cancer. Jama，2017，318(22)：2199.

[5] Wong D，Yip S. Machine learning classifies cancer. Nature，2018，555(7697)：446－447.

[6] Liao P H，Hsu P T，Chu W，et al. Applying artificial intelligence technology to support decision-making in nursing：A case study in Taiwan. Health Informatics Journal，2015，21(2)：137－148.

[7] 余悦，朱佳超．人工智能时代来啦！海宁市中心医院“虚拟医生”给人看病．南湖晚报，2017－08－07.

[8] 袁蕙芸，黄辛．上海仁济医院日间手术人工智能随访助手正式上线．http://news.sciencenet.cn/htmlnews/2018/6/413601.shtm[2018－06－01].

[9] 桂运安，马珺．科大讯飞“智医助理”正式上岗．http://news.ifeng.com/a/20180303/56445210_0.shtml[2018－03－03].

[10] 侯哲．经纶世纪全科医生助手机器人试点加速推进．http://www.huaxia.com/xw/zhxw/2017/12/5580514.html[2017－12－21].

[11] 陈潇君，孙炳伟，苟建平．深度机器学习辅助医院智能化管理．中国现代医学杂志，2018，(8)：125－128.

[12] 周丽琴，谭琳．人工智能助力医院精细化管理．惠州日报，2018－01－10.

[13] PRNewsire. Welltok 与 IBM 沃森合作，人工智能探路健康管理. http://www.sohu.com/a/125107525_313392[2017-01-25].

[14] 苏令银. 透视人工智能背后的“算法歧视”. http://www.cssn.cn/zx/bwyc/201710/t20171010_3662363.shtml[2018-09-15].

[15] 李一平，王晨，包森成. 大数据平台的敏感数据保护研究. 电信工程技术与标准化，2017，30(11)：35-38.

上海市嘉定区健康产业发展现状研究

董 铭 康 琦 许文忠

【导读】 文章旨在梳理上海市嘉定区健康产业发展的优势和政策体系，了解产业的规模能级和载体布局，总结产业发展的亮点和经验并分析产业发展面临的瓶颈问题，进而为嘉定区进一步发展健康产业提供政策建议。

随着我国社会经济发展水平的不断提高，人们对于更高质量健康产品与服务的需求也不断增加。为满足人民群众不断增长的健康需求，国家一方面深化医药卫生体制改革，一方面广泛动员社会力量，多措并举发展健康产业。“健康中国”战略更是将发展健康产业纳入五大战略举措之一，李克强总理提出要一手抓健康事业发展，一手抓健康产业发展。嘉定区地处上海市西北，近年来区域经济发展较快，城市面貌不断更新。随着经济转型发展、科创中心建设、长三角地区一体化战略的实施，嘉定区的战略地位也逐渐上升。因此，亟须梳理区域健康产业发展的情况，以了解嘉定区健康产业发展现状，分析发展中存在的问题和瓶颈，为嘉定区进一步发展健康产业提供政策建议。

一、嘉定区健康产业发展优势

（一）经济基础

嘉定区是老牌工业大区，尤其汽车产业规模庞大、产业链完善。近年来，随着全国经济发展进入新常态，嘉定区聚焦产业转型升级，加快发展新兴产业，经济走势稳中有进、稳中向好，经济总量和增速一直处于全市前列。可以说，良好的经济基础和发展环境以及转型发展的理念，孕育了嘉定区健康产业的发展。而良好的营商环境和有素的招商能力，也促进了嘉定区健康产业的发展。

（二）医疗资源

目前嘉定区已集聚了包括上海交通大学医学院附属瑞金医院北院、上海交通大学医学院附属瑞金医院质子（肿瘤）中心、东方肝胆外科医院、国家肝癌科学中心等在内的优质医疗服务资

基金项目：上海市卫生和计划生育委员会卫生计生政策研究课题“嘉定区健康服务业发展策略研究”（课题编号：2018HP47）。
第一作者：董铭，女，嘉定区卫生和计划生育委员会科员。
通讯作者：许文忠，男，嘉定区卫生和计划生育委员会副主任。
作者单位：嘉定区卫生和计划生育委员会（董铭、许文忠），上海市卫生和健康发展研究中心（上海市医学科学技术情报研究所）（康琦）。

源，同时嘉定工业区已形成以上海联影医疗科技有限公司（以下简称“联影医疗”）、上海三友医疗器械股份有限公司（以下简称“三友医疗”）、上海贝瑞和康医学检验所有限公司（以下简称“贝瑞和康”）等为代表的高端医疗器械产业集群。此外，“十三五”期间嘉定区还将引进上海市中医医院。高性能医疗设备及精准医疗产业也是嘉定区大力支持发展的战略性新兴产业之一。可以说，嘉定区已具备发展健康产业的良好医疗资源。

（三）科技创新

原嘉定县早在1958年就被定位为“上海科学卫星城”，区域内云集了较多科研院所和专家。如今嘉定区又充分融入上海未来发展，担负起“上海科创中心重要承载区”的建设重任。嘉定区已经把“科技嘉定”纳入“五个嘉定”建设，以“科技嘉定”体现发展动力。目前，嘉定区已出台第二轮“关于加快建设具有全球影响力的科技创新中心重要承载区三年行动计划”。这些将为区域健康产业创新发展提供科技支撑，推动健康产业与科技的跨界融合。

（四）地理区位

嘉定区作为上海的西北门户，东接大虹桥商务区，西与江苏昆山、太仓接壤，是长三角地区的重要节点城市。近年来，嘉定区正积极面向长三角、聚焦嘉昆太，在城市空间联动、产业协同创新等方面开展广泛合作。随着长三角地区一体化上升为国家战略，嘉定区的整个发展将会迎来更多机遇，健康产业、科技创新是嘉定区融入和服务长三角地区一体化发展的重要切入点，这些也将会迎来更多的发展空间。此外，相比于上海市中心城区，嘉定区在土地空间和成本等方面仍有较大优势，这也有利于大型健康产业项目的引进。

（五）城市环境

嘉定区高度重视城市环境建设。1994年，嘉定区成为中国和世界卫生组织合作开展的中国健康城市项目试点区。2001年，嘉定区在全国率先成立健康促进委员会，其后成功创建卫生城区。2016年，嘉定区更是入选了全国首批38个健康城市试点之一。“健康嘉定”“美丽嘉定”也是“五个嘉定”建设的重要内容，以“健康嘉定”体现城市活力，以“美丽嘉定”体现生态亲和力。此外，嘉定也高度重视教育发展，以“教化嘉定”体现文明魅力这都为城市发展、招商引资创造了好软环境。

二、嘉定区健康产业发展政策体系

目前，嘉定区健康相关产业的发展已纳入各级多个规划的范畴，具体见表1。

表1　嘉定区有关健康产业的政策体系

层级	政策文件名称	主要相关内容
市级	《上海市生物医药产业发展行动计划（2014—2017年）》（沪府办发〔2014〕5号）	打造6个生物医药制造业基地，其中之一就是嘉定生物医药制造业基地
	《上海市人民政府关于推进本市健康服务业高质量发展加快建设一流医学中心城市的若干意见》（沪府发〔2018〕25号）	打造“5+X”健康医疗服务业布局，其中嘉定精准医疗与健康服务集聚区属于5个主要健康服务业集聚区之一

续 表

层级	政策文件名称	主要相关内容
区级	《嘉定区国民经济和社会发展第十三个五年规划纲要》	加速形成四大新兴产业集群，其中之一即是高性能医疗设备及精准医疗
	《上海市嘉定区总体规划暨土地利用总体规划(2017—2035年)》(草案公示稿)	聚焦高性能医疗设备及精准医疗等新兴产业
	《嘉定区服务业发展"十三五"规划》	发展八大重点方向，其中之一即是培育健康医疗，包括精准医疗、休闲养生、养老服务
	《嘉定区制造业转型升级"十三五"规划》	高性能医疗设备及精准医疗
	《嘉定区战略性新兴产业发展"十三五"规划》	重点布局四大高端产业集群，其中之一即是生物医药产业
	《嘉定区开放型经济和非公经济发展"十三五"规划》	到"十三五"末，在高性能医疗设备及精准医疗等领域培育一批自主创新的非公龙头企业
	《进一步加快产业转型推动四大产业集群创新发展若干政策》	从项目引进/企业培育、企业改造提升/产品示范应用、企业技术创新/产学研用联动、金融/人才/载体、产业发展环境等6个方面制定了30条扶持政策
	《嘉定区卫生计生改革和发展"十三五"规划》	促进健康服务业发展
街镇	《上海嘉定工业区国民经济和社会发展第十三个五年(2016—2020)规划》	着力打造高性能医疗设备及精准医疗等四大重点产业
	《嘉定区安亭镇国民经济和社会发展第十三个五年规划纲要》	打造"三个安亭"，其中之一即是健康安亭(包括健康环境、健康教育、健康产业)
	《嘉定新城(马陆镇)"十三五"规划》	打造"四大区块"，其中之一的马东地区板块是园区转型发展先行区，重点发展大健康等产业
	《上海市嘉定区南翔镇国民经济和社会发展第十三个五年规划》	明确"一部六业"主导产业定位，其中之一即是以生物实验室、中医药物、生命科学新材料为主的生命健康产业

(一) 市级层面

2014年，上海市人民政府办公厅发布《上海市生物医药产业发展行动计划(2014—2017年)》(沪府办发〔2014〕5号)，该计划将嘉定基地列入全市生物医药产业重点打造的6个制造业基地。基地重点发展数字化医学影像、微创介入与植入器械等高端医疗器械领域，打造高端医疗器械领域项目的成果转化与产业化孵化平台，加速形成产学研合作创新基地和孵化基地。目前，嘉定区属于上海市生物医药产业"1+3+X"空间布局的3个重要生物医药产业基地之一。2018年，上海市人民政府发布《上海市人民政府关于推进本市健康服务业高质量发展加快建设一流医学中心城市的若干意见》(沪府发〔2018〕25号)(以下简称《意见》)。《意见》明确提出打造"5+X"健康医疗服务业布局，其中嘉定精准医疗与健康服务集聚区属于5个主要健康服务业集聚区之一。在建设内容方面，《意见》也提出要推动嘉定区以国家肝癌科学中心、区域内中医医疗机构、联影医疗为依托，建设以细胞免疫技术、肿瘤精准治疗和中医药健康服务为特色的精准医疗与健康服务集聚区。

(二) 区级层面

嘉定区将高性能医疗设备和精准医疗产业作为区域加快打造的战略性新兴产业集群之一，

并明确列入了区域的重大综合规划以及具体产业规划范畴。同时，专门制定了《嘉定区高性能医疗设备及精准医疗产业集群发展规划(2016—2025)》。此外，在区域服务业规划以及卫生计生改革和发展规划中，也提出要发展相关健康服务业。

(三) 街镇层面

工业区、安亭镇、嘉定新城(马陆镇)、南翔镇都将发展健康相关产业作为区域重点发展方向，并纳入区域综合规划范畴。

三、嘉定区健康产业发展现状

(一) 产业规模

目前上海市并没有健康产业的全面统计，本部分主要从嘉定区高性能医疗设备及精准医疗产业的发展情况了解区域健康产业规模。2017 年实现产值 37.9 亿元，同比增长 25.1%，占规模以上四大新兴产业产值的 10.2%；2018 年 1～6 月，嘉定区高性能医疗设备及精准医疗产业(规模以上)产值为 15.9 亿元，占规模以上四大新兴产业产值的 7.9%。近 2 年占全区规模以上工业产值的比例稳定在 1%左右(表 2)。虽然高性能医疗设备及精准医疗产值较少，但近年增速加快，2018 年 1～6 月增长幅度高于其他新兴产业。

表 2　嘉定区高性能医疗设备及精准医疗产业 2016～2018 年产值情况

指标	2016 年		2017 年		2018(1～6 月)年	
	绝对值(亿元)	同比(%)	绝对值(亿元)	同比(%)	绝对值(亿元)	同比(%)
高性能医疗设备及精准医疗	29.2	54.9	37.9	25.1	15.9	33.8
占全区规模以上工业产值比重	0.9	—	1.0	—	0.9	—
占规模以上四大新兴产业产值比重	12.4	—	10.2	—	7.9	—
集成电路及物联网	94.2	7.2	177.7	23.8	98.8	27.5
新能源汽车及汽车智能化	55.3	22.3	81.3	39.5	44.4	29.3
智能制造及机器人	56.0	15.9	75.7	22.3	41.5	11.6

在高性能医疗设备及精准医疗产业方面，嘉定区目前已汇聚各类上下游企业，其中具有较大产业规模优势的规模以上工业企业超过 20 家。在高性能医疗影像诊断设备领域，有联影医疗、上海中科再启医疗设备有限公司等；在基因测序、疾病筛查领域，有贝瑞和康等；在细胞免疫、靶向药物开发领域，有细胞中心集团、干细胞集团、上海原子科兴药业有限公司等；在人工生物技术领域，有上海微知卓生物科技有限公司等；在远程医疗、智慧医疗领域，有上海京颐科技股份有限公司等。可以说，嘉定区基本形成了多点覆盖、核心龙头企业引领的产业聚合发展态势。

(二) 产业布局

健康产业园区是嘉定区健康产业发展的重要载体，目前工业区、安亭镇、嘉定新城(马陆镇)、

南翔镇已建设多个健康产业园区。

1. 工业区

嘉定工业区是经市政府批准设立的市级工业区，生物医药产业是工业区的主要产业之一。工业区主要以大型医疗影像设备、植介入设备、体外诊断三大高端医疗器械生产制造和研发为核心，同时发展培育孵化、临床试验、金融服务、检测服务、教育培训等。

目前工业区已集聚了一批生物医药行业的龙头企业，在高端影像、植入介入、骨科材料、高通量测序、医药研发外包服务等方面形成了较强的行业优势。已引进了联影医疗、贝瑞和康、三友医疗、上海昕健医疗技术有限公司等 40 多家具有国际一流、国内领先水平的高端医疗装备企业和项目，并以嘉定先进技术创新与育成中心、嘉定高科技园区产业孵化器为依托，优化企业孵化培育功能。2017 年，工业区规模以上生物医药产业产值为 28.5 亿元，同比增长 30.4%。

下一步，工业区将完善发展规划、整合区域资源、优化产业布局，充分利用工业区土地空间等优势资源，建设集研发、制造、服务为一体的生命健康园。

2. 安亭镇

安亭镇位于上海市西北郊，是汽车产业重镇。近年来，安亭镇拓宽产业发展方向，加快培育健康产业，以精准医疗为长远发展方向，以细胞科技和肿瘤治疗为主要特色。

目前安亭镇已建设三个健康产业园区，一是上海安亭健康医疗综合示范园，该园区有国家肝癌科学中心和东方肝胆外科医院等，将建立以肝癌为重点方向的精准医疗示范基地；二是上海安亭国际精准医学园，该园区有上海孟超肿瘤医院、上海细胞治疗保存库、上海细胞治疗研究院等，将搭建以诺贝尔奖获得者等国内外顶尖研发学者为引领的国际化研发平台；三是上海安亭国际医疗产业园，该园区与生物医药技术孵化器专业运营团队合作，重点引进疾病筛查和诊断、预防和治疗、康复和保健等新技术、新材料、新装备相关科技型、成长型企业及高新技术产业转化项目。

2018 年 10 月，安亭镇发布了《安亭健康医疗产业发展三年行动计划(2019—2021)》，计划到 2021 年培育“独角兽”企业 1 家，引进“瞪羚”“独角兽”“隐形冠军”企业等引领性项目 10 个，实现健康医疗产业总规模达到 100 亿元。

3. 嘉定新城(马陆镇)

嘉定新城(马陆镇)主要依托上海(马陆)国际健康产业园发展健康产业。该园区以中医药为特色，以健康管理产业为重点，以环境健康产业和健康配套产业为延伸。推进中医医疗服务、中药科技研发、药材种植加工(藏红花等养生文化旅游等一体发展，目前已入驻企业 246 家。

4. 南翔镇

复旦大学与嘉定区政府在南翔镇共同建设了上海(南翔)精准医学产业园，该园区构建“精准预防、精准诊断、精准治疗”产业链，打造公共测序服务平台、药品上市许可持有人(MAH)平台、肿瘤免疫精准医学实验室等功能平台。该园区一期已于 2018 年 11 月正式开园，已引进云检集团、复诺健生物科技有限公司、上海易对医生物医药科技有限公司、上海鹍远生物技术有限公司等 24 家“独角兽”潜力医学企业。

四、经验亮点

（一）战略导向，规划引领

嘉定区将健康产业发展作为重要战略方向，并把高性能医疗设备和精准医疗产业列为四大战略新兴产业之一，同时健康相关产业已被纳入嘉定区多个综合性产业规划中。此外，嘉定区生物医药产业和健康服务业的发展也被纳入市级重要政策范畴和空间布局范围。

（二）聚焦前沿，多元发展

嘉定区健康产业聚焦前沿领域，把高性能医疗设备和精准医疗产业作为主要发展产业。此外，生物医药研发、服务外包和中医药等领域也是目前或将来的重要发展方向。

（三）街镇重视，吸引高端

街镇在嘉定区发展健康产业过程中发挥了重要作用。相关街镇积极对接顶尖专家、著名学府、大型企业等高端外部资源，引进健康产业项目，建设健康产业园区。可以说，相比市级的两个国际医学园区，嘉定区属于典型的自下而上发展模式。

（四）多点开花，融合集聚

嘉定在4个街镇都已建设健康产业园区。而且工业区、安亭镇、嘉定新城（马陆镇）的健康产业园区都不是传统的单一封闭园区，都有多个子园区共同组成。因此，目前嘉定健康产业园区数量在全市最多，呈多点开花之势，初步形成了精准医疗与健康服务的集聚区，具备了产城融合的发展趋势。

（五）构建平台，服务转化

国家肝癌科学中心、上海吴孟超联合诺贝尔奖获得者医疗科技创新中心、上海嘉定先进技术创新与育成中心、上海聚科生物园等创新性平台载体将要或已经运行，平台的技术引进、吸收转化、孵化培育、金融服务、自主创新等服务能力不断提高，健康医疗领域产学研用创新服务平台体系不断完善。

五、存在问题

（一）缺乏专项产业规划

虽然嘉定区多个规划均纳入了健康产业，但目前还缺乏有关健康产业的专项、综合规划，有关健康产业的总体发展目标和主要任务尚不明晰。而且目前主要由街镇和外部主体（专家、企业等）主导具体产业、园区的发展，区相关政府部门参与仍显不够，也尚未形成有效的协调推进机制。

（二）产业发展体系性不强

嘉定区健康产业有多个主要发展方向，包括高性能医疗设备研发、精准医疗、中医药服务等。这反映了嘉定区健康产业发展的多元化，但目前各产业的发展状况差异较大，整体处于碎片化发展状态、体系性不强。而且，健康制造业相对较强，健康服务业相对较弱，产业结构亟须优化，产业融合亟待加深。

（三）产业能级规模较小

虽然嘉定区目前已聚焦一批龙头企业，并入驻多个重点项目。但健康产业总体规模仍较小，对区域财税贡献不高。达到规模以上标准的企业较少，处于孵化和培育阶段的企业多，除少数领军企业外，其他企业知名度不高。龙头企业产业溢出效应不够明显，对产业升级的带动功能还较弱。此外，企业内部分产品技术级不高、传统产品偏多，因此行业整体竞争力不高，产业后期发展面临支撑不足的风险。

（四）产业支持政策较少

虽然健康产业已被纳入嘉定区相应规划，但目前针对健康产业的专项支持政策还非常缺乏，尤其是涉及区域健康产业发展的几个重点环节。如健康服务业园区扩大发展所需的土地，精准医疗产业发展所需的医学检验所资质数量，以及发展嘉定健康产业需要的人力、人才资源等。

六、发展建议

（一）加强顶层设计，引导产业有序发展

深入对接上海健康服务业和生物医药产业的发展战略及政策，加快研究制定区域健康产业发展规划，提出区域健康产业发展的基本原则、总体目标、重点领域、规划布局和保障措施。亟须明确健康产业发展牵头部门，以及各相关部门任务分工，加快建立健康产业发展协同推进机制，就推进发展和重大问题定期会商。并积极联合健康产业相关领域智库，加强对国际国内健康产业发展形势研判。

（二）优化产业结构，加深产业融合

继续做强健康制造业，加快发展健康服务业，加深产业的内部融合，促进各细分产业的协调发展，并结合上海市健康服务业发展方向，在家庭医生服务市场、健康管理、健康旅游等方面积极探索。同时，加强区域内健康产业机构和园区的联动，发挥产业集聚效应。积极谋求与全市医疗卫生机构、健康产业企业和园区的合作发展，并进一步对接长三角地区、全国和国际资源。

（三）突出创新驱动，加快转化应用

加大重点领域支持力度，支撑原始创新成果培育，提高临床研究和试验水平，加快高性能医疗设备和精准医学等领域的技术突破。加强专业孵化能力和公共服务平台建设，推动建立产、

学、研、用协同创新体系。加快前沿健康科学技术转化应用，推动创新成果驶入临床应用“快车道”，引导医疗机构加快成果转化。

（四）加大推广宣传，持续引进优质项目

持续做好嘉定区健康产业的推广宣传，支持举办健康产业论坛、博览会、展销会，分享产业发展的优势和亮点。充分利用嘉定区长三角节点位置和健康产业发展基础的优势，持续引进健康产业的优质企业或项目，鼓励健康领域大型企业、优质企业在嘉定区设立总部，并积极融入和促进嘉昆太、长三角地区健康服务业市场发展。

（五）聚焦政策机制，加强事中事后监管

要发挥政策机制对健康产业的促进作用。应该系统梳理健康产业发展的已有政策，用足用好各项扶持政策。并深入调研目前的政策需求，持续优化营商环境，可以采用先行先试、一事一议等措施，在许可、土地、人才等方面给予相应支持，以引进优质、重大健康产业项目或机构。此外，还应积极争取市级、国家政策支持，以打造健康产业先行先试区。同时，在高标准开放的基础上，推进健康产业“放管服”协调联动，加强和创新事中事后监管，建立政府监管、行业自律和社会监督相结合的治理体制。

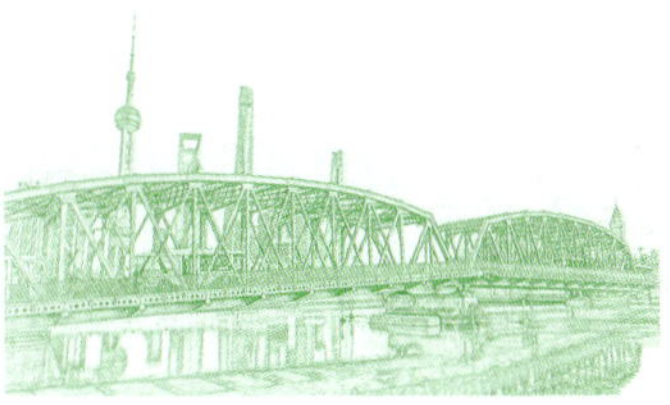

第二章

综合医改

近年来,上海市全力推进将健康融入万策和"健康上海"建设,持续深化医药卫生体制改革,多项重点工作取得了一定的进展。本章主要从上海深化医改"十三五"规划中期评估情况、医疗服务价格调整方的社会稳定风险评估、专科医院运行管理、医院病种成本管理、医联体绩效评价及对就医行为的影响、日间手术—社区随访与分级诊疗建设等方面进行了研究和探索,对于进一步深化医药卫生体制改革,贯彻省级综合医改试点,完善和创新现代医院管理制度建设,推进医联体和分级诊疗制度建设,为人民群众提供全方位、全周期的健康服务具有积极意义。

上海市深化医药卫生体制改革“十三五”规划中期评估报告

陈　霆　赵益民　张昀羿　柯　林
刘元凤　金春林　李　芬　王月强

【导读】 文章围绕上海市深化医药卫生体制改革“十三五”规划重点任务，从医疗保障体系建设、医疗服务体系建设、公共卫生服务体系建设、药品供应保障体系建设、医药卫生监管体制综合改革和相关领域改革6个方面，对上海市2016年1月至2018年6月的医改进展成效进行了评估，分析了存在的主要问题，在此基础上，提出了下一步深化医改工作的总体考虑。

总体来看，上海市深化医药卫生体制改革“十三五”规划实施成效初显，医疗保障体系建设稳步推进，医疗服务体系改革进一步深化，公共卫生服务体系进一步完善，药品供应保障体系更加健全，医药卫生监管体制综合改革逐步深入，相关领域改革有序推进，人民群众健康福祉有所改善。户籍人口人均预期寿命从2015年的82.75岁提高到2017年的83.37岁，全市孕产妇死亡率从2015年的6.66/10万下降到2017年的3.01/10万，全市婴儿死亡率从2015年的4.58‰下降到2017年的3.71‰。

一、“十三五”医改重点任务进展情况

（一）医疗保障体系建设情况

1. 基本医疗保险制度进一步完善

2016年1月1日起，上海市正式实施全面覆盖城镇居民和农村农民、公平统一的城乡居民基本医疗保险制度。自2016年4月1日起，外来农村户籍从业人员纳入本市职工社会保险。2017年4月1日，被征地人员的医保待遇与面上人员的全面并轨。全面完成国家跨省异地就医住院费用直接结算任务，截至2018年6月底，全市有504家医院开通跨省异地就医住院费用直接结算。2017年12月，新版医保药品目录实施。

第一作者：陈霆，女，上海市卫生健康委员会办公室。
通讯作者：柯林，男，上海市卫生健康委员会医药卫生体制改革处主任科员。
作者单位：上海市卫生健康委员会（陈霆、赵益民、张昀羿、柯林、刘元凤），上海市卫生和健康发展研究中心（上海市医学科学技术情报研究所）（金春林、李芬、王月强）。

2. 医保支付方式改革进一步深化

完善医保预算管理，实行“预付结余按比例留用、预算超支按比例分担”办法，缓解局部预算结余和患者“配药难、住院难”之间的矛盾。确定 103 个试点病种，制定实施按病种付费试点办法。

3. 补充医疗保险得到积极发展

2017 年初，试行职工医保个人账户历年结余资金自愿购买“住院险”和“重疾险”两款商业医疗保险专属产品。实施新的上海市城乡居民大病保险办法，将大病保险报销比例从 50%提高至 55%。

4. 城乡医疗救助制度进一步完善

制定实施《上海市城乡医疗救助资金管理办法》(沪民规〔2017〕2 号)，将市级医疗救助资金纳入市对区专项转移支付。扩大对象范围，提高救助标准。全面开展“一站式”医疗救助。

5. 协同推进长期护理保险制度建设

制定出台《上海市长期护理保险试点办法》(沪府发〔2017〕97 号)和长期护理保险评估、定点、服务、支付、结算等相关配套文件，探索建立长期护理保险制度。2018 年 1 月，长期护理保险试点在全市推开。

(二) 医疗服务体系建设情况

1. 科学合理布局医疗资源

制定出台《关于本市推进分级诊疗制度建设的实施意见》(沪府办发〔2016〕59 号)等文件，完善以市级医学中心为支撑、区域医疗中心和区域专科医院为骨干、社区卫生服务中心为基础的三级医疗服务体系架构。

2. 破除“以药补医”机制

自 2015 年 12 月至 2017 年 2 月，分三轮取消所有公立医疗机构的药品加成。按照“控总量、腾空间、调结构、保衔接”的原则，从体现医疗服务价值角度，分四批调整 1 397 项医疗服务项目价格，调价项目总体纳入医保支付。制定过渡期财政补助政策。

3. 建立适应卫生行业特点的公立医院薪酬制度

制定《上海市公立医院绩效评价办法(试行)》，分级分类设定绩效考核评价指标体系。开展公立医院薪酬制度改革试点工作，全面深化内部绩效分配制度改革，强化“两切断、一转变”的激励导向。

4. 强化政府评价监管责任

建立医疗服务评价体系，对公立医院服务效率、工作负荷、费用控制、资源配置、患者结构的合理性等开展量化评价，逐步实现对公立医院的差别化管理。制定实施《关于控制上海市公立医院医疗费用不合理增长的实施意见(试行)》，建立各级各类公立医院每病种组合指数对应的费用标准和费用结构标准，形成各公立医院医疗费用总额控制目标。

5. 深化社区卫生服务综合改革

制定实施《本市家庭医生签约服务费实施方案》(沪卫计基层〔2017〕19 号)。建立社区卫生服务中心标化工作量核定与应用指导模型，实施社区卫生服务综合评价。

6. 稳步推进分级诊疗制度建设

有序推进“1+1+1”医疗机构组合签约，切实落实签约居民预约优先转诊、畅通双向转诊、慢性病长处方、延伸上级医院处方等优惠政策，逐步引导居民改变就医习惯，形成合理就医秩序。截至2018年6月底，“1+1+1”签约447万人，超过7成签约居民在组合内就诊。制定实施《关于本市推进医联体建设和发展的实施意见》(沪府办发〔2017〕83号)。2018年1月，以健康为中心的新华一崇明紧密型区域医联体试点“2.0版”正式启动。

7. 推进医养结合和老年护理服务

制定《上海市老年医疗护理服务体系发展“十三五”规划》(沪卫计基层〔2017〕001号)，在徐汇、普陀、松江3个区建立国家省级医养结合试点区。稳步推进社区安宁疗护工作，全市共开设居家和机构安宁疗护床位1700余张。制定老年照护统一需求评估标准，统筹各类服务资源，完善梯度化保障制度。

8. 推进中医药事业发展

制定实施《上海市中医药事业发展“十三五”规划》和《上海市中医药发展战略规划纲要(2018—2035年)》(沪府发〔2018〕39号)，积极开展第三轮中医药事业发展三年行动计划。

9. 大力发展非公立医疗机构

制定出台《上海市人民政府关于推进健康服务业高质量发展加快建设一流医学中心城市的若干意见》(沪府发〔2018〕25号)等政策文件，进一步优化政策环境，积极发展有影响和品牌特色的社会医疗机构，满足市民多层次医疗服务需求。重点推进上海国际医学园区和新虹桥国际医学中心建设。

(三) 公共卫生服务体系建设情况

1. 推进健康城市建设

聚焦市民健康素养提升和健康行为的养成，围绕科学健身、控制烟害、食品安全、正确就医和清洁环境5项市民行动，深入开展健康城市建设。

2. 加强公共卫生服务能力建设

积极贯彻落实《上海市急救医疗服务条例》和《关于深化本市院前急救体系改革与发展的指导意见》(沪府〔2016〕12号)及5个配套实施意见，完善分类救护服务模式。推进院前急救信息化建设，逐步实现院前、院内衔接智能化。全面实施第四轮公共卫生体系建设三年行动计划，巩固和提升疾病防控能力。

3. 进一步规范基本和重大公共卫生项目管理

完成年度各项国家和本市的基本和重大公共卫生项目任务。连续第8年实施健康礼包发放项目。

(四) 药品供应保障体系建设情况

1. 完善药物供应保障政策

加强社区药品供应保障，保持基本药物在社区卫生服务中心的主导地位。继续做好短缺药品，尤其是儿童短缺药品的监测预警和有效对接工作，满足临床一线的用药需求。

2. 健全药品采购机制

完善医药采购服务与监管“阳光平台”功能，启动中药饮片“阳光平台”上线试运行，有序推进医疗器械通过“阳光平台”集中采购。开展医疗机构药品采购第三方评价工作。全面构建药品采购新机制，实施药品分类采购。积极开展药品带量采购工作，逐步扩大带量采购品种范围。对未实施医保带量采购的药品，实行集团采购。自 2017 年 1 月 1 日起，将部分临床使用广、疗效确切的高价药品（含国家药品价格谈判药品）试行纳入医保支付范围，个人自付费用均有较大幅度下降。进一步加强本市医保定点医疗机构自费药品采购和使用管理，以“品种直接挂网，价格议定成交”为原则，进一步规范操作流程。

3. 加强药品供应监管

利用“阳光平台”，实现医疗机构医药货款网上集中统一支付和“资金流”有效监管。建立健全涵盖药品采购供应全流程的信用管理机制，与市级公共信用信息服务平台对接，强化信息共享、联动奖惩机制。

4. 推行药品购销“两票制”

大型流通企业率先将配送到公立医疗机构的药品达到“两票制”要求，其他流通企业逐步调整到位。

（五）医药卫生监管体制综合改革情况

1. 加强医疗服务监管

制定实施《上海市卫生计生综合监督“十三五”发展规划》（沪卫计监督〔2016〕046 号）。建立医疗机构不良执业行为积分制度和医疗机构“一户一档”、医务人员“一人一档”信息系统，实施智能化监管。

2. 加强药品采购与质量安全监管

加强带量采购药品事中事后监管。推进质量不合格药品招标采购“一票否决制”。

3. 加强医保监管

将定点医疗机构违规使用自费药品问题纳入卫生医保联合投诉受理范围，规范医疗机构的医疗服务行为。全面推行医保医师约谈工作。

（六）相关领域改革情况

1. 健全医药卫生管理体制

市级层面，深化市级医院“管办分开”改革，进一步落实政府部门的管理职责和申康医院发展中心的办医主体职责。区级层面，各区成立公立医院管理委员会，建立公立医院改革统筹协调机制。

2. 完善政府投入机制

制定实施《关于加强本市公立医院财务和预算管理的实施意见》（沪财社〔2017〕10 号），加强成本核算和控制。进一步深化公立医院综合预算管理。完善社区卫生服务中心投入机制，逐步建立与基本项目、标化工作量、服务质量、服务效率相匹配的财政补偿方式。积极支持院前急救体系能力建设、儿科产科能力建设等重点项目，提高本市公共卫生服务综合能力与水平。

3. 理顺医疗服务价格

完善医疗服务价格动态调整机制，进一步提高手术、诊疗、护理等体现医务人员技术劳务价值的服务价格，降低大型医用设备检查治疗和常规检验价格。积极稳妥推进医疗服务价格改革，逐步缩小政府定价范围。

4. 加强医学学科和人才队伍建设

加大医学学科建设力度，截至 2017 年底，本市临床医学等 11 个一级学科排名位于全国前列。启动实施促进市级医院临床技能和临床创新计划，全面提升市级医院诊治疑难杂症临床服务水平和科技创新能力。不断完善“5＋3＋X”毕业后医学教育体系。全市每万人口全科医生数已经达到 3.3 人，提前实现国家提出的 2020 年目标。

5. 推进卫生信息化建设

构建基于电子病历系统、电子健康档案系统为基础，覆盖市域范围所有公立医疗卫生机构的健康信息网和健康大数据中心，实现全市各级各类医疗卫生机构互联互通、信息共享。加快医保智能信息化系统建设，减少重复就诊、开药和检查，确保医保基金合理支出。深化医联信息系统建设，建立以患者为核心的智能化临床数据中心，深化医疗信息跨机构、跨区域、跨专业的互认共享。

二、存在的主要问题及下一步工作的总体考虑

“十三五”医改各项重点任务顺利推进，取得了阶段性成效，但仍存在一些问题：医疗保障体系建设方面，基本医保支付制度仍需进一步完善，商业健康保险仍需进一步加快发展；医疗服务体系建设方面，各级各类医疗机构的功能定位有待进一步落实，规范有序的就诊秩序尚需努力推进；公共卫生服务体系建设方面，卫生应急人才队伍建设尚显不足，部分基层卫生应急的业务能力和资源配置相对薄弱；药品供应保障体系建设方面，基本药物在二、三级医院使用率较低、药品流通领域产业集中度低等问题仍需加快解决；医药卫生监管体制改革方面，医疗服务监管体制机制与法律依据有待进一步完善，医疗保险基金监管水平仍需进一步提升；相关改革方面，医药卫生体制改革各项政策的协同性有待加强，各级各类机构之间的信息化系统有待进一步互联互通互认。下一阶段，重点在以下方面加大推进力度。

(一) 进一步提高医保制度公平性，深化医保支付方式改革

建立与经济发展水平相适应的筹资机制，确保实现基本医保可持续，逐步缩小各类基本医疗保险制度之间的待遇差距。合理发展商业保险，建立健全多层次医疗保障体系。加大医保支付方式改革力度，积极探索按病种、按人头、按绩效等支付方式改革，增强医保对医疗行为的激励约束作用。完善医保梯度支付政策，协同促进建立分级诊疗制度。

(二) 加强区域医疗资源的均衡性，进一步提升服务能力

强化区域卫生规划和医疗机构设置规划的引领约束作用，把落实规划情况作为医院建设、财政投入、绩效考核、人员配置、床位设置等的依据，合理布局医疗卫生资源。开展建立健全现代医

院管理制度试点，提高各级各类医疗机构的服务能力，不断满足居民多样化、多层次医疗服务需求。

（三）加强疾病防控和急救能力，完善城市公共卫生服务体系

进一步加强紧急医学救援管理和救援技术的专业教育、人才培养、培训演练、学科建设等，形成立体化应急救援体系。健全卫生应急工作的联动协调机制和社会动员机制，完善城市紧急医学救援的体系建设。加强传染病监测体系建设。

（四）进一步完善药品供应保障体系，加强评价和监管

优化本市基层医疗机构药品配备，增强基层医疗机构医务人员的用药培训和指导。进一步完善"阳光平台"功能，全面支撑药械阳光采购。联合其他直辖市与副省级城市，逐步落实联合采购试点工作。完善药品采购政策，加强处方管理，控制不合理用药。

（五）加强监管法制建设，完善医保、医疗和药品的监管体系

加快医疗服务监管法律依据与体系建设，推进医师电子身份认证（certificate authority，CA）和信息自我管理，完善信息公示。推动对涉医违法犯罪行为开展联合惩戒。加强医保监管规范化建设，完善医保"行刑衔接"长效工作机制。

（六）进一步完善相关政策，营造良好改革环境

进一步优化财政支出结构，加大政府卫生投入力度，落实各项卫生投入政策。动态调整医疗服务价格，逐步建立科学合理的价格体系。强化人才队伍建设，补足康复、儿科、老年护理、精神卫生等人才短板，提升全科医生的服务能力和水平。加强卫生信息化、智能化建设，加快推进互联互通。

医疗服务价格调整的社会稳定风险评估

龚　莉　冷熙亮　刘洪国　倪卫杰
高秋韵　贺渊峰　彭　颖　王海银　徐嘉婕

【导读】 医疗服务价格调整直接关系人民群众的切身利益，涉及面广，属于容易引发社会稳定风险的重大卫生计生决策事项。根据原国家卫生计生委要求，原上海市卫生和计划生育委员会(以下简称“原市卫生计生委”)作为责任主体和技术主体、上海市物价局(以下简称“市物价局”)作为监督主体，对《2018 年本市部分医疗服务项目价格调整方案》(以下简称《方案》)进行社会稳定风险评估。本次医疗服务价格调整方案从开始研制到最终出台历时近一年，风险评估工作贯穿全程，包括风险调查、风险识别和分析、风险等级确定、风险处置措施研究、评估报告编制并接受审查、风险控制。结合单一因素风险程度、综合风险指数、调查结果、风险事件等综合得出：本次医疗服务价格调整方案风险等级为 C 级，在针对可能存在的主要风险做好风险处置措施的基础上，可稳步推进政策实施。

理顺医疗服务价格，逐步建立以成本和收入结构变化为基础的价格动态调整机制，完善科学合理的公立医院补偿机制，是医改工作重点之一。根据《国家卫生计生委关于建立健全卫生计生系统重大决策社会稳定风险评估机制的指导意见》(国卫办发〔2014〕26 号)要求，凡直接关系人民群众切身利益且涉及面广、容易引发社会稳定风险的重大卫生计生决策事项(如医疗卫生服务价格调整)，作出决策前都要进行社会稳定风险评估。按照《国家卫生计生委办公厅关于印发卫生计生系统重大决策社会稳定风险评估操作指南(试行)的通知》(国卫办信一函〔2017〕199 号)，上海市对《2018 年本市部分医疗服务项目价格调整方案》开展风险评估，并在此基础上提出风险处置措施，确保医疗服务价格调整政策稳步推进。

一、基本情况

(一) 评估事项

2015～2017 年，上海市全部取消了公立医院药品加成，分批调整了 1 397 项(次)医疗服务价

第一作者：龚莉，女，上海市卫生健康委员会财务处副处长。
作者单位：上海市卫生健康委员会(龚莉、冷熙亮、刘洪国、倪卫杰、高秋韵、贺渊峰)，上海市卫生和健康发展研究中心(上海市医学科学技术情报研究所)(彭颖、王海银、徐嘉婕)。

格，总体平稳有序。截至2018年7月，此轮调整价格对本市居民消费价格指数（consumer price index，CPI）的影响已经全部消化。上海市医学教育、科研资源和临床治疗综合实力位居全国前列，也是全国医疗技术发展高地，但公立医院部分现行医疗服务项目价格与同类城市、标化价值相比仍存在一定差距，未能充分体现医务人员技术劳务价值，价格导向作用未能充分发挥，价格梯度支撑分级诊疗作用还不明显，制约了上海市公立医院的可持续高质量发展，与改革目标要求还存在一定差距。

根据国家和上海市医改工作要求和安排，按照问题导向、需求导向、效果导向的原则，自2017年7月份以来，市卫生计生委会同上海市发展和改革委员会（以下简称“市发展改革委”）、上海市医疗保险办公室（以下简称“市医保办”）、上海市财政局（以下简称“市财政局”）、上海市民政局（以下简称“市民政局”）、国家统计局上海调查总队以及申康医院发展中心等部门进行专题调研、分析，听取医疗机构和基层意见，组织专家充分论证，统一比对数据库和比价原则，就上海市现行医疗服务项目的编码、项目名称、价格标准、项目内涵、计价单位、除外内容等价格要素，逐项与北京市、江苏省、浙江省、深圳市等省市进行分析、比对、测算，重点考虑合理拉开不同级别医院的价格梯度，发挥价格杠杆对就医行为的引导和调控作用，促进医疗机构功能落实，以及近两年来本市规范耗材加成、医疗废物环保处置收费等运营成本上升、医院运行压力加大等因素。同时，就老百姓的费用负担、医保基金的支出情况，以及特殊患者负担增加等社会关注的风险进行了论证和评估。先后征求了上海市人民代表大会（以下简称“市人大”）、中国人民政治协商会议上海市委员会（以下简称“市政协”）及上海市消费者权益保护委员会（以下简称“市消保委”）的意见和建议，最终形成了《2018年本市医疗服务项目价格调整方案》。

（二）评估主体

市卫生计生委为本次风险评估的责任主体和技术主体，负责风险评估的组织实施工作，自行组织开展社会稳定风险评估工作、编制评估报告，并对评估结论负责。市物价局为本次风险评估的监督主体，组织相关部门和机构对评估报告进行全面审查评价。

（三）评估依据

本次风险评估主要依据《国家卫生计生委关于建立健全卫生计生系统重大决策社会稳定风险评估机制的指导意见》（国卫办发〔2014〕26号）[1]、《中共中央国务院关于推进价格机制改革的若干意见》（中发〔2015〕28号）[2]、《关于印发推进医疗服务价格改革意见的通知》（发改价格〔2016〕1431号）[3]、《医疗质量管理办法》[4]、国家卫生计生委办公厅关于印发《卫生计生系统重大决策社会稳定风险评估操作指南（试行）》的通知（国卫办信一函〔2017〕199号）[5]、《关于进一步加强本市医疗机构门诊管理工作的通知》（沪卫计医〔2018〕038号）[6]等6个文件。

（四）评估过程

本次医疗服务价格调整方案从开始研制到最终出台历时近一年，风险评估工作贯穿全程，主要工作节点和工作内容如下。

风险调查（2017年7月至2018年2月）：包括运用文献检查、专题调研、比价分析、模拟测算

等方式开展风险调查。

风险识别和分析(2018 年 3 月)：根据《医疗服务价格调整方案(初稿)》内容，结合风险调查结果，并参考相同或类似决策事项引发的社会稳定风险情况，梳理、筛选各阶段主要风险因素，并对风险事件、发生概率、风险影响程度等分别进行判断。

风险等级确定(2018 年 4 月至 5 月上旬)：通过咨询专家，计算综合评判风险指数，同时根据风险调查和分析的结果，综合确定风险等级。

风险处置措施研究(2018 年 5 月中下旬)：针对决策事项可能存在的主要风险，提出相应的风险处置措施，包括预防化解措施和应对预案等。

评估报告编制并接受审查(2018 年 6 月)：按照《卫生计生系统重大决策社会稳定风险评估操作指南》(以下简称《风险评估操作指南》)，编制评估报告，同时接受监督主体的审查。

风险控制(2018 年 7 月)：根据评估报告给出的风险处置建议，相关部门和单位着手方案正式实施前的相关准备工作，开展医疗服务价格调整政策专题培训。

二、风险评估的内容

(一) 风险调查

1. 调查方法

一是文献检索。收集与医疗服务价格调整政策有关的法律、法规、规章和政策及舆论热点等方面的资料和信息，卫生计生系统重大决策社会稳定风险评估机制和评估操作指南。

二是专题调研。根据国家和上海市医改工作要求和安排，按照问题导向、需求导向、效果导向的原则，自 2017 年 7 月份以来，市卫生计生委会同市发展改革委、市物价局、市医保办、市财政局、市民政局、国家统计局上海调查总队以及申康医院发展中心等部门进行多次专题调研，听取医疗机构和基层意见，组织专家充分论证。

三是比价分析。方案着眼于上海市推进具有全球影响力的科创中心和亚洲医学中心城市建设，打响卓越的全球城市医疗服务品牌，体现医疗技术价值，逐步理顺比价关系。统一比对数据库和比价原则，就上海市现行医疗服务项目的“编码、项目名称、价格标准、项目内涵、计价单位、除外内容”等价格要素，逐项与北京市、江苏省、浙江省、深圳市等省市进行分析、比对。

四是模拟测算和多维度影响分析。按照“总量控制、结构调整、有升有降、逐步到位”的原则，统筹考虑医疗服务成本、技术创新发展、医保基金安全和社会可承受能力，科学筛选调整项目，合理设定调整幅度。同时根据调价方案对老百姓的费用负担、医保基金的支出情况、特殊患者负担增加等社会关注的风险进行模拟测算分析。

五是广泛征求相关部门和市人大代表、市政协委员及市消保委的意见和建议，准确掌握社情民意。

六是分析上海市 CPI 变化情况。通过分析上海市 CPI 变化情况，准确掌握医疗服务调价窗口期，合理确定本次医疗服务价格调整实施时点。

2. 调查结果

一是应重点考虑的因素。合理拉开不同级别医院的价格梯度，发挥价格杠杆对就医行为的

引导和调控作用，促进医疗机构功能落实；近两年来上海市规范耗材加成，今年医疗废物环保处置收费等运营成本上升，医院运行压力加大；理顺医疗服务比价关系，重点提高诊疗、手术、康复、护理、中医等体现医务人员技术劳务价值的医疗服务价格，降低大型医用设备检查治疗和检验价格；控制特需医疗服务价格、规范特需医疗服务行为、进一步加强门诊管理、疏导价格矛盾等因素。

二是对医保基金的影响。市医保办按 2017 年医保数据静态测算，医疗服务价格调整后，医保基金支出增加 2.27%，增加部分在基金可承受范围之内，其中个人账户支出占医保基金个人账户结余的 0.34%。

三是对老百姓的费用负担影响。门诊次均费用由 245.29 元增至 248.50 元，增加 3.21 元，其中个人负担增加 0.64 元；住院次均费用由 16 426 元增至 17 054 元，增加 628 元，其中个人负担增加 94.20 元。

四是对需长期、定期门诊复诊的患者（如高血压、糖尿病、冠心病、血透等慢性病患者）的影响。以三级医院为例，患者每两周就诊一次，诊查费自付部分每次增加 0.60 元，全年增加 15.60 元。通过强化基层医疗服务、分级诊疗、延伸处方等举措，门诊费用负担可进一步降低。上海市对特困对象自付费用还给予 100%医疗救助。

五是对长期住院患者（如精神疾患、脑卒中、重大手术术后需长期康复等平均住院时间半年以上的患者）的影响。以三级医院为例，住院诊查费、床位费、护理费（每天合计增加 49 元），患者自付部分日均增加 9.80 元。对于本市低保、低收入困难家庭的患者，其自付费用在基本医保、大病保险以及各类互助保障（如残疾人联合会、工人联合会、红十字会等）、社会互助帮困资助等多重防护网保障下，因调价而增加的实际自付费用十分有限、风险可控。例如，低保患者日均增加的 9.80 元，经民政医疗救助后（自付费用 90%列入救助范围），个人实际自付仅增加 0.98 元/天。本市对特困对象自付费用还给予 100%医疗救助。

（二）风险识别和分析

1. 风险识别

通过专题调研、征求相关部门和市人大代表、市政协委员及市消保委的意见和建议等方式，同时参考相同或类似决策事项引发的社会稳定风险情况，梳理、筛选各阶段主要风险因素如表 1。

表 1　上海市医疗服务价格调整方案各阶段主要风险因素识别表

序号	发生阶段	风险因素
1	拟订阶段	政策实施前准备不充分引发的风险
2	实施过程中	政策实施过程中各项工作不到位引发的风险
3	实施后	政策实施后老百姓（尤其是特殊患者）接受程度低引发的风险

2. 风险事件

风险事件是指风险因素引发的对社会稳定可能造成重大负面影响的各种群体性或个体极端

事件。基于风险识别的初步结论，按照对社会稳定影响的程度，本次医疗服务价格调整方案可能涉及的风险事件见表2。

表2 上海市医疗服务价格调整方案主要风险事件

	重大影响	较大影响	一般影响	备注
冲击、围攻党政机关、要害部门及重点地区、部位、场所	√			
发生打、砸、抢、烧及人员伤亡事件	√			
非法集会、示威、游行	√			
敌对势力插手利用，内外勾结形成热点	√			
集体上访		√		进京集体上访，200人以上影响社会稳定的集体上访，重点地区、部位和场所聚集人数10人以上、100人以下的，可评估为重大影响
极端个人事件		√		在公共场所实施自杀、自残、自伤等极端行为，造成恶劣社会影响的，可评估为重大影响
媒体(网络)出现负面舆情		√		舆情扩散迅速、持续时间长、形成跨区域甚至全国影响的社会热点事件，可评估为重大影响
个人非正常上访			√	扬言采取极端行为，危害公共安全、他人人身安全的，可评估为较大影响
静坐、拉横幅、喊口号、散发宣传品			√	在重点地区、部位和场所发生，扰乱社会秩序的，可评估为较大影响
散布有害信息			√	恶意散播谣言、危害社会稳定的；向境内外媒体和各类组织发布有关事项虚假信息，造成恶劣影响的，可评估为较大影响

3. 发生概率

风险事件发生概率(p)是指各风险因素引发风险事件的可能性，可采用0～1之间的数值来标度，数值越小表示发生可能性越低，数值越大表示发生可能性越高。根据《风险评估操作指南》提供的参考标准，本次医疗服务价格调整方案可能导致风险事件发生的概率见表3。

表3 上海市医疗服务价格调整方案风险事件发生概率(p)评判表

序号	风险因素	p	等级	定量评判标准	定性评判标准
1	政策实施前准备不充分引发的风险	0.3	较低	$0.4 \geq p > 0.2$	发生的可能性较小
2	政策实施过程中各项工作不到位引发的风险	0.4	较低	$0.4 \geq p > 0.2$	发生的可能性较小
3	政策实施后老百姓(尤其是特殊患者)接受程度低引发的风险	0.5	中等	$0.6 \geq p > 0.4$	有可能发生

4. 风险影响

风险影响(q)是指风险事件一旦发生对社会稳定造成负面影响的严重程度。根据《风险评估

操作指南》提供的参考标准，本次医疗服务价格调整方案可能导致风险事件发生对社会稳定造成负面影响的严重程度见表4。

表4　上海市医疗服务价格调整方案风险影响(q)评判表

序号	风险因素	q	等级	定量评判标准	定性评判标准
1	政策实施前准备不充分引发的风险	0.4	较小	0.4≥q>0.2	在当地造成负面影响，但可在短期内消除
2	政策实施过程中各项工作不到位引发的风险	0.4	较小	0.4≥q>0.2	在当地造成负面影响，但可在短期内消除
3	政策实施后老百姓(尤其是特殊患者)接受程度低引发的风险	0.5	中等	0.6≥q>0.4	在当地造成负面影响，需要通过一定的时间、付出一定代价才能消除

5. 风险程度

风险程度(R)是指风险事件发生概率(p)和风险影响(q)严重程度的组合，定量评判值 $R=p\times q$。根据《风险评估操作指南》提供的参考标准，本次医疗服务价格调整方案可能导致风险严重程度见表5。

表5　上海市医疗服务价格调整方案风险程度(R)评判表

序号	风险因素	R	等级	定量评判标准	定性评判标准
1	政策实施前准备不充分引发的风险	0.12	较小	0.16≥R>0.04	可能性较小。一旦风险发生，社会影响和损失较小，不影响政策的可行性
2	政策实施过程中各项工作不到位引发的风险	0.16	较小	0.16≥R>0.04	可能性较小。一旦风险发生，社会影响和损失较小，不影响政策的可行性
3	政策实施后老百姓(尤其是特殊患者)接受程度低引发的风险	0.25	一般	0.36≥R>0.16	可能性不大。一旦风险发生，社会影响和损失不大，一般不影响政策的可行性，应采取一定的防范化解措施

6. 风险分析结果

通过依次对各主要风险因素可能引发的风险事件、发生概率、风险影响和风险程度展开分析，形成风险因素及其风险程度汇总表(表6)。

表6　上海市医疗服务价格调整方案风险因素及其风险程度汇总表

序号	风险因素	风险发生概率	风险影响程度	风险程度
1	政策实施前准备不充分引发的风险	较低	较小	较小
2	政策实施过程中各项工作不到位引发的风险	较低	较小	较小
3	政策实施后老百姓(尤其是特殊患者)接受程度低引发的风险	中等	中等	一般

(三) 风险等级评判

1. 评判方法

确定风险等级是指根据风险分析的结果，综合评判风险指数，结合调查结果和风险事件等，在整体上确定风险等级。在单一因素风险程度评判的基础上，本评估采用综合指数法确定本次

医疗服务价格调整方案的风险等级。

一是确定每个风险因素的权重。根据实际情况，邀请 9 位专家组成专家组，对单一风险因素(W)按照重要性程度进行排序，并对排序后的风险因素进行赋值，统计计算权重(I)。

二是计算综合风险指数。建立综合风险指数计算表(表 7)，将每个风险的权重值(I)与风险程度(R)相乘，所得数值为每个风险因素的风险指数，将风险指数计算表中所有风险因素的风险指数相加 ($\sum I\times R$)，得出综合风险指数。综合风险指数值越高，决策的风险程度越高。

表 7　上海市医疗服务价格调整方案综合风险指数计算表

风险因素	权重	风险程度(R)					综合风险指数
W	I	微小	较小	一般	较大	重大	I×R
政策实施前准备不充分引发的风险	0.40		0.12				0.048 0
政策实施过程中各项工作不到位引发的风险	0.27		0.16				0.043 2
政策实施后老百姓(尤其是特殊患者)接受程度低引发的风险	0.33			0.25			0.082 5
∑I×R							0.173 7

2. 评判标准

采用《评估操作指南》中的参考标准作为风险等级评判标准(表 8)。结合单一因素风险程度、综合风险指数、调查结果、风险事件等进行分析，达到其中一项标准，即可判定为相应的等级。

表 8　上海市医疗服务价格调整方案重大决策风险等级评判参考标准

	A 级	B 级	C 级
单一因素风险程度	2 个及以上重大或 5 个及以上较大单一风险因素	1 个重大或 2 到 4 个较大单一风险因素	1 个较大或 1 到 4 个一般单一风险因素
综合风险指数	>0.64	0.36～0.64	<0.36
调查结果分析	通过报刊、互联网、委主任信箱、问卷调查、召开听证会等形式公开征求意见，明确反对者超过 33%；或反对意见十分激烈，有串联上访、申请游行、扬言采取极端行为等情况；听取人大代表、政协委员意见，向相关地区、部委征求意见，召开专题座谈会、咨询专家意见，明确反对意见超过 33%；或反对者虽不超过 33%，但有的反对意见比较强烈	通过报刊、互联网、委主任信箱、问卷调查、召开听证会等形式公开征求意见，明确反对者占 10%到 33%；或虽反对者不超过 10%，但有的反对意见强烈	通过报刊、互联网、委主任信箱、问卷调查、召开听证会等形式公开征求意见，反对者不超过 10%，基本没有反对意见或反对态度不激烈

3. 风险等级与评估结论

通过对单一因素风险程度、综合风险指数、调查结果、风险事件等进行分析，综合得出本次医疗服务价格调整方案风险等级为 C 级，根据《国家卫生计生委关于建立健全卫生计生系统重大决策社会稳定风险评估机制的指导意见》(国卫办发〔2014〕26 号)关于风险分级管理的要求，本次医疗服务价格调整列入低风险管理，建议在针对可能存在的主要风险做好风险处置措施的基础上，稳步推进政策实施。

三、风险处置措施

在风险识别、风险分析和确定风险等级的基础上，针对决策事项可能存在的主要风险，研究提出相应的风险处置措施，包括预防化解措施和相应的应对预案等。

（一）风险应对和控制措施

1. 同步研制出台相关配套政策

为确保本次调价稳妥实施，市物价局、市卫生计生委、市医保办等有关部门将同步出台《关于本市部分医疗服务项目价格调整的通知》《关于门急诊诊查费等本市基本医疗保险支付范围及标准的通知》《关于进一步加强本市医疗服务管理有关工作的通知》《关于2018年本市调整部分医疗服务项目价格有关事项的通知》等4个文件，明确提升医疗服务质量、加强医院管理、提升患者就医感受度等各项要求。

2. 落实费用减免措施

一是要做好方案实施前后新老患者的收费衔接。按照价格政策调整的执行时间（2018年7月底至8月初），门（急）诊患者就诊时，按新价格标准执行，对已预约并付费的门（急）诊患者，不得因价格调整强行要求患者补缴差额。住院患者入院时，执行时间前已办理入院手续的患者，其住院诊查费、床位费、护理费等3类项目的收费标准按就低原则计费，即执行原价格标准给予出院结算，其他项目按调整后新价格标准执行。二是对“照顾收费”对象（1949年10月1日以前出生、有本市户籍、未享受各类社会基本医疗保险的患者），至公立医院就医，仍可享受部分服务收费减免50%的优惠政策。三是对特殊患者要给予相应费用减免。各医院要顾全大局，本次调升价格标准的基本医疗服务项目对本市部分特殊、困难患者医疗费用负担产生较大影响的，经患者提出费用减免申请，医院应当给予相应费用减免。

3. 进一步加强本市医疗服务管理

（1）进一步加强医疗质量安全管理。一是各医疗机构要贯彻落实《医疗质量管理办法》等相关法规和文件要求，建立健全本机构医疗质量安全管理相关组织架构，严格落实各类人员岗位职责，严格遵守十八项医疗质量安全核心制度，按照诊疗规范、临床路径等规范诊疗行为。二是各医疗机构要健全本机构医疗安全与风险管理体系，完善医疗安全管理与风险防范相关工作制度、应急预案和工作流程，落实本机构医疗质量（安全）不良事件信息采集、记录和报告相关制度。三是加大宣传培训力度，增强全院职工的医疗安全意识和风险防范意识，不断提高医务人员临床服务能力和技术水平。

（2）进一步改善医疗服务。各医疗机构要贯彻落实《上海市进一步改善医疗服务行动计划实施方案（2018—2020年）》（沪卫计医〔2018〕031号）工作要求。利用互联网技术优化医疗服务流程，为患者提供预约诊疗、移动支付、床旁结算、就诊提醒、结果查询、信息推送等便捷服务。二级以上医疗机构全面开展预约诊疗服务，不断丰富预约的形式和内容。推行分时段预约诊疗和集中预约检查检验。市级医院通过申康医联平台，实现检查结果互联互通互认。一、二级医疗机构要认可市级医院检查结果，避免重复检查，增加患者负担。医疗机构建立医务人员和窗口服务

人员的服务用语和服务行为规范。不断提高医务人员医患沟通意识和水平，完善“一站式”服务功能，对患者咨询做到一次性告知清楚，减少患者奔波。医疗机构要进一步规范投诉管理，严格落实“首诉负责制”。推进优质护理资源向基层辐射，将老年护理、康复护理、安宁疗护等优质护理服务延伸至基层医疗卫生机构。

(3) 进一步加强门诊管理。一是各医疗机构要贯彻落实《关于进一步加强本市医疗机构门诊管理工作的通知》(沪卫计医〔2018〕038 号)要求，合理规划和组织本机构的普通门诊、专科/专病门诊、专家门诊和特需门诊。在职医师出特需门诊必须出非特需门诊(普通门诊、专科/专病门诊、专家门诊)，正高职称(主任医师)特需门诊与非特需门诊出诊次数(每 1 个半天为一次)比例不得高于 2∶1，副高职称(副主任医师)不得高于 1∶1；副高及以上职称医师平均每周专家门诊不少于 1 个半天，副高职称医师平均每周普通门诊或专科/专病门诊不少于 1 个半天。严禁主治医师出特需门诊。二是市级医学中心、区域医疗中心根据实际需求，预留“两个 50%”的专科/专家(非特需)门诊号源向家庭医生开放，对预留资源的管理采取提前预留、动态跟踪、按需调整的方式，满足本市“1+1+1”签约居民优先就诊与转诊需求。市级医院拿出 50%的专科和普通专家门诊预约号源，提前 50%时间优先向家庭医生开放，满足本市签约居民优先就诊与转诊需求，并将两个 50%号源落实情况纳入公立医院绩效考核、评审评价、质控督查考核指标体系，加强管理。

(4) 进一步加强药事管理。各医疗机构在保障药品供应的基础上，重点要加强药学专业技术服务，推动药学服务向以参与临床用药为中心转变，努力提供优质、安全、人性化的药学专业技术服务。落实药师权利和责任，充分发挥药师在处方审核、处方点评、药学监护、药学查房和会诊、精准药物治疗、用药指导方面的专业价值，促进合理用药。

(5) 进一步加强行风建设。一是做好“1+7”配套文件精神贯彻落实工作。各医疗机构要深入贯彻落实整治医药产品回扣“1+7”配套文件精神，重点从医药产品、行为、过程、场所等关键环节入手，狠抓管理与规范。各医疗机构要建立和强化医疗机构医药代表登记接待制度、内部巡查监控制度，对于未按照院内要求开展工作的医药代表要坚决劝离。二是完善行风工作长效机制建设。各医疗机构要建立行风建设领导机制，落实纠风工作责任制，主要领导是纠风第一责任人，严格执行“一岗双责”制度，明确分管领导和行风建设的工作部门，定期召开专题会议，研究部署行风建设工作。要加强行风建设制度建设，根据整治医药产品回扣“1+7”文件、“九不准”“十项不得”等要求，结合医院实际，建立完善内部相关制度措施。三是加强行风建设教育培训。各医疗机构要强化对违反“九不准”“十项不得”和整治医药产品回扣“1+7”文件规定的典型案例的警示教育工作。广泛开展覆盖全体医务人员的行风专题教育活动，特别是针对临床科室主任和医疗组带组医生的教育培训，并加强对新入职医务人员开展医德医风教育和宣誓教育，进一步增强医疗卫生从业人员的遵纪守法意识。

(6) 进一步加强对医疗费用的监管和评估。探索基于绩效评价的科学管理机制，完善与病种指数对应的费用标准与应用。加快公立医院管理云平台建设和 APP 运行，发挥平台对医院费用控制和服务行为的监测作用。建立健全各级各类公立医院每病种组合指数对应的费用标准、费用结构标准和调控目标。完善医疗费用监测机制，强化费用控制与奖惩联动，探索建立长效控费机制。

4. 开展医疗服务价格调整政策专题培训

政策正式实施前，对本次医疗服务价格调整政策进行专题培训。培训内容包括价格调整情况及具体事项、医保报销政策和操作、医疗服务管理要求、其他相关政策解释和辅导。培训对象包括各办医主体医管处（医疗事业部）负责人，市级医院门（急）诊、医务（医管）、医保、财务、宣传等部门负责人，各区卫生计生委医政医管、财务、信访、宣传等部门负责人，以及区属三级医院、二级综合医院分管副院长，各区医保办、医保中心负责人及工作人员，各区市场监管局负责人，上海市卫生和计划生育委员会监督所（以下简称"市卫监所"）、"12320"热线负责人以及部分按医疗机构执业的委属单位。

对研究提出的各项措施进行归纳汇总，形成汇总表，明确落实处置措施的责任单位和配合单位（表 9）。

表 9　上海市医疗服务价格调整方案风险处置措施汇总表

风险因素	处置措施	责任单位	配合单位
政策实施前准备不充分引发的风险	（1）正式实施前，开展医疗服务价格调整政策专题培训。 （2）同步研究制订医疗服务价格调整相关配套政策，如医保支付范围和标准、加强医疗服务管理等。 （3）舆情分析，风险排查，并制订应对预案。	市发展改革委、市物价局、市卫生计生委、市医保办	市财政局、市民政局、市统计局、国家统计局上海调查总队、申康医院发展中心和区卫生计生委、医疗机构
政策实施过程中各项工作不到位引发的风险	（1）做好方案实施前后新老患者的收费衔接。 （2）落实费用减免措施（如"照顾收费"对象、特殊患者等）。 （3）严格执行价格管理制度（包括价格公示制度、费用清单制度、价格自查制度、价格投诉管理制度以及价格管理奖惩制度）。 （4）对明码标价的医疗服务项目价格及时维护更新，避免发生实际收费价格与公示价格不一致的情况。 （5）进一步加强本市医疗服务管理（包括医疗质量安全管理、改善医疗服务、门诊管理、药事管理、行风建设等）。	市发展改革委（物价局）、市卫生计生委、市医保办	区卫生计生委、申康医院发展中心、各有关大学及部队、企业等办医主体，各医疗机构
政策实施后老百姓（尤其是特殊患者）接受程度低引发的风险	（1）针对百姓诉求，做好有关政策内容和依据的解释说明工作。 （2）拓宽对话沟通渠道，引导特殊群体患者合理合法表达诉求。 （3）加强重点人员的关注和沟通，落实稳定措施。 （4）精心策划舆论宣传的主题。 （5）加强与媒体的沟通，引导媒体开展正面报道。	市发展改革委（物价局）、市卫生计生委、市医保办、相关医疗机构	市委网信办、市政府新闻办、市信访办、"12345"热线办等

（二）应对预案

一是成立医疗服务价格调整协调工作组。为确保调价顺利实施，做好各部门之间的协调配合，各级主管部门和医疗机构都要成立医疗服务价格调整协调工作组，由主要负责人负责，做好统筹督查、舆情应对、业务操作、信访应急、医疗服务规范等工作。

二是做好信息报送工作。为加强调价实施过程中的信息报送工作，各单位均要确定专职联络员 1 名，在调价实施后的前两周的每日 11 时、16 时前报送本系统当日情况（零报告制度），如有突发重大情况，要求随时报送。同时，汇总各督查小组督查信息，形成情况专报，报送市政府。

三是部门联合现场督查。为督促各医疗机构在本次调价实施过程中加强管理，要求各有关主管部门组织现场督查，深入医院现场巡查，靠前指挥，及时发现问题，指导、督促医院积极稳妥做好各项工作。

四是做好舆情应对。为确保本次医疗服务价格调整工作稳妥实施，报请市政府召开专题会议研究，按照适度管控与正面宣传相结合的原则，精心策划舆论宣传主题，加强与媒体沟通，引导媒体开展正面报道。

四、小结

医疗服务价格调整涉及面广，又直接关系人民群众切身利益，在作出决策前开展社会稳定风险评估，并根据评估结果提出具体的风险应对和控制措施及应对预案是非常必要的。综合来看，《方案》着眼于本市推进具有全球影响力的科创中心和亚洲医学中心城市建设，打响卓越的全球城市医疗服务品牌，体现医疗技术价值，逐步理顺比价关系。以上一轮医改调价确定的“三个比价关系”（即上海医疗服务价格总水平与国内同类城市相衔接、大型复杂手术等体现上海医疗水平的服务价格与技术水平相衔接、检查化验和一般手术治疗与周边省市相衔接）为基础，按照“总量控制、结构调整、有升有降、逐步到位”的原则，统筹考虑医疗服务成本、技术创新发展、医保基金安全和社会可承受能力，科学筛选调整项目，合理设定调整幅度，同步推进分级诊疗、优化医疗服务、强化费用控制、提升患者就医体验等配套措施，确保《方案》平稳有序实施。

参考文献

[1] 国家卫生和计划生育委员会办公厅. 国家卫生计生委关于建立健全卫生计生系统重大决策社会稳定风险评估机制的指导意见(国卫办发〔2014〕26 号). 2014.

[2] 中共中央国务院. 中共中央国务院关于推进价格机制改革的若干意见(中发〔2015〕28 号). 2015.

[3] 国家发展和改革委员会. 关于印发推进医疗服务价格改革意见的通知(发改价格〔2016〕1431 号). 2016.

[4] 国家卫生和计划生育委员会法制司. 医疗质量管理办法. 2016.

[5] 国家卫生和计划生育委员会办公厅. 国家卫生计生委办公厅关于印发《卫生计生系统重大决策社会稳定风险评估操作指南(试行)》的通知(国卫办信一函〔2017〕199 号). 2017.

[6] 上海市卫生和计划生育委员会. 关于进一步加强本市医疗机构门诊管理工作的通知(沪卫计医〔2018〕038 号). 2018.

上海市薄弱专科医院运行特点及对策研究

彭　颖　李潇骁　李　芬　王力男　杜云峰　金春林

【导读】 国家和上海市相关政策文件都明确提出落实对中医院(民族医院)、传染病院、精神病院、职业病防治院、妇产医院、儿童医院以及康复医院等薄弱专科医院的投入倾斜政策。薄弱专科医院为何“薄弱”?对医院业务和经济运行又会带来什么影响?文章通过现场调研、专家咨询和深入访谈等方式,对上海市级薄弱专科医院的运行特点及其影响进行分析,在此基础上从能力建设与人才培养、完善医疗服务价格体系与制订过渡性财政补偿政策、探索按绩效对基本支出进行财政补助3个方面,为完善专科公立医院补偿机制、落实财政投入倾斜政策提供参考和建议。

中医院(民族医院)、传染病院、精神病院、职业病防治院、妇产医院、儿童医院以及康复医院等专科医院(以下简称“薄弱专科医院”)是公立医院服务体系的重要组成部分。《中共中央、国务院关于深化医药卫生体制改革的意见》(中发〔2009〕6号)、《国务院办公厅关于城市公立医院综合改革试点的指导意见》(国办发〔2015〕38号)中明确提出落实对上述专科医院的投入倾斜政策。上海市作为全国第二批省级综合医改试点省份也出台了相关政策,《关于完善本市政府卫生投入政策的实施意见》(沪府办发〔2012〕23号)、《关于上海市市级公立医院实施综合预算管理制度的试行意见》(沪财社〔2013〕47号)要求探索公立医院分类管理办法、实行差别化补偿政策,落实相关专科医院的投入倾斜政策,通过补偿机制的调整保障医院平稳运行,并将“完善公立医院财政投入倾斜政策”列入《上海市2015年深化医药卫生体制改革工作要点》(沪发改医改〔2015〕2号)。

一、薄弱专科医院运行特点

(一) 服务提供具有较强的正外部效应和公益性

一方面,薄弱专科医院由于自身业务和服务对象的特殊性,其提供的服务具有很强的正外部

基金项目:上海市第四轮公共卫生三年行动计划重点学科建设项目“循证公共卫生与卫生经济学”(项目编号:15GWZK0901),上海市卫生和计划生育委员会卫生计生政策研究课题(课题编号:2015028A)。

第一作者:彭颖,女,助理研究员。
通讯作者:金春林,男,研究员,上海市卫生和健康发展研究中心(上海市医学科学技术情报研究所)主任。
作者单位:上海市卫生和健康发展研究中心(上海市医学科学技术情报研究所)(彭颖、李芬、王力男、金春林),中南大学湘雅医院(李潇骁),上海市财政局(杜云峰)。

本文已发表于《卫生经济研究》2018年第3期。

效应：① 市传染病医院作为艾滋病(全市唯一，含血友病感染艾滋病)、儿童结核病、合并重大传染病孕产妇、人禽流感等法定传染病或疑似病例的定点收治机构，在治疗就诊患者的同时，可及时有效地降低周围人群的感染概率。② 按照《中华人民共和国精神卫生法》的相关规定，市精神病医院对疑似精神障碍患者"应收尽收"，对确认精神障碍患者和区县转诊的复杂疑难精神障碍患者"应治尽治"，为全社会稳定提供良好支撑。③ 妇女和儿童为易感人群和脆弱人群，妇产医院和儿童医院提供的妇幼医疗服务既属于治疗范畴，又具有预防保健性质(如产前检查、儿童检查等)，促进妇女和儿童健康、增进家庭幸福、奠定国民健康基础，远期效果显著。④ 中医及民族医作为我国传统文化的瑰宝，推行预防理念，提倡"治未病"，医疗服务具有简、便、验、廉等特点，中医及民族医服务的广泛应用，不仅是文化的传承，更有利于降低医疗费用和居民负担[1]。

另一方面，薄弱专科医院在做好医疗服务的同时，还承担了与专科特色有关的常规公共卫生服务任务，具有较强的公益性：① 随着工业化进程加快和气候环境的改变，各种新发传染病、不明原因疾病和突发公共卫生事件不断发生(如近年来暴发的 H7N9 禽流感、埃博拉出血热、中东呼吸综合征等)，市传染病医院作为维护上海市公共卫生安全的"特种兵"，承担了大量的公共卫生应急任务。② 市精神病医院承担了重性精神疾病管理防治、市心理咨询热线等公共卫生服务。

(二) 基本建设和日常运行成本较高

薄弱专科医院由于其部分业务的特殊性，运营成本通常高于综合医院和一般专科医院，主要表现在基本建设、日常运行成本及诊疗成本 3 方面。以传染病医院为例，为防止院内感染，基本建设时至少需要做到"三区两带"(洁净区、污染区、半污染区和两个缓冲带)，病房配备也需设置负压病房，医疗废弃物处置流程和要求也与综合医院存在差异[2]。日常运行方面，由于传染病医院承担了较重的公共卫生任务，必须配备相应的人员、床位和仪器设备，而且部分病房和设备仅在应急突发状态下使用，直接导致其床位使用率较低(2014 年市传染病医院病床使用率为 92.05%，同期综合医院病床使用率为 106.1%)，且设备维护维修费用较高。此外，部分医院(如传染病医院、儿童医院、妇产医院等)由于服务对象的特殊性，其医疗风险、诊疗时间和诊疗成本均高于综合医院。

(三) 自身造血功能弱

薄弱专科医院由于应急救治的特殊职能及业务收治的局限性，其自身造血功能与一般综合性医院相比较弱，主要表现在 3 个方面。

一是薄弱专科医院业务收入占总收入的比例较低，对财政投入的依赖性较大，市传染病医院和市精神病医院尤为突出。2014 年市级公立医院中，综合医院业务收入占总收入的比例为 92.2%，而传染病医院和精神病医院该比例分别为 68.5%和 85.9%，低于综合医院水平；综合医院财政补助收入占总收入的比例为 4.9%，传染病医院和精神病医院该比例分别为 27.0%和 9.3%。2014 年市传染病医院业务收支结余亏损为 1.4 亿元，加上财政基本补助后，才达到收支平衡的状态。

二是薄弱专科医院药品收入占医疗收入比例较高，对药品的依赖程度较高。2014 年市级公立医院中，综合医院药品收入占比为 38.7%，传染病医院、中医医院、肺科医院和精神病医院分别为 69.7%、61.0%、47.1%和 44.0%，均高于综合医院。与此同时，薄弱专科医院手术收入占比较低，精神病医院无手术收入，传染病医院手术收入占比仅为 1.0%，低于综合医院平均水平 5.7%。药品加成取消、医疗服务价格调整将对这些医院经济运行产生较大影响。

三是薄弱专科医院提供的体现业务特色的医疗服务项目价格与成本差距较大，提供服务量越多，亏损越大。以某家市级中医医院 2013 年医疗服务项目成本核算结果为例，通过将项目成本与收费价格进行比较后发现，该医院开展的 20 项中医及民族医诊疗类医疗服务项目中，仅 2 个项目收费价格足以弥补其成本，其余 18 个项目均处于亏损状态；18 个亏损的项目中，15 个项目收费标准与单位成本差距在 50 元以内，5 个项目收费标准与单位成本差距在百元以上，4 个项目差距在千元以上。

（四）学科人才建设任务艰巨

市级薄弱专科医院依靠其专科医疗水平的领先优势，在完成日常业务的同时，还承担着繁重的学科人才建设任务，为不断提升专科医疗水平的、保持上海在全国医学学科的领先地位做出贡献。例如，上海市精神卫生中心不仅承担着上海市精神卫生研究所和上海市重性精神疾病重点实验室的职责，同时也是全国和上海市精神科住院医师规范化培训基地；上海市公共卫生临床中心是多个重点专科设置机构或附设机构；上海市儿童医院不仅是本市儿童急救中心、新生儿筛查中心、危重新生儿转运中心、儿童康复中心，同时也是上海市医学遗传所（上海三大基础研究所之一）的所在地。

二、薄弱专科医院运行过程中存在的问题及产生的影响

（一）承担了较重的突发公共卫生任务，影响医院正常医疗业务的开展

薄弱专科医院因其业务特色和学科优势，经常需要承担一些突发的紧急公共卫生任务，传染病医院尤为突出。例如，2013 年为完成 H7N9 禽流感应急患者救治任务，市传染病医院将结核病病房关掉，这直接影响到了日常业务的正常开展。虽然政府对于应急任务给予了专项经费补助，但当年市传染病医院的业务收入仍受到影响，医疗收入增长率仅为 7.63%（其他年份均约 15%），总收支亏损 400 余万元。此外，目前公立医院接受公共卫生任务指令的条线众多，特别是突发、应急公共卫生任务，有关部门在下达指令之前，并未对配套的专项经费来源予以明确，公立医院往往是垫付资金完成任务，事后再向相关部门申请经费补助，而这个申请的过程既繁琐又漫长，严重影响医院的现金流。公立医院是"出力出汗又出血"，而对于本身造血能力就不足的薄弱专科医院，则更是雪上加霜。

（二）体现专科特色的部分科室和医疗服务项目亏损严重，不利于医院经济运行和学科发展

在薄弱专科医院提供的医疗服务项目中，体现专科特色的科室和项目往往需要投入更多的

人力和物耗，造成亏损严重，对医院经济运行和学科发展产生不利影响。以 2014 年 4 家不同类型市级薄弱专科医院科室成本核算数据为例(表 1)，8 个亏损最为严重的科室基本都为专科特色业务科室，亏损率从 7%～66%不等，每门诊人次亏损额最高为 172 元(尘肺科)，每出院人次亏损额最高为 37 476 元(儿科重症室)。从单个医疗服务项目成本与价格来看，以某市儿童医院医疗服务项目成本核算数据为例，2013 年开展的儿童专用项目共 81 项，其中盈利项目 30 项，亏损项目 51 项，亏损项目多集中在临床检查治疗类、手术类。对临床检查治疗类、手术类医疗服务项目成本构成进一步分析后发现，儿童专用项目人力成本占比均大于非儿童专用项目(图 1)。手术类医疗服务项目中，儿童专用项目一般技术难度高、风险程度大，因此人力耗时较多，人力成本也更高；临床检查治疗类项目由于儿童配合程度较低，同一诊疗项目对儿童需要花费更多的时间用于安抚和镇定，所需人力成本也更高。目前针对儿童的医疗服务项目收费标准与成人一致，但考虑到儿童群体的特殊性，国际经验显示可对儿童项目进行加收，《全国医疗服务价格项目规范(2012 年版)》[3]也规定“综合类一般治疗操作项目、临床诊断类有创活检和探查项目、临床手术治疗类项目六岁及以下的儿童加收不超过 30%”，但上海市目前尚未执行该政策。

表 1　2014 年上海市 4 家不同类型薄弱专科医院亏损最严重科室情况

指标	某传染病医院		某儿童医院		某职业病医院		某妇产医院	
	普外一科	感染一科	儿科重症室	新生儿科	尘肺科	中毒科	产科	新生儿科
医疗收益(万元)	−1 460	−1 068	−1 083	−260	−248	−29	−4 355	−2 440
医疗收益率(%)	−39	−28	−66	−7	−14	−13	−24	−57
门诊收益(万元)	−31	245	0	5	−193	−18	3 986	35
住院收益(万元)	−1 428	−1 314	−1 083	−266	−56	−12	−8 341	−2 475
每门诊人次收益额(元)	−117	87	—	1	−172	−62	168	13
每出院人次收益额(元)	−13 851	−11 443	−37 476	−1 305	−371	−1 182	−3 809	−7 937

注：医疗收益＝医疗收入－医疗成本；医疗收益率＝医疗收益/医疗成本；门诊收益＝门诊医疗收入－门诊医疗成本；住院收益＝住院医疗收入－住院医疗成本；每门诊人次收益额＝门诊收益/门诊人次；每出院人次收益额＝住院收益/出院人数。

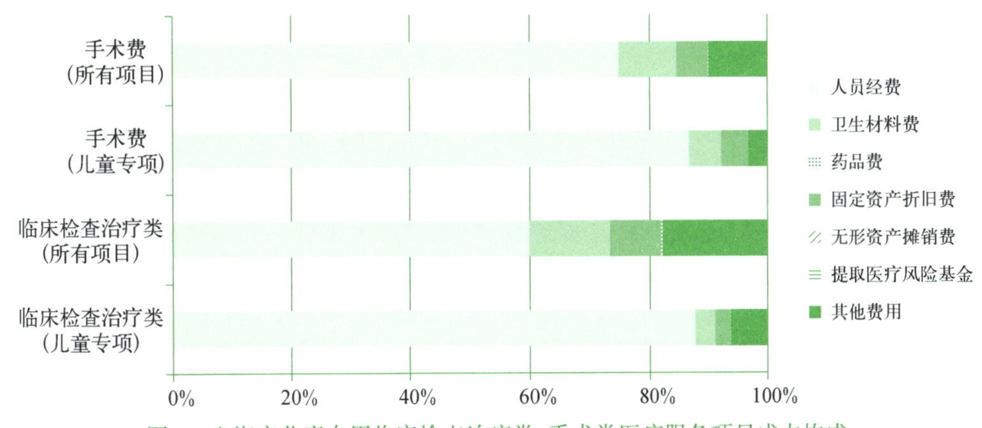

图 1　上海市儿童专用临床检查治疗类、手术类医疗服务项目成本构成

（三）医务人员流失严重，职工待遇提升能力有限

在调研过程中，薄弱专科医院均提到医务人员流失严重，职工待遇较综合医院存在差异的问题，特别是传染病医院和精神病医院。由于业务收治的局限性和应急救治的特殊职能，两类医院人均收入水平提升能力有限，始终处于三甲医院中较低水平，2014 年市级公立医院中，综合医院在职职工人均工资收入为 22.1 万元，精神病医院和传染病医院在职职工人均工资收入分别只有 13.8 万元和 14.1 万元，相当于综合医院平均水平的 62.4%和 63.8%。职工待遇较低间接导致医务人员流失严重，进而影响学科及业务的可持续发展。以市传染病医院为例，近年来一直面临人才流失困境，一线人员离职率高达 10%，其中副高以上职称医务人员离职率为 50%，人员流失已严重影响这类医院正常运行和可持续发展。而随着医学教研业务增长、应急任务加重、市区分布发展等因素，市传染病医院正想方设法地引进医务人员。但目前超编制人员的所有人员经费、编制内人员财政标准口径外的津贴、奖金均由单位自有收入承担，不断增长的经费导致医院运营压力较大。

（四）超负荷承担住院/专科医师规范化培训任务

根据《中共中央国务院关于深化医药卫生体制改革的意见》提出“建立住院医师规范化培训制度”的总体要求，上海市把建立住院医师规范化培训制度作为贯彻落实国家医改方案的基础性工作之一加以重点推进，2010 年上海市建立并正式启动住院医师规范化培训制度，并于 2013 年起启动试行专科医师规范化培训制度。为支持和推进本市住院医师、专科医师规范化培训工作顺利开展，2015 年市财政局和市卫生计生委联合下发了《上海市住院医师规范化培训专项资金管理办法》（沪财社〔2015〕98 号）和《上海市专科医师规范化培训专项经费管理办法（试行）》（沪财社〔2015〕124 号），对培训医院的教学实践活动予以专项补助。但与综合医院不同的是，市级薄弱专科作为学科龙头，本身数量就很少，往往政府下达的招生计划数量大于医院本身所能容纳的用人数量，加大了培训医院的运营成本。在调研过程中，有不少相关专科医院反映财政投入与实际成本支出之间还存在差距，需要动用医院的自有资金补贴教学实践活动所需经费和培训对象绩效工资，对本来就已经运行困难的相关专科医院而言更是捉襟见肘。

三、讨论和建议

综上所述，薄弱专科医院具有医疗服务风险大、工作任务重、收入待遇低、经济运行状况不佳等特点，医院整体运行强调奉献，员工积极性不高，制约了医疗服务效果和医院、学科的长远发展。完善专科公立医院补偿机制、落实财政投入倾斜政策迫在眉睫。

（一）进一步促进薄弱专科能力建设与人才培养

结合《上海市加强公共卫生体系建设三年行动计划》《上海市进一步加快中医药事业发展三年行动计划》《上海市儿科医疗服务能力建设“十三五”规划》等专项和规划，加大对相关薄弱专科能力建设的投入；同时结合住院/专科医师规范化培训项目，根据《上海市专科医师规范化培训专

项经费管理办法(试行)》(沪财社〔2015〕124 号)和《上海市住院医师规范化培训专项资金管理办法》(沪财社〔2015〕98 号)相关要求,专项经费、资金分配优先向中医、妇儿、精神科等急需紧缺专业倾斜,加大对这些医疗资源紧缺的专科医师队伍培养支持力度。

(二) 科学合理调整医疗服务项目价格,充分发挥价格补偿的基础性作用

目前医疗服务项目收费标准较低,未能充分体现相关医院医师的技术劳务价值,难以调动医务人员的积极性,而体现专科业务特色的项目尤为突出。建议以本轮公立医院综合改革试点为契机,理顺医疗服务项目价格,建立基于成本和价值比的医疗服务价格动态调整模型,充分发挥价格补偿的基础性作用。特别是药品零加成之后,对于部分薄弱专科医院由于公益性较强、自我补偿能力较弱,建议制订过渡期财政支持方案,按照分类指导原则适度予以政策倾斜。

(三) 结合实施分行业绩效工资制度,探索按绩效对医院基本支出进行补助

结合实施分行业绩效工资制度,合理确定市级公立医院绩效工资总量。在人力成本框定的情况下,建议打破原来的按人员经费、公用经费的基本支出投入方式,考虑以工作量(门急诊和住院)为基础、以成本费用为依据、与绩效考核结果挂钩,同时结合公立医院承担的公共卫生任务以及其他政府指令性任务,对医院的运行成本费用给予基本定额补偿,并按照公立医院的不同类型和公益性程度,采取差别补偿政策。

参考文献

[1] 李家伟. 中医服务及医院补偿机制研究,上海:复旦大学,2013.

[2] 陶宝忠. 我国传染病医院管理体制的现状分析与改革策略——以青海省传染病专科医院为例,青海:西北大学,2013.

[3] 国家发展和改革委员会,卫生部,国家中医药管理局.《国家发展改革委员会卫生部国家中医药管理局关于规范医疗服务价格管理及有关问题的通知》(发改价格〔2012〕1170 号). 2012.

新医改背景下医院病种成本管理体系建设与应用

秦环龙　吴丹枫　陈佳颖

【导读】 文章介绍了同济大学附属第十人民医院(以下简称"十院")以深化公立医院体制机制综合改革等要求为指引,结合"十三五"规划和医院管理目标,运用现代医院管理的理念和方法,创新病种成本核算的管理模式。医院充分发挥经济杠杆作用,通过医疗行为的改变提升医疗内涵质量,诊疗方案的优化降低患者医疗费用,诊疗路径的规范降低医院运行成本,实现医院社会效益和经济效益的统一。

一、病种成本管理体系建设的意义

以支付方式为导向的费用约束机制对公立医院的政策效应正逐步显现,推行分级诊疗制度和取消药品加成为公立医院补偿机制带来了严峻挑战,这些医改政策的叠加将进一步压缩公立医院的门诊收入。因此,提升公立医院内部管理水平,建立规范高效的运行机制是顺应公立医院医药卫生体制改革的必然要求。

全面取消药品加成后,近五年内,十院通过医疗服务项目价格调整的补偿率为 101%,能够实现足额补偿。但是,考虑到医疗器械价格的调整,实际补偿率仅为 66%。受此影响,由于骨科、心脏外科、普外科等手术科室的业务特性对材料的依存度较高,在取消药品加成和医疗器械加成的调整后补偿率平均仅为 59%。因此,医院迫切需要创新诊疗模式和运营模式,以应对新医改带来的冲击和影响。本文通过研究新医改背景下病种成本核算体系的建设和运用,以期充分发挥经济杠杆作用,实现提高医院精益化管理的目标。

积极探索以"转型发展,病种结构调整"为导向的新医改形势下的医院病种成本核算体系建设,是将成本控制与医院投入、医疗保险支付、科室发展方向和资源规模与绩效工资总量核定等挂钩,聚焦临床技能、疑难复杂疾病诊治能力和科技创新的诊疗模式的效益分析和决策评价;是要引导医院统筹考虑政策目标和改革要求等因素,强化成本控制的正向引导作用;是深入调整医

基金项目:国家自然科学基金重点项目"高脂及肠道微生态代谢异常影响大肠癌发病风险的机制研究"(项目编号:81230057),上海市级医院新兴前沿技术联合攻关项目"慢性病微生态治疗"(项目编号:SHDC12017112)。
第一作者:秦环龙,男,同济大学附属第十人民医院院长。
作者单位:同济大学附属第十人民医院(秦环龙、吴丹枫、陈佳颖)。

院业务收支结构，降低医院运行成本，严格控制不合理费用增长，主动适应新形势和新政策，激发财务管理的价值创造能力，积极推动医院的转型发展。

二、病种成本管理体系建设的路径设计与核心关键点

病种成本管理需要依靠医院信息化支撑，运用大数据分析方法、卫生经济学原理分析服务患者的医疗活动所产生的投入与产出、成本与绩效。本文从以下几个方面提出新医改背景下现代医院病种成本管理体系建设的路径设计和核心关键点。

（一）加强财务数据源库建设

财务数据源库建设包括财务系统、成本核算系统与物资管理系统、人力资源系统、医疗业务各子系统等的高效整合，需要在不断完善业务系统的同时，提高财务提高科室直接成本归集的比例的数据率，保障财务数据的准确性和全面性，使其成为与临床业务相互映射的“活”数据。医院财务系统数据源库构成见图 1。

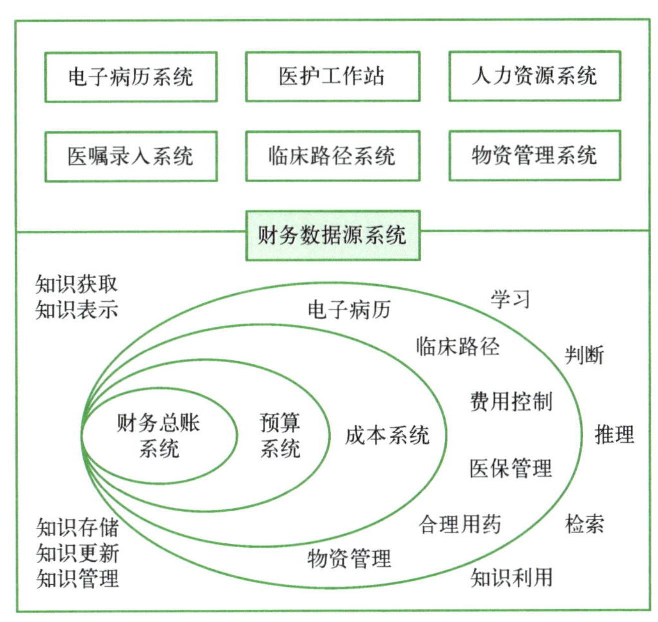

图 1　医院财务数据源库构成

主要分为 4 个阶段：① 建立以财务核算系统为中心的收入、成本总账系统，该阶段注重医院的整体收支核算；② 建立以预算为核心的费用控制系统，强化内控环境下的全面预算的归口管理，逐步强化预算控制；③ 逐步构建与政府绩效评价体系相适应的成本核算体系，重点分析临床科室的手术难度、病种结构、医疗行为、作业流程与成本控制的相关性；④ 建立符合现代医院诊疗模式的成本核算体系，深入调整科室业务与收支结构，通过经济结构调整，改变医疗行为，使医护人员主动适应取消药品加成和分级诊疗制度的实施，加快构建医院良性运行机制。医院财务数据源库建设矩阵见图 2。

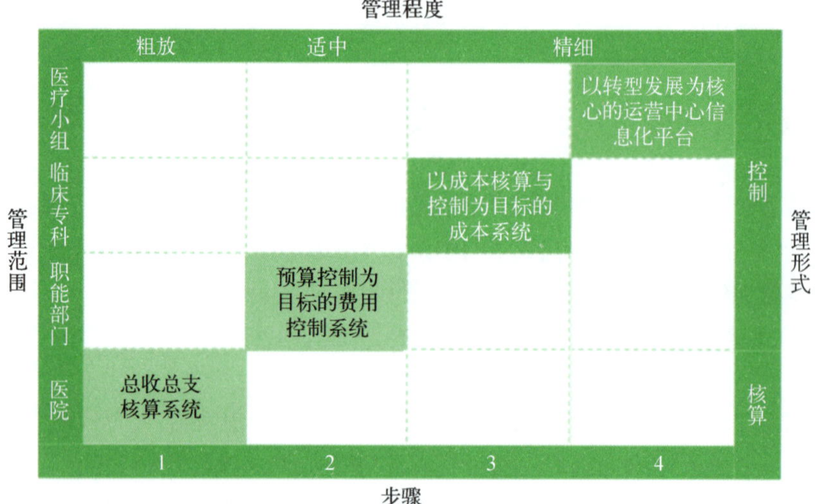

图 2 医院财务数据源库建设矩阵

建立以转型发展、结构调整为导向的预算管理和成本控制一体化建设，发挥预算与成本的“价值链”管理作用。强化预算管理的正向引导作用，把医疗成本控制在目标成本范围内，将成本核算的结果与成本预测、分析、控制、管理评价相结合，为医院的经济运营决策起到引领作用。医院预算与成本“价值链”管理见图 3。

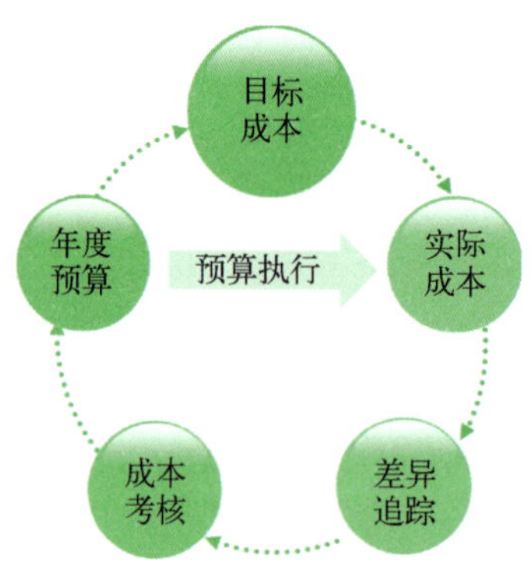

图 3 医院预算与成本“价值链”管理

建立手术室二级库材料管理平台与临床路径系统中耗材的映射关系。帮助临床医生和护士在具体诊疗工作中，对相关临床路径表单中耗材的信息数据给出相关标准规则提示，从源头上及时规范和管控医疗行为。

（二）病种成本核算体系建设路径

建立基于以财务一体化的医院资源规划（hospital resource planning，HRP）系统和医疗业务数据整合的成本管理系统，以作业法理论为依据，深入研究流程、价格与价值的相关关系，为政府建立以成本和收入结构变化为基础的医疗服务价格动态调整机制提供依据。结合临床路径，链接国际疾病分类（international classification of diseases，ICD）（ICD－10）疾病编码和常见手术及操作（international classification of diseases， ninth revision， clinical modification，ICD－9－CM－3）手术编码，引入以资源为基础的相对价值（resource based relative value scale，RBRVS）理念贯穿于项目成本和病种成本核算。深入分析病种成本的结构动因。开展病种成本核算，构建（疾病）诊断相关分组（diagnosis related drugs，DRGs）成本核算平台，深入分析病种成本与疗效指标、工作负荷、技术水平、费用控制、资源配置和患者结构的合理性，为结构转型提供决策支持（图 4）。

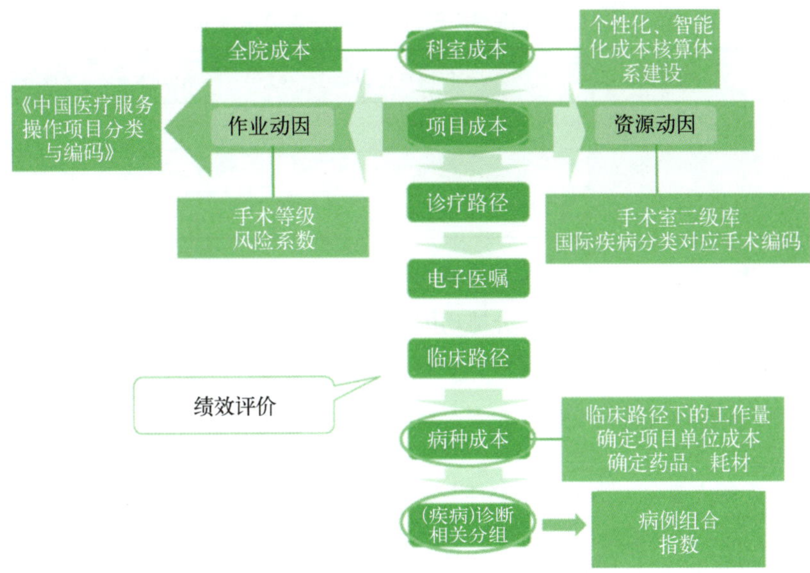

图 4　适应医院运营和绩效评价的成本核算体系线路

三、病种成本管理体系建设内容和应用

探索以医改目标和绩效评价为导向的病种成本管理模式，有利于提升医院的运行效率。通过分析住院天数、技术难度、资源消耗与成本结构和经济结构间的平衡关系，能优化诊疗方案，体现病种价值，发挥经济杠杆作用，降低医疗成本，真正反映医疗行为的劳务价值。

（一）建立以患者为中心的项目作业库

医院不断规范和优化以患者为中心的作业流程，深入分析医疗收费项目和价格成本内涵，将规范的诊疗路径引入作业成本法中，使成本与医疗业务流程紧密相关，与价值链中作业相互嵌套，保证项目成本分配的动因有充分的依据，使医疗服务价格反映服务的价值。例如，经电子内镜食管支架置入术作业标准流程可以从原先简单的 3 个作业流程划分出 7 个流程：咽部麻醉，润滑、消泡，经口插入电子胃镜，置入导引钢丝，引导置入食管支架，放置支架，图文报告。

经电子内镜食管支架置入术标准流程下的消耗为：一次性耗材包括食管支架和导丝，基本人力消耗为医生和护士各两位，耗时 1 小时。

经过不断的流程优化以及医疗服务项目价格的调整，十院 2017 年成本收益率较前提高。由此可见，规范的诊疗流程对反映诊疗项目的真实成本起到了关键作用，更为政府的合理定价提供了参考标准。例如，十院 2015～2017 年经电子内镜食管支架置入术项目成本效益（表 1）。

引入《中国医疗服务操作项目分类与编码》(Chinese classification of health inventions，CCHI)资源消耗标准体系，运用 RBRVS 理论，比较医疗服务项目中投入的各类资源要素、成本来评价每次服务的相对价值，建立以资源消耗为基础的项目价值评估体系。结合《全国医疗服务价格项目规范(2012 年版)》中风险系数与技术难度的分级标准，建立标化项目评估模型。将风险系数

表 1　2015～2017 年十院经电子内镜食管支架置入术项目成本效益

年份	单位收入(元)	单位成本(元)	单位结余(元)	成本收益率(%)
2015 年	150.00	241.92	−91.92	−38.0
2016 年	180.00	195.07	−15.07	−7.7
2017 年	180.00	167.30	12.70	7.6

与技术难度融入作业动因分析体系，正确反映医生智慧型操作项目的技术投入、技术职称、操作风险等因素，改变将人数作为人力成本分摊动因的主观性，科学评价技术智慧型操作项目以提高项目成本核算的科学性、公允性和合理性。

$$\text{标化项目价值}=\sum\text{标化劳务价值}+\text{标化物耗价值}+\text{间接价值}$$

$$\text{标化劳务价值}=\text{人力成本}\times\left(1+\frac{\text{项目技术难度}\times\text{项目风险程度}}{\text{平均项目技术难度}\times\text{平均项目风险程度}}\right)$$

基于杜邦分析法的项目价值评估体系见图 5。

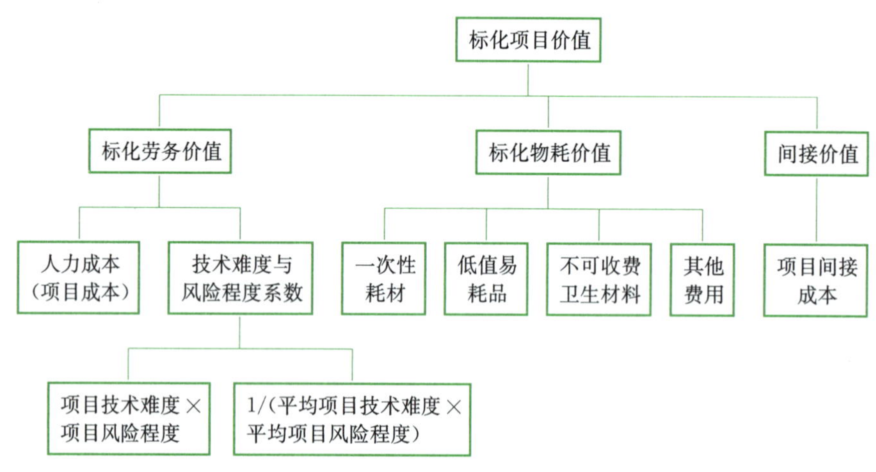

图 5　基于杜邦分析法的项目价值评估体系

通过对三、四级手术项目价值的评估，全院三、四级手术直接成本结余率分别为 43.7%和 31.6%，开展的例数较去年同期增长 9.1%，占全院手术的 84.0%，三级手术时间为 74 分钟/例，四级则为 100 分钟/例，反映了四级手术中医生投入的技术和工作负荷强度要高于其他级别手术，结余率远低于其他手术。一、二级手术工作量同比下降 7%，反映了医院不断从简单病种的收治转向体现学科水平的三、四级手术、疑难危重患者的收治，这一理念的运用实践，为正确评价医生手术的劳务价值，引导医生向疑难手术、复杂病种转型，体现三级公立医院的功能定位提供了科学依据。

（二）建立病种成本核算体系，设计临床路径下病种成本核算模型，构建 DRGs 成本核算平台

1. 建立病种成本核算体系，积极应对支付制度约束机制的实施

医院制定病种成本核算方法、路径，建立病种成本核算模型，开展全成本病种核算。通过对

2015～2017 年的病种分析，反映取消药品加成对病种成本结余率、费用和成本结构的影响。2017 年，在上海申康医院发展中心关注的 54 个病种中有急性心肌梗死行支架术、椎间盘手术、冠状动脉支架植入术（择期冠状动脉介入手术）、白内障加人工晶体植入术等 10 个病种能获得结余，有 30 个病种的均次费用低于市级医院平均水平，结余最高的是急性心肌梗死行支架术，结余最低的是急性脑出血（手术），急性颅脑损伤（手术）。病种成本的核算，促使医院改变以业务量、简单病种为主的运营增长模式，不断对重点病种成本进行结构调整，对不同科室实行差别化定位、管理和资源配置。

医院开展病种阶段性成本结余分析，围绕医政管理目标，聚焦门诊诊疗方案和住院治疗全过程的价值链分析，加强病种各阶段成本增长与结构分析，提升医疗服务内涵。例如，对于骨科的膝关节置换术，对比术前、术中和术后的成本及结余情况，术中能够取得结余，术前、术后结余为负值，说明手术价格通过医疗服务项目调整得到提升，反映了劳务价值，但护理、诊疗类项目价格体系还有待完善。通过病种全诊疗链的成本分析，对改革传统诊疗模式，推进术后加速康复（enhanced recovery after surgery，ERAS）模式的创新起到促进作用。医院膝关节置换术分阶段效益分析见表 2。

表 2　十院膝关节置换术分阶段效益分析

方式	收入(元)	成本(元)	结余(元)	成本收益率(%)
术前	3 718.76	8 203.48	−4 484.72	−54.7
术中	52 851.97	46 403.68	6 448.29	13.9
术后	6 551.92	16 277.41	−9 725.49	−59.8
合计	63 122.65	70 884.57	−7 761.92	−11.0

2. 围绕电子化临床路径建设，开展临床路径下病种成本核算

临床路径的指引对疾病制订了标准化、同质化的诊疗流程和治疗计划，为建设标准化的成本核算提供了可行的实施途径。按照临床路径指引的诊疗过程，建立临床路径下病种成本核算模型有助于激励医院加强医疗质量管理，引导临床主动降低成本，缩短住院天数，减少诱导性医疗费用的支付。

$$\text{某病种标准成本}=\sum(\text{临床路径下该病种各医疗服务项目工作量}\times\text{该项目单位成本})+\sum\text{药品成本}+\sum\text{单独收费材料成本}$$

十院临床路径平均覆盖率从 2017 年的 28%上升到 2018 年的 51%，临床路径建设正逐步完善。2017 年共核算 130 个临床路径病种成本，与 2016 年相比增加 92 个。通过测算，在可比的 34 个临床路径的病种中，平均病种成本下降 5.6%，平均成本结余率下降 4.2%。药品成本占比平均下降 2%左右，卫生材料占比平均下降 1%左右。劳务性项目床日均次结余与 2016 年相比提高约 300 元。剔除加成影响，选取影响病种均次结余的核心指标建立回归模型，对比回归模型系数。

实施临床路径后，药品成本、卫生材料成本对病种均次结余的影响力度均有所下降。药品成本影响力度从 0.021 下降至 0.012，卫生材料成本影响力度从 0.031 下降至 0.017。说明随着十

院路径覆盖率的稳步提升，实施临床路径后，药材结构对病种均次结余影响逐步减弱，病种内部结构发生一定变化。平均住院天数对病种均次结余影响力度从0.715上升至0.847，且经统计学检验与病种均次结余呈负相关关系，验证了临床路径管理对降低住院天数，提升病种成本结余有一定作用。例如，冠状动脉旁路移植术的临床路径前后成本比较分析见表3。

表3　十院冠状动脉旁路移植术的临床路径前后成本比较分析

项目	非临床路径下手术成本(元)	占比(%)	临床路径下手术成本(元)	占比(%)	成本变动率(%)
治疗费	31 343	16.5	30 205	17.6	−3.6
药　品	31 940	16.8	26 705	15.5	−16.4
手术费	8 363	4.4	7 273	4.2	−13.0
化验费	8 729	4.6	8 387	4.9	−3.9
护理费	9 387	4.9	9 377	5.5	−0.1
检查费	20 543	10.8	19 996	11.7	−2.7
床位费	3 093	1.6	2 952	1.7	−4.6
卫生材料	57 601	30.2	47 327	27.6	−17.8
诊疗费	7 455	3.9	7 455	4.3	0.0
其他	12 045	6.3	11 933	7.0	−0.9
总　体	190 497	100.0	171 609	100.0	−9.9

实施临床路径后，十院冠状动脉旁路移植术住院天数平均下降1.2天，病种成本平均下降9.9%，病种结余平均增长23.3%，规范的医疗流程对优化病种成本结构，起到了积极作用，同时医院对降低耗材的采购成本也起到了关键作用。临床路径的实施使病种/住院天数，均次费用得到下降，成本结余率有一定的提高。

3. 构建DRGs成本核算平台，分析运用DRGs分组下的效率、消耗与病种价值的关系，为医疗保险支付的自我评价提供依据

通过DRGs的作用从成本角度进行深层次分析，科学评价投入与产出，为理顺价值与价格提供数据支撑。DRGs成本核算见图6。

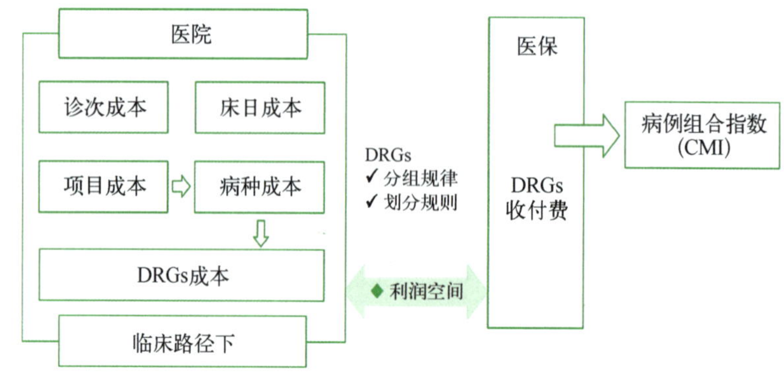

图6　DRGs成本核算

基于 DRGs 平台建设，建立病种支付水平与病种成本的评价体系，运用相对权重（relative weight，RW）、病例组合指数（case-mix index，CMI）评价 DRGs 分组下各病种成本，分析资源消耗、技术难度、诊疗方案对 DRGs 病种的影响，挖潜主流病种的发展空间。

某 DRG 组的利润空间＝某 DRG 组的定额支付标准－医院总成本/医院 DRGs 总权重×某 DRG 组的权重。

目前，医院的诊疗模式已经从简单的疾病诊治行为向能够体现自身价值与智慧贡献的诊疗行为转变，向提升自身医疗行为带来的高附加值转变，向高质量转型发展转变。落实院、科、组三级负责制亦是十院强化医政管理新内涵的新举措之一。传统的医疗组效益评估，以主诊涵盖 ICD 编码数、均次费用、药占比、材占比、平均住院天数来粗犷评价医疗组的效率，而忽略了收治病例的类型及病种的效益。基于 DRGs 进行能级评估，增加了能反映收治病例技术难度的 CMI 值，重点关注 DRGs 的权重、时间消耗指数、费用消耗指数、床日结余，使得评估从简单效率指标向效率、效益、内涵转变，增强了医疗组评估的说服力。基于 DRGs 进行科内不同医疗组的能级评估是助力临床转型发展的重要利器。

例如，膀胱小手术伴有极重度或严重的并发症和伴随症状，如果使用传统评估，则从接诊覆盖角度评估，A 组最优；从药占比、材占比角度评估，A、C 组较优；从均次费用角度评估，B 组最高，均次费用高而带来 DRGs 权重大，因此 B 组优的结论仍缺乏说服力。DRGs 能级评估则能更清晰地显示 A、C 组在技术难度、同类病例耗费资源等方面均优于 B 组，且以较低的均次费用取得了较高的床日结余，使经济效益与社会效益并重发展。B 组均次费用高、DRGs 权重有优势，其他能力、效率指标明显处于劣势，因此，将权重作为评估指标还有待进一步完善。传统评估与 DRGs 能级评估比较分析见表 4。

表 4　传统评估与 DRGs 能级评估比较分析

指标类型	维度	指标	A 组	B 组	C 组
共有指标	——	DRGs 组数	80	62	38
		主诊 ICD 个数	107	92	38
		药占比	29.3%	30.3%	28.9%
		材占比	4.2%	9.8%	5.4%
		平均住院天数	7.55	11	5.67
		均次费用（元）	16 198.0	21 167.0	12 539.0
		床日结余（元）	244.2	232.2	398.4
DRGs 能级评估新增指标	能力	重点关注 DRG 权重	1.09	1.43	0.85
	效率	费用消耗指数	1.04	1.25	1.03
		时间消耗指数	0.93	1.05	0.88
		病例组合指数	1.09	0.94	1.11

注：ICD 为国际疾病分类（international classification of diseases）。

（三）新型诊疗模式下的个性化、智能化成本核算体系建设

1. 临床智慧型操作项目成本效益分析

外科微创化操作的效益分析，是重点围绕同一手术，根据不同的操作方法，对微创化手术与传统手术进行成本比较，分析智慧型核心技术在医院转型发展中的作用。运用描述性统计方法，在比对传统手术以及微创疗法的基础上，建立效益评价模型，实现微创手术效益的量化评估。选取同一手术不同操作方法设置微创手术组及传统手术组。为去除个体差异对研究结果的影响，对患者年龄、住院天数等计量资料计算（均数±标准差），验证了对照组的差异具有统计学意义（检验水准 $\alpha=0.05$），所选样本可代表普遍情况。通过验证，微创手术能够缩短住院天数，降低时间成本；药品比例的降低能够带来劳务性收入的增加。

以前列腺恶性肿瘤为例，患者基本情况见表 5，微创组与传统组成本效益对比分析见表 6。

表 5　十院前列腺恶性肿瘤手术患者资料对比

患者基本情况	传统手术($\bar{x}\pm s$)	微创手术($\bar{x}\pm s$)	P 值
年龄(岁)	61.60±2.30	68.60±2.30	0.001
住院天数(天)	23.00±4.64	16.60±4.34	0.054
术后平均住院天数(天)	15.80±2.05	10.00±3.81	0.017

表 6　十院微创组与传统组成本效益对比分析

类别	均次收入(元)	均次成本(元)	均次结余(元)	成本收益率(%)	药品成本占比(%)
微创组	46 604.50	43 231.78	3 372.72	7.8	20
传统组	48 517.60	47 403.75	1 113.85	2.4	24

微创组从住院第四、五日开始，总收入线处于总成本线上方；在手术日后有较稳定的结余；对手术结余影响较大的类别主要为手术、治疗、诊疗类等。

传统组仅在手术当日收入线略高于成本线，而后随着住院时间的增加间距逐渐减小；对手术结余影响较大的类别主要为药品、卫生材料等。医院前列腺恶性肿瘤手术微创组与传统组收入成本比较分析见图 7。

2. 多学科联合诊疗模式的成本效益分析

整合内外科、护理学、影像医学、病理、检验等多个临床及医技学科力量，以“一门关”式、集群式的多学科联合治疗方式，在缩短诊疗时间、提升患者满意度的同时，降低医院成本，提升运营效率。医院的多学科联合诊疗模式路径见图 8。

将多学科联合诊疗组与传统诊疗组进行对比分析，通过数据统计分析发现，实施多学科联合诊疗模式后，平均住院天数从原先的 12.2 天下降至 9.3 天，病种手术成本下降约 28%，减轻了患者负担。多学科联合诊疗组与传统诊疗组成本效益比较分析见表 7。

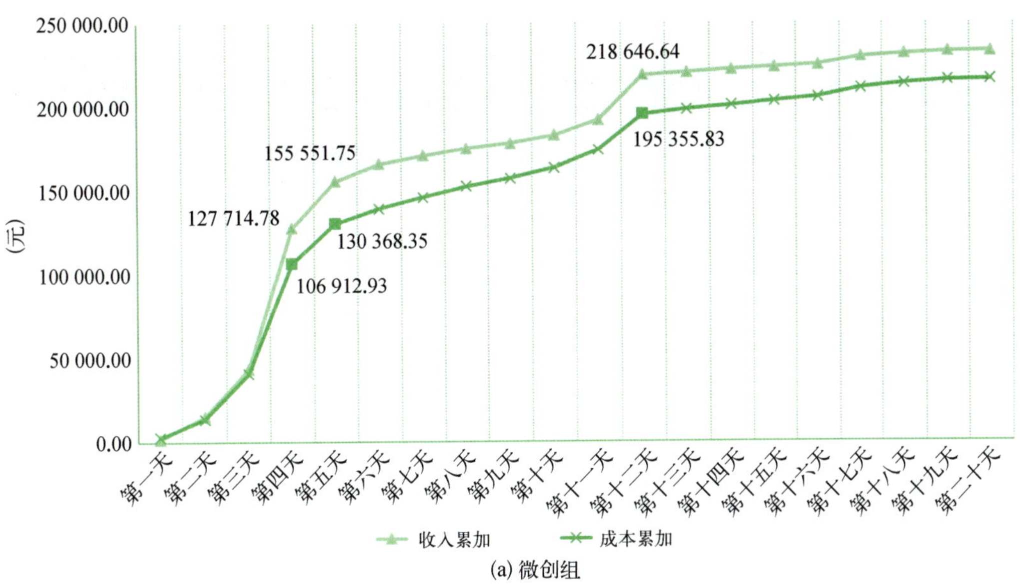

(a) 微创组

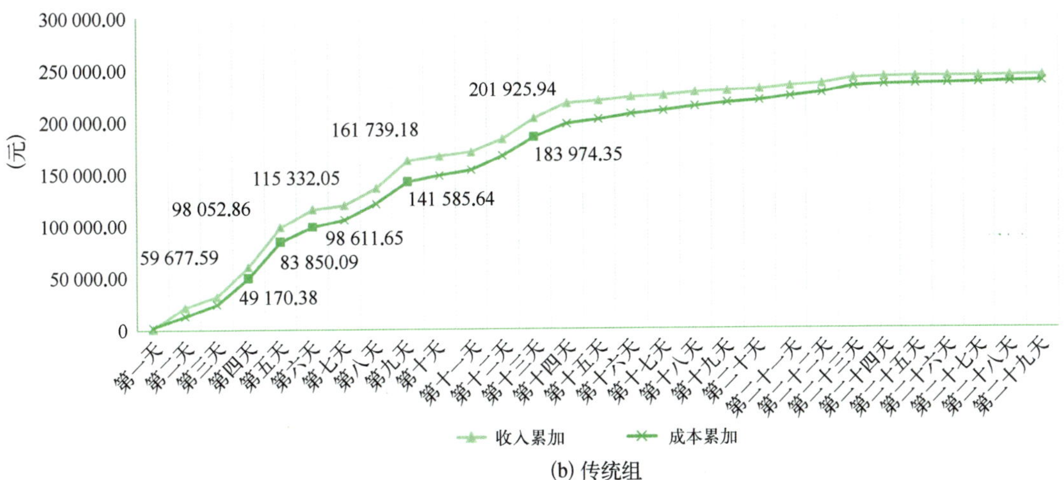

(b) 传统组

图 7　十院前列腺恶性肿瘤手术微创组与传统组收入成本比较分析

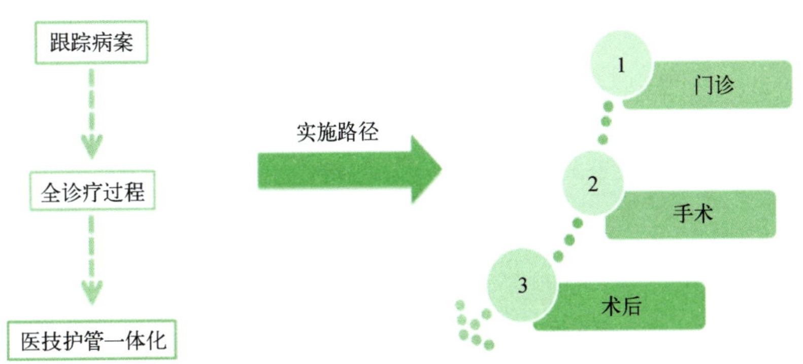

图 8　十院多学科联合诊疗模式路径

表 7 十院多学科联合诊疗组与传统诊疗组成本效益比较分析

项目类别	传统诊疗组成本收益率(%)	多学科联合诊疗组成本收益率(%)
床位费	−53.2	110.1
护理费	−94.1	−80.3
化验费	64.0	−86.0
检查费	−28.0	−31.2
其他	−41.1	11.0
手术费	10.0	80.3
卫生材料	20.2	5.1
药品	15.3	—
诊疗费	−98.2	−87.0
治疗费	−55.0	−11.4
总体	−41.1	−18.3

3. 新技术对病种结构影响分析

十院建立了以疾病为中心的专病专科临床诊疗中心，强化专科内涵建设，加强专科管理模式、运作模式和诊疗模式创新。结直肠病专科开展“金陵术”并配合围术期肠道预康复治疗。以便秘病种为例，结直肠病专科平均住院天数为 14.0 天，较腹部疑难诊治中心缩短 2.0 天，床日收入 4 838 元，高于腹部疑难诊治中心 4 562 元，运营效率较好。通过对病种的结构比较，结直肠病专科的卫生材料收入占比低于腹部疑难诊治中心 4.9%，但药品收入高于腹部疑难诊治中心 3.4%。不同科室同一病种结构比较分析见表 8。

表 8 十院不同科室同一病种结构比较分析

类型	腹部疑难诊治中心		结直肠病专科		占比差额(%)
	均次费用(元)	占比(%)	均次费用(元)	占比(%)	
治疗收入	4 584.0	6.3	3 408.5	5.0	−1.3
诊察收入	375.0	0.5	343.8	0.5	0
护理收入	660.0	0.9	1 185.0	1.8	0.9
手术收入	6 920.0	9.5	8 055.6	11.9	2.4
麻醉收入	1 985.0	2.7	1 808.8	2.7	0
化验收入	6 102.0	8.4	3 982.0	5.9	−2.5
检查收入	3 031.0	4.2	3 464.0	5.1	0.9
卫生材料收入	31 487.1	43.1	25 876.1	38.2	−4.9
药品收入	16 460.2	22.5	17 572.5	25.9	3.4
床位收入	1 080.0	1.5	1 362.0	2.0	0.5
其他收入	312.0	0.4	685.5	1.0	0.6
合　计	72 996.3	100.0	67 743.8	100.0	—

引入菌群移植治疗新技术后，结直肠病专科的病种的治疗收入占比从原来的5.0%提高到14.2%，药品、卫生材料收入占比合计下降约6%，新技术的运用能有效改善临床路径病种结构。详见表9。

表9　十院新型诊疗模式对病种结构影响分析

类型	结直肠病专科（引入菌群移植治疗前）		结直肠病专科（引入菌群移植治疗后）		占比差额（%）
	均次费用（元）	占比（%）	均次费用（元）	占比（%）	
治疗收入	3 408.5	5.0	10 608.5	14.2	−9.2
诊察收入	343.8	0.5	343.8	0.5	0.0
护理收入	1 185.0	1.7	1 185.0	1.6	0.1
手术收入	8 055.6	11.9	8 055.6	10.7	1.2
麻醉收入	1 808.8	2.7	1 808.8	2.4	0.3
化验收入	3 982.0	5.9	3 982.0	5.3	0.6
检查收入	3 464.0	5.1	3 464.0	4.6	0.5
卫生材料收入	25 876.2	38.3	25 876.2	34.6	3.2
药品收入	17 572.5	25.9	17 572.5	23.4	2.6
床位收入	1 362.0	2.0	1 362.0	1.8	0.2
其他收入	685.5	1.0	685.5	0.9	0.1
合　计	67 743.8	100.0	74 943.8	100.0	—

结直肠病专科术前肠道菌群调解、肠内营养支持治疗、小肠插管，有效防止术后腹泻、肠炎、胃排空障碍等并发症，患者术后住院日从10.0天缩短到7.5天，同时术后日均药收入下降19.83%，术后日均材料收入下降31.15%，术后药品收入和卫生材料收入的均次费用控制力度明显较单纯腹腔镜手术有效。不同科室同一手术术后结构比较分析见表10。

表10　十院不同科室同一病种术后结构比较分析

类型	腹部疑难诊治中心		结直肠病专科	
	均次费用（元）	占比（%）	均次费用（元）	占比（%）
治疗收入	4 426.0	12.9	2 446.5	13.8
诊察收入	275.0	0.8	200.0	1.1
护理收入	548.0	1.6	705.0	4.0
化验收入	4 241.0	12.3	475.5	2.7
检查收入	1 346.0	3.9	—	0.0
卫生材料收入	7 100.5	20.6	3 666.3	20.7
药品收入	15 350.5	44.6	9 229.9	52.2
床位收入	888.0	2.6	800.0	4.5
其他收入	248.0	0.7	152.5	0.9
合　计	34 423.0	100.0	17 675.7	100.0

因此，医保支付政策实施时应进一步考虑“尖峰专科”医疗新技术临床转化能力，多维度、科学化定义医务人员医疗技术价值，助力专科诊疗技术的稳定持续提高和发展。

四、新医改背景下医院病种成本管理体系建设的启示

（一）通过大数据建设，构建以医改为导向的病种成本管理体系

在新医疗时代背景下，医院通过大数据建设，构建以医改为导向的病种成本管理体系，运用经济学、统计学等理论方法，形成体系化、可复制、易推广的医院病种成本管理体系创新模式。

（二）给予病种成本核算体系的建设能推动公立医院的变革与创新，降低运行成本

公立医院面对以支付方式为导向的费用约束机制、分级诊疗制度、取消药品加成等医改政策的叠加，在运营和发展上面临严峻的挑战。基于病种成本核算体系的建设推动了公立医院病种结构、技术质量和经济结构的转型，推动了公立医院管理、运作和诊疗模式的变革与创新，通过医疗行为的改变，提高内涵质量；通过诊疗方案的优化，降低患者费用；通过诊疗路径的规范，降低运行成本。真正反映了集智慧、风险的医疗行业的公益性和发展的可持续性，充分发挥了医务人员的职业使命感和社会责任感。

（三）智能化、个性化的成本核算模式保持了医院的可持续发展

医院围绕医政管理，通过对新型诊疗模式进行智能化、个性化的成本核算模式的创新，充分发挥经济杠杆作用，使经济结构与医疗行为价值得到公允的反映，保持了医院的可持续发展。

不同类型医疗联合体的绩效评估

孙自学　龙俊睿　段光锋　田文华

【导读】 组建新型医联体是落实国家医改方案，推进医疗资源纵向整合，构建功能合理分工、患者有序就医的新型医疗服务体系的一项重要举措。对不同类型医联体绩效评估的靶向性进行分析具有针对性和实际意义。文章根据医联体绩效评估建设目标，结合医联体特点，应用“结构—过程—结果”模型，分析医联体划分维度及各类型的绩效评估特征。结果表明，不同维度医联体绩效评估存在差异性，3 个维度靶向性绩效评估包括 20 个绩效评估组合。因此，各类型医联体绩效评估是以 3 个维度绩效评估组合为基础，不同类型医联体因组合维度不同存在一定差异。

绩效评估作为推进科学管理的工具，其意义不仅是提升组织经济效益和效率，更重要的是形成一套科学、实用的创新制度，并由此推进组织的良性发展[1]。医疗行业中美国于 1917 年最早实施医院绩效评估，随后医院绩效评估在多个国家及地区实施，我国医院绩效评估有代表性的研究开始于 1983 年。医联体发展过程中面临架构散、功能有限、效率不高等问题，绩效管理具有提高医院管理水平、加强医务人员约束与激励等作用[2]，医联体实施绩效评估对于完善医联体管理架构、发现医联体运营瓶颈、缓解医联体运营效率不高等问题具有重要作用。目前而言，对医联体进行绩效评估文献较少，学者王文娟[3]等运用新结构经济学建立因势利导框架，结合数据包络分析（data envelopment analysis，DEA）等方法对医联体运营效率进行分析；本研究团队[4]对区域医联体绩效评估进行探讨，提出人工神经网络评估医联体的方法。不同类型医联体不同划分指标下，功能目标不尽相同，绩效评估也具有一定的靶向性，本文即对不同类型医联体绩效评估的靶向性进行探讨。

一、医联体类别及建设目标划分

（一）医联体类别划分

新医改时期，医联体按区域跨度、联合行为、合作程度 3 个维度，被划分为区域纵向紧密型

基金项目：国家自然科学基金项目“基于人工神经网络模型的区域医疗联合体绩效评估研究”（项目编号：71373279）。
第一作者：孙自学，男，研究生。
通讯作者：田文华，男，教授，博士生导师。
作者单位：中国人民解放军海军军医大学卫生与勤务学系卫生事业管理学教研室（孙自学、龙俊睿、段光锋），复旦大学社会发展与公共政策学院（田文华）。
本文已发表于《中国医院管理》2016 年第 36 卷 10 期。

医联体、区域纵向松散型医联体、区域横向紧密型医联体、区域横向松散型医联体、跨区域纵向紧密型医联体、跨区域纵向松散型医联体、跨区域横向紧密型医联体、跨区域横向松散型医联体 8 种类型。

（二）医联体建设目标文献归纳

医联体以解决医改面临的问题而得到重视并普及建立，其产生和建立具有一定的靶向性，完成特定的目标并解决一系列的医疗问题。已有较多文献探讨医联体建设目标，各文献对目标的概述存在一定的交叠，且缺乏系统性。有文献将医联体建设目标定位在医疗资源整合并提高资源使用效率[5-7]。有文献从政府、医疗机构、患者视角，将医联体目标分为缓解人民群众看病难、看病贵现状，整合医院资源，实现规模经济及实现患者就医可及[8]。从医疗模式的角度，将医联体目标概括为构建"基层首诊，分级诊疗，双向转诊"就医模式[9]。对于医联体目标，本文参考 Krathwohl 和 Payne 的方法按目标范围、实现时间、用途等方面对其进行层次性划分。依据目标在范围、时间、愿景上不同，医联体的目标分为总目标、中期目标、近期目标。总目标不涉及细节，但提供愿景是其他分类的基础，各类型医联体总目标上不存在差异性。近期目标只处理具体细节，具有较强的可评估性，各类型医联体目标差异性基本体现在近期目标上，绩效评估靶向性特征也在于近期目标的不同实现上。

总目标：医改目标通过"四梁八柱"建立基本医疗卫生制度，为群众提供安全、方便、价廉的医疗服务。结合医联体服务定位及相关文献，将医联体总目标概括为"完善医疗卫生服务，缓解群众看病难、看病贵"的问题。

中期目标：医联体在缓解群众"看病难、看病贵"问题方面并非通盘考虑，而是侧重于医疗资源利用、医疗机构职能定位等方面。医联体中期目标是在联合体侧重点方面达成的愿景，是总目标的具体化。目标包括：① 整合碎片化的医疗资源、提高资源使用效率；② 医疗机构协同合作，引导群众合理就医；③ 建立配套的医保、财政补偿制度等。

近期目标：近期目标为中期目标的具体化，范围较为狭窄、时间更短、功能更为具体，涉及方面较多，近期目标的自主性最高，可由各个医联体依据实际情况自主提出。本文在文献荟萃分析的基础上，对各文献提及的目标进行归类划分(表 1)。

表 1　医联体建设目标归整表

目标	目标亚类	文献数(篇)	占比(%)
顶层设计	理事会及相关制度的建立	21	7.09
	运营管理机制	14	4.73
	人事协调机制	8	2.70
	财务管理机制	7	2.36
	激励机制	6	2.03
人员流动	专家基层服务机制	27	9.12
	基层人员培训机制	15	5.07
	全科医生医生建设	9	3.04

续 表

目标	目标亚类	文献数(篇)	占比(%)
医院协同	双向转诊	30	10.14
	利益协调机制	28	9.46
	绿色通道	14	4.73
	分级诊疗制度	13	4.39
	影像、检查中心建设	12	4.05
	信息共享	10	3.38
	设备共享	9	3.04
	社区首诊	8	2.70
	家庭医生签约制度	6	2.03
	统一采购机制	5	1.69
	健康管理中心建设	4	1.35
信息化建设	信息化平台建设	14	4.73
	远程医疗机制	10	3.38
外部支撑机制	医保支付制度	16	5.41
	财政出资机制	6	2.03
	配套政策文件	4	1.35

注：表中仅列出应用次数≥3次的指标；管理委员会、指导委员会等统称为理事会及相关机构，技术下转、人才下行等统称为专家基层服务，患者分流称为双向转诊统计。

文献包含建设目标归纳划分，基本囊括了医联体建设过程中需要解决的问题，且各目标的划分具有一定特征，为解决具体问题、完成具体目标而设计，由于文献在研究的过程中多以区域纵向医联体为研究对象，文献涉及机制具有一定的偏向性，且在对各文献进行研阅、归纳过程中，各文献缺少对目标的详细论述，本文在参考文献建设目标基础上，结合各类型医联体特征及“结构—过程—结果”方法，分析医联体的绩效评估特征。

二、三维度绩效评估的靶向性分析

参考“结构—过程—结果”模型，对医联体3个维度绩效评估的靶向性特征进行分析，结构主要包括治理结构及卫生资源投入两个方面，结构上的划分主要侧重于紧密型及松散型医联体划分；过程模块包括协作机制及联合服务流程，联合行为及区域跨度医联体靶向性绩效评估均偏重过程模块；结果模块主要包括资源服务效率及服务技术水平两个部分，结果模块靶向性绩效评估目标主要体现在联合行为模块，横向规模效率实现及纵向诊治前后诊治符合率（表2）。

不同类型医联体功能定位有所偏重，实现功能定位的目标也不尽相同。但医疗资源整合过程中，由于行政区划、所属单位等不同，医联体建立直接原因在于政府政策诱导，各医疗机构间建立后维稳并努力工作的诱因在于利益机制，以利益杠杆撬动其运转运营[10]。利益机制分为内部

表 2　类别维度及绩效评估靶向性分类表

		联合行为		区域跨度		合作程度	
		横向医疗联合	纵向医疗联合	区域医疗联合	跨区域医疗联合	紧密医疗联合	松散医疗联合
结构	治理结构	—	—	紧密化建设	—	人事统一 财物统一 独立法人	医疗合作 理事会建立 标准化管理
	卫生资源投入	—	专家下诊机制 基层人才培养	体制机制完善	远程医疗构建	—	—
过程	协作机制	利益分配机制 优势资源 协同共享	利益分配机制 社区首诊制度 双向转诊	利益分配机制	利益分配机制 优质资源流动	利益分配机制	利益分配机制
	联合服务流程	连续协调性 服务保障	连续协调性 服务保障	连续协调性 服务保障	连续协调性 服务保障	连续协调性 服务保障	连续协调性 服务保障
结果	资源服务效率	规模效益	碎片化资源整合	—	—	—	—
	服务技术水平	—	诊疗前后诊治符合率	—	—	—	—

注:“—”表示横纵两向交汇点尚无靶向性内容。

利益机制(包括医院发展政策优惠等),以及外部利益(包括二级医院、社区卫生服务中心营收分配等)。利益机制是协调各类型医疗机构持续运转的主要动因之一。此外,医联体各医疗机构间的业务连续性及协调性在各医联体间均应有所体现,包括各类型医联体医疗机构间转诊的顺畅、业务往来的契合等,连续协调业务需与治理结构、体制机制建设等多种模块共同建设发展。此外,各类型医联体绩效评估具有特异性,表现如下。

按联合行为可分为纵向医疗联合及横向医疗联合,横向及纵向医疗联合靶向性建设目标主要可概括在过程及结果模块。医疗卫生服务体系碎片化的问题比较突出。整合碎片化医疗资源,提高各级医疗资源有效利用效率、实现有序就医是纵向医联体建立的主要目标之一。纵向医联体以三级医疗机构为龙头,对口帮扶二级医疗机构及社区卫生服务中心,垂直纵向的方式整合碎片化的医疗资源,以实现各级医疗资源有效利用。纵向医联体按三级医疗机构与二级医疗机构及社区卫生服务中心合作的形式,分为“3+2+1”(三级医疗机构帮扶二级医疗机构及社区卫生服务中心)、“‘3+2’+1”(三级医疗机构帮扶二级医疗机构,由二级医疗机构帮扶社区卫生服务中心)、“3+‘1+2’”(二级医疗机构帮扶社区卫生服务中心,并与三级医疗机构合作)[11]。有序就医实现在于准确定位并有效落实各级医疗机构职责,按国务院政策文件《国务院办公厅关于推进分级诊疗制度建设的指导意见》(国办发〔2015〕70 号)要求,三级医疗机构重在重病诊治、二级医疗机构在康复、社区医疗机构在轻病首诊。实现社区首诊制度、分级就医制度是实现医联体有序就医的主要方式。社区首诊制主要参考英美等国政策,全科医生作为“守门人”,把控患者流动方向。但就目前而言,患者社区首诊存在软着陆,家庭医生软签约,患者就医自主性强。全科医生培养依旧存在人才缺口、医保支付制度有待完善等问题,社区首诊、分级诊疗制度虽迈出步伐,但前进之路依旧面临很多问题。文献荟萃分析中,提及专家基层服务的文献共计 27 篇,占比 9.12%,文献使用数量仅次于双向转诊机制、利益协调机制。专家下基层机制是专门针对纵向医联体提及的医疗服务机制,患者跨级就医主要原因在于对基层医疗卫生服务机构医疗水平的不信任，大型医疗机构、基层医疗机构人员配置严重失调，专家基层服务机制的实现，在缓解基层医疗机构专家不足的同时，也给患者基层就医信任感，一定程度上缓解患者基层就医的顾虑，专家下诊及基层全科人才的培养可在一定程度上提高基层医疗机构诊疗前后诊治符合率，提高碎片化医疗资源使用效率。

联合行为中，横向医联体主要目标在于避免同级医疗机构同质化竞争，实现同级医疗机构的有序发展。横向医疗资源整合在于发挥各医疗机构优势作用，实现规模经济。在整合主体上，侧重于大型综合医疗机构与专科医疗机构间的整合，在服务范围上，侧重于发挥专科医院的专科优势以及综合医院综合能力强的特点，以提供整合性的医疗服务。区域横向医疗联合的实现在于优势资源的共享及规模效益的发挥。建立优质资源协同共享机制，发挥医联体内优质医疗资源效益，建立信息共享、大型设备共享、检查结果互认制度，促进优质医疗资源在联合体的互动流通，发挥专科医院专科优势，促进规模效益的增加。实现集团化，借鉴欧美等国家经验，建立医疗集团，发挥规模优势，增强医联体采购议价能力等。完善同级医疗机构间转诊制度，横向医联体的建立依旧落脚于更好地服务患者，医疗机构间转诊制度的建立可使患者在一家医疗机构就医，享受多家医疗机构诊疗优势，避免多次挂号、多次专家预约。建立人才技术整合机制，促进优势学科人才、技术的流通性，以实现优势人才技术的互补发展。

按照区域跨度，我国医联体可分为区域内医联体及跨区域医联体。区域医联体受地域及行政影响，普及程度较高，结构建制相对完善，区域医联体主要实现区域范围内医疗资源的整合，在区域医联体建制相对完善情况下，其绩效评估标准较跨区域医联体较高，区域医联体医疗机构间协同及体制机制基本建立，但不同医联体实现程度不同，区域医联体侧重于从“结构—过程—结果”中结构及过程模块评估医疗机构之间协同的程度及区域医联体体制机制的完善程度。我国医疗资源布局结构不合理，影响医疗卫生服务提供的公平与效率。跨区域医疗联合以地区优质医疗资源发展带动落后地区医疗卫生的发展。跨区域医联体虽已建立发展，但受地域、行政区划的限制，其发展速度相对缓慢。信息技术的发展一定程度上缓解跨区域联合诊疗的空间限制，建立远程医疗制度，使远程诊疗、远程技术指导及远程授课常规化成为可能，大连医联体运用远程医疗基础，取得了良好的绩效[12]。医保报销政策是影响医联体转诊的重要原因之一，受社区人均住院费用等影响，医联体上、下转诊存在扯皮现象。医保报销制度存在一定地域性，跨区域医疗保险处在完善阶段，跨区域医联体转诊的实现需要跨区域医保政策的落实。

前文已有所述，医联体按紧密程度划分为 6 个阶段，分别为医联体医疗合作、医联体理事会建立、医联体实行标准化管理、医联体实现人事的统一安排、医联体实施财物统一安排、独立法人的建立。医联体依据所属 6 个阶段划分紧密型及松散型，并依据所处不同阶段体现绩效评估差异性。

三、结语

医联体类型的划分是以 3 个维度作为划分标准，共计分为 8 种类型。不同类型医联体在于 3 个维度的不同组合。各类型医联体绩效评估特点在各维度组合中基本已经体现，但医联体在实际运行中存在一定差异性，区域医联体受地域、行政区划等条件影响，相对而言，建立数量较多且

运营较为完备，跨区域松散型医联体也在摸索中不断前进，但跨区域紧密型医联体就文献而言，尚且不存在，其绩效评估也难以落实。随着后期医联体的发展，区域化概念将不断拓展，国际医疗园区的建立使得跨国际大型医联体的建立成为可能；横向医疗联合主体不仅仅局限于大型医疗机构的联合，同类型基层医疗机构之间联合实现规模效益，增强谈判能力也将成为可能，不同类型医联体绩效评估也将在细化的基础上不断完善。

医联体的绩效评估尚且处于初级阶段，医联体绩效评估也在探索中不断前进。本文在医联体分类的基础上，对各类型医联体绩效评估特征进行分析，在一定程度上丰富了医联体绩效评估的研究。

参考文献

[1] 蔡志明，王琦，王光明. 医院绩效评估与绩效管理. 现代医院制度，2005，9(2)：42－46.

[2] 杨文刚. 基于平衡记分卡的非营利医院绩效评估研究——以上海医院为例. 上海，复旦大学，2008.

[3] 王文娟，蔡媛青，欧阳雁玲. 我国医联体运行效率的比较研究：基于新结构经济学的视角. 中国软科学，2015(增刊 1)：86－94.

[4] 田文华，段光锋，苏澎等. 区域医疗联合体绩效评估的探讨. 海军医学杂志，2015，36(1)：82－83.

[5] 史明丽. 我国纵向型区域医疗联合体的进展与挑战. 中国卫生政策研究，2013，06(07)：28－32.

[6] 金燕，鲁胜锟，李邵华. 我国医疗联合体的利益相关者分析. 中国医院管理，2013，33(10)：3－4.

[7] 郝义彬，魏海英，刘敏等. 跨行政隶属关系的区域医疗联合体模式. 现代医院管理，2014，12(03)：32－34.

[8] 任文杰. 我国医疗联合体模式的构建动因及管理运营方案探讨. 医学与社会，2014，27(10)：54－56.

[9] 林娟娟，陈小嫦. 构建医疗联合体的关键问题分析及其政策建议. 南京医科大学学报，2014(02)：104－105.

[10] 侯占伟，吴焕. 浅析我国医疗资源纵向整合中存在的问题及建议. 中国卫生事业管理，2009，(04)：249－250.

[11] 瞿介明，李卫平，晏波. 上海市开展医疗资源纵向整合的改革探索，中华医院管理杂志，2011，27(07)：499－452.

[12] 孙喜琢，宫芳芳，顾晓东. 基于远程区域医疗联合体的实践与探索——以大连市中心医院为例. 现代医院管理，2013，11(3)：8－10.

上海市医疗联合体运行绩效评价指标体系研究

罗 莉 岑 珏

【导读】 上海市自2011年起开始推行医联体改革试点，至2017年共建成近40个医联体。上海的医联体大都为松散型，医联体管理者缺乏全面掌握医联体整体运行状态的工具，难以实时掌握医联体整体运行情况，无法及时作出科学的管理决策。文章在文献研究的基础上初步形成医联体运行绩效评价指标体系，并通过两轮德尔菲专家咨询确定指标体系，以期为主管部门形成有益决策提供参考。

一、研究背景

医联体是当前我国实现分级诊疗的主要载体[1]。通过建立不同级别医院之间，医院与基层医疗卫生机构、接续性医疗机构之间的分工协作机制，可以逐步实现基层首诊、双向转诊、上下联动、急慢分治的分级诊疗秩序[2]。而医联体的推进工作面临诸多的困难，这与其缺少运行效果评价、监督和反馈体系有关。2018年7月，国家卫生计生委与国家中医药管理局联合印发了《关于印发医疗联合体综合绩效考核工作方案（试行）的通知》（国卫医发〔2018〕26号）（以下简称《方案》），以期加强对医联体建设的绩效考核。《方案》建立了"医联体综合绩效考核指标体系"，并要求各地区结合当地医疗实际情况细化考核指标体系[3]，保证指标的导向作用。

上海自2011年起开始推行医联体改革试点工作，各区相继探索符合自身实际发展情况的区域医联体建设。至2017年，上海共建成近40个医联体，17个区平均每个区至少有1个医联体。上海的医联体大都为松散型，由不同级别、不同类型医院组合而成，且成员机构均为不同法人，因此目前医联体运行绩效评价与研究的工作均较少开展。医联体管理者缺乏全面掌握医联体整体运行状态的工具，难以实时掌握医联体整体运行情况，无法及时作出科学的管理决策。

本文旨在通过德尔菲法（Delphi）建立上海市区域综合医联体运行绩效评价指标体系，以期为主管部门形成有益决策提供参考。

基金项目：上海市卫生和计划生育委员会卫生计生政策研究课题"医联体运行绩效评价研究"（课题编号：2018HP37）。
第一作者：罗莉，女，研究实习员。
通讯作者：岑珏，女，上海市第六人民医院党委副书记。
作者单位：上海市第六人民医院、上海交通大学中国医院发展研究院医院经营研究所（罗莉、岑珏）。

二、资料与方法

（一）指标体系的初步制定及专家入选标准

本文前期研究契合《方案》精神，综合考虑数据采集、指标测算的可行性，初步制定了“区域综合医联体运行绩效评价指标体系”，并采用德尔菲法（Delphi）进行两轮专家函询，根据函询结果建立上海市区域综合医联体运行绩效评价指标体系。

专家入选标准包括：从事医政、医管、医疗工作，对区域综合医联体运行与考核有丰富的管理或实践经验；熟悉国内外医院集团管理先进理念和发展趋势；在相关领域工作年限大于等于5年；中级及以上职称。专家来源兼顾各利益相关方，分别来自大学、政府部门和医联体内医疗机构，共16人。

（二）专家咨询和函询材料

研究采用现场咨询与函询相结合的方式，向专家提供“咨询说明函”“区域综合医联体运行绩效评价体系专家咨询表”和“专家权威程度自评表”。“咨询说明函”向专家介绍本次咨询的原因、主要内容、评分方法等内容。“区域综合医联体运行绩效评价体系专家咨询表”中指标体系初步分为4个一级指标（医联体结构、制度齐备性、运营情况、居民就医改善情况），12个二级指标，31个三级指标，赋分方式采用Likert 5赋分法（5分＝非常重要，4分＝重要，3分＝一般，2分＝不重要，1分＝非常不重要）。“专家权威程度自评表”调查专家的专业、职称、工作年限，对医联体领域的熟悉程度，填写问卷的判断依据等。

（三）专家咨询

2018年6～10月期间共进行两轮咨询。第二轮咨询时，课题组在第一轮专家建议的基础上，参考《方案》对指标体系进行了增补。

（四）统计学方法

采用描述性统计方法，统计工具为EXCEL2016。专家情况采用绝对数量与占比进行描述。指标体系得分采用均值、标准差、变异系数来描述其集中趋势与专家意见统一情况。

三、研究结果

（一）专家情况和权威程度

专家来自大学、政府部门和医联体内医疗机构，共16人；研究领域涵盖相关领域；专家从事本专业年限为6～31年；62.50%专家获得高级职称（表1）。

专家权威程度（Cr）与判断精度呈一定的函数关系，$Cr=(Ca+Cs)/2$。Ca 为专家判断系数，表示专家判断的依据（表2）。Cs 为专家熟悉系数，表示专家的熟悉程度（表3）。$Cr \geqslant 0.70$ 则表明是一项比较好的德尔菲专家咨询，值越大说明权威程度越高。

表 1　受访专家基本情况

基本情况	人数	占比(%)	基本情况	人数	占比(%)
工作单位类型			从事专业年限		
医疗机构	12	75.00	6～15 年	7	43.75
大学	1	6.25	16～24 年	7	43.75
政府部门	3	18.75	28/31 年	2	12.50
研究/工作领域			职称		
管理学	4	25.00	正高	7	43.75
临床医学	6	37.50	副高	3	18.75
临床医学 & 医院管理	6	37.50	中级	6	37.50

表 2　区域综合医联体运行绩效指标入选判断依据及其影响程度

判断依据	对专家判断的影响程度(Ca)		
	大	中	小
实践经验	0.5	0.4	0.3
理论分析	0.3	0.2	0.1
国内外同行的了解	0.1	0.1	0.1
直觉	0.1	0.1	0.1

表 3　专家对于区域综合医联体运行绩效的熟悉程度系数

熟悉程度	系数(Cs)
很熟悉	1.00
熟悉	0.75
一般	0.50
不熟悉	0.25
很不熟悉	0.00

本文邀请的专家判断系数均值 $Ca=0.980$，62.50%专家的判断系数为 1。专家熟悉系数均值 $Cs=0.875$。结合 Ca 和 Cs，本文专家组的权威系数 $Cr=0.928>0.70$，表明专家组的权威程度较高，是一项比较好的专家咨询。

（二）两轮专家咨询结果

若专家组成员对指标的赋值均数≥3 分，且变异系数<0.25，则表示专家意见较为一致，咨询过程结束。

第一轮咨询后，大部分指标赋值均数都≥3.27 分，且变异系数<0.25。可见，专家对大部分指标的判定意见较为一致，可考虑纳入这些指标。仅有 3 个指标的变异系数>0.25，分别为：转诊患者在下级医院的抢救成功率，从社区上转到二、三级医院的患者数量增加，社区上转患者占社区诊疗量比例，专家对这些指标的意见分歧较大，仍需要进一步咨询。除了 3 个指标意见分歧较大之外，专家还建议添加一些指标纳入第二轮咨询，分别为：运行评估制度、绩效激励、病种及变化、业务量增长、学科建设、信息共享(表 4)。

表 4　上海市区域综合医联体运行绩效评价指标体系德尔菲专家咨询结果

指标体系	第一轮专家咨询			第二轮专家咨询		
	均值	标准差	变异系数	均值	标准差	变异系数
1. 医联体结构	4.80	0.40	0.08	4.71	0.59	0.12
1.1　构成	4.53	0.62	0.14	4.71	0.59	0.12
1.1.1　社区医院数，二、三级医院数	4.47	0.72	0.16	4.67	0.60	0.13
1.2　医联体稳定性	4.87	0.34	0.07	4.86	0.35	0.07
1.2.1　医联体内各机构合作意愿	4.80	0.54	0.11	4.93	0.25	0.05
2. 制度齐备性	4.87	0.34	0.07	4.57	0.73	0.16
2.1　财务制度	4.67	0.60	0.13	4.36	0.72	0.16
2.1.1　财务制度对医联体合作的适配性	4.73	0.57	0.12	4.27	0.77	0.18
2.2　运行制度	4.87	0.34	0.07	4.86	0.35	0.07
2.2.1　医联体运行评估制度*	—	—	—	4.87	0.34	0.07
2.2.2　分级诊疗流程完备性	4.87	0.34	0.07	4.93	0.25	0.05
2.2.3　转诊制度完备性	4.80	0.40	0.08	4.93	0.25	0.05
2.2.4　医联体管理监督决策机构的建立与效用	4.67	0.60	0.13	4.53	0.62	0.14
2.3　激励制度	4.87	0.34	0.07	4.71	0.45	0.10
2.3.1　利益分配制度合理，有激励性	4.87	0.34	0.07	4.73	0.44	0.09
2.3.2　成员单位职工绩效薪酬激励*	—	—	—	4.93	0.25	0.05
3. 运营情况	4.73	0.44	0.09	4.43	0.49	0.11
3.1　医联体内各成员机构业务量及增长*	—	—	—	4.53	0.72	0.16
3.1.1　门诊、急诊、出院、手术量及年度变化*	—	—	—	4.40	0.80	0.18
3.1.2　门诊、急诊、出院、手术量占医联体业务量比例及年度变化*	—	—	—	4.40	0.80	0.18
3.2　二、三级医院病房间的转诊	4.47	0.62	0.14	4.29	0.59	0.14
3.2.1　转诊患者数量占核心医院出院人数的比例	3.87	0.72	0.19	3.87	0.72	0.19
3.2.2　转诊患者数量占二级医院出院人数的比例	3.67	0.70	0.19	3.67	0.79	0.22
3.2.3　上转人数占核心医院出院人数比率	3.60	0.80	0.22	3.73	0.77	0.21
3.2.4　下转人数占核心医院出院人数比率	3.87	0.88	0.23	4.00	0.82	0.20
3.2.5　上转人数占二级医院出院人数比率	3.67	0.79	0.22	3.73	0.77	0.21
3.2.6　下转人数占二级医院出院人数比率	3.73	0.68	0.18	3.67	0.70	0.19
3.2.7　转诊患者在下级医院的抢救成功率	3.20	0.98	0.31	3.60	0.80	0.22
3.2.8　转诊患者在下级医院的治愈率	3.67	0.87	0.24	3.87	0.81	0.21

续　表

指标体系	第一轮专家咨询			第二轮专家咨询		
	均值	标准差	变异系数	均值	标准差	变异系数
3.2.9　转诊患者在下级医院的死亡率	4.07	0.68	0.17	3.80	1.11	0.29
3.2.10　转诊交流的方式	4.53	0.50	0.11	4.60	0.49	0.11
3.3　各医疗机构门、急诊间的转诊	4.50	0.63	0.14	4.38	0.74	0.17
3.3.1　二级医院上转患者占二级医院门、急诊诊疗量比例	3.73	0.57	0.15	3.73	0.77	0.21
3.3.2　社区转诊患者占三级医院的门、急诊诊疗量比例	3.87	0.72	0.19	3.93	0.77	0.20
3.3.3　从社区上转到二、三级医院的患者数量增加	3.63	0.97	0.27	4.10	0.78	0.19
3.3.4　社区上转患者占社区诊疗量比例	3.27	1.00	0.31	3.67	0.70	0.19
3.3.5　三级医院下放给社区医院的门诊号源数	3.80	0.65	0.17	4.00	0.73	0.18
3.3.6　转诊患者在社区医院的复诊率	4.20	0.75	0.18	4.33	0.79	0.18
3.4　医院功能定位	4.53	0.50	0.11	4.57	0.73	0.16
3.4.1　各级医院病种及年度变化*	—	—	—	4.07	0.85	0.21
3.4.2　二、三级医院各级手术结构及年度变化	4.20	0.40	0.10	3.93	0.77	0.20
3.4.3　慢病、常见病、多发病人数占核心医院门、急诊就诊人数的比例	4.20	0.65	0.16	3.80	0.83	0.22
3.5　临床学科建设与人才培养	4.53	0.62	0.14	4.36	0.61	0.14
3.5.1　医联体内成员单位联合开展学科建设*	—	—	—	4.53	0.72	0.16
3.5.2　核心医院专家医生派驻到成员机构的人数	4.13	0.72	0.17	3.87	0.72	0.19
3.5.3　成员机构赴核心医院学习的人数	4.27	0.85	0.20	4.13	0.81	0.19
3.5.4　成员机构赴核心医院学习的学时	4.13	0.88	0.21	3.93	0.85	0.22
3.5.5　继续教育学习班成员机构参与人数	3.60	0.80	0.22	3.60	0.71	0.20
3.5.6　社区全科医生配三级医院导师的比例	3.80	0.65	0.17	3.93	0.68	0.17
3.6　资源合作	4.33	0.87	0.20	4.57	0.73	0.16
3.6.1　医学影像中心、检查检验中心、消毒供应中心、后勤服务中心等	4.27	0.85	0.20	4.40	0.80	0.18
3.6.2　就诊信息共享，检查检验结果互认*	—	—	—	4.47	0.81	0.18
4. 居民就医改善情况	4.47	0.72	0.16	4.57	0.49	0.11
4.1　慢病的知晓率和控制率	4.33	0.94	0.22	4.27	0.77	0.18
4.2　居民就医体验改善情况	4.53	0.72	0.16	4.47	0.72	0.16

* 第一轮专家咨询结束后增补的指标。

第二轮咨询后，指标值赋值均数都≥3.67分，且绝大部分变异系数<0.25。可见，专家对大部分指标的判定意见较为一致，可考虑纳入这些指标。仅有1个指标(转诊患者在下级医院的死亡率)变异系数>0.25，专家对该指标的意见分歧较大，仍需要进一步咨询。与第一轮咨询结果

相比，第一轮中意见分歧较大的 3 个指标的专家意见在第二轮咨询均得到统一(表 4)。

四、讨论与思考

(一) 选择咨询专家有一定的代表性

本文选择咨询专家注重广泛性和合理性，包括大学、政府部门、医联体内各级医院医生代表及管理者代表等。从专家的参与程度、熟悉程度、判断系数和权威系数分析，本次专家咨询总体上是有说服力的。

(二) 确定了指标体系的主要指标

两轮专家咨询后，各项指标赋值均数都≥3.67 分，仅有 1 个指标变异系数>0.25。专家对大部分指标的判定意见较为一致。两轮专家咨询期间，《方案》发布，专家组结合《方案》意见，增补了 1 个二级指标、7 个三级指标，这些指标在第二轮咨询中赋值均数都>3 分，且变异系数<0.25，可纳入指标体系。同时，该指标体系“医联体结构、制度齐备性、运营情况、居民就医改善情况”这 4 大维度的设置得到了专家的认可。

(三) 指标体系的特点

本文设立的指标体系突出了区域医联体的特点，强调区域医联体的建设与评价应聚焦在“临床医疗”与“联合”。“临床医疗”的建设主要通过核心医院临床学科对成员医院临床学科的带动与支持，提升基层临床医疗能力，从而提高医联体内整体临床医疗的水平。“联合”则是通过制度建设打通医联体内不同医院间的资源、政策等壁垒，通过双向转诊等方式保证不同医院之间综合业务合作的顺利开展。因此，本文围绕医联体内资源共享、医生上下流动、患者双向转诊的目标，最终构建了以“二、三级医院病房转诊，各级医院门急诊转诊、功能定位、人员合作、资源合作”等指标为主体的指标体系。

指标体系覆盖了《方案》建议的 67.57%的指标内容，且在医联体“运行”方面设置了比《方案》更细化的指标。与《方案》相比，本文的运行绩效指标体系主要有三大特点。一是侧重“运行”绩效评价，围绕资源流动、人员流动、技术流动设置指标，考查区域医联体整体运行情况，未纳入住院费用、均次费用指标；二是凝练上海城市医联体探索经验，设置核心医院专家医生派驻到成员机构的人数、社区全科医生配三级医院导师的比例等指标，考查基层医疗机构能力提升情况；三是推进“双向转诊”落实，针对“转上容易，转下难”的现状与困境，特别设置患者回流指标(转诊患者在社区医院的复诊率)，考查双向转诊情况。此外，由于指标体系中以出院人次指标为代表，考虑了病房总体使用效率，因此并未纳入平均住院日、床位使用率等直接床位效率指标。

(四) 部分指标仍存在争议

尽管两轮咨询中专家对指标体系都比较认可，但是部分指标的专家意见存在较大分歧，有些专家觉得很重要，有些专家则认为不需要纳入。例如“转诊患者在下级医院的抢救成功率”“从社区上转到二、三级医院的患者数量增加”“社区上转患者占社区诊疗量比例”在第一轮咨询时专家

分歧较大，第二轮咨询时经过对指标的进一步解释，专家意见达成了一致。指标“转诊患者在下级医院的死亡率”在第一轮咨询时专家意见未见分歧，第二轮咨询时出现了专家意见不统一的情况。经过与专家沟通，出现这些分歧的原因在于有些专家认为“转诊患者在下级医院的抢救成功率”与“转诊患者在下级医院的死亡率”考查医联体医疗质量，“从社区上转到二、三级医院的患者数量增加”与“社区上转患者占社区诊疗量比例”反应患者转诊量，均是医联体运行绩效的体现，不可或缺。但有些专家认为，这些指标反映问题的灵敏度并不高，且数据采集难度较大，不建议纳入。

（五）新形势下指标体系应用的思考

区域医联体是一个庞大又复杂的系统，其建设与发展受到多层次、多方面因素影响。医联体组建模式、成员单位主要联合的临床学科实力、成员单位管理机制、成员单位发展现状与发展诉求等，均会影响医联体建设与发展的效果。因此，不同区域医联体评价其运行绩效时，首先应该对医联体本身进行分析，有侧重地选择考核指标。不建议其他类型医联体直接利用该指标体系，但其他类型医联体可参考本次医联体运行绩效评价指标构建的思路。此外，本指标体系初步形成，虽然在指标设计及专家论证时均对数据采集的可行性有所考量，但指标采集的可行性与指标的灵敏性还需要进一步实证研究。

参考文献

[1] 宓轶群，李娜，汪彬，等. 基于医疗联合体的分级诊疗服务实践与思考. 中国医院，2017，21(5)：1－3.

[2] 张慧林，成昌慧，马效恩. 分级诊疗制度的现状分析及对策思考. 中国医院管理，2015，35(11)：8－9.

[3] 国家卫生健康委员会、国家中医药管理局. 国家卫健委关于印发医疗联合体综合绩效考核工作方案(试行)的通知. http://duyaonet.com/News/Detail/10941[2018－10－8].

上海市区域儿科医疗联合体对儿童就医行为的影响

翟晓文 徐 婕 王 艺 杭文权 黄国英

【导读】 上海市正在积极探索区域儿科医联体模式，引导儿童有序就诊，逐步推进区域内儿童分级诊疗建设。文章通过调查分析，了解上海市儿童患常见病时家长的就医行为及其影响因素，探讨上海市区域儿科医联体对儿童就医行为的影响，并为缓解儿童“看病难”问题提出有益的政策建议。

儿童健康事关家庭幸福和民族未来。为缓解儿童“看病难”问题，上海市正在探索区域儿科医联体模式，通过优化区域内儿科资源配置，整合儿科优质资源，提升基层卫生机构儿科服务能力，引导儿童有序就诊，逐步推进区域内儿童分级诊疗。

一、研究背景

从 2013 年我国实施“单独二孩”政策，到 2016 年实施“全面两孩”政策，儿童数量增长带来的儿童“看病难”、儿科医生配置不足、儿科服务均等化等围绕儿科的话题成为近几年社会和两会上的焦点之一。我国自由择医模式给了患者极大的选择权利。目前我国儿科面临的现状是：儿童专科医院内常见病、多发病患儿集聚，综合医院儿科逐年萎缩，社区卫生服务中心儿科门可罗雀。这种恶性循环造成了儿童看病挂号难、候诊时间长、住院难等问题。

为回应市民期盼，缓解儿童“看病难”问题，上海市人民政府和上海市卫生和计划生育委员会(以下简称“市卫生计生委”)高度重视，2016 年 1 月发布《关于印发〈加强本市儿童健康服务能力建设的指导意见〉的通知》(沪卫计妇幼〔2016〕2 号)，2016 年 11 月发布《关于印发〈上海市儿童健康服务能力建设专项规划(2016—2020 年)〉的通知》(沪卫计〔2016〕21 号)，明确在全市建设五大区域儿科医联体，通过创新儿童健康服务供给方式，提升市民获得感。

作为国家儿童医学中心，复旦大学附属儿科医院于 2014 年成立复旦儿科医联体，于 2016 年在闵行区试点区域儿科医联体模式，并成功将该模式推广到全市。本文从儿童就医行为的角度

第一作者：翟晓文，女，主任医师，复旦大学附属儿科医院副院长。
通讯作者：黄国英，男，教授，复旦大学附属儿科医院院长。
作者单位：复旦大学附属儿科医院(翟晓文、徐婕、黄国英)，复旦大学医院管理处(王艺)，上海市闵行区卫生和计划生育委员会(杭文权)。

出发，研究上海区域儿科医联体的建设效果，为缓解儿童“看病难”问题提供有益的政策建议。

二、理论基础及研究方法

（一）理论基础

1. 政府流程再造理论

20 世纪 70 年代末，西方各国开始以“政府再造”为内容进行行政改革，其核心内容之一就是将“流程再造”理念引入政府部门，以提高行政效率[1]。以“公众需求”为核心，对政府部门原有组织机构、服务流程进行重组，形成政府组织内部决策、执行、监督的有机联系和互动，以适应政府外部环境变化，谋求组织绩效显著提高，使公共产品或服务更能取得社会公众的认可和满意[2]。上海市区域儿科医联体以“群众需求”为核心，通过组织制度创新，重塑上海市儿童的就医流程，进而重塑新的儿童就医规范和观念，促进推动上海市儿童理性、按需诊疗。

2. Andersen 医疗服务利用行为模型

依据 Andersen 医疗服务利用行为模型，从人们对医疗服务利用的倾向因素、促进或妨碍人们使用医疗服务的能力因素，以及人们对医疗服务的需求三个层次的变量，对就医行为进行测量和分析[3]。本文依据 Andersen 医疗服务利用行为模型设计调查问卷。分析儿童就医行为与不同家庭情况的关系，获取影响儿童就医行为及就诊医疗卫生机构选择的影响因素。

（二）研究方法

本文运用问卷调查法，制定上海儿童就医行为调查问卷。采用随机抽样法，随机选取居住在上海的 18 岁以下儿童的家长进行调查，发放问卷 300 份，回收有效问卷 286 份，回收率 95%。通过 EpiData 软件进行数据录入整理，运用 SPSS 19.0 进行统计分析。

三、研究结果

（一）上海市儿童的就医行为及其影响因素

对于儿童就医行为研究的本质是对儿童家长在寻求儿童医疗帮助时的观念、表现和行为的研究。正确引导儿童就医行为其实就是正确引导家长的就医行为。

调查结果显示，儿童患常见病后，有 65%的家长首先选择去医院看病，而非自行用药或者在家观察。选择就诊医疗卫生机构时，67%的家长首选儿童专科医院，首选社区卫生服务中心的家长不到 7%。儿童的年龄和健康状况是影响其就医行为的 2 个主要因素。儿童年龄越小，家长越倾向于尽早带儿童去医院且去儿童专科医院就诊。对于健康状况不佳的儿童，86%的家长首选到儿童专科医院就诊。对于去医院越频繁的儿童，其家长更倾向于首选儿童专科医院。

（二）上海市儿童选择就诊医疗卫生机构的影响因素

本文选择了 12 个影响儿童就诊医疗卫生机构选择的因素进行研究和分析，12 个影响因素分别为：医疗水平、医院规模、医务人员服务态度、就诊方便程度、离家距离或交通便利程度、医疗费用、候诊时间、环境舒适度、医疗设备、熟人因素、知名度以及媒体宣传。

调查结果显示，对于选择儿童就诊医疗卫生机构，医疗卫生机构的医疗实力是家长最关心的因素。家长最关注的三个因素依次为医疗水平、就诊方便程度以及医疗设备，其次为候诊时间、医务人员的服务态度、离家距离或交通便利程度、知名度、环境舒适度、医院规模、熟人因素、媒体宣传、医疗费用。对家长影响最小的三个因素为医疗费用、媒体宣传以及熟人因素。对于医疗费用，75%的家长认为没有影响或者影响一般，媒体宣传对于改变儿童就诊医疗卫生机构选择的效果也不理想。

（三）上海市区域儿科医联体内儿童就诊结构的变化分析

2014～2017 年上海市南片区 5 区复旦儿科医联体中社区卫生服务中心、综合医院、儿童专科医院的儿科门急诊人次数见表 1。

表 1　2014～2017 年上海市南片区 5 区复旦儿科医联体儿科门急诊人次数

机构类型	儿科门急诊人次数(万人次)			
	2014 年	2015 年	2016 年	2017 年
社区卫生服务中心	27.36	25.96	25.21	25.95
综合医院	131.80	133.46	125.01	137.60
儿童专科医院	226.09	228.48	225.13	230.18
合　计	385.25	387.90	375.35	393.73

数据显示，每年不同医疗卫生机构接诊的儿科门急诊比例基本持平。2017 年社区卫生服务中心儿科门急诊人次数为 6.59%，综合医院为 34.95%，儿童专科医院为 58.46%。闵行区自 2016 年起加入复旦儿科医联体后，从原来 8 家社区卫生服务中心提供儿科服务，转变为所有 13 家社区卫生服务中心均开设儿科门诊，2017 年社区卫生服务中心儿科就诊人次数较 2014 年上浮 20.27%。同时，闵行区儿童至儿童专科医院就诊的人次数逐年下降，2017 年比 2014 年下降 14.70%（图 1）。医联体内综合医院儿科业务量及服务能力均获提升，2017 年门急诊业务量较前一年增长 10.10%，新增 7 个儿童专科专病门诊，为周边儿童提供常见儿童专科诊疗服务。

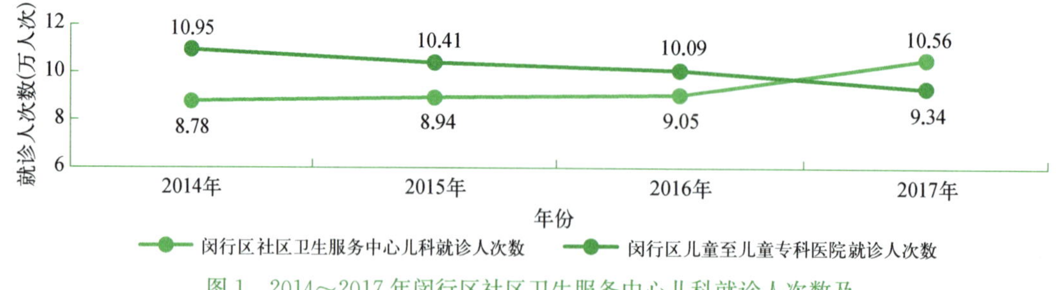

图 1　2014～2017 年闵行区社区卫生服务中心儿科就诊人次数及闵行区儿童至儿童专科医院就诊人次数变化

分析儿童专科医院病种结构显示，2014～2017 年上海市南片区内儿童专科医院的门急诊人次数基本持平，但其病种结构正在优化：普通内科就诊人次数及就诊比例逐年下降，从 36%降至

28%，专科患者的就诊比例逐年上升。儿童专科医院正逐渐突显其聚焦专科疾病以及疑难危重症的定位。

四、讨论

（一）上海市区域儿科医联体影响儿童就医行为的政策效果分析

根据国家对医联体的建设和发展要求，本文以复旦儿科医联体为例，分析政策的实施效果。

1. 区域儿科医疗资源结构逐步优化

复旦大学附属儿科医院作为三甲儿童专科医院、复旦儿科医联体项目的牵头单位，自 2014 年复旦儿科医联体成立后开始“转型”，向医联体内 9 家综合医院派驻 10 位高级职称医生担任儿科学术主任（副主任），每周至少一天赴成员医院开展专科专病门诊、教学查房、业务培训，推广儿科适宜技术及新技术，将儿童专科医院在医疗、科研、教学、预防、管理等各方面的优质资源实时共享给综合医院。除派驻骨干人员外，复旦大学附属儿科医院也为综合医院的儿科医生、护士、医技人员提供进修学习直通车，根据成员医院的发展需求提供培训及继续教育平台[4]。

经过 4 年的建设，9 家综合医院儿科获得发展活力。业务量分析显示，2017 年 9 家综合医院儿科门急诊量较 2014 年上浮 13.5%。同时，复旦大学附属儿科医院的门急诊量基本持平，选择综合医院儿科就诊的人数显著增加。服务质量分析显示，2017 年 9 家综合医院增加开设 7 个特色儿童亚专科，新开展 15 项儿科适宜技术及新技术，在科研及教学方面的实力大幅提升。儿童专科医院优质医疗资源辐射到综合医院的成效正逐渐显现。

复旦儿科医联体对社区卫生服务中心的儿科服务能力建设 2016 年初启动，这代表着三级儿童专科医院—综合医院—社区卫生服务中心的区域儿科医联体正式成立，优质资源将进一步下沉到基层卫生机构。

2. 基层儿科服务能力大幅提升

复旦大学附属儿科医院于 2016 年初首先在上海市闵行区所有社区卫生服务中心开展儿科服务能力建设。该项目由闵行区政府和闵行区卫生和计划生育委员会提供政策及资金支持。复旦大学附属儿科医院结合社区卫生服务中心实际情况，从硬件及软件两方面开展建设。硬件方面，为社区卫生服务中心制定标准化儿科诊室方案，制定儿童抢救单位标准配置清单，提供儿童常见病药品目录，保障社区卫生服务中心儿科的基本诊疗需求及有突发情况时的急救需要。软件方面，复旦大学附属儿科医院根据基层需求编制面向全科医生的儿科临床诊疗工具书——《社区儿科疾病诊疗指南》，为全科医生设计儿科理论培训课程及临床实践轮转计划，提高全科医生的儿科业务能力，为护士提供基础儿科护理培训课程，针对社区卫生服务中心儿科护理需要解决的实际问题强化技能训练。

经过 2 年建设，闵行区基层儿科服务能力获得大幅提升。由原先 8 家社区卫生服务中心提供儿科服务，扩展到所有 13 家社区卫生服务中心均开设儿科服务。2017 年闵行社区卫生服务中心儿科就诊人次数较 2014 年增加 1.8 万人次，上浮 20.3%。其中，3 家社区卫生服务中心开设儿科康复服务，5 家开设儿童遗尿症及儿童贫血特色门诊。社区卫生服务中心在解决儿童感冒、发烧等常见疾病之余，另开设特色儿科服务门诊，发挥地理位置及场地环境优势，为周边儿童提供基本儿科诊疗及保健服务。

闵行区基层儿科服务能力建设成熟后，复旦大学附属儿科医院自 2017 年 7 月起扩大建设范围，覆盖徐汇、松江、金山、青浦 4 区，开展基层儿科软硬件建设。

3. 分级诊疗雏形初现

儿科医联体在分级诊疗中的成效主要表现为，社区卫生服务中心儿科服务量增加，儿童专科医院常见病就诊人次数下降，在儿童专科医院就诊的儿童愿意回社区卫生服务中心随访及康复。分析复旦儿科医联体成立后所有成员医院的门急诊量，得出以下结果。

一是在全面开展基层儿科服务能力建设的闵行区，2017 年儿科就诊人次数较 2014 年上浮 20.3%。同时，闵行区儿童到复旦大学附属儿科医院就诊人次数同比下降 14.7%。

二是复旦大学附属儿科医院 2014～2017 年门急诊基本持平的同时，普通内科即儿童常见疾病就诊比例持续下降，专科患儿就诊比例逐年上升。

三是复旦大学附属儿科医院与 5 家社区卫生服务中心合作建立社区康复基地。2014～2017 年，复旦大学附属儿科医院康复科转诊 400 余名儿童到社区卫生服务中心康复。同时社区卫生服务中心开展新生儿先心病筛查、孤独症筛查、遗尿筛查、贫血筛查等项目，发挥社区健康“守门人”职能。

从以上 3 项结果可以看出，复旦儿科医联体在实现区域内儿科分级诊疗方面初见成效。医联体政策对引导儿童理性就医有正面效果。

（二）区域儿科医联体的知晓度分析

在接受调查的 286 位家长中，44%的家长知晓上海市已建成五大区域儿科医联体。84%的儿童在社区卫生服务中心接种过疫苗，57%的家长在社区卫生服务中心进行过儿童保健，22%的家长在社区卫生服务中心接受过儿科医疗服务，11%的家长表示从未接受过社区卫生服务中心任何服务。分析显示，家长对社区卫生服务中心卫生服务的利用率接近 90%，但对儿科医疗服务的利用率仅占约 20%，超过半数家长尚不知道区域儿科医联体。

（三）儿童基层就诊的意愿分析

调查儿童患常见病时家长选择社区卫生服务中心就诊的意愿发现，家长愿意选择社区卫生服务中心的原因主要为“离家近”以及“候诊时间短”，这也体现了社区卫生服务中心在提供儿童健康服务方面的优势。分析家长选择“不愿意”以及“说不清”的原因发现，“不知道社区医生能看儿科常见病”以及“不信任社区医院的诊疗水平”各占约 50%，有 37%的家长表示“社区医院没有药物或者检验检查项目”。

五、建议

本次调查发现，家长选择儿童就诊医疗卫生机构时最关注的因素为医疗水平、就诊的方便程度以及医疗设备。目前社区卫生服务中心最需要解决的问题依次为儿科医疗水平低、社区卫生服务中心不提供儿科服务以及没有儿童所需的药品和检查项目。目前儿童“看病难”主要集中在以下三个方面：一是专科医院患者太多，排队时间远长于诊疗时间；二是挂号难；三是社区卫生服务中心儿科医疗水平低，儿科诊疗经验不足。因此，针对目前上海市区域儿科医联体建设的薄弱环节及短板问题，建议从政府层面以及医联体层面继续加以完善。

（一）政府层面

1. 推进区域儿科资源的合理配置

我国自由择医的模式给了患者极大的选择权利。政府需要差别定位儿童专科医院、综合医院以及社区卫生服务中心三级医疗体系的儿科服务，使儿童专科医院真正聚焦儿科疑难危重症；发挥综合医院儿科活力及潜力，解决区域内儿童的常见病、多发病；使社区卫生服务中心成为有实力且有能力的儿童健康“守门人”。

由于目前不同医疗卫生机构间的运行模式以及收支来源不同，很难真正落实三级医疗卫生机构间的差别定位。政府应加快推行制定按病种收费的相关政策，体现儿童常见病与专科疑难病之间的差异化收费，突显儿童专科医院在专科疑难病上的劳动价值，同时鼓励其分流常见病患儿到综合医院及社区卫生服务中心，使儿童专科医院从“大客流”中解脱出来，聚焦医疗质量。为激励社区卫生服务中心及其全科医生开展儿科服务，政府需要对全科医生参加儿科培训、开展儿科服务及其儿科工作量进行补贴和奖励，通过经济杠杆激励社区卫生服务中心提升儿科服务水平。

2. 建设区域医疗信息共享平台

医疗卫生机构属于不同行政管理条线及机构间不同的隶属关系，使得区域内的信息系统各自为政、互不兼容。目前上海在市级层面以及区级层面都已建成可共享的信息网络平台，但市、区两级层面的信息平台并不兼容，且不同区的信息网络互不兼容。信息共享对于实现医联体内连续性诊疗，打通患者转诊通道，分流患者至基层卫生机构就诊至关重要。信息共享是建设区域医联体的桥梁，是区域医联体建设中不可或缺的硬性条件。

因此，需要政府层面整合信息系统，建设区域医疗信息共享平台，“让数据多跑路，让人民少跑腿”。区域医疗信息共享平台建成后，综合医院及社区卫生服务中心的医生可以直接在医生工作站优先预约儿童专科医院的号源，实时查看转诊病人的病史信息，第一时间了解儿童专科医院的诊疗措施，随时学习专科医生的诊疗方案。

3. 配套灵活的人才柔性流动政策

人是医联体的发展之本。对于医疗机构而言，儿童专科医院优秀人才到综合医院及基层卫生机构任职，能快速增加其儿科业务量，扩大知名度，提升核心竞争力。对于优秀人才而言，柔性流动有助于扩大其职业发展平台，实现自身价值，增加个人收入。在国家支持医生多点执业的政策背景下，在医联体内推行人才柔性流动已无障碍，但在执行层面仍有许多问题有待解决。

医生“单位人”的身份，使得其职称晋升、工资待遇、社保缴金都需要依靠其所在单位。医生到医联体成员单位工作后，如何分担人员成本？在不同绩效奖励机制的单位工作，如何保障医生的收入待遇？在儿童专科医院医生已然紧张的现状下，如何通过政策而非行政命令鼓励儿童专科医院将业务骨干放出去？这些问题都需要多点执业的配套政策加以解决。

（二）医联体层面

针对家长关注的因素和儿童就医急需解决的问题，应从以下 3 个方面完善医联体层面的建设。

1. 强基层依然是区域医联体首要的工作

医疗水平是家长选择儿童就诊医疗卫生机构最重要的影响因素。提升社区卫生服务中心的儿科医疗水平，是区域儿科医联体建设的首要工作。鼓励社区卫生服务中心恢复儿科门诊服务，建设标准化社区儿科诊疗区。医联体牵头单位持续提供不同形式的培训课程，着重培养全科医生在疾病识别、诊疗操作、健康宣教等方面的能力，提升其处理儿童常见病以及识别危重症的能力。针对社区卫生服务中心常见的儿科疾病，编写适合全科医生的儿科教材，并重视其继续教育，及时更新儿科知识。在全科医生培养阶段，可结合儿科专家下社区，在社区卫生服务中心建立儿科医生工作站，将“输血”和“造血”结合，提升社区卫生服务中心的儿科诊疗水平。

2. 继续下沉优质儿科资源

区域儿科医联体内需要通过多种形式的合作模式，将优质儿科资源继续下沉，将儿童引导到综合医院以及社区卫生服务中心就诊。针对社区卫生服务中心缺乏儿童所需的药品和检查项目这一问题，可探索建立区域检查检验共享平台，将儿童专科医院的检验、检查项目与综合医院及社区卫生服务中心共享。在区域内建立儿童基本药品目录，保障社区卫生服务中心儿科的基本药品，在吸引家长选择社区卫生服务中心就诊的同时，将家长及儿童留在社区卫生服务中心。

通过调查研究发现，愿意带孩子去社区卫生服务中心就诊的家长认为，社区卫生服务中心离家近、看病等候时间短、医生服务态度好。社区卫生服务中心需要发挥地理位置以及环境舒适的绝对优势，提供个性化的儿童健康服务，增加家长对社区卫生服务中心的信任感，吸引家长选择社区卫生服务中心就诊。

3. 以学校为平台宣传区域儿科医联体

本次调查发现，家长对社区卫生服务中心卫生服务的利用率接近 90%，但对儿科医疗服务的利用率仅占约 20%，超过半数家长尚不知道区域儿科医联体。家长对社区卫生服务中心开展的儿科服务能力建设尚不知晓，这直接影响儿童家长选择就诊医疗卫生机构。因此，需要继续加强对区域医联体的宣传，着重宣传社区卫生服务中心的儿科服务能力建设措施及其成效，扩大家长对区域医联体的知晓度，增加家长对社区卫生服务中心儿科及全科医生的信任感。

建议加强社区卫生服务中心与所在区域幼儿园以及学校之间的合作。社区卫生服务中心除定期到学校进行儿童保健外，也需要定期对家长进行健康宣教，根据季节开展不同主题的家长课堂。儿童专科医院的医生与社区卫生服务中心的全科医生一起到幼儿园和学校，提供义诊及健康咨询，在学校向家长面对面宣传区域儿科医联体，增加家长对社区卫生服务中心的熟悉度和信任感，逐渐改变儿童的就医行为，引导儿童家长首先选择社区卫生服务中心就诊。

参考文献

[1] 李小龙，赵彬. 政府公共服务流程再造的必然性和可行性分析. 重庆科技学院学报(社会科学版)，

2011,(4): 41－42.
[2] 叶勇.政府流程再造:理论与现实的解读.现代管理科学,2007,(5): 26.
[3] Andersen Ronald M. Revisiting the behavioral model and access to medical care: does it matter?. Journal of Health and Social Behavior, 1995,36(1): 1－10.
[4] 徐婕,翟晓文,王艺,等.以学科为纽带的儿科医疗联合体的实践和创新.中国卫生资源,2017,20(4): 349－351.

"日间手术医院—社区联合随访"模式在分级诊疗中的应用研究

栾伟 杭晨 贾润宇 龚云峰 李志勇
吴慧超 朱群妹 金耀华 孙亚英 骆华杰 李劲

【导读】 针对三级医院日间手术患者日益增多、现有三级医院自行全程管理日间手术出院患者的随访模式导致的患者出院后管理存在"空窗期"的现象，上海交通大学医学院附属仁济医院南院（以下简称"仁济南院"）自2017年11月份开始牵头建立并实施"日间手术医院—社区联合随访"模式，包括日间手术患者出院准备服务、按术种制定联合随访方案、出院后联合随访方案的实施及效果评价。该模式采用分级诊疗策略和思路，将日间手术患者随访工作分阶段、按照不同层级医疗卫生机构的定位进行分级随访。通过与传统日间手术随访对比显示，该模式下日间手术患者对出院后随访工作满意率更高，且伤口恢复情况明显好于传统日间手术随访。"医院—社区联合随访"模式有助于了解患者术后康复情况，提高日间手术围术期安全性，增进三级医院和社区的衔接，值得进一步大力推广。

中国日间手术合作联盟（China Ambulatory Surgery Alliance，CASA）2015年将日间手术定义为患者在24小时内入出院完成的手术或操作[1]。欧美发达国家日间手术占择期手术的70%以上，其日间手术医院—社区延伸康复模式发展相对较为成熟[2]。我国日间手术处于刚起步阶段，这为构建"日间手术医院—社区联合随访"模式建立创造了条件和机遇。仁济南院与闵行区浦江镇社区卫生服务中心自2016年7月签约建立医联体后，积极推进落实分级诊疗政策。仁济南院日间手术中心自2017年11月以来牵头构建"日间手术医院—社区联合随访"模式，该模式在提升医疗服务效率、规范日间手术随访、提升签约居民对医疗服务满意率等方面均取得了显著成效。

仁济南院自2017年10月起成立日间手术医院—社区联合随访团队，团队成员共15人，其中双向转诊办公室负责人1名，日间手术中心管理者1名，日间病房专科主刀医生3名和日间病

基金项目：闵行区卫生和计划生育委员会卫生计生政策研究课题"日间手术分级诊疗'医院—社区'信息化平台构建与应用"（课题编号：2017MWZ15）。

第一作者：栾伟，女，副主任护师，上海交通大学医学院附属仁济医院南院护理部执行主任。
通讯作者：李劲，女，主任医师，上海交通大学医学院附属仁济医院南院常务副院长。
作者单位：上海交通大学医学院附属仁济医院南院（栾伟、杭晨、贾润宇、龚云峰、骆华杰、李劲），上海市闵行区浦江镇社区卫生服务中心（李志勇、吴慧超、朱群妹、金耀华、孙亚英）。

房护士 2 名，社区家庭医生 3 名，社区护士 3 名，医院行政管理人员 1 名，社区行政管理人员 1 名。团队工作模式及分工为：确立工作目标，通过前期调研制定“日间手术医院—社区联合随访方案”；选择试点术种，完善联合随访工作流程、制度；对医院、社区卫生服务中心的相关医护人员进行培训，指导开展日间手术患者随访工作，主要针对各类手术围术期管理要点、紧急情况处理原则、并发症的判断与处理、一般伤口及引流管护理、转诊流程和注意事项等事宜进行培训及考核。

一、资料与方法

（一）临床资料

1. 病例来源

选取 2018 年 1 月至 8 月在仁济南院日间手术中心实施日间手术的患者，按照是否为浦江镇社区卫生服务中心家庭医生签约居民分为观察组（$n=360$）和对照组（$n=360$）。其中，观察组为浦江镇社区卫生服务中心家庭医生签约居民，对照组为非浦江镇社区卫生服务中心家庭医生签约居民。观察组中男性 207 例，女性 153 例；年龄范围在 18～75 岁，平均年龄为 46.29±16.87 岁；受教育程度小学及以下 54 例，初中和高中 154 例，大专及以上 152 例；出院后有人护理 296 例，无人护理 64 例。对照组中男性 201 例，女性 159 例；年龄范围在 18～75 岁，平均年龄为 42.13±14.32 岁；受教育程度小学及以下 63 例，初中和高中 133 例，大专及以上 164 例；出院后有人护理 305 例，无人护理 55 例。两组在性别、年龄、受教育程度、出院后陪护情况方面无统计学差异。手术类型包括腹腔镜胆囊切除术、腹股沟疝无张力修补术、下肢静脉高位结扎＋曲张静脉剥脱术、白内障超声乳化吸出＋人工晶体植入术等 12 种，观察组和对照组每种手术类型患者各选取 30 例。

2. 纳入标准

患者经相关临床医生评估，符合日间手术相关指征，并顺利完成手术；年龄≥18 岁；同意参加本调查研究并签署知情同意书。

3. 排除标准

伴有严重意识障碍或精神类疾病；沟通交流存在障碍，无法有效配合调查者。

（二）调查评估表、问卷及调查内容

1. 调查评估表、问卷

建立专门的日间手术患者出院随访档案，采集日间手术患者基本信息，并使用自制的、日间手术患者术后随访指导满意度调查问卷对患者进行随访和满意度测评。通过日间手术患者联合随访信息化平台收集患者基本信息、随访评估结果、生活自理能力评估结果。由经过统一培训的 2 名工作人员在日间手术患者出院时、术后一个月门诊复诊时，进行满意度调查问卷发放，并当场回收。专科医师在门诊复诊时对患者疾病相关并发症、伤口恢复情况、活动能力进行评估。

2. 调查内容

（1）患者基本信息

患者个人基本信息包括姓名、性别、出生年月、职业、民族、联系电话、家庭住址、所属社区等。

日间手术相关信息包括手术日期、手术名称、主要检查项目、出院诊断、病理诊断等。出院医嘱相关信息包括伤口引流物管理、出院用药、复诊预约时间、电话随访登记等。

(2) 随访评估内容

随访评估内容包括伤口观察、服用药物、导管情况、活动度、自我护理、其他并发症等 6 个条目,以及后续治疗情况信息,再入院情况登记等。

(3) 生活自理能力评估

通过"生活自理能力评估量表"了解患者生活自理能力,包括修饰、如厕、进食、转移、步行、穿衣、上楼梯、洗澡等内容,总评分 0～100 分,总分≤40 分属于重度依赖,41～61 分属于中度依赖,61～99 分为轻度依赖,100 分为无需依赖。

(4) 患者满意度

日间手术患者术后随访指导满意度调查问卷共 12 个条目,即:包括患者出院后接受联合随访服务的形式、频次,患者对联合随访医护团队对其用药指导、切口处理、导管护理、疼痛评估及处理、生活自理能力评估和指导、活动及康复指导、门诊复诊指导、不良事件处理、服务态度及总体满意率的评价。评判选项为非常满意、满意、一般、不满意、非常不满意。

(三) 研究方法

每位手术患者在住院期间均接受日间病房常规护理,出院时由日间病房责任护士进行术后健康教育,嘱患者观看日间病房自制疾病相关视频,发放疾病宣教三折页。

1. 观察组

观察组采用"日间手术医院—社区联合随访"模式。依据仁济南院及社区卫生服务中心的医疗、护理及管理专家共同制定的《仁济南院日间手术三级医院—社区联合随访方案》,对观察组采用联合随访模式。日间病房护士于患者出院后第 3 天进行电话随访一次,并记录随访结果。上述信息均由仁济南院—浦江镇社区卫生服务中心日间手术联合随访信息化平台进行数据统一采集、汇总,即时更新。日间手术医院—社区联合随访团队医护人员及管理者均可随时通过信息化平台调阅相关信息。社区卫生服务中心的医护随访人员查阅到系统中需联合随访的签约患者信息后,于术后第 10 天、第 20 天根据《仁济南院日间手术三级医院—社区联合随访方案》对患者进行随访,其中以电话随访为主,评估患者异常情况是否需要转诊至三级医院进行处理。社区随访信息由家庭医生或社区护士直接录入日间手术联合随访信息化平台。

2. 对照组

对照组采用一般的电话随访,即在患者接受常规出院护理后,术后 7 天内由日间手术病房护士进行电话随访一次,随访内容与观察组相同,嘱患者术后一月返回医院门诊复诊,如在随访过程中出现不适,嘱患者可及时返回医院相关专科门诊就诊。

(四) 统计学方法

所有数据均采用 SPSS 20.0 软件进行统计分析,计量资料应用平均值±标准差($\bar{x} \pm s$),计量资料组间比较采用独立样本 t 检验,计数资料以百分率(%)表示,采用 χ^2 检验,$P<0.05$ 为差异有统计学意义。

二、研究结果

（一）两组患者术后并发症发生率、伤口愈合情况、活动能力的比较

在伤口愈合方面，观察组愈合良好的有 324 例，占 90.0%；对照组愈合良好的有 297 例，占 82.5%；观察组明显优于对照组，差异有统计学意义（$P<0.05$）。在活动能力方面，观察组活动能力良好的有 354 例，占 98.3%；对照组活动能力良好的有 341 例，占 94.7%，观察组明显优于对照组，差异有统计学意义（$P<0.05$）。两组患者在术后并发症上无差异（表 1）。

表 1　两组患者术后并发症发生率、伤口愈合情况、活动能力的比较

组别	例数（例）	伤口愈合情况（例）		术后并发症（例）		活动能力（例）	
		愈合良好	愈合欠佳	无	有	良好	欠佳
观察组	360	324	36	360	0	354	6
对照组	360	297	63	359	1	341	19
t 值	—	5.395		1		3.667	
P 值	—	$p<0.05$		$p>0.05$		$p<0.05$	

（二）两组患者关于术后随访指导满意度的比较

从患者满意度上看，观察组满意的有 324 例，占 90.0%；对照组满意的有 331 例，占 91.9%；差异有统计学意义（$P<0.05$）。在出院后一个月门诊随访时的满意度调查显示，观察组患者满意的有 360 例，占 100%；对照组患者满意的有 345 例，占 95.8%；观察组满意率明显高于对照组，两组患者满意度情况存在显著差异（$P<0.05$）（表 2）。

表 2　两组患者关于术后随访指导满意度的比较

组别	例数（例）	出院时（例）			最后一次随访（例）		
		满意	基本满意	不满意	满意	基本满意	不满意
观察组	360	324	29	7	360	0	0
对照组	360	331	24	5	345	15	0
X^2 值		3.863			5.537		
P 值		$P<0.05$			$P<0.05$		

（三）两组患者关于生活自理能力的比较

从生活自理能力上看，观察组在出院时生活自理能力评估分值为 58.96±4.23 分，对照组为 58.78±4.15 分，两者不存在统计学差异。术后 30 天随访时，观察组生活自理能力评估分值为 87.58±5.10 分，对照组为 76.98±5.36 分，观察组生活自理能力明显高于对照组，两组存在显著差异（$P<0.05$）（表 3）。

表 3　两组患者生活自理能力评分比较

组别	例数(例)	出院时生活自理能力评分(分)	术后 30 天生活自理能力评分(分)
观察组	360	58.96±4.23	87.58±5.10
对照组	360	58.78±4.15	76.98±5.36
t 值	—	0.197	8.233
P 值	—	0.844	0.000

三、讨论

（一）“日间手术医院—社区联合随访”模式具有重要作用

本文结果表明，“日间手术医院—社区联合随访”模式能够提高患者满意度并提高患者生活自理能力。据统计[3]，上海、北京、成都等地的大型医院目前平均日间手术量占择期手术量的25%左右，日间手术患者术后 24 小时不到即出院，可能出现难以预期且患者无法自行处理的问题。因此，国际日间手术学会（International Association for Ambulatory Surgery，IAAS）及多个国家健康管理部门均主张加强连续的院内外日间手术康复护理，加强院外康复和与基层卫生服务系统的转诊合作[3,4]。

（二）联合随访模式的建立体现分级诊疗政策优越性

建立“日间手术医院—社区联合随访”模式符合我国分级诊疗政策要求。医联体为区域内签约居民提供集疾病预防、诊断、治疗、康复、护理等一体化、延续性的医疗服务[5]。医疗服务模式的转变，必须建立在规范的分级诊疗疾病管理策略和基层医疗卫生机构服务能力提高的基础上[6]。同时，在构建规范化联合随访方案基础上，还需加强对社区卫生服务中心的家庭医生、护士培训及考核，提高社区医护人员在日间手术术后并发症观察与护理、导管及伤口护理方面的能力[7]。目前国内很多研究聚焦在分级诊疗慢性病管理策略，但对围术期相关分级诊疗管理策略研究较少。“日间手术医院—社区联合随访”模式做出了积极的探索，本文结果也充分体现了分级诊疗政策的重要性和优越性。

（三）联合随访模式需要信息化平台助力

“日间手术医院—社区联合随访”模式充分体现了“以人为中心”，是不同层级医疗机构分工合作，为社区 1+1+1 签约居民提供延续性、无缝衔接、分级分诊的术后随访服务的诊疗模式[7]。医院与社区之间实现了签约居民日间手术的健康档案、手术信息、术后随访等信息的共享。一体化联合随访方案有效解决了日间手术患者术后管理的“空窗期”问题，减少患者术后生理、心理、疾病的负担，从而产生了良好的社会效应。该模式的推广应用需要建立日间手术医院—社区联合随访信息化平台，能够进一步提高服务效率，有利于进一步扩大分级诊疗模式在围术期患者管理中的应用。

（四）进一步深化推进分级诊疗政策

“日间手术医院—社区联合随访”模式初步证明分级诊疗政策在日间手术管理中具有积极有效的指导作用。分级诊疗政策指导下医院—社区联合随访模式的应用，填补了日间手术患者出院后管理的“空窗期”，优化使用了区域内医疗资源，改善了服务模式并且提升患者的满意度，也为今后从日间手术患者联合随访进一步拓展到手术患者联合随访、围术期全周期管理等问题上，提供了新的工作思路和参考依据。

参考文献

[1] 高解春，杨佳泓，刘军，等. 日间手术的内涵及适宜范围研究. 中国医院，2015，19(04)：3-6.

[2] 郭永瑾，赵蓉，杨丽，等. 上海市级医院日间手术发展的优化策略研究. 中国医院，2015，19(04)：16-19.

[3] 缪传文，钟力炜，王理伟，等. 不同管理模式在日间手术中的应用实践. 中国医院管理，2015，35(03)：21-22.

[4] 白雪，马洪升，罗利. 中外日间手术发展对比研究及展望. 中国医院管理，2014，34(05)：35-37.

[5] 余红星，姚岚，李莹，等. 基于分级诊疗的医疗机构分工协作机制探究. 中国医院管理，2014，34(07)：1-3.

[6] 李诗涵，杜姣姣，戴燕，等. 社区医院延续性护理对日间手术患者护理需求满足效果分析. 华西医学，2016，31(04)：615-618.

[7] 张丽青，蒋碧媛，许多，等. 日间手术患者术后护理需求的调查. 解放军护理杂志，2015，32(10)：52-53，65.

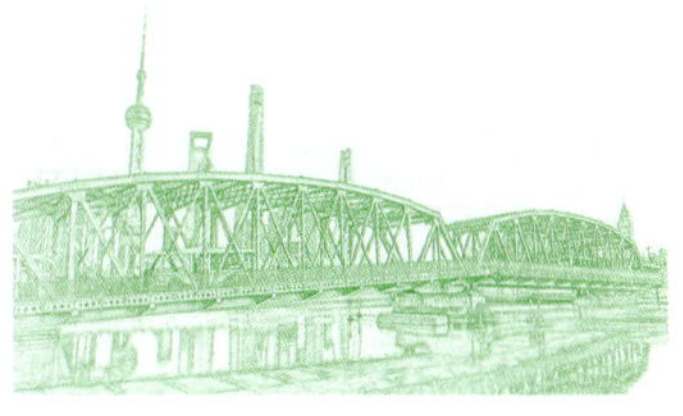

第三章

公共卫生

公共卫生服务是国家民生工程的重要组成部分,上海市紧紧围绕落实国家和本市医改工作目标要求,不断完善公共卫生服务体系,提升公共卫生服务能力,形成了具有上海特色的基本公共卫生服务内容和模式。本章介绍了上海市疾病预防控制体系建设情况,提出上海市疾病预防控制体系建设的理念、目标和任务;系统地分析上海市传染病疫情调查处置工作的现况与问题,提出促进现有传染病疫情调查工作的建议;总结上海市在开展基本公共卫生服务中的创新工作模式和特点,提出进一步改善的政策建议和方法;调查上海市公共场所母婴设施建设情况,为上海市公共场所母婴设施建设策略提供依据和参考;统计上海市民服务热线控烟工单文本情况,为更好地提高控烟执法监督能力提供决策支持;思考上海市人群队列生物样本库的运营情况,为上海市推进大规模人群队列生物样本库建设及持续发展提供参考。

加强上海市疾病预防控制体系建设研究

邬惊雷　赵丹丹　吴　凡　付　晨

【导读】 为建设与上海市城市功能定位和发展目标相匹配、与超大型城市公共卫生安全保障要求相适应的疾病预防控制体系，切实提高疾病预防控制和公共卫生安全保障能力，文章全面梳理了上海市疾病预防控制体系的基本情况和存在的主要问题，提出了新时期加强疾病预防控制体系建设的基本原则和目标，明确了完善体系规划布局、强化硬件设施建设、完善人事薪酬制度、加强学科人才建设、加强信息化建设，以及优化运行管理机制等主要任务。

疾病预防控制体系以保障人民健康为宗旨，具体履行政府公共卫生职能，承担预防控制疾病、伤害和失能，控制与消除健康危害因素，应对和处置突发公共卫生事件，保障重大活动公共卫生安全等职责，是城市公共卫生体系和公共安全保障体系的重要组成部分。为切实提高本市疾病预防控制能力，满足城市公共安全保障要求，上海市迫切需要进一步加强疾病与控制体系建设。

一、上海市疾病预防控制体系基本情况

（一）机构概况

1. 疾病预防控制机构

上海市现有疾病预防控制机构（以下简称“疾控机构”）17 家，其中市级疾控机构 1 家，区级疾控机构 16 家。市级疾控机构为上海市疾病预防控制中心（以下简称“市疾控中心”），主要负责疾病预防控制业务的全行业管理，组织开展疾病和健康相关危害因素的监测评价、检验鉴定和风险预警，研究制订防治策略和适宜技术，指导落实防控措施，实施质量控制和督导评价，开展重大突发公共卫生事件应急处置，承担“一槌定音”的公共安全保障托底功能。区级疾控机构为各区疾病预防控制中心（以下简称“区疾控中心”），根据市级疾控机构的业务要求，组织实施辖区内各项疾病防控方案和防控措施，并指导辖区内医疗卫生机构开展防控工作。

市疾控中心核定编制数 635 名，截至 2016 年年底实际在编人员 405 名；在编人员中，专业技

第一作者：邬惊雷，男，上海市卫生健康委员会主任。
作者单位：上海市卫生健康委员会（邬惊雷、赵丹丹、吴凡），上海市疾病预防控制中心（付晨）。

术人员占87.1%，其中高级职称人员29.9%，中级职称人员39.1%；具备本科及以上学历者约占79%。16家区疾控中心核定编制总数2 567名，截至2016年年底实际在编人员2 320人，平均每区145人，其中专业技术人员占84%，高级职称人员11.1%。

2. 传染病救治医疗机构

传染病医疗救治网络由市、区传染病医院，综合医院感染科和发热、肠道、肝炎等专病门诊等组成，主要负责传染病的甄别、诊断、治疗和报告，落实传染病防控管理要求，开展传染病疫情等突发公共卫生事件的医疗救治。

上海市现有独立设置的传染病医院7家，其中市级机构1家(上海市公共卫生临床中心)，区级机构6家(黄浦区传染病医院、杨浦区中心医院安图分院、浦东新区传染病医院、浦东新区南华医院、奉贤区古华医院、崇明区传染病医院)，总核定床位1 305张，医生318人，护士630人。全市设置感染科的综合医院有84家，其中三级医院30家，二级医院54家，总核定床位896张，医生299人，护士432人。根据“二、三级医院全覆盖，社区卫生服务中心按需设置”的原则，全市设有发热门诊127个，肠道门诊277个，肝炎门诊219个。

3. 社区卫生服务中心

社区卫生服务中心承担疾病预防控制体系的网底职责，主要负责为辖区居民提供基本公共卫生服务、基本诊疗和健康管理服务，落实疾病预防控制技术规范和标准，开展传染病和慢性病患者的社区管理。此外，部分社区卫生服务中心还承担国家和本市下达的疾病及健康危险因素专项调查等临时性任务。截至2016年年底现有社区卫生服务中心239家，在职卫生专业技术人员共28 550人，其中，临床医师9 037人(含全科医生6 989人)，社区护士10 917人，其余多为公共卫生医师和医技人员等。

(二) 运行机制

市疾病预防控制工作模式为疾控机构—医疗机构—社区卫生服务机构“三位一体”模式，即疾控机构负责疾病预防控制业务的归口管理，承担各类疾病和环境、职业、放射、食品等健康相关因素监测评价，制定疾病防治策略，指导落实疾病防控任务和措施，开展突发公共卫生事件和灾害的疫情应急处置；医疗机构负责开展规范化诊疗和救治，落实疾病监测和报告等公共卫生职责；社区卫生服务机构负责社区居民健康管理，落实社区疾病防控措施。

市传染病医疗救治实行“平战结合”工作模式。平时规范开展传染病患者诊治，做好应对传染病疫情的人员、物资、预案和技术储备。重大疫情发生时，动员全市救治力量，加强传染病患者和疑似病例定点救治、危重患者综合救治，控制疫情播散。

近年来，上海市各级政府始终坚持“政府主导、部门合作、属地管理”的原则，不断加大投入力度，保障了疾病预防控制体系切实履行政府公共卫生职能，确保了本市传染病发病率始终维持在历史低水平，有效应对了SARS、甲型H1N1流感、H7N9人感染禽流感等重大疫情，有效处置了浦东新区康桥儿童血铅超标、福岛核污染、黄浦江死猪漂浮、金山区水污染、宝山区氨气泄漏等重大突发事件和重点场所不明粉末事件的生物反恐，并在亚洲太平洋经济合作组织(Asia-Pacific Economic Cooperation，APEC)会议、奥运会、世博会、亚信峰会、20国集团(Group of Twenty Finance Ministers and Central Bank Governors，G20)峰会等各类重大活动保障中发挥了重要作

用。疾病预防控制体系的有效运行，不仅保障了城市公共卫生安全，更为维护上海经济繁荣、社会稳定，优化营商环境奠定了坚实的基础。

二、上海市疾病预防控制体系存在的问题和困难

上海市作为超大型国际化大都市，人员密集，国际交往频繁，面临着新发、突发、输入性传染病和不明原因疾病防控的巨大压力，面临着各种新型健康危害因素、环境污染等带来的健康问题和核化生恐怖袭击的巨大挑战，面临着人口老龄化、生活方式变化所导致的慢性病防控的重大任务。上海市疾病预防控制体系既要具备应对上述挑战的能力，也要与上海建设“卓越的全球城市”的发展目标相适应，努力打造国内领先、国际先进的疾病预防控制体系。面对“健康中国”“健康上海”建设的新形势和新要求，本市疾病预防控制体系存在以下亟待解决的问题。

（一）规划布局方面

近年来，通过滚动实施区域卫生规划、公共卫生体系建设三年行动计划、社区卫生服务机构标准化建设，本市疾病预防控制机构、传染病救治医疗机构、社区卫生服务机构在布局上基本得到完善。但仍需结合区域发展定位、产业特征、人口规模结构和公共卫生需求，提升规划标准，优化功能布局，如浦东新区应结合自贸区建设强化输入性传染病监测防控、金山区应强化化工职业危害监测防控等功能布局；全市疾病预防控制实验室网络功能也需要结合区域功能和能力现状进行科学合理的规划设置。

（二）能力建设方面

1. 疾控机构

由于受基础设施建设滞后、关键专业人才队伍严重流失等影响，市、区两级疾控机构能力发展受到较大制约。市疾控中心由曾经全国综合实力最强的省级疾控机构，跌至 2016 年的排名第十。① 基础设施方面，市疾控中心人均建筑面积仅为国家建设标准要求的一半，在全国省级疾控机构中排名垫底；16 个区疾控中心人均建筑面积仅有 2 家达到国家标准。用房紧缺导致实验室无法合理布局，部分实验室无法达到国家规定的标准，制约功能发挥。② 仪器设备方面，市疾控中心仪器设备配置仅达到国家基本标准，受基础设施条件限制，仪器设备进一步扩充和更新空间有限，难以对标国际先进水平和持续发展；16 家区疾控中心仪器设备半数未达到国家标准基本要求。③ 人才队伍方面，市、区两级疾控中心现有编制数较中央编办要求的编制标准仍有缺口。主要包括两方面问题。一是专业人才流失严重，市疾控中心 2011～2016 年流失专业骨干 99 人，在编人员减少 14%，而同期全市卫生专业技术人员数量整体增加了 10%。同时，离职人员多为重点岗位的关键人才（部门负责人、学科带头人、研究生学历和高级职称人员）。嘉定区、金山区、静安区、徐汇区和闵行区等部分疾控中心近 5 年离职数占在编人员总数的比例超过 25%。二是人员招聘数量和质量问题突出，市疾控中心 2011～2016 年招聘实际到岗人数仅占计划招聘数 30%；区疾控中心近 5 年基本未能招聘到 211、985 大学的应届毕业生。④ 信息化建设方面，信息

化基础设施建设水平与国家标准相差较大，现有业务信息系统无法完全满足各专业领域需求；区疾控中心本地化业务应用不足；医院电子病历与疾控信息系统整合度较低；全市疾控信息化人才建设滞后，队伍人数总量不足 50 人，专业技术能力难以满足需求；信息数据的整合和利用仍有不足。

2. 传染病救治医疗机构

一是部分少见传染病的诊治能力和检验检测技术储备有所削弱，主要是由于近年来上海市传染病总体呈低流行状态，传染病医院诊治的患者主要以肝炎、结核病、艾滋病为主，另有少量散发的季节性、输入性病例，医护人员的临床实践机会减少。二是传染病医院和综合医院感染科都存在高端人才缺乏、人才流失、队伍断层、能力弱化等问题，全市综合医院感染科医护人员年龄在 45 岁以上的达 55%。三是部分医疗机构的发热、肠道和肝炎门诊因运行成本较高而未按规范要求设置，存在患者直接在普通门诊就诊的情况，造成传染病防控的第一道防线有所削弱。四是基础设施建设尚不完善，仍需按“平战结合”的原则进一步加强建设。

（三）保障机制方面

1. 疾控机构

疾控机构的工作量日益增加。2016 年，全市疾病和健康危险因素监测涉及 90 余种，设立 1.5 万个监测点，监测样本数 60 余万件；市疾控中心完成实验室检测 112.8 万项次；处置公共卫生苗子事件 1 307 起、突发公共卫生事件 103 起，应急值守 5 816 人天。大量工作在 8 小时以外开展，在处置突发公共卫生事件的过程中，更会产生连续数周、数月的备班加班。现有人事薪酬制度未能充分体现疾病预防控制工作的特殊性，与疾控专业人员的付出和奉献不相适应。一是薪酬核定标准偏低，缺乏合理增长机制。市疾控中心人均薪酬水平低于同期北京市、深圳市、江苏省、浙江省疾控中心，更远低于本市三级医院。2016 年，市疾控中心人均薪酬水平是本市社会平均工资的 2.3 倍，也低于以上省级疾控中心与当地社会平均工资的比值。2012～2016 年间，市疾控中心人均薪酬年均增幅仅 5.4%，低于同期本市三级医院和社会平均工资的增幅，而同期监测工作任务增加约 2 倍，人均实验室检验任务量增加 3.5 倍。区疾控中心人均薪酬也低于区二级医院和社区卫生服务中心。由于疾控专业人员具备深厚的教育背景、专业技能和实践经验，卫生系统内外就业前景广泛，现有薪酬水平无法吸引人才、留住人才。二是专技岗位比例设置不合理，职业发展制度体系不健全。根据本市有关规定，市疾控中心高级职称岗位比例不超过 30%，低于北京市的 32%，湖北省、深圳市的 40%和浙江、江苏两省的 45%。高级岗位配置比例偏低，制约了骨干人才职业发展空间，降低了对高素质人才的吸引力。此外，公共卫生专业技术人员教育培训制度仍需完善，公共卫生医师规范化培训制度尚未建立。与临床医学相比，公共卫生学科建设、人才培养、科研专项等政策支持力度相对不足。

2. 传染病救治医疗机构

综合医院感染科和各类医疗机构的发热、肠道、肝炎等专病门诊日常运行经费保障不足，部分医疗机构考虑到运行成本，未按要求规范设置；感染科、专病门诊医务人员薪酬水平也低于医院其他临床科室，存在人员流失较多的问题。区传染病医院相对于其他医疗机构，职业风险较高，但薪酬保障水平相对较低，人员队伍不稳定。

3. 社区卫生服务中心

一是随着疾病谱的变化和居民对健康需求的不断提高，社区公共卫生服务项目和内容不断扩展，而社区卫生服务中心基本服务项目目录未及时动态更新，部分公共卫生任务未纳入标化工作量考核体系。二是部分社区还承担了国家和本市下达的专项调查、疾病筛查干预等临时性工作，项目经费虽有保障，但受本市社区绩效总额封顶限制，无法给予工作人员相应的劳务补偿，因此接受任务的社区对此类工作积极性普遍不高。

三、上海市疾病预防控制体系建设的理念和目标一体化发展

（一）指导思想

以党的十九大精神和习近平新时代中国特色社会主义思想为指导，围绕“四个全面”战略布局，按照全面深化医药卫生体制改革、《“健康中国”2030 规划纲要》和《“健康上海”2030 规划纲要》的总体要求，以维护和促进人民群众健康为宗旨，以能力建设为主线，以人才队伍为根本，以科研创新为支撑，建设完善与上海城市功能定位和发展目标相适应的疾病预防控制体系，助力上海“四大品牌”建设和长三角更高质量一体化发展，服务“健康上海”和“卓越的全球城市”建设。

（二）基本原则

1. 预防为主，服务民生

坚持“预防为主”的方针，以人民群众的健康需求引领本市疾病预防控制体系建设，切实解决人民群众的主要健康问题和本市主要公共卫生问题。

2. 弥补短板，提升能力

加强基础设施、技术装备、学科人才和信息化建设，强化前瞻性技术储备，夯实疾病预防控制和城市公共卫生安全保障基础，守护城市公共安全底线。

3. 对标国际，跨越发展

适应建设“卓越的全球城市”需要，瞄准全球公共卫生发展方向，对标国际最高标准、最好水平，加快硬件和内涵建设，努力实现跨越式发展。

4. 完善机制，创新发展

健全本市疾病预防控制工作网络，完善投入保障机制和运行管理机制，促进公共卫生职责全面落实，以制度创新、机制创新、科技创新推动疾病预防控制体系持续发展。

（三）建设目标

全面加强本市疾病预防控制体系基础设施和学科人才队伍建设，提升疾病预防控制服务能力、城市公共卫生安全保障能力、公共卫生科学研究能力、信息利用与循证决策能力，加快建成与“卓越的全球城市”功能定位相匹配，与超大型城市公共卫生安全保障要求相适应，国内领先、国际先进的疾病预防控制体系。

到 2020 年，全面实施疾病预防控制体系新一轮基础设施建设，优化传染病救治机构规划布局，基本建成覆盖全市的病原生物和化学品毒性综合检测实验室网络体系，提升“一槌定音”的检

验鉴定能力和突发公共卫生事件快速应对能力；推进建设一批具有国际竞争力的公共卫生重点学科群和学科领军人才队伍；建立符合疾病预防控制体系特点的投入保障和运行管理机制；完善疾病预防控制信息系统，形成疾控数据共享应用框架。

到 2030 年，把市疾控中心、市公共卫生临床中心建成设施、技术和综合实力等方面具有国内领先水平最强的公共卫生专业机构；建成若干个符合地区功能定位和发展规划的区域性实验室检验检定中心；建成具有一定国际影响力的公共卫生重点学科群和公共卫生人才队伍；传染病监测预警、医疗救治和突发公共卫生事件综合应急能力达到国际先进水平；深入开展疾控数据共享应用，全面发挥“智慧疾控”支撑政府决策和服务民生的作用。

四、建设任务

（一）完善规划布局

一是巩固完善疾病预防控制工作网络，优化功能布局。落实各级政府责任，强化以市疾控中心、16 家区疾控中心、全市社区卫生服务中心为主干的本市疾病预防控制工作网络。根据区域特点、产业布局等因素，将部分区级疾控机构建成符合地区功能定位和发展规划的区域中心。按照“统筹规划、能级分工、常规下沉”的原则，合理构建统一质控、资源联动、信息共享的疾病预防控制实验室检测网络。

二是巩固优化传染病救治网络。以“平战结合、分层分类、定位明确、高效协作”的原则，构建“分层级、分区域”和“综合医院与专科医院”有所侧重、有序衔接的由“市级诊治中心—区域诊治中心—区级诊治中心—社区卫生服务中心等其他医疗机构”构成的传染病救治体系。市级诊治中心负责全市传染病诊治技术支持等；区域传染病诊治中心(其中包括 1～2 家儿科传染病诊治中心)负责对口区域传染病诊治技术支撑和危重症救治等；区级传染病诊治中心负责辖区传染病诊治和技术支撑等；社区卫生服务中心等其他医疗机构负责常见和多发传染病诊治等。综合性医疗机构聚焦重大、新发和不明原因传染病等的发现、诊断和治疗等；传染病专科医疗机构聚焦规模化批量传染病集中救治和埃博拉出血热、中东呼吸综合征、人感染 H7N9 禽流感等重点传染病定点隔离救治等。开展市级重大危重医疗事件中西医协同响应与干预平台建设，充分发挥中医药技术在传染病防治中的作用。加大多方投入，提升医疗机构传染病救治能力。加强机制创新，坚持以人为本，完善传染病防治人员培养和队伍建设等。

（二）加强硬件设施建设

一是加快推进疾控机构基础设施和装备建设。对标国际先进水平，加强市疾控中心基础设施建设，满足功能需求，建设标准化菌毒种保藏中心、生物样本库和菌毒种基因库、代谢组学和蛋白质组学等重大产业技术基础实验室；加强高端装备配置和关键技术储备，持续保持疾病防控关键技术研发、突发事件现场应急处置、实验室检验检测能力的引领水平，发挥疾控机构在本市公共卫生体系中的核心作用。开展区级疾控机构达标建设，对标《疾病预防控制中心建设标准》(建标 127—2019)地市级标，加强基础设施设备建设，明显改善业务用房和仪器装备条件，持续提升检验检测能力和应急现场处置能力。

二是加强传染病救治体系硬件设施建设。进一步加强市公共卫生临床中心对新发、输入和不明原因传染病的快速反应、甄别诊断、综合救治和控制能力及相应科研转化能力。进一步加强重点市级综合性医疗机构感染科的医、教、研整体能力，规范配置隔离诊室和检测仪器设备，规范储备应急处置装备、药品和试剂耗材，确保配备足够数量的负压病房，在发生重、特大突发疫情时可随时有效启用；为全市医疗机构的传染/感染病专病门诊和专科提供必要的投入保障，确保按要求规范设置，有效承担一线传染病监测、发现、诊断和救治等综合防控职能。进一步加强区级传染病专科医院的能力建设，确保各区传染病床位和储备床位符合区域卫生规划要求，形成有效应对突发疫情的能力。

（三）完善人事薪酬制度

一是完善岗位管理机制。优化人员配置标准，落实《中编办、财政部、国家卫计委关于印发疾病预防控制中心机构编制标准指导意见的通知》（中央编办发〔2014〕2 号）的要求，以“强基层”为重点，科学核定、按需补充市、区两级疾控机构人员编制，逐步达到全市疾控机构人员配置标准；同时，综合考虑地域面积、人口导入等因素，在核定编制时向郊区倾斜。科学实施岗位分级分类管理。完善岗位职责要求，强化岗位聘任管理，合理优化市、区两级疾控机构中高级专业技术岗位结构比例，逐步达到长三角更高质量一体化发展要求。

二是完善绩效评价机制。在本市事业单位行业分类调控绩效总量的政策框架下，各区根据辖区内疾控机构的公共卫生职能、功能定位确定相应的绩效水平。建立以公益为导向、以实绩为核心的人才评聘管理和分级分类岗位绩效评价机制，确保薪酬内部分配向一线、关键的业务骨干倾斜。在医疗机构绩效考核评价机制中重视疾病预防控制工作，确保综合性医院感染科医务人员收入不低于所在医院平均水平。

三是完善支持保障政策。在远郊地区疾病预防控制机构工作的专业技术人员，其居住证转办常住户口可按规定缩短为 5 年，符合相关规定的可以直接落户。鼓励各区为公共卫生人才提供公租房、人才公寓等政策。启动公共卫生医师规范化培训，探索与公共卫生硕士专业学位研究生教育的有机衔接。

（四）加强学科人才建设

一是做强高精尖学科发展。以疾病防控需求为导向，聚焦建设一批具有国际影响力和竞争力的公共卫生重点学科群、国家级和省部级重点实验室。完善与高校和科研院所合作的共建平台，探索“人员双聘”机制，加强人才联合培养和重大项目联合攻关，推进科技创新转化应用。支持市公共卫生临床中心申报建设传染病“国家临床医学研究中心”。

二是做好高端人才队伍建设。在本市各类人才培养项目中，优先扶持公共卫生领域，培养一批符合疾病预防控制实际需要的复合型、应用型人才和学科带头人，构筑具有国际影响力的公共卫生人才高地。参照本市“人才体制机制改革 30 条”文件[1]关于高校和科研院所的相关政策，加大市疾控中心高端人才引进、骨干人才培养、科研创新激励、科技成果转化等工作力度。

三是夯实一线工作队伍基础。建立公共卫生医师规范化培训制度，根据国家总体部署和要求，制定、实施公共卫生医师规范化培训相应配套政策。依托市公共卫生临床中心，建设全市传

染病临床实训基地与应急救治培训平台，切实增强传染病临床甄别、诊断、救治能力和医院感染控制能力。建立传染病临床救治应急队伍，加强应急救治人员梯队建设。

（五）加强信息化建设

一是完善疾病预防控制信息基础建设。在电子政务网络体系下，完善涵盖市、区两级的疾病预防控制信息平台，覆盖本市医疗卫生机构的疾病预防控制信息网络体系，依托电子政务云/行业云，提升市、区两级疾控信息化基础设施服务能力。健全涵盖数据、应用、管理、安全等领域的疾病预防控制信息标准体系。

二是加强疾病预防控制业务信息系统建设。完善基于上海健康信息网的各类疾控业务信息系统，推进疾控数据与电子病历、电子健康档案、全员人口信息数据库互联互通，建立多部门业务协同和信息共享机制。

三是强化疾病预防控制数据整合利用。按照本市大数据中心总体框架，提升疾控数据资源应用能力。基于大数据和云服务，汇集和管理全市各类公共卫生数据，推进"互联网＋"公共卫生服务，支撑精细化管理，服务社会民生和城市精准治理。

四是加强疾病预防控制网络与信息安全管理。完善落实网络安全管理制度，强化信息系统和关键信息基础设施安全等级保护建设，构建数据动态安全态势感知与响应体系，实现全方位数据安全管控。

（六）优化运行管理机制

一是巩固完善联防联控工作机制。切实贯彻预防为主的方针，坚持防治结合、联防联控、群防群控，将健康融入所有政策，人民共建共享。充分发挥公共卫生联席会议制度作用，完善分工合作机制、信息共享和交换机制、应急预案衔接机制，形成合力，共同落实疾病和健康危害因素防控措施。

二是完善疾病预防控制工作模式。巩固完善政府领导下的疾病预防控制服务归口管理模式，科学合理划分并有效落实市、区两级疾病预防控制领域的财政事权和支出责任，强化市、区疾控机构对医疗卫生机构承担疾病预防控制任务的培训指导、质量控制、督导评价。发挥医疗机构临床技术优势，将全程健康管理要求融入诊疗全过程。探索应用"互联网＋"、大数据、人工智能、精准医学等现代科技，创新疾病预防控制业务模式和管理模式。

三是完善医疗机构传染病防治机制。根据区域功能定位和突发公共卫生事件分级，依照"平战结合"原则，完善突发事件应急状态下全市综合性医疗机构的应急动员响应、区域联动、人员队伍应急调集和病区的腾出、征用机制，汇集全市优质医疗资源，提升传染病综合救治能力和救治效率。

四是夯实社区疾病预防控制网底功能。完善社区公共卫生服务项目和标化工作量评价体系，优化标化工作量核定的权重系数，建立标化工作量核定的动态调整机制。优化完善对社区卫生服务中心的绩效考核评价体系，确保传染病防控、预防接种、慢病防治、健康管理等重点公共卫生任务高效完成，确保有效应对突发事件和保障重大活动。

参考文献

[1] 上海市人民政府. 关于进一步深化人才发展体制机制改革加快推进具有全球影响力的科技创新中心建设的实施意见. http://www.shanghai.gov.cn/nw2/nw2314/nw2315/nw4411/u21aw1163613.html[2018-06-10].

上海市传染病疫情调查处置工作现况与问题分析

陶芳芳　韩若冰　朱成华　顾宝柯　吴寰宇

【导读】 在传染病防控工作中，传染病疫情调查处置尤为重要。如何规范上海市传染病疫情调查处置工作，提高上海市传染病调查员的调查处置技术水平及素质，是亟须解决的问题。文章使用文献回顾、需求调研、访谈、专家咨询等研究方法，分析上海市流行病学调查现状和人员需求，并结合历年传染病疫情处置实践，对传染病疫情处置体系各环节进行过程分析。梳理发现，上海市传染病调查处置过程存在一定的问题。针对关键问题，文章从传染病调查员制度需求和建立等方面提出建议，以期为决策者提供依据。

自 2003 年 SARS 疫情后，上海市经历了 2005 年 H5N1 禽流感、2009 年甲型 H1N1 流感疫情，有效应对处置了 2013 年人感染 H7N9 禽流感、2014 年埃博拉出血热、2015 年中东呼吸综合征、2016 年寨卡病毒病及黄热病等疫情，传染病疫情处置体系经历了严峻考验。20 年来此起彼伏的多种传染病，时刻提醒着我们有效防控和科学应对传染病威胁。近年来，上海市新发传染病监测与应对能力明显提升。上海是国际化程度较高且人口密集的特大型城市，与国内外的人流、物流和贸易往来非常频繁。此外，全球一体化及生态环境改变，国际化进程加快，也进一步加速了传染病的传播和新发传染病的扩散，使上海面临着防范传染病的压力，同时也对上海的防控和应急控制能力提出了更高要求。传染病疫情处置工作是防控传染病的基础性工作，提高疾控机构的传染病流行病学能力对做好传染病防控工作具有重要意义。

一、传染病疫情调查工作的背景和意义

（一）背景

传染病疫情调查是对传染病的原因、规律和分布等因素进行调查分析和总结的过程，调查内容较多，流行病学调查是调查工作中最为重要的内容，合理开展调查工作，总结现阶段调查

基金项目：上海市卫生和计划生育委员会卫生计生政策研究课题"探索建立上海市传染病调查员制度的研究"（课题编号：2018HP32）。
第一作者：陶芳芳，女，副主任医师。
通讯作者：吴寰宇，男，主任医师，上海市疾病预防控制中心传染病防治所所长。
作者单位：上海市疾病预防控制中心（陶芳芳、韩若冰、朱成华、顾宝柯、吴寰宇）。

工作中存在的问题，才能从根本上提高流行病学调查工作水平。现阶段传染病疫情调查工作中存在的问题较多，传染病疫情调查工作作为传染病防控工作的基础，必须保证被真正有效落实。

现场流行病学调查采用流行病学的原理、方法、相关学科知识及技能，通过对现场的调查研究探知传染病发生的原因、影响因素、危险人群、流行特征、流行规律、流行强度，做出科学的调查结论，提出科学有效的控制措施，并对已采取的干预措施进行科学的评价；现场调查的目的包括确定疾病病因、流行特点、流行规律、高危人群、危险因素及传染源、传播途径等。

（二）传染病疫情调查工作的重要性

传染病疫情调查是疾控机构一项重要的、经常性的工作[1]。通过现场流行病学调查，能找到病因线索来源，得出结论，提出科学有效的控制措施，达到最终控制传染病流行和促进人群健康的目的。流行病学能力是疾病预防控制中心等承担公共卫生职能的机构基于人和其他资源执行其必要的流行病学功能，以实现既定目的和目标的能力[2]。目前，传染病仍是威胁人类健康和社会经济发展的重要因素，提高疾控机构的传染病流行病学能力对于做好传染病防控工作具有重要意义[3]。

（三）目前传染病疫情调查工作中存在的问题

以“传染病疫情”“处置体系”等为关键词在中国知网、万方等文献数据库中查询可知，目前传染病疫情调查工作中存在的问题主要表现在 3 个方面。

1. 传染病疫情调查处置队伍中的调查员力量不足

应对传染病疫情，尤其是特别重大的传染病疫情，疾控机构要掌握流行病学调查、病原学检验、食品卫生、环境卫生、消毒杀虫灭鼠及卫生统计等学科的专业技术和实验操作技能[4]，然而，大多数人虽是公共卫生专业毕业的业务人员，但实战锻炼机会少，仍缺乏传染病疫情处置工作专业技能。传染病疫情处置中的相关知识、逻辑思维、重点询问等都需要调查员综合业务素质的提高。一旦发生重大传染病事件，还需要增加人员力量。在 2003 年 SARS 防控中，卫生防疫部门全员投入，打破了科室之间的界限与专业分工，调查队伍的来源组成较为混杂，有些人是从疾控中心各个科室临时抽调来的人员，有些人甚至从未从事过流行病防治工作[5]。传染病调查人员的专业水平一定程度上影响了流行病学调查的质量。因此，娴熟而恰当的流行病学调查技术是每一位调查员都需要掌握的必修技能。

2. 制度不够健全

疫情发生后，有时会抽调人员临时组建队伍，无完善的人员管理制度、应急预案和技术方案。工作上配合度较差，疫情处置时意见不一致，难以达到好的效果。同时目前社会上没有传染病调查员这一职业类型，也未得到社会认可，疫区部分人群存在重治轻防的错误观念，即使发生了传染病疫情，在他们看来，疫情调查处置是多余、无用的，对疫情调查处理有一些误解，需要他们配合疫情处理时，合作程度非常低，拒绝接受调查及隔离治疗，甚至不提供真实信息。

3. 流行病学调查方法不当

现阶段疫情处置过程中，传染病疫情调查工作常常采取行政管理的方式进行，行政代替业务，流行病学调查队伍往往从疫情处置的实际需要出发，提出一些行政措施。流行病学调查有非常重要的作用，流行病学调查过程中，流行病学调查员必须运用流行病学等方法来开展，以保证调查的质量。

二、上海市传染病疫情调查工作现状与问题

为了解上海市在传染病疫情调查处置工作中存在的问题，笔者设计了“上海市传染病调查员制度现状及需求调查问卷”，问卷涉及参与传染病重大或暴发疫情处置工作情况、撰写完整流行病学调查报告情况、目前上海市流行病学现场调查人员能力、传染病现场调查过程中存在的问题、实施传染病调查员制度的意见和建议等内容。

（一）基本情况

本次共调查18人，均为市、区疾控中心的工作人员。其中，男性11人，女性7人；年龄为42.39±9.20岁，以中年人群为主；5人为区疾控中心分管传染病的副主任，中级及以上职称为17人；从事疾控工作的平均时间为19.28年，其中最短4年，最长45年。

本次调查的人员均参加过传染病重大或暴发疫情处置工作。在参加调查处置重大或暴发疫情的过程中，有14人为主要负责人，占总调查人数的77.78%。在参加疫情处置后，17人撰写过完整的流行病学调查报告，调查报告包括前言、基本情况、发病和诊治经过、流行病学调查结果、实验室检测、结论、预防控制措施、效果评估、教训与建议。

（二）传染病疫情调查处置过程中存在的问题

1. 调查处置过程缺乏科学化和规范化

在调查处置过程中常易出现调查处理简单、不规范等问题，往往仅是为了控制疫情，忽略了现场处置过程中的规范步骤和流程，不能善于发现导致疫情的原因。调查过程中由于定性界定不清，存在推诿现象，受到行政干预影响严重。

2. 调查技术存在短板，缺乏调查数据分析与应用

对常规疫情尤其是暴发疫情的处置，常常在报告中无法体现调查数据分析应用部分，缺乏分析性流行病学统计分析，体现不出应用科学的数据价值。通过科学分析方法，我们能找出病因线索来源，得出结论，提出科学有效的控制措施。

3. 缺少科学完整的调查处置书面报告

在暴发疫情、新发传染病处理工作结束后，很少能看到一份较为科学完整的调查处置书面报告。一份完整的调查处置技术报告应包括前言、基本情况、发病和诊治经过、流行病学调查结果、实验室检测、结论、预防控制措施、效果评估和吸取教训与建议等8个方面，目前大多数报告均只有其中的部分内容。

4. 对疾病的判断能力有待加强

在调查新发尤其是不能明确病因的疾病上，调查人员对疾病的判断能力有待加强，往往无法以调查情况和对疾病的判断为依据来检测和确定病原，而是采用大而全的方法，通过各种不

同的检测试剂开展实验室检测，以期获得阳性结果，据此来对疾病进行确诊，易造成人力、物力的浪费。

5. 调查人员队伍不稳定

由于缺乏激励机制，调查人员流动性大，核心骨干人员流失严重，专业素质参差不齐，技术水平有待提高，缺乏处置不同种类及大规模传染病暴发疫情的经验和能力。调查人员的权威性不够，依法调查意识不强，对被调查单位缺乏有效的制约，少数市民和有关单位在调查过程中不太配合，给调查造成一定难度。

三、对现有传染病疫情调查工作的建议

随着现场流行病学调查工作的要求不断提高，人们越来越重视传染病疫情调查工作的质量。关于如何提高疫情调查工作质量，本文提出以下建议。

（一）建立调查员制度

首先需要解决的问题是调查人员的人员资质、工作流程、人员保障等。建议根据上海市传染病疫情处置实践，针对传染病疫情调查过程中存在的问题，建立传染病调查员制度。调查员制度的建立需要得到政策支持，特别是需要制订调查员筛选、任用、奖惩等相关政策与制度，保障调查员的总体稳定性和工作质量。

（二）注重疫情处置专业技术培训

在人员选择上，应选用有一定工作经验且工作态度认真负责的专业技术人员。可依据上海市每年传染病疫情调查数量与工作量，或依据本市的传染病预防控制工作需求等确定调查员的数量。制订有利于提高调查员的业务能力、业务技能的培训方案和培训计划，加强平时演练，做到平战结合，提高调查员队伍业务技能与水平，确保调查员调查工作质量。调查员培训内容可涵盖现场流行病学、卫生统计学、流行病学调查方法及数据统计分析、传染病疫情处置技术（消毒、杀虫、预防接种等）、传染病流行病学调查处置报告撰写等。

（三）保障经费支持

对于对调查员所需要的现场调查处置硬件，包括专用车辆、电脑、通信产品、取证材料、个人防护用品等设备器材予以专门保障；对有利于提高调查员业务能力的技能培训、演练、外出进修、参加学术会议等活动，应给予经费支持。

（四）有奖惩措施和人员进出机制

调查员应享有保险、食宿保障、保健津贴、工伤待遇、参加调查处置工作的津贴等。最好能给予调查员类似消防工作人员、从事危险工作人员或人才引进的额外待遇，以保证调查员队伍稳定，体现调查员工作的重要性，同时希望所给予的额外待遇或补贴经费有财政专项开支，不列入绩效工资的范畴。

参考文献

[1] 严翔,程俊,翟大伟.传染病疫情调查处置中的问题及对策.贵州医药,2009,33(3):269-270.

[2] Council of State and Territorial Epidemiologists. National assessment of epidemiologic capacity: findings and recommendations. http://c. ymcdn. com/sites/www. cste. org/resource/resmgr/Workforce/2004ECA. pdf[2013-11-18].

[3] 程伟,王笑笑,刘社兰,等.疾病预防控制机构传染病流行病学能力评价研究.预防医学,2016,28(9):887-895.

[4] 高东旗,沈柏宇,李宏,等.疾病控制机构处置传染病疫情中存在的问题及建议.灾害医学与救援(电子版),2014,3(3):165-167.

[5] 孟庆芬.SARS流行病学调查的问题与对策.中国公共卫生管理,2003,19(5):415-416.

上海市实施国家基本公共卫生服务项目效果研究

张 安 王 玲 杨 超 钟 姮 王 冬

【导读】《国家基本公共卫生服务规范》(以下简称《规范》)自2009年下发以来已近10年,其间随着国家基本公共卫生政策的调整,《规范》已更新至第三版。文章回顾了上海市基本公共卫生服务发展状况,评价了10年来上海实施《规范》的效果,提炼了上海在开展基本公共卫生服务中创新工作模式和特点,并提出了进一步改善的政策建议和方法。

1997年,上海市开始探索建立基本公共卫生服务体系和服务内容,逐步建立健全基本公共卫生服务网络。2009年,《规范》出台,迄今实施已近10年,期间《规范》也经历了2011版、2013版和2017版三次调整。在这10年中,上海认真贯彻实施《规范》,以上海家庭医生制为载体,发展形成了具有上海特点的基本公共卫生服务内容和模式,本文就上海市实施基本公共卫生服务项目整体效果进行评估和思考。

一、上海市基本公共卫生服务体系建设发展历程

(一) 基本公共卫生服务内容确定阶段

第一阶段是1997～2005年的基本公共卫生服务网络布局和内容转变阶段。2000年上海市卫生局制订了《上海市城市社区卫生服务主要工作内容》(沪卫基卫〔2000〕10号),并明确社区卫生服务中心应提供集预防、保健、医疗康复、健康教育及计划生育技术指导“六位一体”的综合卫生服务。服务对象从病人个体向社区群体转变;服务内容从医疗服务加预防保健服务向“六位一体”综合服务转变;服务过程从断续的医院服务向连续的终生卫生保健服务、健康管理服务转变;服务方式从被动等待患者上门向主动走进社区、走进家庭转变。

1997年起,上海市连续13年将社区卫生服务机构建设列入市政府实事工程,2000年上海市卫生局制订《上海市示范性社区卫生服务中心建设标准》(沪卫基卫〔2010〕4号),2000年3月上海市卫生局颁布了《上海市郊区社区卫生服务中心及服务点(中心村卫生室)建设标准》(沪卫妇

第一作者:张安,男,副教授。
通讯作者:王玲,女,上海市卫生健康委员会基层卫生处处长。
作者单位:上海中医药大学公共健康学院(张安),上海市卫生健康委员会(王玲、杨超、钟姮、王冬)。

基〔2003〕6 号)，至 2017 年年底上海市分批次建成了 243 家标准化社区卫生服务中心和 1 490 所社区卫生服站、村卫生室，每个乡镇设置 1 所政府举办的社区卫生服务中心、每个中心村设置 1 个政府举办的村卫生室，覆盖了本市所有镇村。随着家庭医生制的推进，大批家庭医生工作室应运而生，如“51 把钥匙”严正医生、陈华医生、朱兰医生等，他们的家庭医生工作室为签约群众提供连续、安全、有效、适宜的基本医疗、基本公共卫生和健康管理服务，深受百姓欢迎。健全的基层医疗服务网点为居民提供基本公共卫生服务奠定了良好基础。

(二) 基本公共卫生服务保障机制建立阶段

第二阶段是 2006～2011 年的运行机制改革阶段，上海市开展了以收支两条线管理、医保总额预付、绩效考核等运行机制为核心的社区卫生综合改革；这个阶段为实现社区卫生服务中心的公益性、实现基本公共卫生服务的均等性提供了机制保障。

(三) 基本公共卫生服务均等化和效率统一阶段

第三阶段是 2011 年开始的以家庭医生制度的构建作为主线，以加强内涵建设为改革目标的全面深化改革阶段。2015 年 6 月，上海市政府召开深化社区卫生综合改革大会，印发了《关于进一步推进本市社区卫生服务综合改革与发展的指导意见》(沪府办发〔2015〕6 号)和 8 个配套文件[1]，强调要完善社区卫生服务中心 5 个平台功能，即政府履行基本卫生服务职能的平台、全科医生执业平台、市场资源整合平台、居民获得基本卫生服务项目的服务平台、医养结合的支持平台。这一阶段对社区卫生服务中心为百姓提供基本公共卫生服务提出了更高要求，明确了以家庭医生为核心的社区卫生服务 6 大类 153 项内容，提出了以标化工作量为基础的社区卫生服务拨付、考核、岗位设置等机制，提出了为实现基本公共卫生服务精细化管理新理念和新模式，从而实现基本公共卫生服务均等化与效率的统一。

二、上海市基本公共卫生服务项目实施成效评价

(一) 主要健康指标维度成效评价

自 2009 年国家启动基本公共卫生服务项目至今，上海市本着“基于国家标准，高于国家标准”的原则，每年落实国家基本公共卫生服务项目数均达到 100%。居民健康档案的建档人数逐年上升；老年人、妇女、儿童、高血压和糖尿病患者等重点管理对象的服务数量均能达到国家所要求的水平，且重点人群的健康管理率呈现稳定上升趋势；而传染病及突发公共卫生事件报告数量呈现稳步下降趋势。

截至 2017 年年底，上海市公共卫生服务各项主要健康指标继续保持全国领先并且达到或接近发达国家和地区水平。

1. 户籍人口平均期望寿命

2017 年上海市户籍人口平均期望寿命 82.29 岁，连续 5 年突破 82 岁，其中男性 80.04 岁，女性 84.59 岁。

2. 婴儿死亡率

2009～2017 年，上海市不断完善“覆盖全市、及时响应、有效救治”的母婴安全保障网络，婴

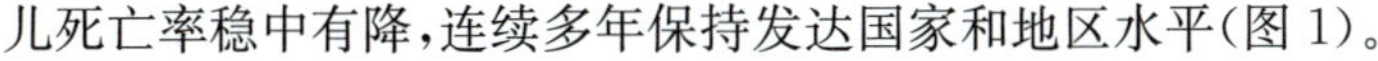
儿死亡率稳中有降，连续多年保持发达国家和地区水平(图 1)。

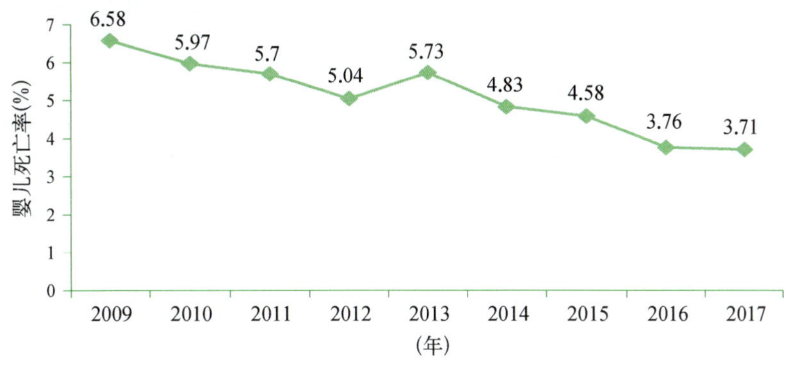

图 1　2009～2017 年上海市婴儿死亡率

3. 孕产妇死亡率

2009～2017 年，上海市孕产妇死亡率持续平稳下降，2017 年孕产妇死亡率为 3.01/10 万，达到发达国家水平(图 2)。

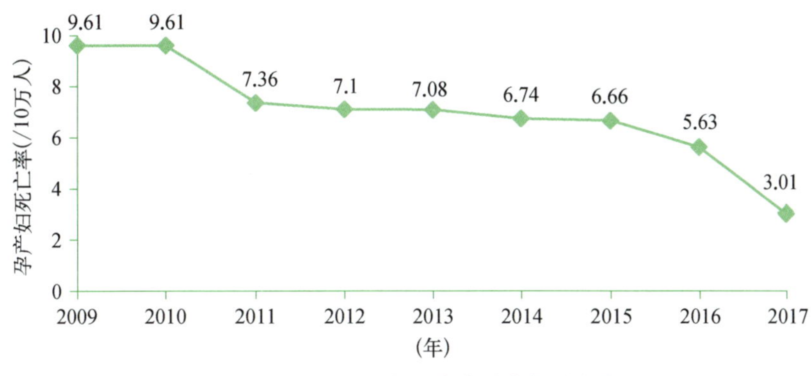

图 2　2009～2017 年上海市孕产妇死亡率

4. 高血压管理人群血压控制率

2009～2017 年，上海市高血压患者血压控制率稳中有升，2017 年血压控制率为 91.53%(图 3)。

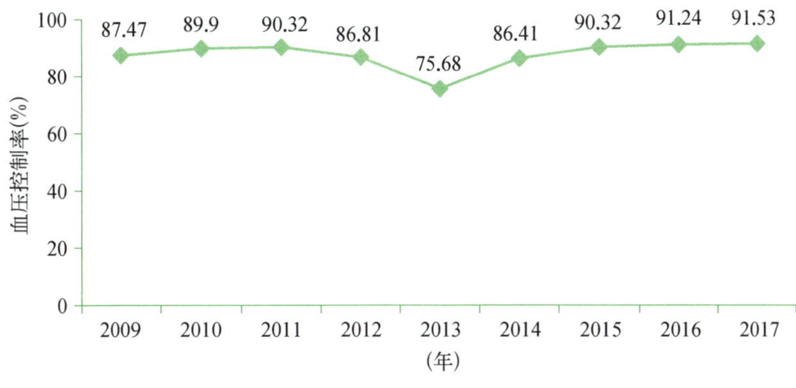

图 3　2009～2017 年上海市高血压管理人群血压控制率

5. 成人发病型糖尿病(以下简称"2 型糖尿病")管理人群血糖控制率

2009～2017 年,上海市 2 型糖尿病患者血糖控制率稳中有升,2017 年血糖控制率为 85.79%(图 4)。

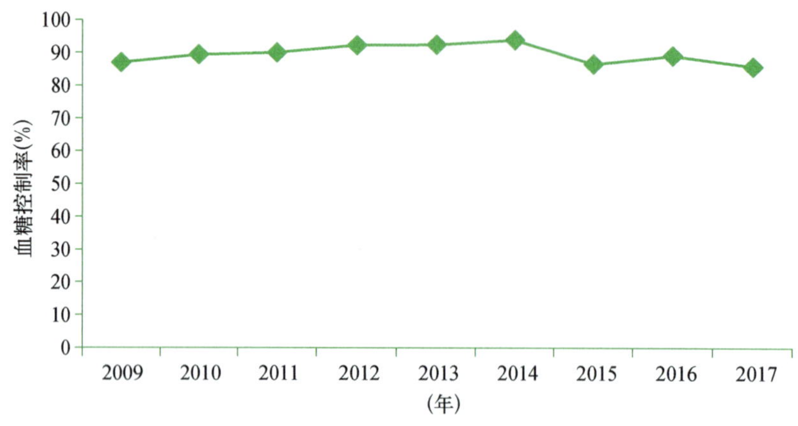

图 4　2009～2017 年上海市 2 型糖尿病管理人群血糖控制率

6. 儿童健康管理率

2009～2017 年,上海市儿童健康管理率呈现上升趋势,2017 年儿童健康管理率为 98.99%(图 5)。

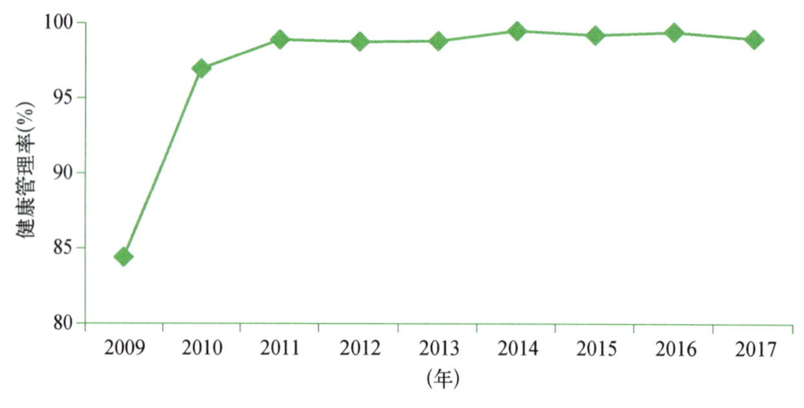

图 5　2009～2017 年上海市儿童健康管理率

7. 老年人健康管理率

2010～2017 年,上海市老年人健康管理率呈现上升趋势,2017 年老年人健康管理为 66.48%(图 6)。

8. 重点人群家庭医生签约率

截至 2017 年年底,上海家庭医生签约数为 1 115 万人,占常住人口 46.7%。截至 2018 年 8 月 23 日,上海"1+1+1"医疗机构组合签约居民 489.20 万人,60 岁以上人群签约人数 318.848 1 万人,60 岁以上老人签约率达 78.74%。通过签约家庭医生,居民能够更方便地获得基本公共卫生服务,管理的质量与效果也能得到进一步保障。

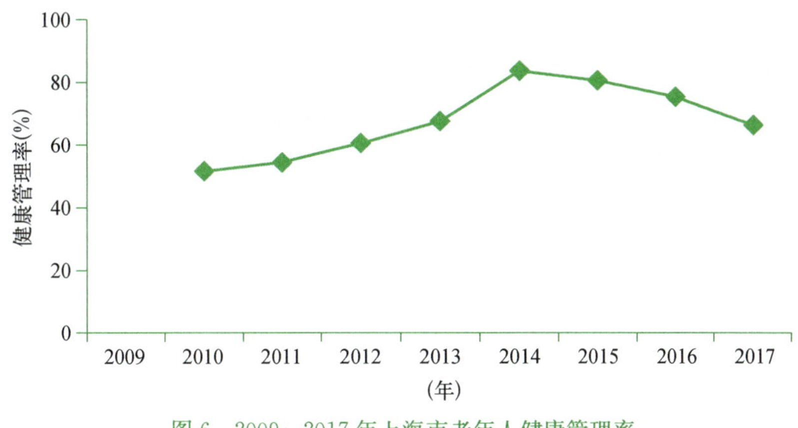

图 6 2009～2017 年上海市老年人健康管理率

(二) 形成了上海特色工作模式

1. 明确社区服务定位

上海市政府 2015 年 6 月召开上海市社区卫生服务综合改革会议，下发《进一步推进本市社区卫生服务综合改革与发展的指导意见》(沪府办发〔2015〕6 号)及 8 个配套文件。文件明确提出到 2020 年，将社区卫生服务中心从原先单纯的服务机构定位，转变为服务与管理的平台定位。一是政府履行基本卫生职责的公共平台，平台与政府是委托关系，平台受政府的委托履行基本卫生职能，政府对平台提供的基本卫生服务予以资源保障；二是政府提供全科医生执业的工作平台，平台与家庭医生是契约关系，通过签订协议，明确目标责任，并给予相匹配的资源与考核指标，让家庭医生立足于平台上形成资源共享、良性竞争的关系，激发家庭医生的服务活力；三是市场资源引入的整合平台，平台与市场是整合关系，既鼓励市场资源进入，同时也对进入的资源进行规范指导与管理；四是居民获得基本卫生服务项目的服务平台，平台与居民是载体关系，居民通过平台这一载体，不仅直接获得平台提供的基本卫生服务，同时通过平台的合理转介进一步获得各类针对性服务，满足其多层次健康服务需求；五是“医养结合”的支持平台，平台与养老机构是融合关系，将社区卫生服务中心作为本市老年医疗护理服务体系组成部分，推进社区卫生服务机构与养老机构、社区老年人托养机构建立合作机制，满足老年人基本卫生服务需求。在社区卫生服务中心平台上，运用现代管理理念，利用信息化技术，实施全面预算管理，以家庭医生作为最小预算单元，形成全方位的预算执行责任体系，构建社区卫生服务中心平台现代管理机制。

2. 建立基于标化作量成本的财政补偿投入和考核机制

上海市对社区卫生服务的财政投入补偿机制进行了卓有成效的探讨与研究，初步建立了基于标化工作量成本社区卫生服务投入机制。各区卫生、财政等有关部门根据社区卫生服务标化工作量模型测算卫生服务标化工作量总量[2]，并根据标化工作量成本进行核算决定财政投入和补偿的数额。社区卫生服务中心能够较为准确地测算辖区内基本公共卫生服务项目所需要的成本，并以此作为相关医务人员绩效考核的依据。这一机制的形成为实现建立现代医院管理制度社区卫生服务的精细化管理目标奠定了基础。

3. 完善家庭医生制

2011年上海市启动家庭医生制度试点，以签约为主要任务，引导居民认识、接触与逐步接受家庭医生服务，引导就诊下沉社区。2015年11月，在家庭医生签约基础上，上海市启动了“1+1+1”医疗机构组合签约试点(即居民可自愿选择一名家庭医生签约，并可同时在全市范围内选择一家区级医院、一家市级医院进行签约)，优先满足本市60岁及以上老年人、慢病患者、孕产妇、儿童、计划生育特殊家庭和贫困人员等重点人群的签约需求，逐步推动分级诊疗制度的建立，实现家庭医生守门人职能。通过“1+1+1”医疗机构组合签约，居民可享受3项优惠政策。一是可享受预约优先转诊。上海市已搭建市级优先预约号源信息化平台(以下简称“平台”)，上级医院拿出50%的专科和专家门诊预约号源，提前50%时间优先向家庭医生与签约居民开放。平台目前已接入38家市级医院，7 700余名专科医生，每天有超过1万个门诊号源优先预留给家庭医生，实现签约居民优先转诊。二是可享受慢性病用药“长处方”。对于服务依从性好、病情稳定的慢性病签约居民，家庭医生可一次性开具1～2个月的药量，并通过多种形式对签约居民进行用药后的跟踪随访，在保证医疗安全与效果的基础上，减少往返医疗机构次数。三是可享受实现延续上级医院处方。经家庭医生转诊至上级医院的签约居民，在回到社区就诊时，家庭医生可沿用上级医院专科医生所开具处方中同样的药品(包括社区本地药库中没有的非基本药物)，并通过第三方物流免费配送至社区卫生服务中心、服务站、居民就近药房或居民家里，满足社区居民针对性用药需求。

自2015年启动“1+1+1”签约试点工作到16个区239家社区卫生服务中心全面开展为止，共489.20万人完成家庭医生签约，其中60岁及以上318.88万人，60岁及以上签约率78.74%，签约医疗机构组合内就诊率71.84%，其中签约社区就诊率49.37%，开具延伸处方1 788 524张，金额3.76亿元。

4. 创新人才培养机制

(1) 创新“5+3”全科医生培养模式

2004年，上海市卫生局开始实施“上海市社区全科医师培养三年行动计划”，2007年上海市印发了《上海市全科医师规范化培养试行办法(2006—2010年)》(沪卫科教〔2007〕15号)，确定了全科医师规范化培养的体系结构。2010年起将全科医师规范化培养全面纳入住院医师规范化培养(以下简称“规培”)渠道，即“5+3”培养模式。截至2017年年底，累计已招录学员2 400多人，其中1 400余人完成规培，并下沉至社区。

(2) 实施“3+2”全科助理医生培养模式

2006年起，本市在全国率先探索开展乡村医生本土化定向培养工作。面向郊区应届高中毕业生，采取定点招生、定向培养、减免学费的方式培养新一代具有临床医学大专学历的乡村医生，毕业并考取执业助理医师资格后纳入社区卫生服务中心编制管理，享受与社区卫生服务中心执业助理医师同等待遇。2011年起，本市实施远郊地区“3+2”(专科层次)助理全科医师定向免费培养，即在完成3年大专定向培养的基础上，再进行2年全科医生规范化培训，培训合格并通过执业助理医师考试的注册为助理全科医生。

5. 完善社区医养结合模式

面对人口快速老龄化进程，上海市加快推进医养结合工作。按照新一轮社区卫生服务综合

改革的部署，明确将社区卫生服务中心作为提供老年健康服务的重要平台，制订社区卫生服务中心提供的6大类141项基本服务项目，明确其中的69项主要服务对象为老年人群，包括社区护理服务、居家护理、安宁疗护、老年人健康管理等，项目工作量占社区卫生服务中心总体工作量的比重超过57%。

推进社区卫生服务中心与养老服务机构建立签约合作服务模式，2016年市卫生计生委下发了《上海市社区卫生服务中心与养老服务机构签约服务管理规范(试行)》(沪卫计基层〔2016〕15号)[3]，利用社区卫生服务中心平台，整合各类养老护理资源，由护理站或社区卫生服务中心会同社工、志愿者上门提供慢病管理、健康教育、医疗护理等服务，推进社区医疗护理服务和养老照料服务的有机整合，为老年人提供包括社区医疗护理、生活照料在内的社区一站式照料和护理服务。

实施老年照护统一需求评估和长期护理保险制度试点。2017年，市卫生计生委会同市发展改革委、市民政局、上海市人力资源和社会保障局、市财政局等部门制定出台了老年照护统一需求评估标准，将分散在卫生、民政和医保的评估标准进行整合完善，建立全市统一的服务需求评估体系。同时，2017年1月1日起，市卫生计生委会同上海市人力资源和社会保障局、市民政局、市发展改革委等部门，在上海市普陀、徐汇、金山三区试点长期护理保险制度，通过评估、服务、支付和监管，统筹各类服务资源，完善梯度化保障制度。

6. 探索功能社区服务模式

流动人口因为其自身流动性强的特点，难以对其落实《规范》要求的各项服务。面对上海对外开放程度高、外来人口众多、多层次多元化服务需求等特点，本市积极引入功能社区理念，有效整合卫生和计生资源，充分考虑单位及从业特征对于服务可及性的影响，强化社区管理的作用，提高流动人口对基本公共卫生服务的知晓率，并针对流动人口的加强免疫接种，如麻疹、流脑疫苗接种，提高流动人口的健康管理效率。

7. 加强卫生信息化建设

按照国家卫生信息化"352121"总体规划，上海市已完成了两期健康信息网建设工程，在全国率先实现市、区公立医疗卫生机构互联互通和数据共享。各区以二、三级医疗机构为依托，建立区域内的影像、检验、诊断技术支持中心，通过信息技术手段，推动优质医疗资源的整合与下沉。新一轮社区卫生服务综合改革将推进健康大数据在深化医疗体制改革、居民健康管理中的应用，包括建立社区卫生综合管理平台，实现全面预算管理、卫生服务监管、绩效考核、财政资金拨付、薪酬总额核定等功能；建立分级诊疗的支持平台，实现签约信息在市级平台、区平台、医疗机构、医保之间的同步，支撑预约转诊、处方延伸、药品物流配送等改革举措的实施。

三、上海市基本公共卫生服务面临的问题及挑战

(一) 居民健康档案信息化建设标准与国家标准部分不统一

上海市居民健康档案服务信息系统起步于2003年，当时的居民健康档案内容主要包含基本信息、核心档案和儿童专项表、老年专项表、残疾人专项表、妇女专项表等。2003年起，各个区均按照1+nX(居民健康档案管理系统+肿瘤系统、计划免疫系统、妇女保健系统等)的模式建立了

最初的居民健康档案管理信息系统和各子系统。十多年来，各区根据要求对居民健康档案管理系统做了修改与完善，也陆续完成了 0～6 岁儿童、孕产妇、老年人、慢性病患者、精神病患者和肺结核患者等各类重点人群的健康管理信息系统的建立。但是，现有的居民健康档案表仍不能与国家新规范的健康档案表完全衔接，不能保证健康档案的规范性和统一性。因此，将健康档案基本信息、健康体检信息，重点人群的健康管理记录和转诊、会诊记录的信息系统整合的难度较大。

（二）居民健康档案信息化有效利用需要进一步提高

影响居民健康档案有效利用的原因主要有以下 2 个方面：一方面，上海市人口流动性大导致的目前社区居民健康档案仍然存在居住地址、联系电话等基本信息更新不及时的问题；另一方面，目前医疗信息资源整合不够，仍不能实现全市卫生系统内的健康档案、公共卫生服务和基本医疗的互连互通，不能很好地实现卫生行政部门、医保部门、妇幼保健机构、疾控机构和医院等卫生信息系统的完全互通、信息共享。由于健康档案有效利用低，医务人员对居民的健康管理效率和效果受到影响。

（三）缺乏高质量的公共卫生服务人才

相较目前完善的全科医生、家庭医生的培训、培养政策，基层公共卫生专业人员缺乏有计划、分层次、有针对性的培训和培养政策，导致基层公共卫生人员对公共卫生服务项目的基本知识和基本技能没有很好掌握，服务能力不足。基层社区卫生服务中心很多的公共卫生岗位由社区护士或者其他无法安排的医务人员顶替。随着社区卫生服务综合改革的深入推进，家庭医生服务团队的建立，公共卫生人员在家庭医生服务团队中的作用被弱化。建议根据公共卫生服务项目工作量，合理规划公共卫生工作人员配备，确保公共卫生工作人员数与实际工作量相适岗位培训等方式，培养一批既有临床知识、又有公共卫生知识的公共卫生人员，提高公共卫生的服务能力和效果，以此满足人民日益增长的公共卫生服务需求。

四、政策建议

（一）加强电子健康档案标准化建设

目前，上海市各区执行的居民电子健康档案标准与《国家基本公共卫生服务规范（第三版）》（以下简称“第三版规范”）中的居民电子健康档案管理服务规范标准尚未完全一致，本市下一步将组织信息部门，对市级层面各区的居民电子健康档案进行情况调查，针对第三版规范中的居民电子健康档案管理服务规范制定信息化标准，着重对老年人体检、慢性病管理、重点人群管理等系统与居民电子健康档案的融合开展调研，力争实现各区相关系统不做大规模调整的前提下，规范接口标准，实现各级管理系统信息与居民电子健康档案信息的互联互通。

提升社区卫生综合评价中对居民电子健康档案信息化动态更新率和动态利用率的考核权重，在与第三版规范相一致的居民电子健康档案信息化标准的前提下，加强各区对居民电子健康档案的利用。市级层面将逐步通过信息化大数据进行动态分析、定期监管，力争做到以信息化的形式对动态更新率和动态利用率进行展示。各区针对居民电子健康档案动态更新率和动态利用

率制定考核标准，强化对各社区卫生服务中心的动态监管和考核，实现多层级、多维度的考核监管标准。

（二）完善公共卫生经费监管考核机制

委托专业第三方机构对市级层面和区级层面基本公共卫生服务的专项基金拨付考核和监管，提高专项转移支付下行效率的同时，进一步加强资金监管。着重对实施情况、服务质量与服务满意度、资金拨付与管理情况进行定期考核。同时，根据考核情况，调整各项医疗卫生政策，做到专款专用，使基本公共卫生服务工作任务及经费补助更具有可行性、操作性。

（三）强化国家基本公共卫生服务第三版规范的培训

组织各层级机构人员第三版规范的培训，市级层面、区级层面和社区层面多维度落实培训工作，实现各级卫生行政部门、各级医疗卫生机构对第三版规范的认知和理解，着重对公共卫生专业机构和社区卫生服务中心一线人员的培训。培训准备过程中要充分兼顾上海市目前实施的各类公共卫生条线工作标准，做到以第三版规范作为基本要求，以上海市相关条线指标作为补充标准，在体现标准规范的同时，兼顾上海地区的实际情况。

（四）加大公共卫生服务人才的引进

力争通过与上海市人力资源和社会保障局、市财政局和上海市机构编制委员会办公室等委办局协商，强化公共卫生服务人才的引进力度，在薪酬待遇、职称晋升、人才倾斜政策方面实现市级层面的突破。同时，鼓励各区发挥主观能动性，在公共卫生服务人才吸引的政策上有各自的突破和创新，提升公共卫生服务人才的引进力度，实现各区公共卫生服务水平的整体提高。

参考文献

[1] 上海市人民政府. 上海市人民政府办公厅印发《关于进一步推进本市社区卫生服务综合改革与发展的指导意见》的通知(沪府办发〔2015〕6 号). 2015.

[2] 上海市卫生和计划生育委员会. 关于印发《本市社区卫生服务中心标化工作量核定与应用指导模型》的通知(沪卫计基层〔2016〕18 号). 2016.

[3] 上海市卫生和计划生育委员会.《上海市社区卫生服务中心与养老服务机构签约服务管理规范(试行)》(沪卫计基层〔2016〕15 号). 2016.

上海市公共场所母婴设施建设调查

蒋　泓　马晓英　陆益妹

【导读】 公共场所建设母婴设施，为母婴出行带来便利，是保障妇女儿童基本权益、维护性别平等、完善公共服务与城市文明的体现。上海市作为有影响力的国际化大都市，在城市建筑建设及社会文明发展的进程中一直居于领先地位，但目前上海市各类公共场所母婴设施建设现状存在缺乏基本信息、建设程度不一等问题。文章通过研究国内外现状、机构调查和非参与式观察了解上海市公共场所母婴设施建设现状，通过深入访谈和讨论挖掘母婴设施建设存在的问题以及建设需要的资源，为上海市公共场所母婴设施建设策略提供依据和参考。

一、研究背景

公共场所建设母婴设施，完善公共服务，为母婴出行及母乳喂养带来便利，是全社会对母乳喂养倡导与支持的体现，是保障母婴基本权益、维护性别平等的体现，更是一个城市精神文明的象征。

2016 年 11 月，国家卫生计生委等十部门联合颁布《关于加快推进母婴设施建设的指导意见》(国卫指导发〔2016〕63 号)(以下简称《意见》)，提出"经常有母婴逗留且建筑面积超过 1 万平方米或日客流量超过 1 万人的交通枢纽、商业中心、医院、旅游景区及游览娱乐等公共场所，应当建立使用面积一般不少于 10 平方米的独立母婴室，并配备基本设施，并于 2018 年底及 2020 年底配置率分别达到 80%及 100%"[1]。

上海市作为有影响力的国际化大都市，在城市建筑建设及社会文明发展的进程中一直居于领先地位，母乳喂养、母婴权益的保障，既体现上海市城市文明的发展，也促进着长三角地区城市群文明程度的提高。

目前上海市各类公共场所母婴设施建设现状缺乏基本信息，母婴设施建设程度不一，母婴设施发展与建设存在的困难与需要的资源也有待探索。为了推进上海市公共场所母婴设施的建设，本文旨在了解上海市公共场所母婴设施建设的现状，了解母婴设施建设存在的问题以及需要的资源，为上海市公共场所母婴设施建设提供政策建议。

第一作者：蒋泓，女，副教授。
作者单位：复旦大学公共卫生学院(蒋泓、马晓英)，上海市卫生健康委员会(陆益妹)。

二、研究方法与结果

本文针对上海市各类公共场所母婴设施建设情况，于2017年11月至2018年6月采用定性与定量结合的方法进行研究调查。定性方法包括文献回顾法、非参与式观察法、个人深入访谈和焦点小组讨论；定量方法为机构问卷调查。

（一）国内外公共场所母婴设施建设情况及政策支持

通过文献回顾法检索网站、数据库等，搜索关于母婴设施、母婴室、哺乳室的相关文献和报道，了解国内外部分国家和地区关于公共场所母婴设施的建设指南与标准，包括颁布标准的部门、颁布时间、具体建设与配置标准，总结公共场所母婴设施建设的经验，为上海市进一步落实各类公共场所母婴设施建设与配置提供经验。

1. 发达国家

国外部分发达国家，如日本、美国、英国、澳大利亚等母婴设施建设相关的法律或规范比较完善，这些国家的母婴设施配置率较高，设施内设备较完善。

日本[2]在2006年的《无障碍法》和少子化对策中开始关注母婴设施的建设，之后在《城市建筑物无障碍化条例》中明确规定公共场所母婴设施的建筑标准及其相关内容。日本[3]法律规定，在婴儿逗留且建筑面积超过5 000平方米的场地必须提供母婴室。美国[4]于2010年3月颁布了《患者保护与评价医疗法案(2010)》，要求雇主为哺乳母亲提供休息时间和私密空间来挤奶，支持母乳喂养直到孩子1岁。美国[4]各州也制定相应的法律来支持母乳喂养，这些法律规定：雇主不得歧视哺乳的员工、公开场合可以哺乳等。英国[5]以规划指引方式规定：小规模公共建筑，例如图书馆、政府办公室、小型酒店餐馆等，提供不少于75平方英尺(约8.33平方米)的育婴间；大规模公共建筑，例如商场、体育馆、中央图书馆、会议展览馆等，要提供120～250平方英尺(约13.33～27.78平方米)的独立育婴室。澳大利亚[6]彭里斯市议会于2005年提出公共场所母婴设施配置的基本要求：面积小于300平方米的社区公共建筑、占地面积小于100平方米的开发项目、座位数小于30个的饭馆应在卫生间设置尿布台(男卫生间、女卫生间及残疾人卫生间)；建筑面积在300～1 000平方米的社区公共建筑需设置10平方米的母婴室；所有面积在1 001～2 000平方米的社区公共建筑应设置20平方米的母婴室；面积大于2 001平方米的开发项目应设置30平方米的母婴室，除了独立的授乳空间、尿布更换处，还需要具备餐台、洗手台以及良好的通风设备。新加坡[5]在2002年制定《建筑物无障碍通道指引》，要求商场、休憩及文娱设施要在洗手间附近设置独立的育婴间。

2. 中国香港地区和台湾地区

相较于中国大陆地区，中国香港地区和台湾地区对母婴设施建设的关注较早。中国台湾地区台北市于1998年制定了《台北市公共场所母乳哺育自治条例》，2010年中国台湾[7]地区制定并完善了《公共场所母乳喂养条例》，该条例不仅保护了妇女在公共场所哺乳的权利，而且提出在公共场所设置母婴设施为妇女在公共场所哺乳提供便利。关于母婴设施的建设指南，《公共场所哺(集)乳室设置及管理标准》做了具体要求。中国香港地区[8]食物及卫生局等多个部门于2008年

8 月制定《育婴间设置指引》，明确育婴间的基本要求，以推动各政府部门设置育婴间。2009 年 2 月香港区政府发出有关《商业楼宇提供育婴间设施》的作业参考，以推动及指导私人商业楼宇设置育婴间。

3. 中国大陆地区

中国大陆地区不同省市对公共场所母婴设施关注程度也不同，如苏州市已经制定母婴设施的建设指南，陕西省、北京市、南京市等已经印发母婴设施建设的相关文件或规范，但仍有未颁布公共场所母婴设施建设的相关规定或意见的地区。2012 年国务院颁布的《女职工劳动保护特别条例》提出，女职工比较多的用人单位应当根据女职工的需要，建立女职工卫生室、孕妇休息室、哺乳室等设施。2016 年，国家卫生计生委联合其他九部委印发了《关于加快推进母婴设施建设的指导意见》(国卫指导发〔2016〕63 号)，引起诸多省对于公共场所母婴建设的重视，广东省、湖北省、福建省、浙江省、陕西省、贵州省、重庆市、天津市、江苏省、江西省、北京市 11 个省和直辖市[9-19] 相继发布了关于公共场所建设母婴设施的政策性文件。

相比于以上省和直辖市，部分地级市如深圳市、苏州市、广州市对公共场所母婴设施建设关注较早、较主动。苏州市于 2016 年 11 月 29 日通过《苏州市公共场所母乳哺育设施建设促进办法》(苏妇字〔2017〕8 号)，2017 年 3 月制定《苏州市公共场所母乳哺育设施建设指南》；广州市于 2016 年印发《广州市人民政府办公厅关于印发广州市推进公共场所母婴室建设三年行动计划(2017—2019 年)的通知》(穗府办函〔2016〕164 号)，将母婴室建设纳入 2017 年市政府十件民生实事，之后广州市妇女联合会制定《广州市公共场所母婴室建设指导手册》，指导公共场所母婴设施的建设。

(二) 上海市公共场所母婴设施建设现状

1. 问卷调查上海市各类公共场所中母婴设施建设现状

通过多阶段分层随机抽样，在上海市 16 个区抽取 249 所建筑面积较大、日人流量较多、母婴出行率较高的 5 类公共场所，这些场所包括 26 所交通枢纽、9 个商业中心的 40 个商场、80 所医疗机构、70 所旅游景区及游览娱乐场所和 33 个工作场所。通过问卷调查了解建筑面积、日人流量、母婴设施数量及上海公共场所母婴设施的配置情况。

调查显示，截至 2018 年 2 月，上述调查的 5 类共 249 个公共场所中，建有母婴设施的场所有 97 个，母婴设施覆盖率为 39%，母婴设施总数达 322 个，其中独立母婴室有 115 个，面积在 10 平方米以上的母婴室有 35 个。

各类公共场所母婴设施覆盖率由高到低依次为：医疗机构 58.8%、商场 52.5%、交通枢纽 46.2%、旅游景区及游览娱乐场所 18.6%、工作场所 12.1%。医疗机构中，妇幼保健/儿科专科医院的母婴设施覆盖率高于综合医院。交通枢纽中，城际间交通枢纽(机场、火车/高铁站、长途客运站)的母婴设施覆盖率为 100%。市内交通枢纽(地铁站)的母婴设施覆盖率较低，仅为 12.5%(表 1)。

2. 普查上海市卫生体系所属机构母婴设施建设现状

本文在卫生体系内开展普查，通过问卷调查了解，截至 2018 年 3 月卫生体系所属机构内母婴设施的建设情况。本次调查共包括 1 106 所卫生体系所属医疗机构，其中公立医疗机构 400 所，民营医疗机构 630 所，非医疗机构 76 所。公立医疗机构中有三级综合医院 23 所，三级妇幼/

表1　上海市各类公共场所中母婴设施建设现状(截至2018年2月)

场所类型	级别	调查数量(所)	有母婴设施的场所数量(个)	母婴设施配置率*(%)	母婴设施数量(个)	独立母婴室数量(个)	面积≥10平方米的母婴设施数量(个)
医疗机构	三级具有产/儿科综合医院	15	8	53.3	40	6	3
	三级妇儿专科医院	2	2	100.0	7	7	0
	二级具有产/儿科综合医院	14	4	28.6	4	4	0
	二级妇儿专科医院	16	11	68.8	23	14	6
	社区卫生服务中心	33	22	66.7	22	19	4
	小计	80	47	58.8	96	50	13
交通枢纽	地铁站	16	2	12.5	2	2	1
	长途客运站	5	5	100.0	5	5	5
	火车站、高铁站	3	3	100.0	3	3	3
	机场	2	2	100.0	123	0	0
	小计	26	12	46.2	133	0	0
旅游景区及休闲娱乐场所	公园	18	3	16.7	3	1	1
	景点及休闲娱乐场所	20	10	50.0	39	12	2
	社区文化活动中心	32	0	0	0	0	0
	小计	70	13	18.6	42	13	3
商业中心	商场(9个商业中心)	40	21	52.5	47	39	8
工作场所	社区事务受理服务中心	33	4	12.1	4	3	2
合计		249	97	39.0	322	115	35

* 母婴设施配置率=已建有母婴设施的场所数量/场所总数。

儿科专科医院3所,二级综合医院58所,二级妇幼/儿科专科医院18所,社区卫生服务中心244所,其他医院(除综合医院、妇儿专科医院以外的其他医院)54所;民营医疗机构中有综合医院80所,妇幼/儿科专科医院19所,其他医院(除综合医院、妇儿专科医院以外的其他医院)531所。

调查显示,截至2018年3月,上述调查的1 106所卫生体系所属机构的母婴设施总体配置率为25%。所有的公立医疗机构中,除二级综合医院和其他医院,母婴设施配置率均大于60%,其中三级妇幼或儿科专科医院的母婴设施配置率最高,为100%,其次母婴设施覆盖率由高到低依次为:二级妇幼/儿科专科医院77.8%、三级综合医院69.6%、社区卫生服务中心62.3%、二级综合医院37.9%,其他医院的母婴设施配置率20.4%。民营医疗机构中妇幼/儿科专科医院的母婴设施配置率较高,为63.2%;综合医院的母婴设施配置率低,为16.3%;其他医院的母婴设施配置率最低,为5.1%。非医疗机构的母婴设施覆盖率仅为9.2%。

调查显示,17所机构已经在建母婴设施,62所机构计划2018年增设母婴设施。预计公立医疗机构中除二级综合医院和其他医院外,其余医疗机构2018年底预期的母婴设施配置率均大于70%,其中三级和二级妇幼/儿科专科医院2018年底预期的母婴设施配置率均大于80%。调查结果也显示具备产儿科的医院的母婴设施覆盖率高于不具备产儿科的医院(表2)。

表 2　上海市卫生体系所属机构母婴设施建设现状(截至 2018 年 3 月)

场所类型	级别	卫生机构总数(所)	母婴设施配置率①(%)	独立母婴设施配置率②(%)	已建母婴设施数量(个)	已建独立母婴设施数量(个)	在建母婴设施的场所数量(个)	计划建设母婴设施的场所数量(个)	2018 年计划添加母婴设施的场所数量③(个)	2018 年底预期的母婴设施配置率④(%)
公立医疗机构(n=400)	三级综合医院	23	69.6	60.9	86	46	2	2	2	73.9
	三级妇幼/儿科专科医院	3	100	100	6	6	0	0	0	100
	二级综合医院	58	37.9	34.5	26	24	2	10	8	50
	二级妇幼/儿科专科医院	18	77.8	77.8	21	19	0	2	1	83.3
	社区卫生服务中心	244	62.3	59.8	173	159	10	48	32	72.1
	其他医院	54	20.4	18.5	12	11	0	8	3	25.9
民营医疗机构(n=630)	妇幼/儿科专科医院	19	63.2	63.2	24	21	0	0	0	63.2
	其他医院	531	5.1	4.9	33	30	1	10	9	6.8
	综合医院	80	16.3	15	20	17	1	4	4	20
非医疗机构(n=76)	卫生机构	76	9.2	6.6	7	5	1	11	3	14.5
合计		1 106	25	23.7	408	338	17	95	62	29.7

① 母婴设施配置率＝已建有母婴设施的场所数量/卫生机构总数；② 独立母婴设施配置率＝已建有独立母婴设施的场所数量/卫生机构总数；③ 2018 年计划添加母婴设施的场所指：截至 2018 年 3 月调查时，该场所无母婴设施，且计划至 2018 年底建设完成母婴设施；④ 2018 年底预期的母婴设施配置率＝(已有母婴设施的场所数＋在建的场所数＋2018 年计划添加母婴设施的场所数量)/卫生机构总数。

3. 非参与式观察上海市各类公共场所中母婴设施建设情况

2017 年 11 月至 2018 年 4 月，使用非参与式观察法，对 252 个抽样的公共场所(除问卷调查的 249 所场所外，增加 1 所交通枢纽、1 个商场、1 个二级综合医院)进行观察。了解该场所是否建设有母婴设施，并根据《意见》推荐的母婴设施的配置标准设计非参与式观察清单，清单包括：母婴设施的位置、面积及设施内设备的配置情况，对建设有母婴设施的场所开展实地观察，使用统一的清单记录该场所中母婴设施的设备配置情况。

非参与式观察结果显示，截至 2018 年 4 月，上海市交通枢纽、商业中心、旅游景区及游览娱乐场所、工作场所及医疗卫生机构 5 类共 252 所走访的公共场所中具备母婴设施的场所有 87 所，母婴设施配置率为 34.5%(87/252)，低于机构上报结果。走访的 252 个公共场所中建有母婴设施数量 318 个，独立母婴设施高于 103 个，面积大于 10 平方米的母婴室多于 25 个。大型场所(面积不小于 1 万平方米或日客流量不小于 1 万人的场所)共有 133 个，其中建有母婴设施的场所有 56 个，母婴设施配置率为 42.1%(56/133)。母婴设施内设备配置不一，其中交通枢纽内的母婴设施配置较齐全，老旧的商业中心、部分社区卫生服务中心、公园等游览娱乐场所母婴设施内设备配置不完善。医疗机构中的母婴设施较缺乏尿布台和洗手台。部分医疗机构的母婴设施存在卫生条件不佳、面积狭窄的问题。

（三）上海市公共场所母婴设施建设存在的问题

2017 年 11 月至 2018 年 5 月，通过对公共场所 22 位使用母婴设施的 0～2 岁婴幼儿母亲进行面对面个人深入访谈，了解其对母婴设施的需求及建议；通过对 9 位母婴设施建设相关部门的管理者及 2 位专家（建筑、疾病防控领域）进行面对面个人深入访谈，了解相关部门在推进母婴设施建设工作中承担的职责、可能遇到的困难、需要的资源及建议；通过对母乳喂养专家及相关部门管理者的 3 组焦点小组讨论，探究母乳喂养专家对母婴设施内设备配置的建议及相关部门在推进母婴设施建设工作中承担的职责、可能遇到的困难及需要的资源等。

结合非参与式观察和访谈母婴设施使用者及母婴设施建设相关部门的管理者，研究发现母婴设施存在以下问题：建有母婴设施的医院、商场内母婴设施数量少、空间狭窄、不能及时满足使用需求；部分老旧场所及地下公共场所建设母婴设施难度较大；已建成的部分母婴设施由于缺乏管理与维护，存在卫生条件不佳的情况；部分母婴设施使用率较低。

（四）上海市公共场所母婴设施建设需要的资源

访谈母婴设施建设相关部门的工作人员发现，建设母婴设施需要资源支持，如政策支持、财政投入、母婴设施建设指南/标准、管理与维护标准等。

大部分访谈对象提到目前一些公共场所缺乏母婴设施，是因为在公共建筑规范或者行业管理规范中未要求或建议将母婴设施建设纳入其中，因此需在公共建筑规范或者行业管理规范中添加母婴设施设置要求。部分访谈对象表示公共场所如商场、公园、地铁站等母婴设施的建设和维护缺乏财政来源，如公园、老旧商场等在场所改建时或可申请费用建设母婴设施，但是如果近期没有改建计划则没有财政来源支持母婴设施的建设，因此母婴设施建设需要财政投入的支持，如政府将母婴设施纳入城市发展规划、为母婴设施建设提供专项资金；商场或可吸引社会资金的投入来建设母婴设施。很多访谈对象表示目前各类公共场所均根据自身的需求设置母婴设施，母婴设施缺乏统一的建设标准，因此需制定公共场所母婴设施建设指南/标准。很多访谈对象提到，目前公共场所的母婴设施缺乏管理与维护的标准，卫生和消毒要求都不明确，因此需制定公共场所母婴设施管理和维护标准。

三、结论与思考

研究发现，上海市公共场所母婴设施覆盖率总体较低，不到 40%，现有的母婴设施内设备配置不一，且部分母婴设施存在卫生条件不佳、缺乏管理与维护标准等问题。国内外部分国家或地区如日本、美国、英国、澳大利亚及中国台湾地区和中国香港特别行政区，母婴设施覆盖率均较高，母婴设施内设备较完善，这些国家或地区关于母婴设施建设的政策或规范较完善，因此可以借鉴这些国家的经验，尽快完善上海市公共场所母婴设施建设相关的政策规范。

（一）落实责任，多部门保障母婴设施建设

公共场所母婴设施建设涉及较多部门，虽然现阶段上海市可以通过多部门联合发文的形式

制定母婴设施建设的实施意见，但是部门发文耗时长、效力有限，因此建议宜由上海市市政府直接推进母婴设施建设，这样有利于较快推进各类场所建设母婴设施。建议由上海市卫生健康委员会（以下简称“市卫生健康委”）负责指导督促上海市医疗服务机构的母婴设施建设，以及上海市公共场所母婴设施卫生标准的制定与监督，会同相关部门推动本市母婴设施建设，组织做好母婴设施建设、推进、使用情况总结和评估；由市发展改革委负责对上海母婴设施建设拟定政府工作计划，将母婴设施建设纳入城市发展规划；上海市妇女儿童工作委员会、市卫生健康委负责母婴设施建设相关部门的协调组织工作；上海市妇女联合会负责母婴设施建设、使用的宣传倡导，提高全社会对母婴设施建设的重视程度；上海市精神文明建设委员会办公室负责将母婴设施纳入创建文明单位的考核指标中；上海市住房和城乡建设管理委员会负责将母婴设施建设纳入市政公用建设、公共服务建设配套设施中，联合上海质量技术监督局、上海市建筑建材业市场管理总站等部门共同协调、制定上海公共场所母婴设施建设标准和规范；上海市交通委员会负责指导督促交通枢纽（包括地铁站、汽车站、高速公路服务区）等公共场所母婴设施的建设与实施；上海市总工会负责指导督促用人单位建设女职工休息哺乳室，维护女职工权益；上海市机场集团负责落实机场以及移动空间（包括飞机）母婴设施的建设和管理、维护工作；上海市铁路部门负责落实火车站、高铁站以及移动空间（包括火车、高铁、地铁）的母婴设施建设、管理和维护工作；上海市绿化和市容管理局负责市内公园、绿地的母婴设施的建设、管理和维护工作；上海市旅游局负责景区、休闲游览场所的母婴设施的建设、管理和维护工作；上海市文化广播影视管理局负责博物馆、文化馆等场所母婴设施的建设、管理和维护工作；上海市商务委员会负责促进商业中心母婴设施的建设、管理和维护工作。

（二）规范性文件倡导母婴设施建设

为提高上海市公共场所母婴设施的配置率，达到《意见》中的目标，应尽快制定母婴设施的规范性文件，对各类公共场所母婴设施的设置及设施配置标准进行规定，倡导公共场所母婴设施的建设。

（三）专项资金等财政投入保障母婴设施建设

对于建设母婴设施缺乏财政来源的场所，可考虑政府投入财政来源，如市发展改革委将母婴设施建设纳入上海市社会发展和城市规划，成立母婴设施建设的专项资金，由需要建设母婴设施的场所申请；商场等商业性质公共场所，可通过引入品牌投入资金解决母婴设施的财政来源问题。

（四）各项标准规范母婴设施建设

建议 2020 年底出台适合上海本地的母婴设施的具体建设指南与标准，完成各公共场所母婴设施的配置。建设指南与标准的制定周期较长，宜尽早邀请上海市住房和城乡建设管理委员会、上海市技术质量监督局、上海市建筑建材业市场管理总站等立项、协调、承办和归口部门一起研讨。同时，在规范性文件中制定母婴设施维护与管理的标准。

参考文献

[1] 国家卫生和计划生育委员会.《关于加快推进母婴设施建设的指导意见》(国卫指导发〔2016〕63号). 2016.

[2] 张莉. 我国母乳喂养保障政策实施现状、存在问题及对策研究. 苏州：苏州大学,2016.

[3] 日本之窗. 马伊琍想要的完美母婴室,其实就在日本!. http://www. sohu. com/a/58579931_117434 [2017-12-31].

[4] Nguyen TT. Current state of US breastfeeding laws. Maternal Child Nutrition,2013, 3(9): 351-360.

[5] 张巍. 在公共场所设置母婴哺乳设施. 北京观察,2015,(3): 48.

[6] Azhari N F N, Salam H, Hasbullah M N. Baby care room in shopping malls: Accessibility to malaysian public. Procedia — Social and Behavioral Sciences,2012,35: 531-538.

[7] MIMI 母乳俱乐部. 台湾：公共场所母乳哺育条例(2010 年). http://www. mimiclub. cn/article-197-1. html [2017-9-22].

[8] 新闻公报. 立法会三题：母乳喂哺. http://www. info. gov. hk/gia/general/201605/11/P201605110669. html[2017-10-26].

[9] 陕西省卫生和计划生育委员会. 关于加快推进母婴设施建设的实施意见.(陕卫指导发〔2017〕91号). 2017.

[10] 广东省卫生和计划生育委员会. 广东省卫生计生委等 11 部门关于转发加快推进母婴设施建设指导意见的通知(粤卫函〔2017〕787 号). 2017.

[11] 浙江省卫生和计划生育委员会. 浙江省卫生计生委等关于加强母婴设施建设的指导意见(浙卫发〔2017〕55 号). 2017.

[12] 浙江省卫生和计划生育委员会. 关于加强母婴设施建设的指导意见(浙卫发〔2017〕55 号). 2017.

[13] 重庆市卫生和计划生育委员会. 关于加快推进公共场所母婴设施建设的意见(渝卫发〔2017〕94号). 2017.

[14] 天津市卫生和计划生育委员会. 关于加强母婴设施建设的实施意见(津卫指导〔2017〕460号). 2017.

[15] 湖北省卫生和计划生育委员会. 关于加快推进母婴设施建设和规范管理的实施意见(鄂卫生计生〔2017〕8 号). 2017.

[16] 福建省卫生和计划生育委员会. 关于加快推进母婴设施建设的实施意见(闽卫指导〔2017〕89号). 2017.

[17] 北京市卫生和计划生育委员会. 关于加快推进母婴设施建设的实施意见(京卫指导〔2017〕12号). 2017.

[18] 贵州省卫生和计划生育委员会. 关于加快推进母婴设施建设的实施意见(黔卫计发〔2017〕34号). 2017.

[19] 江西省卫生和计划生育委员会. 关于加快推进母婴设施建设的实施意见(赣卫指导字〔2017〕15号). 2017.

上海市民服务热线控烟工单文本分析

蔡雨阳　曹　蕾　邵佳祺　杨建军

【导读】《上海市公共场所控制吸烟条例》中指出，单位或个人可通过"12345"市民服务热线对违反条例的现象进行举报、投诉、咨询和监督。文章基于"12345"市民服务热线受理的48 945条控烟工单，采用统计学分析和自然语言处理，对控烟工单的建立时间、主题类型、易发地点、主办单位等进行统计，为更好地了解市民反馈与诉求、提高控烟执法监督能力提供决策支持。

"没有全民健康，就没有全面小康"[1]，控烟是保障公众健康的重要手段。上海市于2010年3月1日起实行《上海市公共场所控制吸烟条例》(以下简称"《条例》")。该《条例》是国内首部通过直辖市级人民代表大会立法的地方性无烟法规，其修正案于2017年3月1日起正式生效。《条例》修正案中，室内禁烟区域从特定的室内公共场所扩大到了所有的室内公共场所、室内工作场所和部分室外场所。《条例》指出，单位或个人可通过"12345"市民服务热线进行控烟举报、投诉、咨询和监督。本文了解《条例》修正案颁布前后市民有关控烟的举报、投诉情况，为多部门联动执法，加强控烟服务网络建设，提高控烟执法监督能力提供决策支持。

一、研究对象与方法

(一) 研究对象

本文研究对象为"12345"市民服务热线受理的相关控烟工单，发生时间自2015年1月1日至2018年6月12日，共48 945条。

(二) 研究方法

本文研究主要针对控烟工单的发起部分和工单处理部分两块内容。控烟工单发起部分字段包括工单编号、工单来源、诉求区域、诉求地址、工单类型等；控烟工单处理部分字段包括工单的

基金项目：国家自然基金重点项目"医疗与健康的价值链整合与管理"(项目编号：71432006)，上海交通大学中央高校基本科研业务费资助"基于卫生热线大数据视角的医患关系治理研究"(项目编号：16JCCS28)。
第一作者：蔡雨阳，男，副教授。
通讯作者：杨建军，男，上海市健康促进中心卫生专线办公室主任。
作者单位：上海交通大学公共卫生学院、上海交通大学城市治理研究院、上海交通大学中国医院管理研究院(蔡雨阳、曹蕾、邵佳祺)，上海市健康促进中心(杨建军)。

内容描述、主办单位、处理描述、处理时间等。

本文研究的数据分析过程主要分为数据预处理、数据建模分析两个阶段。数据预处理阶段主要在进入数据分析前，对控烟工单的文字部分的数据采用脱敏处理、缺失值处理、字段去重、去除不相关数据等文字处理方法进行清洗，对控烟工单中的非结构化数据进行提取和分类，建立关键词语料库，进而形成控烟工单数据库。数据建模分析是利用自然语言处理等方法，借助无字典分词技术、领域条件随机域(conditional random field，CRF)模型、文档主题生成模型(latent dirichlet allocation，LDA)模型以及 K－means 聚类算法模型，对控烟工单数据库中的工单文本数据进行挖掘和统计学分析[2,3]。

二、研究结果

(一) 控烟工单发起部分

1. 控烟工单时间

本文所分析的控烟工单中，2015 年为 2 155 条(占 4.40%)，2016 年为 4 542 条(占 9.28%)，2017 年为 30 230 条(占 61.76%)，2018 年上半年为 12 018 条(占 24.55%)(表 1)。2017 年，上海市“12345”市民服务热线的控烟工单数量明显增加，约为 2016 年控烟工单数的 6.66 倍，2015 年的 14.03 倍；2018 仅上半年的控烟工单数量已是 2016 年的 2.65 倍，2015 年的 5.58 倍，工单数量呈现成倍数增长的趋势。

表 1　2015～2018 年上半年上海市控烟工单数量

年份(年)	控烟工单数量(条)	占比(%)
2015	2 155	4.40
2016	4 542	9.28
2017	30 230	61.76
2018	12 018	24.55

自 2017 年 3 月 1 日《条例》修正案正式实施后，控烟工单数量迅速增长。2017 年 3 月份的工单数量达到峰值，当月共产生控烟工单 6 937 条，此后工单数量虽有减少，但每月的工单数量仍高于《条例》修正案颁布前(图 1)。

2. 控烟工单来源

根据“12345”市民服务热线的通道设置，控烟工单来源于电话、手机客户端、网站、热线发起、手机吐槽、手机金点子、传真等 7 种途径。控烟工单来源主要以电话和手机客户端为主，两种来源的工单总量占所有工单的 97.33%，其中以电话最多，共 10 131 条，其次为手机客户端，有 1 531 条工单(表 2)。

3. 控烟工单类型

控烟工单类型主要分为投诉举报类、求助类、咨询类、意见建议类及其他类 5 种。从 2015 年 1 月到 2018 年 6 月，控烟工单总量为 48 945 条。其中，投诉举报类最多，共有 37 318 条，占

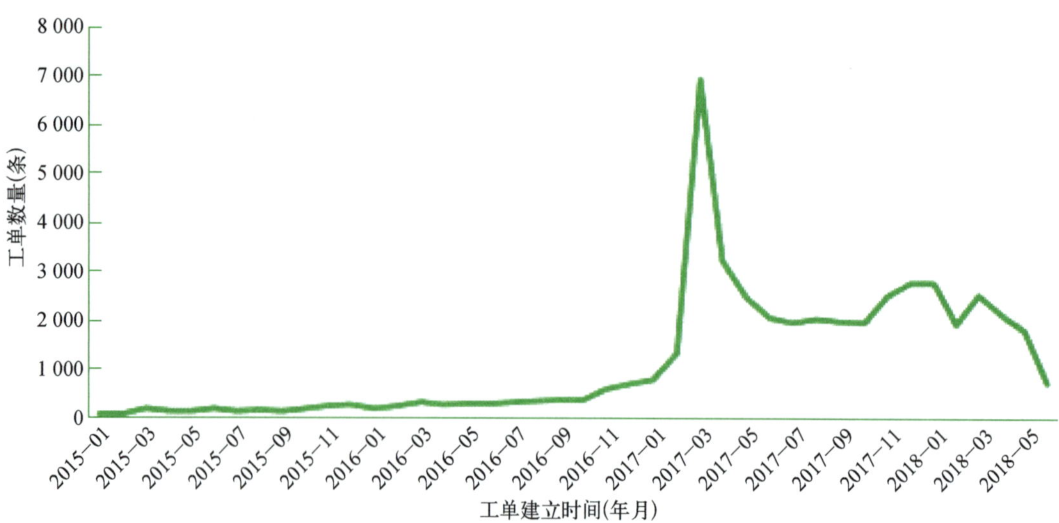

图 1　2015 年 1 月至 2018 年 5 月上海市控烟工单数量的变化趋势

表 2　2015～2018 年上半年上海市控烟工单来源分布

工单来源	2015 年(条)	2016 年(条)	2017 年(条)	2018 年(条)	总计(条)	占比(%)
电话	2 037	4 167	26 431	10 131	42 766	87.38
手机客户端	66	243	3 028	1 531	4 868	9.95
网站	38	117	681	294	1 130	2.31
热线发起	14	15	88	33	150	0.31
手机吐槽	0	0	0	23	23	0.05
手机金点子	0	0	0	6	6	0.01
传真	0	0	2	0	2	0

76.24%；其次是求助类，共 5 389 条，占 11.01%；咨询类共 4 844 条，占 9.9%；意见建议类和其他类较少，分别为 1 229 条和 165 条，分别占 2.51%和 0.34%(表 3)。

表 3　2015～2018 年上半年上海市控烟工单类型

工单类型	2015 年(条)	2016 年(条)	2017 年(条)	2018 年(条)	总计(条)	占比(%)
投诉举报类	1 415	3 297	22 658	9 948	37 318	76.24
求助类	243	383	3 551	1 212	5 389	11.01
咨询类	325	553	3 347	619	4 844	9.9
意见建议类	151	281	592	205	1 229	2.51
其他类	21	28	82	34	165	0.34

4. 控烟工单发生的场所及具体地点

根据《条例》内容，工单产生的场所主要可分为 10 大类：第一类为各级各类学校，第二类为

文化、体育、娱乐场所和旅馆及向社会开放的文物保护单位，第三类为公共交通上，第四类为餐饮业场所，第五类为网吧等互联网上网服务营业场所，第六类为物业管理区域内的公共电梯内，第七类为各级各类医疗卫生机构，第八类为工作场所，第九类为居民小区、居民居住地、楼道，第十类为其他类型的场所。

控烟工单发生的场所以工作场所和餐饮业场所最多，分别达 14 726 条和 9 573 条。文化、体育、娱乐场所，旅馆，居民小区、居住地、楼道等场所的工单数量相近，分别有 4 868 条和 4 851 条。公共交通和公共电梯的工单数量分别为 2 981 条和 2 837 条。网吧产生的工单数量为 1 979 条。医疗卫生机构和学校场所产生的工单数量最少，分别有 898 条和 666 条。各场所均以 2017 年的工单数量增长最多(图 2)。

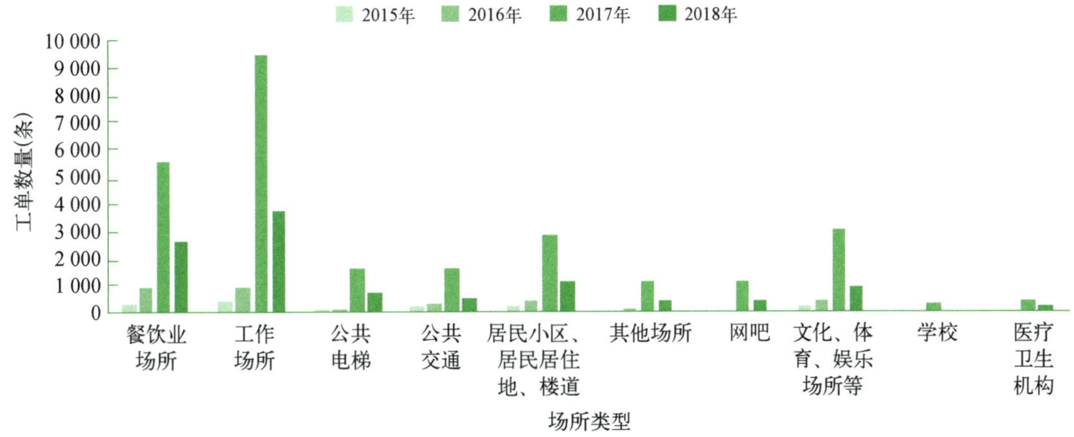

图 2　2015～2018 年上海市上半年控烟工单的场所分布

表 4 为工单记录的具体发生地点。工单产生最多的前 8 个地点分别为餐厅、写字楼、居民区、商城、棋牌室、网吧、店铺和酒店。

表 4　2015～2018 年上半年上海市控烟工单发生频率前 8 个地点

地点	工单数量(条)	占比(%)
餐　厅	9 471	19.35
写字楼	8 934	18.25
居民区	6 247	12.76
商　城	3 676	7.51
棋牌室	2 218	4.53
网　吧	1 985	4.06
店　铺	1 323	2.70
酒　店	1 301	2.66
合　计	35 155	71.83

注：n=48 945。

（二）控烟工单处理部分

1. 核心问题

此处定义“核心问题”为控烟热线接线员所记录和处理的市民反映的问题。通过归纳整理，可分为六大类，包括场所内存在吸烟现象、监管不力、商家不劝阻、咨询控烟相关政策、商家劝阻无效和场所内禁烟基础设施不完善。其中，存在吸烟现象和监管不力是工单数量最多的两大核心问题，且均在 2017 年《条例》修正案颁布前后出现大幅增长（表 5）。

表 5　2015～2018 年上半年上海市控烟工单反映的核心问题

核心问题	2015 年(条)	2016 年(条)	2017 年(条)	2018 年(条)	总计(条)
存在吸烟现象	1 629	3 262	21 307	8 789	34 987
监管不力	297	762	5 278	2 159	8 496
不劝阻	48	187	1 210	540	1 985
对条例有疑问	59	140	1 054	107	1 360
劝阻无效	13	0	531	177	721
禁烟基础设施不完善	44	67	436	140	687

本文研究还发现有涉及电子烟的控烟工单，共计 401 条。其中，2015 年 1 月～2016 年 9 月仅产生 1 条电子烟相关的工单，2016 年 10 月至 2018 年 6 月有 400 条电子烟相关的工单。自 2017 年 1 月起，电子烟相关的工单数量开始增加，在 2017 年 3 月《条例》修正案颁布月达到峰值，当月产生了 184 条电子烟相关的工单。这些工单中，咨询类工单共 350 条，占 87.28%，是投诉举报类、求助类、意见建议类 3 种类型工单之和的 6.90 倍。咨询内容主要与询问电子烟是否纳入控烟条例的禁烟范畴等有关。2016 年 10 月至 2018 年 6 月上海市控烟相关工单的时间分布见图 3。

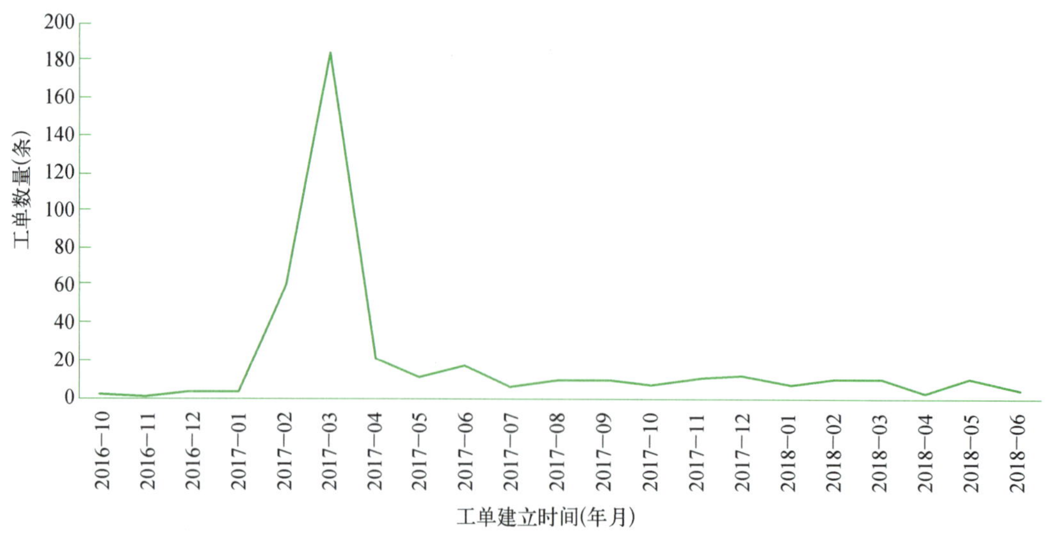

图 3　2016 年 10 月至 2018 年 6 月上海市控烟电子烟相关工单的时间分布

2. 主管单位

作为主管单位，2015～2018 年上半年，市卫生计生委处理的控烟工单数量最多，共计 14 543 条。其他主管单位位于第二、第三的相继是上海市食品药品监管局和上海市公安局，工单数分别为 8 470 条和 2 566 条(图 4)。

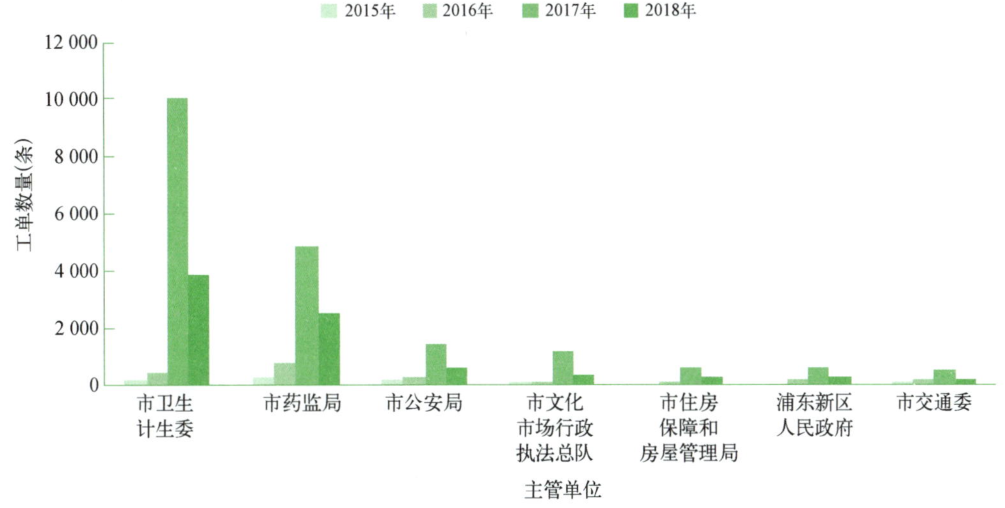

图 4　2015～2018 年上半年上海市各主管单位处理的控烟工单数量

2017 年 3 月《条例》修正案的颁布，对于控烟工单数量有着显著的影响，各主管单位在 2017 年都达到了工单处理办结数量的顶峰值。2017 年处理控烟工单数量最多的是上海市卫生计生委，共处理了 10 031 条工单，比 2016 年多 9 574 条，增长 209.5%。这一数据说明《条例》修正案颁布后市卫生计生委管辖范围扩大、职责扩增，同时又是控烟工单分发流程中的兜底单位，因此出现了工单数量暴增的情况。

3. 处理措施

各主办单位对工单的具体处理措施根据控烟工单类型的不同而存在差异。经总结归纳后得出，投诉举报类控烟工单的处理方式主要以批评教育(14 681 条)、加强监管(7 020 条)、责令整改(2 688 条)、行政处罚(1 301 条)为主；求助类控烟工单的处理方式主要以劝说调解(2 805 条)、核查检查(1 419 条)、提供建议(709 条)为主；意见建议类主要以核查检查(525 条)、加强管理(257 条)、纳入备案参考(253 条)为主；咨询类工单以解释说明(2 504 条)、给出建议(2 304 条)为主(表 6)。

表 6　2015～2018 年上半年上海市控烟工单的处理措施

工单类型	处理措施	控烟工单数量(条)
投诉举报类	批评教育	14 681
	加强监管	7 020
	责令整改	2 688
	行政处罚	1 301

续 表

工单类型	处理措施	控烟工单数量(条)
求助类	劝说调解	2 805
	核查检查	1 419
	提供建议	709
意见建议类	核查检查	525
	加强管理	257
	纳入备案	253
咨询类	解释说明	2 504
	给出建议	2 304

三、讨论与建议

（一）市民参与度明显上升

《条例》的颁布，使得上海市公共场所的控烟工作有了法律基础，也促进了社会各界对公共场所控烟的认同，这对控烟政策贯彻落实而言是一个良好的开端。《条例》修正案实施后，“12345”市民服务热线的控烟工单数量迅速增长。2017 年市民控烟工单数量达到了顶峰，仅 3 月即有 6 937 条，较前几年有了明显的增长。投诉举报类控烟工单比例加大，反映出市民参与度明显上升。法律法规的执行不仅对吸烟者的行为起到了约束作用，而且对其他市民控烟法律意识也得到了增强，对社会公众产生了一定的影响[4]。目前，市民对于控烟行为的监督参与主要通过热线电话的渠道，但数据显示手机客户端将可能成为未来重要的信息通道。建议继续调动广大市民和社会组织参与控烟工作的积极性，形成并完善政府部门与社会力量相互配合、相互补充、相互监督的机制[5]，深化《条例》的实施。

（二）主办单位需关注的核心问题

一是根据控烟工单诉求场所的统计，工作场所和餐饮业场所两大场所的控烟工单总数最多。因此，建议加大对重要场所的执法惩治力度，增强执法力量，进一步明确监管执法主体和执法职责，将控烟落到实处。

二是存在吸烟现象和监管不力是工单反映最多的两大核心问题，且均在《条例》修正案颁布前后出现大幅增长。市民诉求以要求查处和要求整改为主，对吸烟现象和违反条例的行为必要时进行查处、责令整改。

三是针对市民反馈与诉求，建议主办单位处理控烟问题做出对应的考量和安排，健全执法机制，提升执法的效率和质量，杜绝多部门执法的“中间地带”现象产生[6]，使各部门的监管职责边界清晰，保证公共场所的吸烟行为有人能管和管理到位。同时，加强对市民控烟法律意识的教育同样不容忽视，需要引导场所经营者和个人的自律、自觉遵守和相互监督[7]。

（三）对电子烟存疑的控烟工单较多

本文研究发现，电子烟相关工单中，电子烟、禁烟、控烟条例、管理部门、公共场所等词出现频

率较高，并以咨询类工单为主。市民对电子烟是否纳入《条例》所覆盖的公共场所和室内禁烟范畴还存在诸多疑问之处，建议有关部门对此进行研讨、走访调研，广泛听取民众意见。

市民的疑问还有来自电子烟是否有害健康方面的问题，建议有关部门开展如“电子烟是什么?”“电子烟是否有害健康”有关方面的健康教育，向市民推广可靠的科普知识。同时，不仅要让公众了解电子烟的知识，建议还应让执法部门的工作人员和控烟热线的接线员知晓有关专业知识，更好地为民众答疑解惑，提供有效的帮助。

参考文献

[1] 习近平. 在全国卫生与健康大会上的讲话. 北京：全国卫生与健康大会，2016.

[2] 伯德，克莱因，洛普. Python 自然语言处理. 南京：东南大学出版社，2010.

[3] 袁军鹏，朱东华，李毅，等. 文本挖掘技术研究进展. 计算机应用研究，2006，23(2)：1－4.

[4] 付文捷，唐琼，顾希平，等.《上海市公共场所控制吸烟条例》实施两年后控烟舆情调查分析. 中国健康教育，2014，30(1)：31－34.

[5] 陆轶，张进. 上海市控烟立法背景与内容综述. 中国卫生法制，2010，2010(2)：20－22.

[6] 乐坤蕾，陈德，高晶蓉. 2016 年上海市公共场所控烟现状. 健康教育与健康促进，2017，2017(2)：92－98.

[7] 胡大一. 对公共场所控烟条例的思考与建议. 中华心血管病杂志，2016，44(7)：561－562.

上海市人群队列生物样本库运营模式研究

张颖华　姚保栋　徐东丽

【导读】 人群队列生物样本库是医学重大研究成果的基础，是未来生物科技较量的必争之地，在病因研究、疾病预防、早期筛查、诊断治疗及公共卫生政策制定等研究中发挥着越来越重要的作用。世界各国都在加快生物样本库的建设，但是人群队列生物样本库建设面临资金投入、共享机制、成果转化、多部门协作等问题。文章综述了国内外知名队列生物样本库的组织运营模式、推进经验和行业专家观点，分析了上海市人群队列生物样本库的发展基础、优势、存在问题和风险对策，提出为助力实现"健康上海 2030"目标，应对未来十年日益增加的健康挑战(儿童超重、肥胖、空气污染、重大慢性病和传染病的防控)，进行大规模人群队列生物样本库的平台建设、产业转化创新布局的必要性，为上海市推进大规模人群队列生物样本库建设及持续发展提供参考。

人群队列生物样本库是指标准化地收集、保存用于各种研究的正常人群或患者生物标本，包括全血、血浆、尿液、粪便、组织、核酸等，以及与这些样本相关的临床、病理、随访、知情同意等资料及其质量控制、信息管理与应用系统。它是融合生物样本实体、生物分子信息及流行病学信息的综合资源，对于开展人类疾病预测、诊断治疗研究具有不可替代的重要作用。2009 年，美国《时代周刊》将生物样本库列为"改变世界的十大规划"之一。国际知名人群队列生物样本库因其设计、组织和运营的先进经验产出了很多有科学价值和社会价值的成果，对疾病防控、药物研发和生物医药产业等的发展起到了积极的推动作用。国内人群队列生物样本库也在迎头赶上，但尚处于初期阶段。

一、国内外知名生物样本库发展状况

(一) 国外知名生物样本库发展状况

1. 英国国家生物样本库

英国国家生物样本库(UK Biobank)项目[1]于 10 年前在英国前首相支持下启动，牛津大学陈

基金项目：上海市卫生和计划生育委员会卫生计生政策研究课题"人群队列生物样本库的运营模式探讨"(课题编号：2018HP31)。
第一作者：张颖华，女，副主任技师。
通讯作者：徐东丽，女，上海市闵行区疾病预防控制中心主任。
作者单位：上海市闵行区疾病预防控制中心(张颖华、姚保栋、徐东丽)。

铮鸣教授负责项目实施，该项目纳入了50万人的测序数据、疾病诊疗和健康评估信息，到目前为止已在顶级医学杂志包括 *Nature* 上发表了数百篇有价值的学术论文[2,3]。2018年10月3日，英国政府宣布未来五年开展500万人基因组计划，支持力度之大前所未有。UK Biobank 有着独特的运行管理模式，与其他生物样本库的区别在于它是由政府和公益基金(Kadoorie 基金，即香港嘉道理基金)协作投资建立的，协同科研与产业基金，采用商业化运作模式。UK Biobank 中所有的生物样本存储获取全部由智能机器人完成，实现了全自动化、智能化和精准化操作。该项目承诺数据共享并将免费分享用于全球的生物医学科研项目[4]，其他科学家不用再花费上千万美元建立生物样本库，不用再花费数年的精力积累和收集样本，仅需要支付2 500美元即可使用 UK Biobank 所提供的数据信息。美国国立卫生研究院(National Institutes of Health，NIH)临床研究中心中国项目负责人时占祥博士经过对30多家国际科研机构的生物样本库的考察，高度评价了 UK Biobank 的科研和商业价值。

2. 美国全民健康项目生物样本库

美国全民健康项目生物样本库“全民健康研究项目”(All of Us Research Program)是 NIH 近年来资助规模最大的项目之一[5]，预期建立一个100万人的人类疾病健康数据库和生物样本库，该项目前期投资2.3亿美元，国会批准未来10年总经费14.55亿美元，强调通过公私合营的方式推进项目实施。2018年5月6日，NIH 正式开放“All of Us Research Program”的全国注册。该项目预计将共约3 500万个生物样本存放在梅奥诊所的“All of Us Research Program”生物样本库中。该项目承诺数据共享，供各相关领域的科学家使用；项目实施管理高度信息化；部分健康数据(睡眠、心率、锻炼等)通过参与者可穿戴设备收集并传输。

3. 德国国家队列中心生物样本库

德国国家队列中心生物样本库于2014年成立，其组织模式为18个研究中心、2个整合中心和1个权限中心，项目计划持续25～30年。研究中心负责3个方面的工作：一是项目管理：受试者招募、项目计划、日程安排等；二是数据采集：对受试者进行问卷、体检、生物样本采集，对医疗信息数据的采集；三是质量控制：对采集的数据和生物样本进行质量控制。整合中心负责在国家层面上对所有数据和生物样本进行整合和标准化处理，检测数据的一致性和完整性，向研究中心和权限中心提供一个数据分析的技术平台。两个整合中心的服务模式和存储数据完全相同，确保在一个整合中心发生故障时能够及时接入到另一个整合中心。

(二) 国内知名生物样本库发展情况

1. 中国嘉道理基金生物样本库

中国嘉道理基金生物样本库(China Kadoorie Biobank)[5,6]于2004年由牛津大学和中国疾病预防控制中心发起，基线调查资金由香港嘉道理慈善基金资助，英国最大的医学基金英国维尔康基金会提供长期经费支撑，英国医学研究会、心脏协会和癌症研究中心对该项目也投入了重要的基金资助。该项目由15个专职团队、354个全职工作人员参与实施，2004～2008年共招募来自中国5个城市和5个农村地区共50万人。各个地区的冻存血样本定期送往北京中心。

2. 深圳华大基因生物样本库

2011年10月，深圳华大基因生物样本库建设方案由国家发展改革委员会、国家财政部、国

家工业和信息化部以及国家卫生计生委四部委批复，并由深圳华大基因研究院组建及运营，采用基因信息数据库和生物样本资源库相结合的建设模式。

3. 湖南人和未来基因谷生物样本库

由湖南省湘江新区政府牵头，在湘江新区建设的人和未来基因谷生物样本库，占地 1.9 万平方米，总投资 1.8 亿元，以科技部重大专项研究为基础，远期形成 1 亿人份高质量标本存储量，为基因健康科研、商业开发等提供材料。从生物样本库到大数据中心，到研究成果转化，政府全过程提供资金服务、创业服务等孵化支持，通过集中运营方式，形成连接政府、高校、企业的良好双创生态，5 年内孵化及服务企业估值超 500 亿。

二、上海市人群队列生物样本库的现状

《“健康上海 2030”规划纲要》以及《上海系统推进全面创新改革试验加快建设具有全球影响力的科技创新中心方案》(国发〔2016〕23 号)等规划文件将建设精准医疗研发与示范应用平台作为重点布局领域。作为精准医疗平台的载体，生物样本库的重要性不言而喻，笔者通过调研和专家访谈相结合的方式，调研了上海市疾病和人群队列生物样本库的现状，并分析了人群队列生物样本库存在的问题和面临的挑战。

(一) 上海市人群队列生物样本库建设基础

上海市科研实力在国内一流，生物样本资源丰富，医疗信息化水平较高，为生物样本库建设奠定了基础。生物样本库的建设上，上海起步相对较早，在标准化和信息化方面走在我国前列。

1. 在流行病学队列研究方面居国内领先、国际先进水平

复旦大学公共卫生学院流行病学专业为教育部国家重点学科、上海市重点学科，在慢性病和传染病队列研究、卫生技术评估等领域处于国内领先、国际先进水平。

2. 生物样本库建设和管理实现了标准化和信息化

经过多年的建设和改进，上海生物样本库建设和管理实现了标准化和信息化，由生物芯片上海国家工程研究中心牵头成立的全国生物样本标准化技术委员会、中国医药生物技术协会在推动我国生物样本库国家标准的制定中起到引领作用，根据国际生物与环境样本库(International Society for Biological and Environmental Repositories，ISBER)最佳实践[7]制定的中国生物样本库国家标准对样本库规划、设施设备、质量管理、信息安全、样本收集运输、接受处理检索、人员培训、法律伦理和数据共享等方面做了详尽的说明。从《ISBER 最佳实践 2012》到《ISBER 最佳实践 2018》，历经多次修订改版，形成了一套完整的样本库建设参考体系。

3. 具有国际水平的队列生物样本库初具规模，部分已达国际先进水平

复旦大学于 2007 年在泰州医药城启动的“泰州(复旦)人群队列”(纳入 20 万人)，综合能力已达国际先进水平；上海交通大学附属瑞金医院的代谢性疾病队列生物样本库(45 万人)、复旦大学公共卫生学院牵头的高峰计划学科建设项目上海市自然人群队列生物样本库(纳入 10 万人)正在实施。

4. 基因组学、代谢组学、蛋白组学等新兴生命组学相关技术具有先发优势

上海基因组测序能力在国内甚至国际上有相对显著优势。国家人类基因组南方研究中心、上海生物信息技术研究中心及民营生物医药公司等机构建设了多个大型测序平台。

5. 大数据资源丰富，对健康数据的研究分析及转化能力处于领先水平

据上海统计局统计，截至2017年年底，上海有2 418.33万常住人口，40多家三级医院，医疗信息化水平处于国内领先地位，在“医联体工程”的推动下，形成了丰富的医疗健康大数据资源储备。复旦大学公共卫生学院、复旦大学大数据学院、万达信息股份有限公司、国家南方基因中心、生物医药公司在流行病学数据分析、大数据分析以及生物信息学分析方面处于国内甚至国际领先水平，使上海在医疗健康大数据挖掘技术中具有优势。

6. 个体化精准治疗技术研发水平国内领先，多个创新型药物有望走向国际

靶向药物和免疫治疗的研发是当前肿瘤治疗领域的研究热点。上海聚集了药学领域的优势高校、科研院所和生物医药公司，在分子标志物、肿瘤靶向药和免疫治疗领域取得了一些重要成果。在上海设立研发中心的恒瑞医药研发的用于治疗乳腺癌的靶向药(吡咯替尼)已于2018年10月上市，真正体现了中国原研、世界品质；恒瑞医药研发的另一肿瘤免疫抑制剂PD-1单抗，在非小细胞肺癌、食管癌、肝癌治疗方面经过了Ⅲ期临床试验阶段，已申请上市。

(二) 上海市人群队列生物样本库面临的问题与挑战

1. 人群队列生物样本库建设需要巨额投入，目前资金来源比较单一

大规模人群队列生物样本库建设投资巨大，目前，上海市人群队列生物样本库建设的资金来源比较单一，缺少其他资金来源，而单一的政府投入对区域财政来说是个不小的负担。

2. 人群队列生物样本库相对分散，自然人群队列规模尚显不足

上海市目前实施的队列有男性队列、女性队列、出生队列、自然人群队列，分属于高校、医院、科研院所，比较分散。相对于欧美国家100万、500万级的生物样本库，上海市人群队列生物样本库的规模尚显不足。大数据时代，谁掌握了高质量的健康大数据，谁就掌握了行业话语权。

3. 公众参与队列研究的意愿较低，收集不到足够的数据和样本

公众对队列研究项目认知程度不足，加上参与队列研究时需要配合抽血、体检及比较长时间的调查问卷及随访，导致人群特别是20～50岁年龄段人群参与意愿较低。

4. 生物样本库建设大多各自为营，数据和成果共享机制亟待完善

虽然上海生物样本库的建设处于国内领先水平，但目前各生物样本库大多处于各自为营的阶段，联合运行、共享机制亟待完善。

5. 生物样本库缺乏主导和监管，导致重复建设和遗传资源外泄

由于缺乏统一的主导，造成样本库重复建设，目前生物样本库在医院、高校、科研机构遍地开花，又都彼此独立，政府过后再花大力气去解决。同时也由于缺乏有效监管，出现了药明康德、阿斯利康等企事业单位违反《人类遗传资源管理暂行办法》，导致人类遗传资源外泄的现象。

6. 科研成果转化相对较慢，缺乏大型本土生物医药龙头企业

尽管上海在多种先进诊疗技术的研发能力方面全国领先，但产业化水平相对较低，缺乏像恒瑞医药之类的龙头企业。

三、上海市人群队列生物样本库建设思路和运营思路

(一) 建设思路

1. 建立政府协调、多主体协同推进的组织机制,经费来源多元化

人群队列生物样本库建设和运营需要长期布局和大量投入,因此需加强政府部门协调,积极引入科研院所、各级医院、医药企业等各类市场主体,采用多主体协同的方式共同推进。经费来源方面,除政府投入外,或可以借鉴国外生物样本库模式,考虑多种资金来源,包括国家疾病重大专项、地方财政匹配、公益基金、私人基金等公私结合的方式[8,9]。

2. 采取"1+4"模式,建立更大规模具有国际竞争力的上海市人群队列生物样本库

由卫生部门支持,高校主导,采取"1+4"组织模式,即1个中心,4个分中心,在上海市东南西北四个区域布局,形成一个50万甚至100万人的高质量的上海市人群队列生物样本库。数据开放共享,供其他科研机构和人员使用,无需进行重复建设。

3. 通过加大宣传或制定卫生政策等方式,探索提升公众参与队列研究的方式方法

据调研分析,目前大多数人能接受问卷调查的时间为10～15分钟,而队列研究所需问卷调查时间一般为30分钟,加上体检整个过程需要2～3小时,因而公众特别是20～50岁年龄段的人群参与意愿较低,单纯的小礼品赠送对公众没有足够的吸引力,因此需要探索提升公众参与意愿的方式方法,如提升公众的健康认知,加大项目宣传力度,改进问卷方式,通过卫生政策引导、部分群体的示范效应等方式来提升参与度。

4. 建立健全生物样本监管制度和实施细则,防止人类遗传资源外泄

为了有效保护和利用生物样本库的人类遗传资源,加强人类基因的研究与研发,促进平等互利的国际合作与交流,我国需建立健全生物样本遗传资源管理制度和实施细则,加强伦理审查,防止人类遗传资源外泄,以免造成无法挽回的后果。

5. 建立相关学科领域的人才培养和引进机制,健全精准医疗和大数据分析

人群队列生物样本库建设需要流行病学、基因组学、代谢组学、蛋白组学、人工智能、大数据分析、大项目管理等多学科、多领域的拔尖人才,需要建立相关学科领域人才的培养和引进机制。

(二) 运营思路

1. 市场容量与发展前景

生物库的产品主要有3种类型:第一种是直接产品,即制作并储存的生物标本;第二种是间接产品,即通过研究第一种产品而获得的科研成果;第三种是发展产品,即使用科研成果生产的产品,即最终产品,如药品和诊断方法试剂等。具体运营可分为3个阶段。第一阶段可以按照市场运作模式招募合作伙伴,不局限于上海,可扩大到全国甚至全球。第二阶段主要产出能够直接作用于人的产品。如果产出一个干预策略或公共卫生政策,或者产出一个好的药品、初筛/诊断方法试剂,其市场也会推向全国和全球。例如,通过比较患者和正常人不同时期的生物成分变化,可以筛选出疾病早期诊断指标,为诊断试剂、药物研发提供相应的患者和正常人生物验证,对疾病诊断相关生物医药企业的生存、创新和发展具有非常重要的意义。

如果项目成为一个精品项目，就会逐步吸引一大批科研机构和生产企业进驻，继而形成一个新的产业链，使得这项产业滚动发展，最终会对区域国内生产总值(gross domestic product，GDP)和人民群众的生活水平产生良好的影响。

2. 项目开发政策与策略

上海市人群队列生物样本库由 3 个方面的市场组成，一是生物标本收集市场，二是科研市场，三是最终产品服务市场。3 个方面的市场开发政策与策略有所不同。

(1) 生物标本收集市场：要借助卫生部门共同参与的机会，与有关医疗卫生单位建立合作关系，通过经济补偿手段展开生物标本收集工作。

(2) 科研市场：先宣传后选择。先宣传是指通过各种途径宣传本项目第一阶段产品(科研原材料)的优势和价值，后选择是在宣传达到一定程度时再选择合作伙伴。当然，这两个过程也可以交替进行，先进行小范围的合作，第二阶段产品产出后再进行大规模的宣传。宣传的途径可以是媒体，但更应该注重专业杂志和学术会议等宣传途径。

(3) 最终产品服务市场：协助配合科研机构和企业进行产品的宣传。

四、上海市人群队列生物样本库建设的风险及对策分析

(一) 政策方面

由于上海市人群队列生物样本库建设符合国家卫生改革、政府发展经济和改善民生的需求，因此政策风险比较小。

(二) 技术风险及对策

1. 风险

生物样本库的关键技术是高质量地保存生物标本，只要依靠设备条件，相对来说技术风险较小。但是，如果我们的培训工作没能及时到位，操作人员的技术水平不标准，就会产生一定的技术风险，给以后的科学研究带来一定的麻烦。

2. 对策

及时培训操作人员，要求操作人员具备资格后才能上岗操作。如果人员变动，要及时进行培训。

(三) 市场风险及对策

1. 风险

一是生物标本采集方面的风险：公众对于样本捐献的畏惧；医患关系紧张造成医护人员在执行知情同意过程中的有意回避和患者的极度防范心理；因管理不严造成的样本搜集和使用过程中的违法和侵权行为；在采样点没能很好地解决信息采集的问题；采集点单位不配合产生的风险。二是科研方面的风险：缺乏有效的合作机制，样本使用效率低下，会给样本库的建设和使用带来一定的风险。三是最终产品服务方面的风险：生物样本库是一项有着众多利益相关方参与的复杂的系统工程，这些利益相关方主要包括政府、科研机构、医院、企业、社会公众。他们彼此

之间相互关联，存在各种共同利益或矛盾冲突。

2. 对策

一是成立第三方独立伦理委员会，研究制定具有指导性的生物样本库伦理操作规范，监督管理生物样本库建设、使用、合作过程中出现的伦理问题。二是通过政府参与让民众认识到收集生物样本的重要性，可能本次收集的样本对本人来说并不能产生任何直接的效益，但会对后代造福。三是一个规范合理的生物样本库组织体系和运行机制必须兼顾各方的利益诉求，反之，则可能引起多方矛盾冲突。深刻理解和剖析这一复杂利益矛盾共生体，有助于我们更好地处理在生物样本库建设过程中遇到的各种问题。可以考虑建立一个独立于样本搜集者和使用者的第三方组织协调机构，通过这种专门的组织协调机构，解决生物样本库建设中的共性问题和难题。

（四）转化风险及对策

1. 风险

技术成果的转化方面，风险主要表现在基于生物样本库的研究成果不能有效转化。

2. 对策

一是由政府和高校共同参与成立转化医学中心，培养转化医学人才，瞄准工作目标，提高医学水平，解决关系健康的实际问题。二是必须要有顶层设计。首先是瞄准常见病和多发病；其次是要尽力降低发病率，降低死亡率，降低医疗费用，提高治愈率，提高生命质量；最后是要围绕预防、预测和个体化治疗，注重对预防、临床和卫生政策的转化。三是加强生物样本库基础能力建设，提高共享和运行效率。加强队列研究建设，使生物样本库和队列能够成为支撑转化医学发展的重要平台。四是加强国际合作与交流，通过国际交流和合作来推动转化医学的发展。

（五）管理经营风险及对策

1. 风险

管理经营方面的风险主要是项目管理不善，势必会影响生物标本保存质量，使科研市场存在较大的风险。管理不善主要表现为以下几种形式：设备管理混乱；制度执行不严；应急措施不到位。

2. 对策

严格落实责任制，定期检查工作，不定期抽查质量，定期进行应急演练。

（六）财务风险及对策

1. 风险

生物样本采集、处理、储存、质量控制及分发的成本是巨大的，项目后期经费如果中断，就会造成一定的财务风险。

2. 对策

在进行生物样本库规划时应进行成本核算，资金规划方案应定期审查，并根据需要进行调整，为确保在不影响质量的情况下持续运营，除年度计划外，还应制定长期（五年以上）的资金收支计划，确保满足样本库可持续发展的需求。在充分证论的基础上，申请财政支持或社会公益基

金、科研项目基金或私人资金等的支持，探索多元化的方式。

（七）其他风险及对策

1. 风险

其他方面的风险，一是潜在法律诉讼风险，如果参与对象对项目不满意，或者科研合作机构产生较大分歧，会导致潜在的法律诉讼风险；二是安全风险，如果碰到火灾和水灾就会存在较大的风险。

2. 对策

一是采集生物样本时采用知情同意书的方法，尽量完善科研合作合同的措施，并聘请法律顾问，把这类风险降到最低；二是定期排查安全隐患，制定应急预案，加强应急演练，尽量采取异地保存的措施。

参考文献

[1] Editorial. UK Biobank data on 500,000 people paves way to precision medicine. Nature, 2018, 562 (7726): 163 - 164.

[2] Bycroft C, Freeman C, Petkova D, et al. The UK Biobank resource with deep phenotyping and genomic data. Nature, 2018, 562 (7726): 203 - 209.

[3] Elliott L T, Sharp K, Alfaro-Almagro F , et al. Genome-wide association studies of brain imaging phenotypes in UK Biobank. Nature, 2018, 562 (7726): 210 - 216.

[4] Cox N. UK Biobank shares the promise of big data. Nature, 2018, 562 (7726): 194 - 195.

[5] National Institutes of Health (NIH). All of Us Research Program. https://allofus. nih. gov/sites/default/files/aou_core_protocol_v1. 7_mar_2018. pdf2[2018 - 10 - 08].

[6] Gan W, Robin G , Michael V , et al. Evaluation of type 2 diabetes genetic risk variants in Chinese adults: findings from 93 000 individuals from the China Kadoorie Biobank. Diabetologia, 2016, 59 (7): 1446 - 1457.

[7] Kozlakidis Z. ISBER President's Message: The intent of the ISBER best practices fourth edition. Biopreservation and biobanking, 2018, 16 (1): 64.

[8] Campos A H, Schreedermarshall, Parryjonesalison , et al. Addressing the challenge of financial sustainability in Biobanking. Biopreservation and biobanking, 2015, 13 (6): 387 - 395.

[9] Henderson M K, Kirstin G, Daniel S, et al. Achieving and maintaining sustainability in Biobanking through business planning, marketing, and access. Biopreservation and biobanking, 2017, 15 (1): 1 - 2.

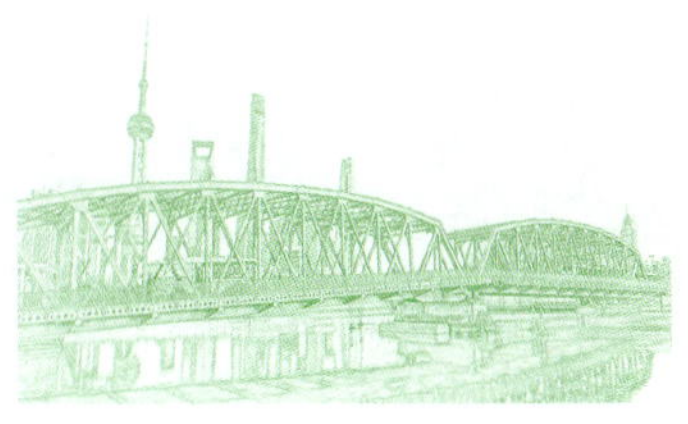

第四章

学科与人才

《“健康中国 2030”规划纲要》中提出，健康是促进人的全面发展的必然要求，是经济社会发展的基础条件。实现国民健康长寿，是国家富强、民族振兴的重要标志，也是全国各族人民的共同愿望。《“健康上海 2030”规划纲要》明确指出，要加强健康人力资源建设，推进健康科技创新。因此，人才队伍建设和学科建设是“健康中国”和“健康上海”的重要组成部分。本章汇编了上海市三甲医院科研竞争力、医学成果转化、人才培养与卫生紧缺人才内涵界定等相关文章。从医院科研能力、成果的转化、人才的培养、人才的评价、人才的工作状况、人才的定义等方面探讨了上海市卫生领域的学科建设和人才建设。在学科建设方面，《上海市“重中之重”临床医学中心和重点学科建设项目绩效评估》介绍了“十二五”期间，上海市卫生系统批准建设的临床医学中心和临床重点学科建设后的情况。《2017 年上海市 35 家三甲医院科研竞争力分析》和《2017 年上海市区级医院科研竞争力分析》从综合实力得分、专科得分、强势学科及弱势学科情况、国家级科研项目、论文发表情况、专利情况、获奖情况等方面分析了上海市三甲医院和区级医院的科研竞争力。《医学科技成果转化管理机制探索——以同济大学医学院专利研究与转化中心》为例，介绍了医学科技创新成果转化管理的实践。在医生的培养与评价方面，《全科医师规范化培训的上海经验》指出，上海市通过全科医师规范化培训、乡村医生订单定向培养和助理全科医师生规范化培训、远郊定向免费医学生培养、全科医师转岗培训这些渠道培养医师；《全科医生在岗服务能力综合评价方法学构建及其应用》提出了评价全科医师各方面能力的指标。对于人才的工作状况，《上海市浦东新区家庭医生工作胜任度与满意度调查》调查了浦东新区家庭医生的工作胜任度及其对工作的满意度。对于卫生紧缺人才，《卫生紧缺人才评价指标体系研究》构建了 3 个一级维度、6 个二级维度和 11 个具体指标的评价体系。本章从各方面和各角度对学科发展和人才建设进行了分析，为今后上海市卫生系统的学科与人才建设提供参考。

上海市“重中之重”临床医学中心和重点学科建设项目绩效评估

田文华 张 勘 胡超群 段光锋 段增杰 陆雯娉

【导读】 上海市于2012年启动并实施了为期三年的第一轮上海市“重中之重”临床医学中心和临床重点学科建设计划(2013～2015年),包括12个A类临床医学中心、10个B类临床医学中心、12个A类重点学科和10个B类重点学科。对“重中之重”临床医学中心和临床重点学科建设项目开展评估,主要目的在于加强管理,强化责任,提高效率,反映学科建设项目的实施成效,增强建设目标的导向性作用,提高政府资金投入的针对性,以促进下一阶段任务的有效开展,为主管部门的监督管理提供循证依据。

为实现上海市卫生发展的总体目标,确保上海市的医学领先地位,加快医学人才培养力度,加速上海市成为亚洲医学中心城市的进程,上海市专门设立卫生系统学科人才建设项目,旨在培养一流的医学人才队伍,建设一批国内领先、特色优势显著、具有一定国际知名度的临床医学中心和临床重点学科,进一步提升上海市卫生科技发展能力,有效降低医疗费用,提高医疗卫生事业的整体水平,为上海市建成亚洲医疗中心城市的建设目标提供科技和智力支撑。

一、研究背景

上海市卫生系统在“十二五”期间推出了上海市“重中之重”临床医学中心和临床重点学科建设项目。计划在市级医疗机构开展机制改革的基础上,自2013～2015年,有计划地在三级医院建设若干个临床医疗水平达到国内领先及国际先进的临床医学中心和临床重点学科[1]。目的是建设一批国内领先、特色优势显著、具有一定国际知名度的临床医学中心和重点专科,进一步提升卫生科技发展能力,有效降低医疗费用,提高医疗卫生事业的整体水平,为上海市建成亚洲医疗中心城市的建设目标提供评判依据[2]。及时、有效、客观、科学的评估是“重中之重”建设项目实现期望目标的重要手段,在此基础上,对“重中之重”临床医学中心项目进行排序和遴选,减少

基金项目:上海市卫生和计划生育委员会卫生系统先进适宜技术推广项目“上海市卫生系统学科建设项目评估指标体系建设与推广”(项目编号:2014SY004)。
第一作者:田文华,男,教授。
作者单位:复旦大学社会发展与公共政策学院(田文华),上海市卫生健康委员会(张勘、陆雯娉),中国人民解放军海军军医大学(胡超群、段光锋、段增杰)。

主观性，增强决策的科学性，可以使政府部门投入的资金具有方向性和指引性。因此，对该建设项目开展绩效评估，具有重要的实际应用价值。

综上，本文紧紧围绕“重中之重”临床医学中心和临床重点学科建设项目开展绩效评估，首先构建一套符合上海市“重中之重”临床医学中心和临床重点学科性质特点的综合评估指标体系，确定相应的评估标准；然后以此为基础，对上海市“重中之重”临床医学中心和临床重点学科开展实证评估；最终根据评估结果，提出相关政策建议。

二、资料来源与方法

（一）资料来源

以 2012 年批准立项建设的上海市“重中之重”临床医学中心和临床重点学科为研究对象，建设周期为 2013～2015 年，包括 12 个 A 类临床医学中心、10 个 B 类临床医学中心、12 个 A 类临床重点学科和 10 个 B 类临床重点学科。收集临床医学中心和临床重点学科建设的申报表和验收表，提取学科建设前后各指标数据。对需增加的指标和有异议的数据项，通过现场调研或电话进行调查、咨询及复核确认，而后汇总数据，建立电子数据库。为收集学科建设过程中的经验和存在的问题，课题组还通过现场调研和关键知情人访谈，收集主管部门、建设单位、学科带头人等专家的意见和建议。

（二）研究方法

1. 确定评估的基本框架

① 通过文献荟萃分析，比较国际和国内成熟的医院和医学学科评价体系，包括国际联合委员会(Joint Commission International, JCI)认证、美国最佳医院专科排名、英国福斯特医院指南、中国国家临床重点专科评估、中国最佳医院及最佳专科声誉排行榜等[3-8]。② 对学科建设主管部门、建设单位管理者、学科带头人和该领域的研究专家开展深度访谈，准确把握学科建设项目的定位、内容和指标。③ 综合上述两方面研究结果，依据上海市“重中之重”临床医学中心和临床重点学科建设目标，确定本次评估的基本框架。

2. 构建评估指标体系

① 根据评估的基本框架，按照“目标导向、措施对应、政策衔接”的思路，遵循系统性、科学性、层次性、可操作性、可比性的原则，建立初步的评估指标及层次结构。② 设计专家咨询表，开展德尔菲专家咨询，从重要性、导向性和可行性三个维度综合评价指标适用性，根据专家意见确定指标。③ 再次开展专家咨询，构建层次分析判断矩阵，根据指标相对重要性评分，确定各指标的权重。④ 确定各指标的评价标准。

3. 学科建设综合评估

本文拟对“重中之重”临床医学中心和临床重点学科建设项目评估采用同一套指标体系，但以不同的标准进行评估。主要目的如下：① 发挥指标的引导作用。临床医学中心和临床重点学科的建设内容相同，建设目标的层次存在一定差异，学科基础不同，经费支持力度不一，应用同一指标体系可以发挥指标体系的引导作用，而采用不同的评价标准，又可以使评估结果更加公平。

② 增强临床医学中心和临床重点学科的可比性。可以很好地对临床医学中心和临床重点学科的建设成效进行横向对比，发现建设过程中可供借鉴的经验和存在的问题，形成一体化管理。③ 建立学科建设项目的动态机制。将建设成效好的临床重点学科用临床医学中心的标准进行评价，保证评估的延续性和学科的流动性，为后期临床重点学科建设项目的遴选提供依据。

临床医学中心总评分及所对应等级分为：总得分在 70 分及以上且在 100 分以下的为“国内领先，国际先进”；在 50 分及以上且在 70 分以下的为“国内一流”；低于 50 分为“未达国内一流”。重点学科总评分及所对应等级分为：总得分在 70 分及以上且在 100 分以下的为“国内领先”；在 50 分及以上且在 70 分以下的为“国内一流”；低于 50 分为“未达国内一流”。

4. 质量控制

在指标体系构建过程中，严格按照预定的界值标准确定指标的入选和排除，通过专家积极系数、权威程度、协调系数和一致性检验，验证指标体系的科学性和合理性。在数据收集过程中，开展对建设单位数据采集的培训，对少数缺失或有异议的数据，与项目建设单位沟通确认，力争获得准确真实的数据。

三、结果与分析

（一）项目评估指标体系

通过专家咨询和层次分析法，构建了由 4 个一级指标、9 个二级指标和 42 个三级指标构成的项目评估指标体系。4 个一级指标是基础条件、医疗服务、科研工作、教学与人才培养，所占权重分别为 15.34%、33.69%、29.61%、21.36%（表 1）。对“重中之重”临床医学中心和临床重点学科的评估使用同一套指标，但两类建设项目对应的每个指标的评分标准不同。为体现临床医学中心和临床重点学科建设水平，较好反映各建设单位的建设成效差异，课题组对临床医学中心和临床重点学科的得分准入条件进行了不同设置，临床医学中心的评价标准高于临床重点学科，以体现学科建设目标的层次性，如在“学术奖项获得情况”评分标准设定上，临床医学中心要求获国家级学术奖项才能得分，临床重点学科获省部级学术奖项即可得分。

表 1　上海市“重中之重”临床医学中心和重点学科建设项目(2013～2015 年)评估指标与权重

一级指标(%)	二级指标(%)	三级指标(%)
1　基础条件(15.34)	1.1　基本情况(7.96)	1.1.1　目标实现情况(1.81)
		1.1.2　项目资金执行率(1.08)
		1.1.3　是否国家级重点实验室(2.01)
		1.1.4　是否国家重点学科(1.55)
		1.1.5　是否国家级临床诊疗中心(1.51)
	1.2　社会声誉(7.38)	1.2.1　专科排名(2.99)
		1.2.2　是否国家级学术委员会主委、副主委(1.30)
		1.2.3　患者满意度(1.24)
		1.2.4　社会知名度(1.85)

续　表

一级指标(%)	二级指标(%)	三级指标(%)
2　医疗服务(33.69)	2.1　医疗水平与质量(22.67)	2.1.1　非沪籍人员手术比例(2.42)
		2.1.2　疑难危重病诊断符合率(3.04)
		2.1.3　三、四级手术成功率(4.10)
		2.1.4　三、四级手术比例(2.72)
		2.1.5　疑难危重病例比例(3.81)
		2.1.6　是否获得国家级医疗成果奖(3.53)
		2.1.7　项目建设前后院内感染变化率(3.05)
	2.2　医疗技术改进与创新(11.02)	2.2.1　参与制定国家临床指南(3.37)
		2.2.2　临床新技术开发项目数(4.89)
		2.2.3　临床标准规范和临床路径制定(2.76)
3　科研工作(29.61)	3.1　学术影响力(9.26)	3.1.1　国内外项目合作金额(1.92)
		3.1.2　主办高级别学术会议(1.46)
		3.1.3　科研创新团队(2.06)
		3.1.4　国家、国际级学术会议大会报告次数(2.05)
		3.1.5　国家级基金项目经费总额(1.77)
	3.2　科研成果(10.1)	3.2.1　在SCI收录期刊发表影响因子10分以上论文篇数(1.67)
		3.2.2　本学科领域顶级国际期刊论文数(1.63)
		3.2.3　学术专著(1.13)
		3.2.4　专利和新型实用专利(2.09)
		3.2.5　国家级三大奖项获得情况(3.58)
	3.3　科研人才队伍(10.25)	3.3.1　学科带头人学术称号(2.97)
		3.3.2　高级别学术任职(2.15)
		3.3.3　拥有博士学位人员比例(1.33)
		3.3.4　高级职称所占比例(1.64)
		3.3.5　项目建设前后拥有学术称号的人员增长率(%)(2.16)
4　教学人才与培养(21.36)	4.1　教学(9.14)	4.1.1　教材编写(4.19)
		4.1.2　国家级继续教育培训项目(1.41)
		4.1.3　国家、省部级教学成果奖项(3.54)
	4.2　人才培养(12.22)	4.2.1　出国进修人数(1.62)
		4.2.2　研究生国家优秀毕业论文篇数(3.41)
		4.2.3　获得临床荣誉称号数量(2.19)
		4.2.4　学生发表SCI论文影响因子总分(2.66)
		4.2.5　接收国外人员进修人次(2.34)

注：SCI为《科学引文索引》(*Science Citation Index*)。

（二）临床医学中心建设项目评估

1. A类临床医学中心综合评分

在A类临床医学中心中，综合评分最高的临床医学中心为L-A-1，最低的为L-A-4（表2）。从各维度得分看，A类临床医学中心平均得分率（平均得分率＝某模块平均得分/某模块总分）最高的是基础条件模块（80.31%），其次是科研工作模块（69.77%），教学与人才培养模块得分率排第三（66.85%），得分率最低的是医疗服务模块（62.51%）。L-A-1临床医学中心基础条件得分最高，L-A-8临床医学中心医疗服务模块得分最高，L-A-6临床医学中心科研工作模块得分最高，L-A-5临床医学中心教学与人才培养模块得分最高（表2）。

表2　A类临床医学中心综合评分

临床医学中心	基础条件（分）	医疗服务（分）	科研工作（分）	教学与人才培养（分）	总分（分）	建设等级
L-A-1	14.92*	27.24	24.64	17.67	84.47*	国内领先，国际先进
L-A-2	10.70	19.60	24.16	13.60	68.06	国内一流
L-A-3	13.60	14.70	20.60	15.76	64.66	国内一流
L-A-4	11.21	13.47	16.60	8.67	49.95	未达国内一流
L-A-5	13.32	21.39	15.87	18.55*	69.13	国内一流
L-A-6	12.65	16.93	25.44*	15.82	70.84	国内领先，国际先进
L-A-7	12.48	19.58	22.81	12.60	67.47	国内一流
L-A-8	10.99	32.09*	25.43	13.34	81.85	国内领先，国际先进
L-A-9	12.42	15.42	16.20	9.23	53.27	国内一流
L-A-10	11.32	21.95	12.52	11.87	57.66	国内一流
L-A-11	12.42	23.03	23.76	18.39	77.60	国内领先，国际先进
L-A-12	11.76	27.35	19.90	15.90	74.91	国内领先，国际先进
平均分	12.32	21.06	20.66	14.28	68.32	

* 该模块得分最高。

2. B类临床医学中心综合评分

在B类临床医学中心中，综合评分最高的临床医学中心为L-B-6，最低的为L-B-9（表3）。从各维度得分看，B类临床医学中心得分率最高的是基础条件模块（71.19%），其次是科研工作模块（63.15%），教学与人才培养模块得分率排第三（57.30%），得分率最低的仍是医疗服务模块（56.40%）。L-B-10临床医学中心基础条件得分最高，L-B-6临床医学中心医疗服务模块得分最高，L-B-5临床医学中心科研工作模块得分最高，L-B-4临床医学中心教学与人才培养模块得分最高（表3）。

表 3 B 类临床医学中心综合评分

临床医学中心	基础条件(分)	医疗服务(分)	科研工作(分)	教学与人才培养(分)	总分(分)	建设等级
L-B-1	7.45	23.26	18.36	11.16	60.23	国内一流
L-B-2	11.61	24.51	20.57	15.01	71.70	国内领先,国际先进
L-B-3	10.38	17.78	15.79	9.40	53.35	国内一流
L-B-4	11.92	11.84	18.09	15.84*	57.69	国内一流
L-B-5	9.80	21.67	21.92*	13.99	67.38	国内一流
L-B-6	11.99	28.87*	21.17	12.29	74.32*	国内领先,国际先进
L-B-7	9.93	14.60	16.78	11.11	52.42	国内一流
L-B-8	11.69	11.34	19.11	14.57	56.71	国内一流
L-B-9	11.56	15.44	16.26	6.81	50.07	国内一流
L-B-10	12.85[a]	20.66	18.91	12.18	64.60	国内一流
平均分	10.92	19.00	18.70	12.24	60.85	

* 该模块得分最高

3. 临床医学中心绩效

该“重中之重”临床医学中心建设项目绩效评价总体良好,得分范围为 49.95～84.47 分,总体平均分为 64.92 分(表 2,表 3)。其中,A 类临床医学中心建设绩效平均分为 68.32 分,B 类临床医学中心建设平均分为 60.85 分(表 4)。总体来看,A 类临床医学中心的建设绩效要好于 B 类临床医学中心,但是 A 类临床医学中心的建设成效对比差距较大,B 类临床医学中心的整体发展较为均衡。

表 4 临床医学中心建设项目绩效评价结果

类别	平均分(分)	国内领先,国际先进		国内一流		未达国内一流	
		数量(项)	比例(%)	数量(项)	比例(%)	数量(项)	比例(%)
A 类临床医学中心	68.32	5	41.67	6	50.00	1	8.33
B 类临床医学中心	60.85	2	20.00	8	80.00	0	0.00

(三) 临床重点学科建设项目评估

1. A 类临床重点学科综合评分

在 A 类临床重点学科中,得分最高的临床重点学科为 Z-A-2,最低的为 Z-A-1(表 5)。从各模块得分看,A 类临床重点学科平均得分率(某模块平均得分率=某模块平均得分/某模块总分)最高的是基础条件模块(75.16%),其次是科研工作模块(61.06%),医疗服务模块得分率为 48.47%,排第三,平均得分率最差的是教学与人才培养模块(47.47%)。基础条件得分最高的是 Z-A-2 和 Z-A-9 临床重点学科,医疗服务模块得分最高的是 Z-A-12 临床重点学科,科研工作模块得分最高的是 Z-A-5 临床重点学科,教学与人才培养模块得分最高的是 Z-A-2 临床重点学科(表 5)。

表 5　A 类临床重点学科综合评分

临床重点学科	基础条件(分)	医疗服务(分)	科研工作(分)	教学与人才培养(分)	总分(分)	建设等级
Z-A-1	10.26	6.99	18.69	11.03	46.97	未达国内一流
Z-A-2	13.43*	18.66	18.70	15.37*	66.16*	国内一流
Z-A-3	12.66	17.20	17.90	8.04	55.80	国内一流
Z-A-4	11.56	12.69	18.91	12.73	55.89	国内一流
Z-A-5	8.43	17.62	23.50*	12.36	61.91	国内一流
Z-A-6	10.84	18.44	19.40	11.33	60.01	国内一流
Z-A-7	8.94	21.92	14.82	7.86	53.54	国内一流
Z-A-8	11.75	17.45	17.24	12.13	58.57	国内一流
Z-A-9	13.43*	13.48	19.03	10.52	56.46	国内一流
Z-A-10	12.23	20.25	14.18	6.71	53.37	国内一流
Z-A-11	13.21	9.04	19.75	7.48	49.48	未达国内一流
Z-A-12	11.60	22.22*	14.82	6.13	54.77	国内一流
平均分	11.53	16.33	18.08	10.14	56.08	

* 该模块得分最高。

2. B类临床重点学科综合评分

在B类临床重点学科中，得分最高的临床重点学科为Z-B-2，得分最低的临床重点学科为Z-B-1(表6)。在各模块得分率中，B类临床重点学科平均得分率最高的是基础条件模块(65.45%)，其次依次降序是医疗服务模块(58.21%)、科研工作模块(56.03%)、教学与人才培养模块(49.25%)。基础条件模块、医疗服务模块与教学与培养模块得分最高的临床重点学科均是Z-B-2，科研工作模块得分最高的临床重点学科是Z-B-10(表6)。

表 6　B 类临床重点学科综合评分

临床重点学科	基础条件(分)	医疗服务(分)	科研工作(分)	教学与人才培养(分)	总分(分)	建设等级
Z-B-1	8.81	10.46	14.07	5.32	38.66	未达国内一流
Z-B-2	13.20*	29.04*	21.16	17.66*	81.06*	国内领先
Z-B-3	6.59	8.90	17.55	6.27	39.31	未达国内一流
Z-B-4	10.84	20.07	17.97	13.46	62.34	国内一流
Z-B-5	6.76	20.06	12.77	11.55	51.14	国内一流
Z-B-6	10.68	12.32	11.90	9.38	44.28	未达国内一流
Z-B-7	9.66	27.10	15.95	13.07	65.78	国内一流
Z-B-8	10.22	19.37	15.05	8.75	53.39	国内一流
Z-B-9	10.74	24.03	17.77	8.16	60.70	国内一流
Z-B-10	12.91	24.77	21.67*	11.59	70.94	国内领先
平均分	10.04	19.61	16.59	10.52	56.76	

* 该模块得分最高。

3. 重点学科绩效

该轮“重中之重”临床重点学科建设项目绩效评价总体良好，总体平均分为 56.39 分，得分范围为 38.66～81.06 分(表 5，表 6)。其中，A 类临床重点学科建设绩效平均分为 56.08 分，B 类临床重点学科建设平均分为 56.76 分。总体来看，B 类临床重点学科的建设绩效要好于 A 类临床重点学科，并且 B 类学科中有两个学科达到了国内领先水平，但是 B 类临床重点学科的建设成效差距较大，A 类临床重点学科的整体发展较为均衡(表 7)。

表 7　临床重点学科建设项目绩效评价结果

类别	平均分(分)	国内领先，国际先进		国内一流		未达国内一流	
		数量(项)	比例(%)	数量(项)	比例(%)	数量(项)	比例(%)
A 类重点学科	56.08	0	0	10	83.33	2	16.67
B 类重点学科	56.76	2	20.00	5	50.00	3	30.00

四、结论与建议

(一) 学科建设项目评估结论

1. 上海市卫生系统学科建设项目成效显著

22 个“重中之重”临床医学中心经过一个周期的建设，新增国家级重点实验室 7 个、省部级重点实验室 12 个，新增国家重点学科 4 个、省部级重点学科 16 个，新增国家临床医学研究中心 4 个。门急诊人次数比建设前增加了 27.54%。建设期间，参与制定国家临床指南 67 项，开发临床新技术 44 项，制定临床标准规范和临床路径共 111 项，获省部级医疗成果奖共 33 项。影响因子 10 分以上 SCI 论文共有 107 篇，其中包括国际顶级期刊，《柳叶刀》(*The Lancet*)4 篇、《自然》(*Nature*)2 篇、《科学》(*Science*)2 篇、《新英格兰医学杂志》(*The New England Journal of Medicine*)1 篇。以第一完成人获得国家自然科学奖二等奖 2 项、国家科技进步奖二等奖 8 项，申请专利 257 项。临床医学中心学术带头人中有 7 名院士、8 人获长江学者、973 首席科学家等国家级学术称号、7 人获上海市领军人才等省部级学术称号。

22 个“重中之重”临床重点学科经过建设，新增国家级重点实验室 3 个，新增国家重点学科 14 个、省部级重点学科 3 个，新增国家临床医学研究中心 4 个。门急诊人次比建设前增加了 20.09%。建设期间，参与制定国家临床指南 21 项，开发临床新技术 23 项，制定临床标准规范和临床路径共 24 项，获省部级医疗成果奖共 28 项。影响因子 10 分以上 SCI 论文共有 51 篇，包括发表在 *The Lancet* 上 3 篇、*Nature* 上 3 篇。以第一完成人获得国家科技进步奖二等奖 2 项，申请专利 160 项。临床重点学科学术带头人中有 1 名院士、4 人获长江学者、973 首席科学家等国家级学术称号、17 人获上海市领军人才等省部级学术称号。

2. 学科建设项目建设巩固和提升了上海市的医学领先地位

评估结果显示，A 类临床医学中心中，等级评价为“国内领先，国际先进”的 5 个(41.67%)、“国内一流”6 个(50.00%)、“未达国内一流”1 个(8.33%)；在 B 类临床医学中心中，“国内领先，国际先进”2 个(20.00%)、“国内一流”8 个(80.00%)，无“未达国内一流”临床医学中心。A 类临床重点学科中，等级评价为“国内领先，国际先进”的0个，“国内一流”10个(83.33%)，“未达国内一流”2个(16.67%)；在B类临床重点学科中，“国内领先，国际先进”的2个(20.00%)、“国内一流”5个(50.00%)、“未达国内一流”3个(30.00%)。

该轮立项的学科建设项目本身具有较好的建设基础，涉及肝胆外科、神经外科、微创、中医慢性病、脊柱外科、整形外科等多个专业学科。经过一个周期的建设，这些临床医学中心的综合实力又有了较大的提升，突出表现在专科排名、重点实验室、国家临床指南制定、高等级学术成果、学术任职等方面，提升了上海市临床医学在国内和国际上的影响力，为确保上海市的医学领先地位、加快建成亚洲医学中心城市提供了有力支撑。

3. 学科建设项目发展仍不均衡

临床医学中心发展的不均衡表现在学科内部发展和各学科之间两个方面。从A类和B类临床医学中心的模块评估得分率来看，医疗服务均是得分率最低的模块，而基础条件和科研则得分率较高。这与各项建设内容的特点有一定关系，基础条件和科研产出的效果可以在较短时间内显现，而医疗服务水平和能力的提升则是一个长期过程。但医疗服务是临床医学中心建设的核心和最终目标，从长期发展看，医疗服务水平和能力的提升应该放在更重要的高度。各临床医学中心因受自身学科基础条件、学科差异等因素的影响和制约，在建设水平上存在着差异，对于中医慢性病等基于中国传统学科的临床医学中心，建设后学科的整体实力虽已得到提升，但较肝胆外科、消化内科等其他临床医学中心而言，仍有较大的差距，也需要政策给予特殊支持。

根据《关于加强本市卫生系统学科建设与人才培养工作的指导意见》(沪卫科教〔2012〕6号)[9]，A类临床重点学科建设资金为200万元，B类临床重点学科建设资金为100万元，虽然B类临床重点学科的建设资金相对较少，但从总体建设的成效看，B类临床重点学科的建设评估得分平均分比A类临床重点学科的平均分高，并且B类临床重点学科中有两个学科的建设成效突出，达到“国内领先，国际先进”水平，为临床重点学科的发展提供了良好的发展模式。评估中有5个临床重点学科建设单位没有达到预期的标准。对比临床医学中心建设的结果，临床重点学科没有达到建设水平要求的比例相对较高。A类和B类临床重点学科建设项目的教学与人才培养模块的平均得分率均是4个模块最低的，建设单位在教学和人才培养上需要更加重视，其水平的进步将较大程度促进学科整体水平的提升。

4. 在经费使用和数据管理方面有待改进

项目经费使用方面，大部分临床医学中心均能建立专项管理制度对项目资金进行管理，并按预算进行设备采购、人才引进，使用合理，但也存在部分临床医学中心经费执行率低等情况，有8个(36.36%)临床医学中心的资金使用率低于50%。临床重点学科项目经费使用率在80%及以上的有10个，经费使用率在60%及以上且在80%以下的有3个，经费使用率低于60%的有9个，项目经费使用率对比临床医学中心建设项目的经费使用率相对较低。经费使用率低未能充分发挥专项经费对学科建设的作用。数据管理方面，部分临床医学中心存在数据管理不规范的现象，给评估的实施带来了一定的困难。

(二) 建议

1. 进一步支持卫生系统学科建设

通过评价发现，2013～2015年市卫生计生委开展的临床医学中心和临床重点学科建设取得

了非常显著的成效，一方面，学科的选择比较合理，设计了内科、外科、中医、护理和病理等各层次学科，为今后的学科发展打下了坚实的基础；另一方面，各临床医学中心和临床重点学科也有非常强烈的做大做强的愿望，即通过该项目的建设，全面提高自己的发展水平，成立某学科的专科医院。因此，建议做好下一步建设临床医学中心和临床重点学科的筛选工作，将更多的资金投入到未来医疗服务需要的领域。

2. 合理制定预算，严格执行预算

首先，预算制定机构应充分对各临床医学中心和临床重点学科的情况进行调研，从而科学合理地制定各建设单位需要的项目预算，按照临床医学中心和临床重点学科建设情况分期下拨预算，使每一笔预算都能够发挥其最大的效益。其次，管理部门应当加强对预算的监管和审核，建立一套从上到下的预算监管制度。最后，建立预算执行奖惩制度，对于投入少、绩效好的临床医学中心和临床重点学科可给予一定的物质与精神奖励，对于投入多、绩效差及预算执行不严格的临床医学中心和临床重点学科可给予一定的惩戒，或减少其预算。

3. 加强建设单位的持续性考核

此项研究是上海市卫生系统采用以政府为主导重点资助、重点监管、注重目标管理与过程管理并举的模式，尤其是临床医学中心和临床重点学科构建后对其科学地进行绩效评价成为政府决策的重要依据。为客观地评估临床医学中心优势学科建设的情况，采用多指标体系，按统一调查表，统一尺度定量地对 22 个临床医学中心和 22 个临床重点学科的建设进行综合考核评定。由于涉及单位较多和指标复杂、学科间差异大等特点，有些方面尚待改进。同时有的中心和学科因建立时间较短和基础相对较弱，许多绩效在短期内无法充分显示。因此，建议隔 2～3 年，对上述中心和学科再加以客观评定；同时进一步充实和完善该评估指标体系，使之成为评估医院绩效的有力工具，为医院管理和循证决策提供科学的依据。

4. 加强配套管理措施的建设

在临床医学中心和临床重点学科的考核过程中，笔者发现数据的真实性、规范性均存在一定的问题。分析其中的原因可能包括以下两个，一是上报验收材料没有要求填写依据，导致部分科室乱填；二是一次性提交三年的成果，对业务工作人员负荷高，容易导致漏填、错填的现象。因此，需要建立该项目的数据库并开发相关填报软件，实现对下一步的建设形成全程管理；其次需要完善配套措施，加强管理，建立反馈机制，根据绩效评估结果确定进一步的投入方向，更好地促进上海市整体医疗水平的提高。

参考文献

[1] 上海市卫生局. 关于公布上海市“重中之重”临床医学中心和临床重点学科建设计划名单的通知. http://www.wsjsw.gov.cn/kjjy2/20180815/58154.html[2012-11-12].

[2] 上海市卫生局. 关于下发《上海市市级医疗卫生学科建设管理办法》的通知. http://www.wsjsw.gov.cn/kjjy2/20180815/57376.html[2013-04-19].

[3] 段增杰，胡超群，段光锋，等. 医学临床医学中心和临床重点学科评价指标体系比较. 解放军医院管理杂志，2017，24(2)：138-140.

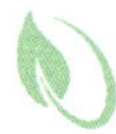

[4] 徐拯，段光锋，贺祥. 医院研究型科室科技评价指标体系构建. 解放军医院管理杂志，2017，24(2)：135－137.

[5] 贾怡蓓，张晨，颜世洁，等. 上海市 2011 年度国家临床重点专科建设现状评估及分析. 中国卫生资源，2017，20(3)：268－271.

[6] 张勘，夏擎世，许铁峰. 上海市临床医学中心建设的探索与实践. 中华医院管理杂志，2004，20(11)：672－674.

[7] 于德华，李建刚，杨震，等. 临床医学学科建设策略与方法. 中华医院管理杂志，2011，27(9)：661－663.

[8] 姜荣勤，李静娴，胡丹，等. 部分国家与中国医院绩效评估比较分析. 中国卫生政策研究，2016，9(12)：62－67.

[9] 上海市卫生局. 关于加强本市卫生系统学科建设与人才培养工作的指导意见(沪卫科教〔2012〕6 号). 2012.

2017 年上海市 35 家三甲医院科研竞争力分析

牛玉宏　丁汉升　顾青青　唐　翔　倪元峰　张　勘　金春林

【导读】 科技创新是综合国力的关键支撑，上海市要建设有国际影响力和竞争力的科技创新中心，医学科技创新是不可或缺的一部分。上海市三甲医院是医学创新的重要力量，其科研竞争实力是影响上海市医学创新举足轻重的因素。三甲医院科研竞争力的评价可以反映各三甲医院科研实力的真实情况，暴露科研和管理方面存在的问题，揭示医院科研的动态发展规律，促进竞争，并为各级政府决策提供参考。

上海市卫生和健康发展研究中心自 2013 年以来，每年对上海市三甲医院的科研竞争力进行评价，本文介绍了 2017 年上海市三甲医院科研竞争力评价情况。

一、医院综合实力得分情况

（一）2017 年度上海市三甲医院科研竞争力得分排名

2017 年，上海市三甲医院中综合实力得分第一名是上海交通大学医学院附属瑞金医院（以下简称“瑞金医院”），名列其后的另 9 家医院分别为复旦大学附属中山医院（以下简称“中山医院”）、上海交通大学医学院附属第九人民医院（以下简称“市九医院”）、上海交通大学医学院附属仁济医院（以下简称“仁济医院”）、复旦大学附属华山医院（以下简称“华山医院”）、上海长海医院（以下简称“长海医院”）、上海交通大学医学院附属新华医院（以下简称“新华医院”）、上海市第六人民医院（以下简称“市六医院”）、上海长征医院（以下简称“长征医院”）、复旦大学附属肿瘤医院（以下简称“肿瘤医院”）。具体排名及得分情况见图 1。

专科类医院中，中医类三甲医院排名第一为上海中医药大学附属龙华医院（以下简称“龙华医院”），第二为上海中医药大学附属曙光医院（以下简称“曙光医院”），第三为上海中医药大学附属岳阳中西医结合医院（以下简称“岳阳医院”），相较 2016 年，中医类三甲医院的科研竞争力排

第一作者：牛玉宏，女，研究员，上海市卫生和健康发展研究中心（上海市医学科学技术情报研究所）科研管理事务部主任。
通讯作者：金春林，男，研究员，上海市卫生和健康发展研究中心（上海市医学科学技术情报研究所）主任。
作者单位：上海市卫生和健康发展研究中心（上海市医学科学技术情报研究所）（牛玉宏、丁汉升、顾青青、唐翔、金春林），上海市卫生健康委员会（倪元峰、张勘）。

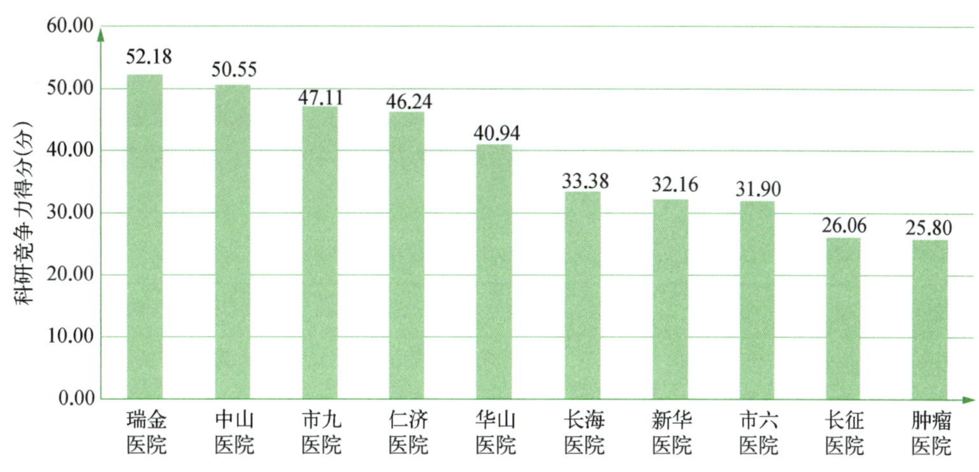

图1　2017年度上海市三甲医院科研竞争力总得分排名(前十名)

名一致,并且总得分均有大幅提高,主要体现在科研产出方面,因而投入产出比明显升高;儿科类三甲医院排名第一为复旦大学附属儿科医院(以下简称"儿科医院"),第二为上海交通大学医学院附属上海儿童医学中心(以下简称"儿童医学中心"),第三为上海交通大学附属儿童医院(以下简称"儿童医院"),与前两年的排名保持一致,投入产出比有所升高;妇产科类三甲医院排名第一为复旦大学附属妇产科医院(以下简称"妇产科医院"),第二为上海市第一妇婴保健院(以下简称"市一妇婴"),第三为中国福利会国际和平妇幼保健院(以下简称"国妇婴"),与2016年度的排名保持一致,整体投入产出比有所降低。以上三类三甲医院科研竞争力得分排名具体见表1～表3。

表1　2017年度上海市中医类三甲医院科研竞争力总得分排名

医院	总得分(分)	投入得分(分)	产出得分(分)	投入产出比	上一年度投入产出比
龙华医院	20.13	11.37	8.76	0.77	0.31
曙光医院	17.92	10.74	7.18	0.67	0.38
岳阳医院	14.11	7.50	6.61	0.88	0.50

表2　2017年度上海市儿科类三甲医院科研竞争力总得分排名

医院	总得分(分)	投入得分(分)	产出得分(分)	投入产出比	上一年度投入产出比
儿科医院	16.31	7.87	8.44	1.07	0.71
儿童医学中心	11.53	4.91	6.62	1.35	0.96
儿童医院	10.82	5.29	5.53	1.05	0.25

表3　2017年度上海市度妇产科类三甲医院科研竞争力总得分排名

医院	总得分(分)	投入得分(分)	产出得分(分)	投入产出比	上一年度投入产出比
妇产科医院	14.43	5.69	8.74	1.54	2.14
市一妇婴	8.86	2.83	6.03	2.13	3.48
国妇婴	7.95	3.05	4.90	1.61	2.31

（二）2013～2017年各三甲医院科研竞争力排名的动态变化

总体来说，科研竞争力排名位居前十名的医院相对比较稳定，中山医院和瑞金医院连续5年位居35家三甲医院中的第一或第二名，而肿瘤医院作为其中唯一的专科类医院已经连续4年进入综合实力排名前十名（表4）。

表4　2013～2017年上海市三甲医院科研竞争力总得分排名（前十名）

年份	第一名	第二名	第三名	第四名	第五名	第六名	第七名	第八名	第九名	第十名
2013	中山医院	瑞金医院	市九医院	华山医院	长征医院	市六医院	仁济医院	长海医院	新华医院	曙光医院
2014	中山医院	瑞金医院	市九医院	华山医院	新华医院	市六医院	长海医院	市一医院	长征医院	肿瘤医院
2015	中山医院	瑞金医院	华山医院	市六医院	仁济医院	市九医院	长征医院	长海医院	肿瘤医院	新华医院
2016	中山医院	瑞金医院	华山医院	市九医院	仁济医院	市六医院	长海医院	肿瘤医院	新华医院	市一医院
2017	瑞金医院	中山医院	市九医院	仁济医院	华山医院	长海医院	新华医院	市六医院	长征医院	肿瘤医院

注：市一医院的全称为“上海市第一人民医院”，长征医院的全称为“上海长征医院”，下同。

二、各学科综合实力得分情况分析

本文对2017年上海市综合性三甲医院各学科的科研竞争力分值进行计算，并对调查范围内前五名的三甲医院按照内科、外科、其他学科进行排名（表5～表8）。

表5　2017年度上海市综合性三甲医院各内科类学科排名前五名情况

排名	心血管病学	呼吸病学	胃肠病学	血液病学	肾脏病学	内分泌学	风湿病学	感染性疾病学	神经病学
1	中山医院	肺科医院	长海医院	瑞金医院	中山医院	瑞金医院	仁济医院	公共卫生临床中心	华山医院
2	瑞金医院	中山医院	仁济医院	同济医院	长征医院	市六医院	华山医院	华山医院	瑞金医院
3	仁济医院	瑞金医院	中山医院	长海医院	华山医院	中山医院	长征医院	瑞金医院	同济医院
4	东方医院	胸科医院	市一医院	市六医院	市六医院	市九医院	瑞金医院	市六医院	中山医院
5	市十医院	市一医院	华山医院	长征医院	仁济医院	仁济医院	中山医院	长海医院	新华医院

注：肺科医院的全称为“上海市肺科医院”，胸科医院的全称为“上海市胸科医院”，同济医院的全称为“上海市同济医院”，东方医院的全称为“上海市东方医院”，市十医院的全称为“上海市第十人民医院”，公共卫生临床中心的全称为“上海市公共卫生临床中心”，下同。

表6　2017年度上海市综合性三甲医院各外科类学科排名前五名情况

排名	普通外科学	神经外科学	胸外科学	心血管外科学	泌尿外科学	骨外科学	整形外科学
1	东方肝胆外科医院	华山医院	长海医院	中山医院	长海医院	市六医院	市九医院
2	瑞金医院	仁济医院	肺科医院	东方医院	华山医院	市九医院	长海医院
3	新华医院	长征医院	胸科医院	市九医院	仁济医院	长征医院	中山医院
4	仁济医院	市一医院	中山医院	仁济医院	中山医院	华山医院	市一医院
5	中山医院	长海医院	长征医院	市十医院	市一医院	同济医院	市六医院

注：东方肝胆外科医院的全称为“上海东方肝胆外科医院”，下同。

表 7　2017 年度上海市三甲医院部分其他学科排名前五名情况(一)

排名	肿瘤学	眼科学	耳鼻咽喉科学	口腔医学	皮肤病学	精神病学	医学影像学	临床放射学	实验诊断学
1	肿瘤医院	五官科医院	五官科医院	市九医院	长征医院	精神卫生中心	市六医院	肿瘤医院	市九医院
2	中山医院	市一医院	市九医院	口腔医院	皮肤病医院	东方医院	华山医院	中山医院	瑞金医院
3	仁济医院	市九医院	市六医院	口腔病防治院	华山医院	中山医院	市十医院	长海医院	市十医院
4	东方肝胆外科医院	市十医院	新华医院	东方医院	瑞金医院	同济医院	中山医院	胸科医院	华山医院
5	东方医院	眼病防治院	华山医院	市十医院	新华医院	仁济医院	瑞金医院	瑞金医院	新华医院

注：五官科医院的全称为“复旦大学附属眼耳鼻喉科医院”，精神卫生中心的全称为“上海市精神卫生中心”，口腔医院的全称为“同济大学附属口腔医院”，口腔病防治院的全称为“上海市口腔病防治院”，眼病防治院的全称为“上海市眼病防治中心”，皮肤病医院的全称为“上海市皮肤病医院”，下同。

表 8　2017 年度上海市三甲医院部分其他学科排名前五名情况(二)

排名	护理学	麻醉学	病理学	急诊与重症医学	老年医学	康复医学	药学	营养学	核医学
1	中山医院	新华医院	东方肝胆外科医院	瑞金医院	华东医院	华山医院	仁济医院	仁济医院	肿瘤医院
2	儿科医院	仁济医院	肿瘤医院	中山医院	瑞金医院	中山医院	皮肤病医院	新华医院	长海医院
3	华山医院	市六医院	华山医院	仁济医院	华山医院	华东医院	长海医院	华山医院	瑞金医院
4	妇产科医院	长海医院	长海医院	市一医院	新华医院	长海医院	曙光医院	儿童医学中心	市六医院
5	东方医院	长征医院	中山医院	市六医院	仁济医院	市九医院	市一医院	市九医院	仁济医院

三、上海市卫生系统强弱势学科分析

(一) 强势学科情况

此次研究共涉及 730 个学科(分布在 35 家三甲医院 44 个学科中)，竞争力分值 10.00 分以上的有 39 个医院学科，占比 5.3%。根据 2017 年各医院各学科竞争力平均值、中位值、最高值，综合得出上海市卫生系统强势学科。肿瘤学等 7 个学科在上海市学科建设当中整体强势，学科竞争力得分同时满足平均值>3 分、中位值≥2.5 分、最高值>10 分；另有中医学等 5 个学科发展良好，平均值或最高值也都较高(表 9)。

表 9　上海市卫生系统强势学科分布情况

学科	平均值(分)	中位值(分)	最高值(分)	最高值对应单位	备注
肿瘤学	6.49	2.80	30.64	肿瘤医院	整体强势
骨外科学	6.21	5.35	18.27	市六医院	
普通外科学	5.12	4.16	11.87	东方肝胆外科医院	
内分泌学	5.05	3.19	18.65	瑞金医院	

续 表

学科	平均值(分)	中位值(分)	最高值(分)	最高值对应单位	备注
心血管病学	4.98	3.53	22.05	中山医院	整体强势
胃肠病学	4.22	3.17	13.60	长海医院	
血液病学	3.33	2.50	21.37	瑞金医院	
中医学	5.41	1.37	29.96	龙华医院	强势
儿科学	5.14	1.18	27.23	儿科医院	
妇产科学	4.21	2.23	21.73	妇产科医院	
眼科学	3.66	2.11	16.37	五官科医院	
口腔医学	3.17	1.44	34.68	市九医院	

(二) 弱势学科情况

对上海市卫生系统各学科竞争力进行分析，根据学科平均值、最高值得出弱势学科。护理学等7个学科最高值都在6分以下，且平均值<2分，在所有44个学科中发展薄弱；营养学等5个学科最高值≤6分或平均值<2分，发展较为薄弱(表10)。

表10 上海市卫生系统弱势学科分布情况

学科	平均值(分)	最高值(分)	最高值对应单位	备注
护理学	0.72	2.27	中山医院	薄弱
康复医学	0.93	2.68	华山医院	
病理学	1.32	5.77	东方肝胆外科医院	
老年医学	1.43	5.02	华东医院	
核医学	1.64	3.67	肿瘤医院	
药学	1.74	4.89	仁济医院	
中西医结合医学	1.88	4.24	瑞金医院	
营养学	0.45	6.35	仁济医院	偏弱
麻醉学	1.77	6.98	新华医院	
急诊重症医学	2.10	4.36	瑞金医院	
皮肤病学	2.06	5.95	长征医院	
实验诊断学	2.15	6.00	市九医院	

(三) 两极分化学科情况

上海市部分学科存在两极分化现象，第一名或前两名医院学科竞争力分值很高，但从后面开始落差很大。根据学科最高值与第二名或第三名①的差值，得出两极分化学科。口腔医学等14个学科最高值与第二名或第三名的差值都在6分以上，且中位值较低，学科分化情况比较严重(表11)。

① 统计中发现部分学科是第一名与第二名接近，然而第三名落差很大，故差值为最高值与第二名或第三名的差。

表 11 上海市卫生系统两极分化学科情况

学科	最高值(分)	第二名或第三名值(分)	差值(分)	中位值(分)
口腔医学	34.68	7.13	27.55	1.44
肿瘤学	30.64	18.28	12.36	2.80
心血管病学	22.05	8.68	13.37	3.53
妇产科学	21.73	10.87	10.86	2.23
血液病学	21.37	4.15	17.22	2.50
整形外科学	18.65	2.07	16.58	1.40
内分泌学	18.65	6.58	12.07	3.19
眼科学	16.37	8.17	8.20	2.11
耳鼻咽喉科学	16.19	6.39	9.80	1.48
精神病学	13.20	2.75	10.45	1.86
感染性疾病学	12.98	4.98	8.00	0.11
神经外科学	12.63	5.92	6.71	2.17
风湿病学	11.42	2.31	9.11	1.40
临床放射学	11.00	3.69	7.31	1.68

四、部分重要指标情况分析

(一) 国家级科研项目

1. 国家科技重大专项项目

2017 年上海市 35 家三甲医院获得的国家科技重大专项项目与 2016 年相比成倍增加，共 38 项，其中，作为首席科学家的项目有 11 项，作为子课题负责人的项目有 27 项(表 12)。重点资助项目为感染性疾病学、中医学。

表 12 2017 年上海市三甲医院获得国家科技重大专项项目情况

单位	首席科学家项目数(项)	子课题负责人项目数(项)	总项目数(项)
公共卫生临床中心	2	6	8
华山医院	3	4	7
曙光医院	0	6	6
东方肝胆外科医院	0	4	4
龙华医院	2	1	3
长征医院	0	3	3
市一医院	2	0	2
瑞金医院	1	1	2

续　表

单位	首席科学家项目数(项)	子课题负责人项目数(项)	总项目数(项)
市十医院	0	1	1
妇产科医院	0	1	1
仁济医院	1	0	1
合　计	11	27	38

2. 国家重点研发计划项目

2017 年,上海市三甲医院获得的国家重点研发计划项目共 93 项,其中,作为首席科学家的项目有 29 项,作为子课题负责人的项目有 64 项(表 13)。2017 年,三甲医院中有 24 家获得国家重点研发计划项目资助,占比 68.6%,其中,作为首席科学家获得项目主要集中在呼吸病学、精神病学、耳鼻咽喉科学、神经病学、肿瘤学等领域,与上述学科所属医院在国内的学术地位相吻合。

表 13　2017 年上海市三甲医院获得国家重点研发计划情况

医院	首席科学家项目数(项)	子课题负责人项目数(项)	总项目数(项)
中山医院	2	11	13
瑞金医院	3	4	7
市九医院	3	4	7
东方医院	2	5	7
华山医院	2	4	6
市六医院	1	5	6
仁济医院	3	2	5
精神卫生中心	3	2	5
肿瘤医院	1	4	5
同济医院	0	5	5
长海医院	1	3	4
新华医院	1	3	4
东方肝胆外科医院	1	3	4
五官科医院	2	0	2
市一医院	1	1	2
市一妇婴	0	2	2
儿科医院	0	2	2
胸科医院	1	0	1
肺科医院	1	0	1
国妇婴	1	0	1

续 表

医院	首席科学家项目数(项)	子课题负责人项目数(项)	总项目数(项)
龙华医院	0	1	1
曙光医院	0	1	1
儿童医学中心	0	1	1
皮肤病医院	0	1	1
合　计	29	64	93

3. 国家自然科学基金项目

2017 年,上海市三甲医院获得的国家自然科学基金项目总共 1 304 项,比 2016 年增加 16.43%,主要增长在国家自然科学基金面上项目与青年科学基金项目两类(表 14)。

表 14　2015～2017 年上海市三甲医院获得国家自然科学基金项目情况比较

国家自然科学基金项目类别	数量(项)		
	2017 年	2016 年	2015 年
国家自然科学基金重大项目	6	1	4
国家自然科学基金重点项目	16	13	16
国家自然科学基金重大研究计划	12	9	7
国家自然科学基金面上项目	681	569	560
国家自然科学基金青年科学基金项目	547	487	496
国家自然科学基金国际(地区)合作与交流项目	18	18	10
国家自然科学基金海外及港澳学者合作研究基金	3	4	10
国家自然科学基金联合基金项目	0	2	4
国家自然科学基金专项基金项目	11	3	7
国家自然科学基金创新研究群体科学基金	1	1	3
国家杰出青年科学基金	4	5	2
国家优秀青年科学基金	5	8	6
合　计	1 304	1 120	1 125

2017 年,上海市三甲医院获得国家自然科学基金项目最多的医院是仁济医院,共有 103 项。获国家自然科学基金项目数量排名前十的单位见表 15,前十名所获项目资助数量占总数的 63.04%,与 2016 年相比,其中 9 家单位仍然排在前十名。

表 15　2017 年上海市三甲医院获得国家自然科学基金项目前十名情况

排名	单位	获得国家自然科学基金项目数量(项)
1	仁济医院	103
2	瑞金医院	100

续 表

排名	单位	获得国家自然科学基金项目数量(项)
3	中山医院	92
4	市九医院	89
5	华山医院	83
6	长海医院	82
7	新华医院	75
8	市六医院	72
9	市一医院	64
10	东方医院	62
合　计		822

2017 年，上海市三甲医院获得国家自然科学基金项目最多的学科是肿瘤医院的肿瘤学，共有 39 项(表 16)。从这个角度看，排名前十的学科都是上海市医学强势学科，说明科研项目投入对学科建设具有积极意义。

表 16　2017 年上海市三甲医院获得国家自然科学基金项目排名前十的医院学科

排名	学科	单位	获得国自然项目数量(项)
1	肿瘤学	肿瘤医院	39
2	中医学	曙光医院	28
3	口腔医学	市九医院	28
4	儿科学	新华医院	26
5	中医学	龙华医院	24
6	眼科学	五官科医院	23
7	妇产科学	市一妇婴	21
8	儿科学	儿童医学中心	19
9	心血管病学	中山医院	18
10	骨外科学	长征医院	17
并列 10	肿瘤学	东方肝胆外科医院	17
合　计			260

相较 2015 年和 2016 年，2017 年已经没有单位存在获得国家自然科学基金资助为 0 的情况，但是排名靠后的部分单位获得资助项目略有下降，说明三甲医院发展不均衡的情况依旧比较严重，需要采取措施促进后进医院的发展。

(二) 论文发表情况

1. 在 SCI 收录期刊发表论文情况

2017 年，上海市三甲医院在 SCI 收录期刊发表论文的数量及影响因子比 2016 年略有减少，共发表文章 6 416 篇(2016 年为 6 811 篇),篇均影响因子为 3.461(2016 年为 3.526)。其中,在 SCI 收录期刊发表论文的数量排名前十的医院分别为市九医院、中山医院、华山医院等。2017 年,在 SCI 收录期刊论文发表数量少于 50 篇的医院有 9 家,与 2016 年相比几乎没有变化。在 SCI 收录期刊论文发表数量和篇均影响因子排名前十的医院学科见表 17、表 18。

表 17 2017 年上海市三甲医院在 SCI 收录期刊发表论文数量前十名情况

排名	单位	总影响因子	SCI 论文收录数量(篇)
1	市九医院	1 750.692	552
2	中山医院	1 763.464	531
3	华山医院	1 619.727	488
4	瑞金医院	1 775.386	486
5	市六医院	1 675.282	483
6	仁济医院	1 870.255	452
7	新华医院	1 237.857	367
8	市十医院	1 204.057	350
9	长海医院	1 099.491	318
10	市一医院	753.363	241
合 计		14 749.574	4 268

表 18 2017 年上海市三甲医院在 SCI 收录期刊发表的论文篇均影响因子前十名情况

排名	单位	SCI 数量(篇)	篇均影响因子
1	东方肝胆外科医院	95	5.068
2	肿瘤医院	239	5.029
3	口腔医院	4	4.629
4	仁济医院	452	4.138
5	东方医院	153	3.964
6	公共卫生临床中心	79	3.801
7	瑞金医院	486	3.653
8	精神卫生中心	48	3.568
9	市六医院	483	3.468
10	长海医院	318	3.458
合 计		2 357	3.903

表 19 2017 年上海市三甲医院在 SCI 收录期刊发表的论文数量排名前十的医院学科

排名	学科	单位	总影响因子	SCI 数量(篇)
1	肿瘤学	肿瘤医院	749.451	176
2	口腔医学	市九医院	567.658	170

续　表

排名	学科	单位	总影响因子	SCI 数量(篇)
3	骨外科学	市六医院	527.300	141
4	妇产科学	妇产科医院	353.928	129
5	整形外科学	市九医院	299.688	112
6	儿科学	儿科医院	358.161	102
7	眼科学	五官科医院	321.731	99
8	儿科学	新华医院	332.369	96
9	骨外科学	长征医院	264.236	88
10	心血管病学	中山医院	312.671	81
	合　计		4 087.193	1 194

表 20　2017 年上海市三甲医院在 SCI 收录期刊发表的论文篇均影响因子排名前十的医院学科

排名	学科	单位	SCI 数量(篇)	篇均影响因子
1	营养学	仁济医院	1	13.258
2	临床放射学	肿瘤医院	28	11.671
3	风湿病学	仁济医院	8	11.014
4	病理学	东方肝胆外科医院	4	11.010
5	麻醉学	新华医院	14	9.646
6	实验诊断学	市九医院	6	9.447
7	泌尿外科学	东方肝胆外科医院	1	8.806
8	神经外科学	市一医院	1	8.097
9	药学	皮肤病医院	1	6.848
10	肿瘤学	东方肝胆外科医院	18	6.808
	合　计		82	9.880

从在 SCI 收录期刊发表的论文数量上看，2017 年论文总量排名前十的单位及医院学科，几乎都在延续 2016 年的好成绩。从论文篇均影响因子来看，排名前十的单位有 7 家在 2016 年同样跻身前十，而医院学科则大相径庭，没有连续两年排名前十的情况，这与部分医院学科在 SCI 收录期刊发表论文数量少、影响因子高有关(表 19，表 20)。

2. 被中国科学引文数据库收录的论文情况

2017 年，上海市三甲医院被中国科学引文数据库(Chinese Science Citation Database, CSCD)收录的论文共 3 036 篇，发表数量排名前十的医院见表 21，发表数量排名前十的学科见表 22。

表 21　2017 年上海市三甲医院被 CSCD 收录的论文数量前十名情况

排名	单位	CSCD 收录论文数(篇)
1	中山医院	277
2	瑞金医院	213

续 表

排名	单位	CSCD 收录论文数(篇)
3	仁济医院	210
4	新华医院	186
5	华山医院	180
6	市九医院	153
7	市六医院	149
8	儿科医院	144
9	长海医院	136
10	市一医院	130
合 计		1 778

表 22 2017 年上海市三甲医院被 CSCD 收录的论文数量排名前十的医院学科

排名	学科	单位	CSCD 收录论文数(篇)
1	儿科学	儿科医院	130
2	儿科学	儿童医学中心	65
3	中医学	曙光医院	65
4	肿瘤学	肿瘤医院	64
5	儿科学	儿童医院	59
6	妇产科学	妇产科医院	58
7	口腔医学	市九医院	54
8	中医学	龙华医院	48
9	精神病学	精神卫生中心	48
10	儿科学	新华医院	45
合 计			636

(三) 专利情况分析

2017 年,上海市三甲医院获得授权的专利共 788 项,相较 2016 年获得的 723 项略有增多。根据专利类型来看,获得国际发明授权的专利数量为 3 项(都是肿瘤学方面)(表 23),获得国内发明授权的专利数量为 251 项,国际实用新型和外观设计授权的专利数量 0 项,国内实用新型和外观设计专利授权的专利数量 534 项。获得专利授权最多的单位仍然是东方医院,有 102 项,其中国内发明专利 8 项,国内实用新型和外观设计专利 94 项。2017 年共有 15 项专利转化,其中实用新型专利转化 10 项,发明专利转化 5 项。2017 年上海市三甲医院获得国内专利授权数量前十名情况见表 24,2017 年获得国内发明专利授权数量排名前十的医院学科见表 25,2017 年获得国内实用新型和外观设计专利授权数量排名前十的学科见表 26,2017 年上海市三甲医院专利转化情况见表 27。

表 23　2017 年上海市三甲医院获得国际发明专利授权分布情况

单位	科室	所属学科	数量(项)
东方肝胆外科医院	分子肿瘤实验室	肿瘤学	1
东方肝胆外科医院	信号转导实验室	肿瘤学	1
肿瘤医院	肿瘤研究所	肿瘤学	1
	合　计		3

表 24　2017 年上海市三甲医院获得国内专利授权数量前十名情况

排名	单位	发明专利授权数(项)	单位	实用新型和外观设计专利授权数(项)
1	长海医院	45	东方医院	94
2	市九医院	20	市九医院	49
3	华山医院	20	同济医院	37
4	长征医院	19	长海医院	36
5	中山医院	13	中山医院	34
6	市一医院	12	长征医院	31
7	岳阳医院	12	肺科医院	30
8	同济医院	11	儿科医院	23
9	肿瘤医院	11	华山医院	20
10	新华医院	11	儿童医学中心	19
并 10	瑞金医院	11		
	合　计	185	合计	373

表 25　2017 年上海市三甲医院获得国内发明专利授权数量排名前十的医院学科

排名	学科	单位	发明专利授权数(项)
1	胸外科学	长海医院	10
2	口腔医学	市九医院	9
3	肿瘤学	肿瘤医院	7
4	肿瘤学	东方肝胆外科医院	6
5	中医学	岳阳医院	6
6	泌尿外科学	长海医院	6
7	中医学	曙光医院	5
8	眼科学	市一医院	5
9	肿瘤学	中山医院	5
10	骨外科学	市九医院	5

续 表

排名	学科	单位	发明专利授权数(项)
并 10	运动医学	华山医院	5
并 10	普通外科学	长海医院	5
并 10	眼科学	长海医院	5
	合 计		79

表 26　2017 年上海市三甲医院获得国内实用新型和外观设计专利授权数量排名前十的医院学科

排名	学科	单位	实用新型和外观设计专利授权数(项)
1	护理学	东方医院	78
2	护理学	肺科医院	22
3	药学	儿科医院	22
4	骨外科学	市九医院	20
5	骨外科学	长征医院	16
6	儿科学	儿童医学中心	15
7	口腔医学	市九医院	11
8	中医学	岳阳医院	10
9	护理学	同济医院	9
10	中医学	曙光医院	8
并 10	妇产科学	市一妇婴	8
并 10	康复医学	中山医院	8
	合 计		227

表 27　2017 年上海市三甲医院专利转化情况

单位	转化专利类型	专利转化数量(项)
中山医院	实用新型	10
中山医院	发明	1
仁济医院	发明	1
肿瘤医院	发明	1
新华医院	发明	1
东方医院	发明	1
合 计		15

(四) 获奖情况分析

2017 年各类科研项目及人才获奖共 116 项,相较 2016 年增加 33.33%。其中,获国家级奖励 3 项,具体如下:国家科技进步奖二等奖 2 项,由瑞金医院内分泌科和华山医院神经外科各获

1 项;国际科学技术合作奖 1 项,由中山医院肝肿瘤外科获得(表 28)。

表 28 2015～2017 年上海市三甲医院总体获奖数量比较

奖项类别		2017 年获奖数量(项)	2016 年获奖数量(项)	2015 年获奖数量(项)
科研项目获奖	国际奖项	0	0	1
	国家科技奖	3	5	12
	高等学校科学研究优秀成果奖	13	15	12
	上海科学技术奖	26	23	30
	中华医学科技奖	22	15	8
	上海医学科技奖	37	25	37
人才奖项	国家卫生计生有突出贡献中青年专家	8	0	4
	陈嘉庚奖	0	0	0
	何梁何利奖	0	2	0
	上海青年科技英才	0	2	0
	上海科技精英	6	0	4
	上海市自然科学牡丹奖	1	0	0
合　计		116	87	108

(五) 新增院士情况

2017 年,上海市卫生领域新增选 3 位院士,其中,中山医院肝肿瘤外科樊嘉、国妇婴辅助生殖科黄荷凤 2 位专家当选为中国科学院生命科学和医学学部院士,长海医院消化内科李兆申教授当选为中国工程院医药卫生部院士。截至 2017 年年底,上海市卫生领域共有 25 名院士。院士增选体现了上海市院士队伍的学科覆盖和年龄结构的进一步完善,更有利于发挥院士群体对科研工作的推动作用。

五、分析与讨论

从 2017 年度的相关数据来看,上海市 35 家三甲医院的科研竞争实力呈继续上升的趋势,尤其是国家级科研项目、专利产出和奖项获得方面,普遍较往年有进步;国家科技重大专项项目总数翻倍增长,远远超过 2016 年;国家自然科学基金增加 16.4%的项目资助;奖项/荣誉获得情况有明显增长趋势,尤其是人才获奖情况成绩斐然,体现了上海医学人才梯队的不断完善和发展。

数据显示,上海市三甲医院发展不均衡的情况仍然比较严重,以国家自然科学基金项目为例,资助项目数少于 10 项的尚有 9 家,且部分单位项目较往年有所减少;产出指标如论文、专利差别非常悬殊;强势学科和弱势学科之间的差距很大,有 9 个学科的科研竞争力平均得分小于 2 分,与强势学科之间的差别达数十倍,其中多为平台支撑学科;血液科、精神科、神经外科和整形外科等呈现严重的两极分化,如瑞金医院血液科属于本市强势学科,但从第二名起分数即下跌

80%，进入弱势学科行列，值得引起重视。建议未来将扶持弱势学科、促进全面均衡发展作为工作重点。

从三甲医院整体实力排名来看，各三甲医院排名连续5年相对比较稳定，说明科研实力的发展绝非一朝一夕，而是需要一个比较漫长的过程，因此，对弱势学科和医院的扶持均需要长期规划、持续发展。

2017 年上海市区级医院科研竞争力分析

顾青青　牛玉宏　唐　翔　丁汉升　倪元峰　张　勘　金春林

【导读】医院科研竞争力评价是医院评价的重要组成部分，既可以为政府的宏观管理提供客观依据，也有利于医院管理者了解自身客观状况，强化对医院科研质量的考核评价，促进医院科研发展。为系统了解上海市区级医院的科研状况，文章在上海市三甲医院科研竞争力评价工作基础上，进一步修正指标体系，对上海市 20 家区级医院 2017 年度的科研状况进行梳理和分析。

随着卫生体制改革的不断深入，社会大众对医疗卫生服务需求日渐提高和多样化，区级医院也面临着更多的机遇和挑战，只有不断发展，才能适应当前形势的变化，而科研是医院的动力引擎，可以推动医院更快、更好地发展。区级医院不仅要围绕医疗本身开展工作，还要坚持不懈地提高医疗水平、培养优秀人才，这些都需要科研来支撑，科研是医院发展的必经之路，医院的科研水平、科技成果和科技人才是衡量医院医疗和学术水平高低的重要指标。因此，上海市卫生和健康发展研究中心（上海市医学科学技术情报研究所）2018 年进一步把科研竞争力的评价对象拓展到区级医院，旨在对本市区级医院的科研状况进行全面系统的评价，便于管理部门掌握本市区级医院整体科研状况。

区级医院科研竞争力评价指标在三甲医院评价指标的基础上，结合区级医院实际情况增减指标，并征求区级卫生计生委科研管理部门和医院相关专家意见进一步修正，形成投入、产出两大方面的区级医院科研竞争力评价指标体系。

一、指标体系

投入和产出是建立完整的科研竞争力体系的两个必要部分。从投入来看，一切有助于提高和获得科研能力的内在因素，都可以是科研竞争力的研究对象；从产出来看，科研竞争力直接体现为科研成果的数量和质量、获奖级别的高低等。本次区级医院科研竞争力评价指标体系设立投入和产出两个一级指标。

第一作者：顾青青，女，研究实习员。
通讯作者：金春林，男，研究员，上海市卫生和健康发展研究中心（上海市医学科学技术情报研究所）主任。
作者单位：上海市卫生和健康发展研究中心（上海市医学科学技术情报研究所）（顾青青、牛玉宏、唐翔、丁汉升、金春林），上海市卫生健康委员会（倪元峰、张勘）。

1. 投入

科研投入方面综合考虑人力资源、科研项目、人才培养计划、科研基地和学科建设项目等五大因素。

(1) 人力资源：人力资源这一二级指标又进一步细分为包括获得博士学位职工数、获得硕士学位职工数、高级职称人数、院士工作站专家人数、获得博士学位的职工占专业技术人员的比例、高级职称人数占专业技术人员的比例、曾在海外连续受训(进修)1年及以上者人数占专业技术人员比例，以及国内外机构学术任职人数等在内的三级指标。

(2) 人才培养计划：科技的竞争，说到底是人才的竞争。随着信息技术、生物技术等高新科技的发展，全球范围内对于高科技人才的争夺战愈演愈烈。各医疗卫生机构之间也为争夺和培养高水平的人才展开较量。要加强科研群体人员的培养，通过对现有人才的培养使其脱颖而出成为科研群体领导人。

人才培养计划这一二级指标又进一步细分为包括国家级人才培养计划、国家卫生健康委人才培养计划、上海市人力资源和社会保障局与组织部人才培养计划、上海市科学技术委员会(以下简称“市科委”)人才培养计划及市卫生健康委人才培养计划等在内的三级指标。

(3) 科研项目：承担项目的多少及项目的来源也体现了科技资源的配置成效、投入倾向，对科研潜力的发挥具有重要的影响。科研项目这一二级指标进一步细分为包括国外项目、国家级项目、国家卫生健康委项目、市科委项目、市卫生健康委项目，以及其他厅局级项目等在内的三级指标。

(4) 科研基地：科研基地是科研力量的整合，对培养和提升科研核心竞争力具有十分重要的作用。科研基地执行力的强弱影响着战略目标实现的程度。科研基地是以科学技术研究与开发为内容，以科研创新为目的，由为数不多的专业技能互补、致力于共同的科研目标，并且拥有团队精神的科研人员组成的创新群体。加强以重点学科和重点实验室为核心的科研基地软件和硬件建设，搭建新的科研平台，制定优惠政策，聚集优秀人才。同时，科研基地应根据自己的学科优势和科研特点确定科学研究方向，以高校学术带头人和科研骨干为科研群体领导人，逐步培养和造就优秀科研团队和科研群体。科研基地这一二级指标又进一步细分为包括国家级科研基地、国家卫生健康委科研基地及上海市科研基地等在内的三级指标。

(5) 学科建设项目：各医疗卫生机构需利用自身在学科齐全、多学科交叉融合以及研究环境自由宽松的有利条件，吸引更多的人才从事基础研究和高技术研究。学科建设项目这一二级指标进一步细分为包括国家卫生健康委、市科委及市卫生健康委等在内的三级指标。

2. 产出

科研产出方面从科技论文、专利、获奖科研项目，以及人才奖项等维度进行衡量和评价。

(1) 科技论文：科技论文是在科技研究和发展进程中形成的产物，是基础研究和应用研究成果的具体体现。其数量和质量是衡量国家、地区、单位的科技水平和社会作用及人才实力的重要尺度。科技论文被公认是科技产出的重要指标之一，是衡量一个单位国际国内学术地位和科技总体水平的最佳见证。通过大样本海量数据的分析方法更能够从整体上评估一个医疗机构在本行业的地位，可以从宏观上了解各地区优秀医疗机构科技论文产出实力，能协助各级医院管理部门对本地进行综合管理，合理配置资源，积极推动医疗科研机构的学术活动和科研工作，为各级卫生行政部门及医院管理部门提供客观评价参考。本文将论文数量和质量都引入作为评价指标。

(2) 专利：专利本身的特点之一就是要有新颖性，是科技进步的重要体现，是转化为生产力最宝贵的知识财富之一。在《国家中长期科学和技术发展规划纲要 2006—2020 年》中，明确提出要“深化科研机构改革，加快建设‘职责明确、评价科学、开放有序、管理规范’的现代科研院所制度”，并且指出加快建设一批高水平大学，特别是一批世界知名的高水平研究型大学，是我国加速科技创新、建设国家创新体系的需要”。尤其是把“建成若干世界一流的科研院所和大学以及具有国际竞争力的企业研究开发机构，形成比较完善的中国特色国家创新体系”作为要在今后 15 年实现的八大目标之一，并且要在 2020 年达到“本国人发明专利年度授权量和国际科学论文被引数均进入世界前 5 位”的最终目标要求。笔者将专利引入医学科研竞争力评价指标体系中，并将其作为产出这一一级指标下设的五大二级指标之一，进一步通过专利授权数和专利转化数两个三级指标衡量。

(3) 获奖科研项目：获奖科研项目这一二级指标则进一步细分为包括国际奖项、国家级奖励、上海市级奖励、中华医学会奖励、上海市医学会奖励等在内的三级指标。

(4) 人才奖项：人才奖项这一二级指标又进一步细分为包括国家卫生健康委“有突出贡献中青年专家”、陈嘉庚奖、何梁何利奖、上海青年科技英才、上海科技精英、上海市科技功臣及自然科学牡丹奖等在内的三级指标。

二、数据来源

笔者收集了 20 家区级医院的数据，包括上海市宝山区中西医结合医院(以下简称“宝山中西医结合医院”)、上海交通大学医学院附属新华医院崇明分院(以下简称“新华医院崇明分院”)、上海市奉贤区中心医院(以下简称“奉贤中心医院”)、上海市中西医结合医院(以下简称“市中西医结合医院”)、上海市第四人民医院(以下简称“市四医院”)、上海市虹口区江湾医院(以下简称“江湾医院”)、上海交通大学医学院附属瑞金医院卢湾分院(以下简称“瑞金医院卢湾分院”)、上海市嘉定区中心医院(以下简称“嘉定中心医院”)、上海市第六人民医院金山分院(以下简称“市六医院金山分院”)、上海市静安区中心医院(复旦大学附属华山医院静安分院，以下简称“华山医院静安分院”)、上海市静安区闸北中心医院(以下简称“闸北中心医院”)、上海市闵行区中心医院(以下简称“闵行中心医院”)、上海市浦东新区人民医院(以下简称“浦东人民医院”)、上海市浦东医院(以下简称“浦东医院”)、上海市普陀区中心医院(以下简称“普陀中心医院”)、复旦大学附属中山医院青浦分院(以下简称“中山医院青浦分院”)、上海市松江区中心医院(以下简称“松江中心医院”)、上海市徐汇区中心医院(以下简称“徐汇中心医院”)、上海市杨浦区中心医院(以下简称“杨浦中心医院”)、上海市同仁医院(以下简称“同仁医院”)。数据收集采用医院上报与数据库检索相结合，将两个来源的数据进行核对，以确保数据的准确性，分别对医院整体科研竞争力和学科竞争力进行分析。

三、上海市区级医院 2017 年度综合实力得分情况

统计的上海市 20 家区级医院中，综合实力得分第一名的是普陀中心医院，名列其后的另 9

家医院分别为同仁医院、奉贤中心医院、市中西医结合医院、杨浦中心医院、闵行中心医院、徐汇中心医院、华山医院静安分院、浦东医院和新华医院崇明分院。其具体排名及得分情况见图 1。

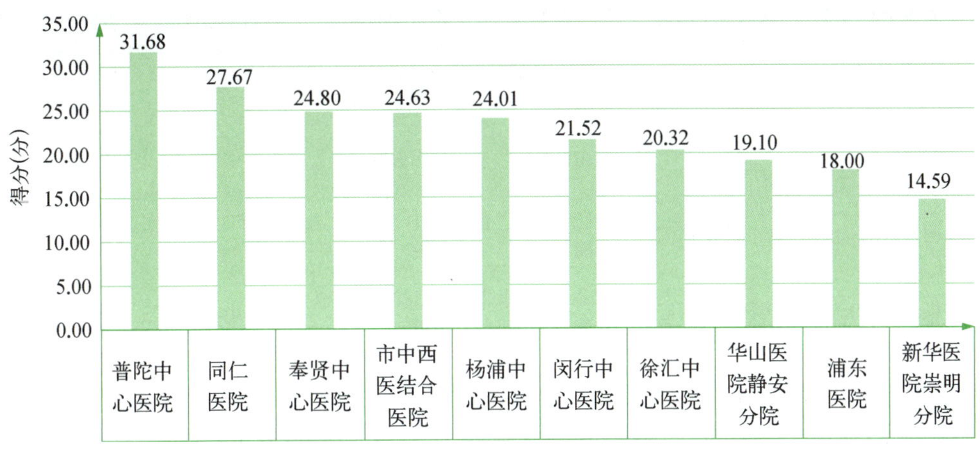

图 1　上海市区级医院 2017 年度科研竞争力总得分排名(前十名)

四、各学科综合实力得分情况分析

本文对 2017 年上海市区级医院各学科的科研竞争力分值进行计算,并对调查范围内前五名的区级医院按照内科学、外科学、其他学科进行排名。统计的内科学学科包括心血管病学、呼吸病学、胃肠病学、血液病学、肾脏病学、内分泌学、风湿病学、感染性疾病学、神经病学等学科的科研竞争力,排名前五名者见表 1。

表 1　2017 年上海市区级医院内科学部分学科排名前五名情况

排名	心血管病学	呼吸病学	胃肠病学	血液病学	肾脏病学	内分泌学	风湿病学	感染性疾病学	神经病学
1	同仁医院	普陀中心医院	同仁医院	闵行中心医院	普陀中心医院	奉贤中心医院	市中西医结合医院	普陀中心医院	闵行中心医院
2	徐汇中心医院	杨浦中心医院	市中西医结合医院	徐汇中心医院	浦东医院	市中西医结合医院	普陀中心医院	松江中心医院	杨浦中心医院
3	闵行中心医院	中山医院青浦分院	松江中心医院	宝山中西医结合医院	杨浦中心医院	徐汇中心医院	宝山中西医结合医院	华山医院静安分院	市中西医结合医院
4	普陀中心医院	宝山中西医结合医院	闵行中心医院	同仁医院	中山医院青浦分院	新华医院崇明分院	杨浦中心医院	同仁医院	华山医院静安分院
5	华山医院静安分院	同仁医院	浦东医院	闸北中心医院	闸北中心医院	同仁医院	—	市四医院	同仁医院

本文统计了外科学中普通外科学、神经外科学、胸外科学、泌尿外科学、骨外科学和整形外科学等学科的科研竞争力,排名前五名者见表 2。

表 2 2017 年上海市区级医院外科学部分学科排名前五名情况

排名	普通外科学	神经外科学	胸外科学	泌尿外科学	骨外科学	整形外科学
1	普陀中心医院	浦东人民医院	同仁医院	奉贤中心医院	杨浦中心医院	普陀中心医院
2	市中西医结合医院	市四医院	奉贤中心医院	同仁医院	浦东医院	市中西医结合医院
3	浦东医院	华山医院静安分院	浦东医院	浦东医院	奉贤中心医院	浦东医院
4	同仁医院	奉贤中心医院	中山医院青浦分院	市中西医结合医院	华山医院静安分院	同仁医院
5	杨浦中心医院	闵行中心医院	新华医院崇明分院	华山医院静安分院	闵行中心医院	杨浦中心医院

本文还统计了部分其他学科的科研竞争力，包括实验诊断学、皮肤病学、康复医学、眼科学、耳鼻咽喉科学、病理学、肿瘤学、口腔医学、临床放射学、精神病学、急诊重症医学、医学影像学、麻醉学、核医学和老年医学，排名前五名者见表 3～5。

表 3 2017 年上海市区级医院部分其他学科排名前五名情况(一)

排名	医学影像学	临床放射学	实验诊断学	护理学	麻醉学	病理学	药学
1	瑞金医院卢湾分院	同仁医院	徐汇中心医院	嘉定中心医院	同仁医院	闵行中心医院	奉贤中心医院
2	新华医院崇明分院	华山医院静安分院	奉贤中心医院	浦东人民医院	瑞金医院卢湾分院	浦东人民医院	宝山中西医结合医院
3	松江中心医院	奉贤中心医院	浦东医院	瑞金医院卢湾分院	奉贤中心医院	市六医院金山分院	市中西医结合医院
4	普陀中心医院	徐汇中心医院	同仁医院	浦东医院	杨浦中心医院	同仁医院	松江中心医院
5	杨浦中心医院	普陀中心医院	普陀中心医院	普陀中心医院	浦东医院	华山医院静安分院	杨浦中心医院

表 4 2017 年上海市区级医院部分其他学科排名前五名情况(二)

排名	儿科学	妇产科学	眼科学	耳鼻咽喉科学	口腔医学	皮肤病学	精神病学	中医学
1	宝山中西医结合医院	杨浦中心医院	普陀中心医院	市四医院	嘉定中心医院	徐汇中心医院	宝山中西医结合医院	徐汇中心医院
2	普陀中心医院	奉贤中心医院	杨浦中心医院	奉贤中心医院	浦东医院	同仁医院	嘉定中心医院	普陀中心医院
3	徐汇中心医院	闸北中心医院	宝山中西医结合医院	市中西医结合医院	同仁医院	闵行中心医院	江湾医院	华山医院静安分院
4	市中西医结合医院	同仁医院	华山医院静安分院	闸北中心医院	闵行中心医院	浦东人民医院	杨浦中心医院	市中西医结合医院
5	奉贤中心医院	闵行中心医院	市中西医结合医院	杨浦中心医院	浦东人民医院	市中西医结合医院	徐汇中心医院	闸北中心医院

表 5 2017 年上海市区级医院部分其他学科排名前五名情况(三)

排名	肿瘤学	急诊重症医学	老年医学	康复医学	营养学	核医学	保健医学其他学科
1	同仁医院	闵行中心医院	普陀中心医院	徐汇中心医院	浦东医院	奉贤中心医院	浦东人民医院
2	普陀中心医院	中山医院青浦分院	徐汇中心医院	同仁医院	奉贤中心医院	普陀中心医院	浦东医院
3	新华医院崇明分院	市中西医结合医院	同仁医院	华山医院静安分院	同仁医院	徐汇中心医院	同仁医院
4	华山医院静安分院	同仁医院	奉贤中心医院	新华医院崇明分院	杨浦中心医院	杨浦中心医院	杨浦中心医院
5	徐汇中心医院	普陀中心医院	宝山中西医结合医院	浦东医院	市中西医结合医院	闸北中心医院	奉贤中心医院

五、上海市区级医院强弱势学科分析

(一) 强势学科情况

本文共涉及 621 个医院学科(分布在 20 家区级医院 39 个学科中),竞争力分值 9.00 分以上的有 24 个医院学科,占比 3.86%。根据 2017 年各医院各学科竞争力平均值、中位值、最高值综合得出上海市区级医院强势学科分布情况(表 6),前 5 个学科在本市区级医院学科建设当中整体强势,学科竞争力得分同时满足平均值大于 3 分,中位值大于 1.5 分,最高值大于 9 分;另有 5 个学科发展良好,平均值或中位值也都较高。

表 6 2017 年上海市区级医院强势学科分布情况

学科	平均值(分)	中位值(分)	最高值(分)	最高值对应单位	备注
普通外科学	6.24	5.40	16.09	普陀中心医院	整体强势
骨外科学	5.58	4.51	18.54	杨浦中心医院	
心血管病学	3.82	2.57	11.19	同仁医院	
神经病学	3.49	1.91	14.62	闵行中心医院	
肿瘤学	3.10	2.32	9.18	同仁医院	
胃肠病学	3.02	0.87	22.39	同仁医院	强势
中医学	2.95	2.68	11.62	徐汇中心医院	
肾脏病学	2.64	1.85	14.68	普陀中心医院	
妇产科学	2.63	2.15	12.52	杨浦中心医院	
实验诊断学	2.50	1.94	9.52	徐汇中心医院	

(二) 弱势学科情况

笔者对本市区级医院各学科竞争力进行分析,根据学科平均值、最高值得出弱势学科,见表 7,表中前 6 个学科最高值都在 2.5 分以下,且平均值小于等于 0.5 分,在所有 39 个学科中发展薄弱；后 5 个学科最高值小于 5 分或平均值小于 1 分，发展较为薄弱。

表 7　2017 年上海市卫生系统弱势学科分布情况

学科	平均值(分)	最高值(分)	最高值对应单位	备注
营养学	0.08	0.45	浦东医院	薄弱
核医学	0.12	0.24	奉贤中心医院	
病理学	0.23	0.87	闵行中心医院	
精神病学	0.29	1.30	宝山中西医结合医院	
口腔医学	0.38	2.23	嘉定中心医院	
儿科学	0.50	1.95	宝山中西医结合医院	
皮肤病学	0.54	3.78	徐汇中心医院	偏弱
胸外科学	0.62	3.44	同仁医院	
耳鼻咽喉科学	0.66	4.25	市四医院	
感染性疾病学	0.76	4.50	普陀中心医院	
护理学	0.83	4.06	嘉定中心医院	

（三）两极分化学科情况

本市区级医院部分学科建设发展存在两极分化现象，第一名医院学科竞争力分值很高，但从第二名开始落差很大。根据学科最高值、与第二名差值得出两极分化学科（表 8），5 个学科最高值与第二名都有 5.5 分以上差值，且中位值较低，学科分化情况较为严重。

表 8　上海市卫生系统两极分化学科情况

学科	最高值(分)	第二名值(分)	差值(分)	中位值(分)
胃肠病学	22.39	9.53	12.86	0.87
肾脏病学	14.68	4.85	9.83	1.85
血液病学	10.99	2.83	8.16	0.25
神经病学	14.62	8.51	6.11	1.91
风湿病学	5.82	0.29	5.53	0.29

六、部分重要指标情况分析

（一）国家级科研项目

2017 年上海市 20 家区级医院共获得国家科技重大专项、国家国际科技合作专项项目各一项。国家科技重大专项由闵行中心医院检验科获得，国家国际科技合作专项由同仁医院麻醉手术科获得。

此外，区级医院在 2017 年获得了 46 项国家自然科学基金项目，主要由国家自然科学基金面上项目与青年科学基金两类项目资助，详细情况见表 9。

表 9　2017 年上海市区级医院获得国家自然科学基金项目整体情况

国家自然科学基金项目类别	获得资助数量(项)
国家自然科学基金重大项目	0
国家自然科学基金重点项目	0
国家自然科学基金重大研究计划	0
国家自然科学基金面上项目	19
国家自然科学基金青年科学基金项目	26
国家自然科学基金国际(地区)合作与交流项目	1
国家自然科学基金海外及港澳学者合作研究基金	0
国家自然科学基金联合基金项目	0
国家自然科学基金专项基金项目	0
国家自然科学基金创新研究群体科学基金	0
国家杰出青年科学基金	0
国家优秀青年科学基金	0
合　计	46

2017 年，上海市区级医院中获得国家自然科学基金项目最多的医院是普陀中心医院，共有 12 项，各单位获国自然项目数量情况见表 10。

除表 10 所列 13 家单位，2017 年上海市 20 家区级医院中有 7 家单位未获得国家自然科学基金资助，各单位需采取措施以促进医院发展。

表 10　2017 年上海市区级医院各单位获得国家自然科学基金项目情况

单位	国自然面上项目数(项)	国自然青年项目数(项)	国自然国际合作与交流项目数(项)	单位总项目数(项)
普陀中心医院	3	9	12	12
闵行中心医院	4	1	5	5
奉贤中心医院	2	3	5	5
同仁医院	1	4	5	5
浦东医院	3	1	4	4
杨浦中心医院	3	0	3	3
松江中心医院	1	2	3	3
宝山中西医结合医院	1	1	2	2
华山医院静安分院	0	2	2	2
瑞金医院卢湾分院	1	0	1	1
市中西医结合医院	0	1	1	1
浦东人民医院	0	1	1	1
嘉定中心医院	0	1	1	1
总　计	19	26	45	45

（二）论文发表情况

1. SCI 论文发表情况

2017 年，上海市区级医院共发表 SCI 论文 282 篇，篇均影响因子为 2.865。其中，同仁医院、奉贤中心医院和普陀中心医院等几家单位的发文量排名领先，有 4 家单位发文少于 5 篇。SCI 论文发表数量和篇均影响因子排名前十的单位见表 11、表 12。

表 11　2017 年上海市区级医院 SCI 论文发表数量前十名情况

排名	单位	总影响因子	SCI 收录数量(篇)
1	同仁医院	131.075	48
2	奉贤中心医院	96.696	33
3	普陀中心医院	84.338	27
4	杨浦中心医院	64.278	26
5	徐汇中心医院	56.789	21
6	浦东医院	53.297	20
7	闵行中心医院	104.426	19
8	华山医院静安分院	34.986	13
9	浦东人民医院	28.630	13
10	宝山中西医结合医院	23.088	10

表 12　2017 年上海市区级医院 SCI 论文篇均影响因子前十名情况

排名	单位	篇均影响因子	SCI 收录数量(篇)
1	闵行中心医院	5.496	19
2	市中西医结合医院	3.980	8
3	普陀中心医院	3.124	27
4	松江中心医院	3.103	9
5	奉贤中心医院	2.930	33
6	同仁医院	2.731	48
7	徐汇中心医院	2.704	21
8	华山医院静安分院	2.691	13
9	浦东医院	2.665	20
10	中山医院青浦分院	2.606	5

2. CSCD 论文发表情况

2017 年，上海市区级医院发表的 CSCD 论文共 173 篇，发表数量排名前十的单位见表 13。同样有 4 家单位 CSCD 论文收录少于 5 篇，其中 3 家单位 SCI 与 CSCD 论文均较少，科研论文产出需要加强。

表 13　2017 年上海市区级医院 CSCD 论文收录前十名情况

排名	单位	CSCD 论文收录数(篇)
1	浦东医院	17
2	杨浦中心医院	16
3	普陀中心医院	14
4	同仁医院	14
5	奉贤中心医院	13
6	松江中心医院	11
7	新华医院崇明分院	10
8	华山医院静安分院	9
9	宝山中西医结合医院	9
10	瑞金医院卢湾分院	9

（三）专利情况分析

2017 年，上海市区级医院授权的专利共 91 项，都是国内专利授权。其中，发明专利授权 15 项，实用新型和外观设计专利授权 76 项。专利授权主要集中在护理学、医学影像学和骨外科学等学科。专利授权最多的单位是浦东医院，合计 23 项，各单位发明和实用新型外观设计专利授权情况见表 14。有 5 家单位无专利授权。

表 14　2017 年度上海市区级医院专利授权情况

单位	发明专利授权数(项)	实用新型和外观设计专利授权数(项)	专利授权总数(项)
浦东医院	2	21	23
浦东人民医院	2	11	13
杨浦中心医院	2	7	9
奉贤中心医院	2	4	6
宝山中西医结合医院	1	5	6
普陀中心医院	0	6	6
嘉定中心医院	1	4	5
中山医院青浦分院	0	5	5
市中西医结合医院	4	0	4
松江中心医院	0	4	4
同仁医院	0	3	3
徐汇中心医院	0	3	3
新华医院崇明分院	0	2	2
闵行中心医院	1	0	1
金山中心医院	0	1	1
总　计	15	76	91

2017 年，上海市区级医院中，由嘉定中心医院护理部成功转化一项发明专利，其他单位无转化专利。

（四）获奖情况分析

2017 年，上海市区级医院各类科研项目及人才获奖共 9 项，获奖具体情况见表 15。

表 15　2017 年度上海市区级医院整体获奖情况

奖励类别		获奖数量(项)
科研项目获奖	国际奖项	0
	国家级奖励(国家科技奖)	0
	中国医疗保健国际交流促进会(华夏医学科技奖)	0
	上海市级奖励(上海市科技奖)	0
	中华医学会奖励(中华医学科技奖)	0
	上海医学会奖励(上海市医学科技奖)	4
	中华中医药学会奖励(中华中医药科技奖)	0
	中国中西医结学会奖励(中国中西医结合科技奖)	1
	上海中医药学会奖励(上海中医药科技奖)	1
	上海中西医结合学会奖励(上海中西医结合科技奖)	2
人才奖项	国家卫生计生有突出贡献中青年专家	1
	陈嘉庚奖	0
	何梁何利奖	0
	上海青年科技英才	0
	上海科技精英	0
	上海市自然科学牡丹奖	0
合　计		9

七、分析与讨论

本文是在市级三甲医院评价研究的基础上，修正建立一套客观评价区级医院科研竞争力的评价体系。该体系所有指标均采用客观指标，运用层次分析法综合判断医院的科研竞争力，避免了同行评议等方法存在的个人主观因素的影响；相比于大部分仅以论文发表开展分析的指标体系，该体系更为完整，从人力资源及人才培养、科研项目、学科建设等方面评估科研投入，从论文、专利产出及获奖情况等方面考核科研产出，比较全面地概括了评价科研竞争力的各方面指标。

从科研相关数据来看，本市 20 家区级医院 2017 年度在科研方面取得了一定的成绩，部分区中心医院无论是在人力投入、项目资助还是论文产出方面都有较好的表现，如国家自然科学基金项目最多的普陀区中心医院共获得 12 项资助，已经超过少数三甲医院；大部分医院投入产出比较高，说明各医院在有限的资源下做出了较好的成绩；但是各维度指标也显示，区级医院整体实

力还有待提高，比如仍然有7家单位国家项目获得数为0，论文数量总体偏少，专利数量不高且发明专利占比低于平均水平，政府设立的成果奖获得数为0；个别医院除人力资源外，其余指标得分微乎其微；医院和学科之间科研实力水平差异悬殊的情况在区级医院中的表现非常突出，从论文、专利产出指标来看，最多和最少的单位数量差别达数十倍，四分之一的医院专利产出是空白；学科之间的水平相去甚远，部分内科学学科呈现较为突出的两极分化现象。未来政府部门及各家医院仍需要加强科研管理和学科扶持，促进医院整体发展。

医学科技成果转化机制探索

——以同济大学医学院专利研究与转化中心为例

顾文君　王金花　刘　蕊　李济宇

【导读】 文章在分析医学科技创新成果的价值、专利价值评估方式和创新成果孵化模式对医学科技成果转化能力影响的基础上，以同济大学医学院专利研究与转化中心为例，从理论探索、成果价值评估机制探索以及医学转化管理平台探索角度分析医学科技创新成果转化管理的实践，提出上海推进医学成果转化的战略建议。

“十三五”时期是我国全面建成小康社会的决胜阶段，也是上海市落实“四个全面”战略布局要求，基本建成“四个中心”和社会主义现代化国际大都市，加快建设具有全球影响力的科技创新中心的关键时期[1]。医学创新能力是上海科创中心建设、医疗质量和水平提升的重要组成部分。医学科技创新能力主要包括两个重要组成部分，即科技研发创新前端实力和创新成果后端转化能力，前端研发创新是后端成果转化的基础，后端成果转化是前端研发创新的重要目的。我国不乏强大的医学成果创新前端能力，SCI 论文发表量连续 8 年排名世界第二，发明专利申请量连续 7 年排名世界第一，但是我国缺乏成果转化后端能力。例如，在医疗器械领域，我国进口的高值耗材、电子计算机断层扫描、核磁共振和人体植入类等产品数量占总进口额的 76%，国外医疗集团因拥有核心医学专利而长期把持中国 70%的高端医疗设备市场[2]，提高了我国医疗成本，这也是导致我国“看病贵”的重要因素之一。因此，加快医学科技创新成果转化能力，尤其是专利成果转化能力的建设已成为医学科研管理中的重点研究内容。

一、医学科技创新成果转化影响因素

大量研究表明，医学科技创新成果的价值、专利价值评估方式和创新成果孵化模式对医学科技成果转化能力的提升起到关键性作用，因此国内外学者主要从这 3 个方面研究如何提高以专

基金项目：国家自然科学青年基金“基于医疗数据支撑的医学专利临床经济价值评估体系研究”（项目编号：71704136），上海市优秀技术带头人计划“临床医学创新成果的转化体系构建和实践应用推广”（项目编号：18XD1424000），上海市市级医疗卫生优秀学科带头人培养计划“医学科技创新成果转化平台建设研究”（项目编号：2017BR016）。
第一作者：顾文君，女，助理研究员，同济大学附属普陀人民医院（筹）科研科副主任（主持工作）。
通讯作者：李济宇，男，教授。
作者单位：同济大学附属普陀人民医院（筹）（顾文君、王金花），同济大学附属第十人民医院（刘蕊、李济宇）。

利技术产品化为代表的医学创新成果转化能力。

（一）医学科技创新成果的价值

以专利为代表的医学科技创新成果的价值影响因素主要包括技术质量和专利引用情况。技术质量是专利价值的内涵体现，经济学领域对于专利市场价值的影响因素进行了大量研究，但对于专利所蕴含的创新技术质量研究较少。2007 年日本学者首次开展以专利价值为核心的问卷调研[3]，认为技术质量较高的专利往往以学术研究为基础。技术创新含量是技术质量的重要表现形式[4]，技术创新含量越高，市场竞争性越强[5]。专利引用情况与专利价值存在密切联系，同领域专利间相互引用，能促进技术的更新与进步，提升专利价值[6,7]。

（二）专利价值评估方式

专利技术价值评估方式是影响专利技术转化的重要因素。国外医学专利技术评估工作主要由技术服务部门负责，该部门通过聘请专业精算人士或第三方中介机构[8,9]，采用成本法、市场法和收益法 3 大传统评估方式，结合专利价值影响因素，运用模糊矩阵、投资组合模型[10]和灰色关联度分析[11]等现代经济学模型，对专利价值进行评估。国内方面，我国国家知识产权局于 2012 年出版了《专利价值分析指标体系操作手册》[12]，为专利价值评估提供指导性的先验信息。目前我国大多采用收益法进行专利资产评估，但在评估参数的选取上随意性较大[13]，使专利资产评估的结果缺乏说服力。

（三）创新成果孵化模式

创新成果孵化模式是影响专利技术转化的重要因素。近年来，国外主要采用建立转化医学中心或具备类似职能的政府实体机构来协调各方利益，构建创新成果孵化模式。美国国立卫生研究院已在 30 个州和哥伦比亚特区建立 60 个转化医学研究中心[14]；英国政府成立健康战略协调办公室（The Office for Strategic Coordination of Health Research，OSCHR），加强癌症、心脏病及阿尔茨海默病等疾病领域的转化研究[15]；法国卫生部联合各类基金会和医药企业，在全国 23 所教学医院中建立了 54 家临床研究中心[16]。国内方面，随着医学科技创新成果转化在生物医药产业中的重要性不断提升，北京协和医院与清华大学、复旦大学、上海交通大学等高等院校和科研院所相继成立了自己的转化医学中心，但运行效果还有待评价；由上海交通大学和上海交通大学医学院附属瑞金医院共同承担建设的我国首个国家级转化医学中心已进入实质建设阶段。

此外，有研究指出，转化能力的提升也需要同时考虑理论创新与专利技术两者的交互作用[17,18]，但目前尚无理论和实证研究系统探索医疗领域“理论创新”与“专利产品”的关联机制。

二、医学科技创新成果转化管理实践

在上海科技创新中心和亚洲医学中心建设的背景下，科技创新成果转化，特别是医学科技创新成果的转化越来越受到卫生管理及科研管理部门的重视。为进一步探索医学科技创新成果的转化机制和模式，优化成果转化的管理方式，在同济大学医学院支持下，同济大学医学院专利研究与转化中心(以下简称“中心”)于2018年成立,并开展了一系列理论和实践探索。中心基于自身医学科技创新成果转化理论研究基础,联合医学转化过程中各方主体与相关部门,加快高校附属医疗机构临床医学领域的科技创新成果转移转化进程,打造“政府—大学—科研机构—医疗机构—企业”五位一体的高校附属医疗机构协同创新转化模式,在医学成果转化管理理论与实践领域做出如下探索。

(一) 理论探索

1. 率先建立并完善了医学科技创新成果转化机制

医疗领域科学创新的终极目标在于解决临床问题,该领域发明创新的来源和最终产品的用户都存在于临床诊疗过程中。由于医学创新技术的转化过程中往往会涉及二次研发,且最终产品将回到临床诊疗过程中,因此医学科技创新成果的产生和价值实现对创新主体(医务人员)的依附性较高,这明显区别于其他领域科技创新成果的单循环转化机制(图1)[19]。基于医学转化的这一特殊性,中心率先建立并完善了医学科技创新成果转化机制(图2)。

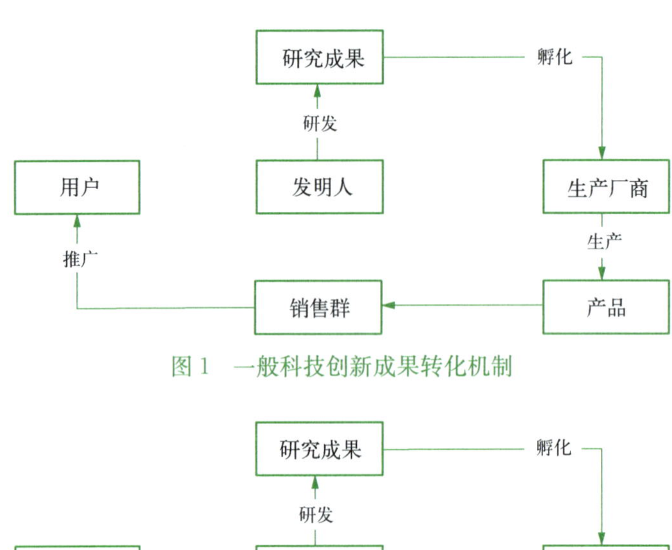

图1 一般科技创新成果转化机制

图2 医学科技创新成果转化机制

2. 揭示医务人员对于自身创新成果保护意识形态的脉络转变

基于基础调研,中心发现医务人员对自身的科技创新成果保护意识逐渐增强,且向产品化转变。2006~2016年,我国医务人员专利申请量以年均22.1%的速度增长,当技术创新积累到一定量,医务人员便会开始寻求质的突破——专利技术必须落实到产品。中心基于2007~2016年我国医院知识产权管理85篇文献的荟萃分析,提出专利转化是医疗机构创新成果转化的重要表

现形式[20]；通过对上海14家医疗机构开展问卷调研(238份)得到的数据进行统计后发现，50%的医务人员申请专利的目的在于产品化，90%的医务人员对专利的经济价值评估有迫切需求[21]。中心基于基础调研和数据分析，探索出医务人员对科技创新成果意识形态转变的脉络：无研究成果保护意识—主动注重研究成果保护—寻求研究成果价值真正体现(即产品转化)。这一脉络进一步凸显了开展"医院科技成果转化管理研究"的必要性，也为新医改形势下大型综合性医院"提升内涵，改善服务"提供了重要解决方案和思路。

3. 提出并验证"我国理论创新与技术创新两者融合度低"的科学假设

中心率先在医学科技成果转化管理中应用"科学—技术"关联机制，选取复旦大学、同济大学、上海交通大学、华东理工大学、东华大学、华东师范大学6所高校2006～2015年发明专利的申请数量和论文发表数量，结合上海市教育委员会提供的176项国内科技成果转化技术和与之对应的221项专利申请，运用Pearson相关性分析和回归分析等方法发现，论文发表对专利申请的影响不显著。221项专利申请中仅28.50%的专利引用了基础研究文献；引用基础研究文献量在10篇以下的专利占总申请量的97.30%；引用文献量在10篇以上的专利，其发明人都没有引用自身的基础研究文献。这些实证研究结果揭示了国内科技创新在诸多领域都存在基础研究与技术创新的相关性和支撑性异常薄弱的现状。

(二) 成果价值评估机制探索

1. 构建专利价值"四模块法"评估体系

针对"市场法"无法实现跨产品价值比较的关键问题，基于医学科技创新成果转化机制的特殊性，将"疾病危害程度""疾病的治疗成本"和"医院综合实力"等医疗特征数据集与现有价值评估指标体系相结合，运用KMO(kaiser-meyer-olkin)检验和巴特利(Bartlett's)球体检验及因子分析等方法，构建医学科技创新成果市场价值"四模块法"评估体系。评估体系包括技术相关单病种疾病指标、第一发明人相关指标、专利质量和转化前景指标4项一级指标，疾病危害程度、疾病的治疗成本、发明人专业资历、发明人技术成就、技术因子、专利因子、医院综合实力和技术应用前景8项二级指标和26项三级指标。该体系揭示了"专利质量"是影响成果经济价值的决定因素，并为不同生物医药产品的交易价格比较提供了统一的测度方法和评价框架，打破了传统"市场法"在医疗领域适用的局限性，提高了评估的科学性和可操作性。中心已将学术成果软件化，并申请了发明专利(CN 201810797287.3)。

2. 创建医学专利个案市场价值评估数学模型

中心基于已构建的医学专利价值"四模块法"评估体系，结合多项实证转化经济数据，创建医学专利个案市场价值评估数学模型，模型中构建了"专利市场价值评估常数—α"，基于实证案例数据结果分析，α满足正态分布。

(三) 医学转化管理平台探索

相较于科研项目和人才管理，创新成果转化管理历来是医院科研管理中的薄弱环节。为打造医学转化管理专业平台，重塑"医学科研管理"学科，中心构建了层次化高质量的成果转化管理人员和学科梯队。首先，组建了以"医院科技创新成果转化管理"为重点的研究团队，成员分布于医疗机构(附属医院)、大学(上海国际知识产权学院)、政府管理平台(上海市卫生和健康发展研究中心)和知识产权法律事务所等,包括博导2名、教授及副教授3名、主任医师2名、研究员1名、专利代理人3名。其次,创立同济大学医学院专利研究与转化中心,创建以转化管理为方向的硕士点,探索开展医学创新成果转化学科建设。

三、上海推进医学成果转化的战略建议

医学科技创新成果绝大部分来源于医务人员临床诊疗和科学研究的实践过程,而作为医学专利发明主体的临床医务人员,由于精力和时间有限,很难成为将自身科技创新成果转化为临床应用产品的推动者,因此科研管理部门作为医学专利的管理主体,应建立科学的管理机制,发挥管理效应,提升医学转化能力,以科学管理促进医学转化,让科技创新惠及人民群众,助力上海科创中心及亚洲医学中心建设。

(一) 基本思想

充分利用上海在临床医学领域的领先技术、平台基础和资源优势,以医学科技创新生态培育和体制机制建设为突破口,进行前瞻部署,使医学成果转化相关政策尽快落地。以助力全球科技创新中心和亚洲医学中心城市建设为战略目标,进行顶层设计,积极推动医、研、企各方围绕产业端、创新端和资金端开展合作,形成医学创新高峰。

(二) 推进策略

1. 推进卫生与健康科技创新政策落地,培育医疗行业创新生态

加快推进《药品上市许可持有人制度试点方案》(国办发〔2016〕41号)和《中国(上海)自由贸易试验区内医疗器械注册人制度试点工作实施方案》(沪食药监械管〔2017〕257号)政策措施的切实落地,在《"十三五"卫生与健康科技创新专项规划》(国科发社〔2017〕147号)、《关于全面推进卫生与健康科技创新的指导意见》(国卫科教发〔2016〕50号)、《关于加强卫生与健康科技成果转移转化工作的指导意见》(国卫科教发〔2016〕51号)和《"健康中国2030"规划纲要》等国家相关政策的支撑下,建立覆盖产业端(生物医药企业)、创新端(医疗机构)和资金端(金融机构)的临床医学科技创新全链条的上海卫生政策体系;以政策为依据、企业为主体、医疗机构为源头,培育医疗行业创新生态,提升上海医学原始性创新能力。

2. 落实各类科技创新政策在医疗机构中的适用性,激发医务人员创新活力

医疗机构及其医务人员是卫生与健康科技创新体系的重要组成部分,现有科技创新的政策制度安排应全面适用于医疗卫生机构等事业单位的非科研编制医疗卫生人员。如将科技创新成果使用权、处置权和收益权下放至医疗机构;建立医疗机构与生物医药企业间人才双向流动机制;允许医务人员在履行所聘岗位职责前提下,到科技创新型企业兼职兼薪,或保留人事关系的离岗创业并持有企业股权等。

3. 加强专业科技服务团队建设,充分发挥服务机构在医学转化中的桥梁作用

专利是医学科技创新成果的主要表现形式,其转化过程涉及创新技术价值评估、技术市场分

析、营销推荐及合同谈判等多个环节，需要具备医学、经济学和法学等跨学科的复合型人才，临床任务繁重的医务人员无法成为其创新成果的直接推动者。为加快推进医学成果转化，上海应加强专业科技服务团队建设，在医疗卫生机构设立专门的成果转化管理部门，充分发挥医院管理人员、社会团体和知识产权咨询机构在医学转化中的桥梁作用。

4. 构建医、研、企创新金融管理模式，加速医学科技成果转化进程

加强与上海医药卫生技术转移服务平台、上海知识产权交易中心和国家技术转移东部中心等机构合作，充分运用现有市级及国家级转化平台优势，以医学科技成果产品化和产业化为目标，构建医、研、企创新金融管理模式，为医学成果转化资金端提供保障，加速转化进程。

参考文献

[1] 刘谦. 科技助力健康中国建设. http://politics.people.com.cn/n1/2016/1030/c1001-28818559.html[2016-10-30].

[2] 中国医药物资协会医疗器械分会. 2015年中国医疗器械行业发展蓝皮书. https://doc.xuehai.net/b6f46a17389d47c1920107234.html[2016-03-27].

[3] Jun Suzuki. Structural modeling of the value of patent. Research Policy, 2011, 40(7): 986-1000.

[4] Vidya Atal, Talia Bar. Patent quality and a two-tieredpatent system. The Journal of Industrial Economics, 2014, 62(3): 503-540.

[5] Alfonso Gambardella. The economic value of patented inventions: Thoughts and some open questions. International Journal of Industrial Organization, 2013, 31(5): 626-633.

[6] Stefan Wagner, SimonWakeman. What do patent-based measures tell us about product commercialization? Evidence from the pharmaceutical industry. Research Policy, 2016, 45(5): 1091-1102.

[7] David S. Abrams, Ufuk Akcigit, Jillian Grennan. Patent value and citations: creative destruction or strategic disruption?. https://www.nber.org/papers/w19647[2013-11-05].

[8] Kevin Steensma, Mukund Chari, Ralph Heidl. A comparative analysis of patent assertion entities in markets for intellectual property rights. Organization Science, 2015, 27(1): 2-17.

[9] Nathan Mauck, Stephen W. Pruitt. The valuation of patents using third-party data: the Ocean Tomo 300 Patent Index. Applied Economics, 2016, 48(42), 3995-3998.

[10] Chih-Hung Hsieh. Patent value assessment and commercialization strategy. Technological Forecasting & Social Change, 2013, 80(2): 307-319.

[11] Lauren Cohen, Karl Diether, Christopher Malloy. Misvaluinginnovation. The Review of Financial Studies, 2013, 26(3): 635-666.

[12] 马维野. 专利价值分析指标体系操作手册. 北京：知识产权出版社，2012：10-26.

[13] 刘倩. 我国专利资产价值评估研究. 北京：华北电力大学，2014：6.

[14] Wadman Meredith. US translation-science centre gets under way. Nature, 2012, 481(7380): 128.

[15] Wikipedia. Department for business, innovation and skill. https://en.wikipedia.org/wiki/Department_for_Business,_Innovation_and_Skills[2009-06-05].

[16] Patrice Jaillon. Organization of clinical research in France: the new mission of inter-regional delegations for clinical research. Bulletin de l'Académienationale de médecine, 2008, 192(5): 929-937.

[17] Wen-Chi Hung, Cherng G. Ding, Hung-Jui Wang, et al. Evaluating and comparing the university performance in knowledge utilization for patented inventions. Scientometrics, 2015, 102(2): 1269-1286.

[18] David M. Dalton, Thomas P. Burke, Enda G. Kelly, et al. Quantitative analysis of technological innovation in knee arthroplasty: Using patent and publication metrics to identify developments and trends. Journal of Arthroplasty, 2016, 31(6): 1366-1372.

[19] 中共中央国务院. 国家创新驱动发展战略纲要. http://www.most.gov.cn/yw/201605/t20160520_125675.htm[2016-05-19].

[20] 顾文君,张圣海,李济宇,等. 公立医院知识产权委托管理实践效果的初步分析. 中华医学科研管理杂志,2016,29(4): 273-275.

[21] 顾文君,张勘,王剑萍,等. 生物医学产学研合作创新模式研究进展及启示. 中华医学科研管理杂志,2017,30(1): 13-15.

全科医师规范化培训的上海经验

张　勘　周　蓉　方　吕　肖　翔

【导读】 文章介绍了上海市在培养全科医师过程中的主要渠道和3条补充渠道，分享了上海市全科医师规范化培训的新模式和配套的激励机制。文章提出，上海市全科医师规范化培训在培训基地和社区教学基地方面仍有改进余地，并提出相应的改进建议。

2010年以来，上海市根据国家新一轮医改精神，率先实施与国际接轨(行业内社会人按需要需求全国招录)的住院医师规范化培训(以下简称"住培")制度，同时将全科医师培养纳入培训体系中，并把住培作为全市各级公立医院临床岗位聘任和晋升临床专业技术职称的必备条件。

目前，上海市建立了64家培训基地(医院)、20家助理全科培训基地(医院)，300余家专业基地，其中46家全科培训基地，90家社区住培教学基地。截至2018年，招录学员2.3万名(其中全科医师3 257名，含中医)，结业1.4万名(其中全科医师1 563名，含中医)。"四证合一"，即《执业医师资格证》《住院医师规范化培训合格证书》《研士研究生毕业证》《硕士学位证》的学员累计招录5 661人，其中2 587人已完成培训并获得了四证。

在医疗体制改革新政背景下，上海市通过提高基层全科医师收入待遇、改善执业发展环境、提升社会美誉度等措施引导住院医师到基层执业服务，为实施家庭医生制度、推行"1+1+1"签约服务、构建合理的就医秩序奠定了良好的人力资源基础。

当前，上海有注册全科医师8 000余人，每万人配有全科医生3.3人，已达到国家2020年的规划目标(即每万人2～3人)，但距离国际上每万人4名全科医生的目标还有一定差距。

一、全科医师的培养与激励

(一)"1+3"培养途径

以全科医师规范化培训为主渠道，以乡村医生订单定向培养和助理全科医生规范化培训、远郊定向免费医学生培养、全科医师转岗培训为补充渠道，分层次推进全科医学人才培养。

1. 主渠道：全科医师规范化培训

扩大全科培训基地规模，目前，上海市有46家住培全科医学临床培训基地，90家住培社区

第一作者：张勘，男，上海市卫生健康委员会科教处处长。
作者单位：上海市卫生健康委员会(张勘、周蓉、方吕、肖翔)。

教学基地，基本涵盖全部三级综合性医院和示范性社区卫生服务中心。开展临床培训基地与社区教学基地合作共建，共享优质教学资源。加强对全科住院医师培训的政策倾斜，对承担全科培训任务较重的医院在启动经费上予以支持，在“优秀住院医师奖”中单列全科住院医师奖励指标。成立全科医学师资培训中心，依托复旦大学、上海交通大学、同济大学、上海健康医学院等高校，提高各基地管理和带教水平。基于以上措施，上海市全科医师招录的数量和质量逐年提高，目前有 1 563 人完成全科专业住培，1 332 人下沉到社区。2006～2009 年上海市先行采用“社会化管理”模式开展全科医师规培工作，累计培养全科医师 302 人，均成为了社区全科骨干。

2. 补充渠道 1：乡村医生订单定向培养和助理全科医师规范化培训

2007～2018 年，全市招录乡村医生共计 1 743 名，毕业总人数 302 人，2018 年在校人数 440 人。“3＋2”助理全科规范化培训从试点到全市推进。例如，嘉定区 2012 年 5 月至 2015 年 4 月，4 届 120 名学员均获得市卫生计生委颁发的规范化培训合格证书，参加国家执业助理医师考试首次合格率平均为 92.7%（同年非规范化培训学员为 63%）。2015～2018 年共 430 名学员进入 20 家基地进行规范化培训，230 名学员完成规范化培训获得结业合格证书。

3. 补充渠道 2：远郊定向免费医学生培养

为加强远郊区基层卫生人才队伍建设，培养真正立足于远郊、服务于远郊的医学人才，2016 年上海市启动了远郊地区订单定向医学生免费培养工作，委托上海健康医学院培养本科层次全科方向临床医学生。首批在 5 个区试点，2016 年共招录 60 人；2017 及 2018 年扩大到 9 个区，每年各招录 80 人。

4. 补充渠道 3：全科医师转岗培训

印发《关于在本市开展全科医生转岗培训的通知》（沪卫计人事〔2017〕22 号），针对在上海市社区卫生服务中心临床（含中医）岗位工作，已取得临床类和中医类执业医师资格、尚未取得全科医师资质的医师，于 2017 年起开展新一轮全科医师转岗培训。2017 年招收转岗培训学员 184 人，179 人参加结业考核，129 人通过。2018 年招收转岗培训学员 186 人。合格人员可转注或加注全科执业范围。

（二）培养新模式

为了推动全科医学人才培养，上海市政府、行业、高校、附属医院形成合力，努力拓展和优化全科医学专业人才来源领域，采取“四证合一”等方式，探索全科医学人才的培养新模式。

1. 设立全科医学系及全科医学科

上海 6 所医学院校均已设立全科医学系，推动全科医学发展与人才培养，如复旦大学附属中山医院（三甲医院）、同济大学附属东方医院（三甲医院）、同济大学附属杨浦医院（三乙医院）等综合医院建设了国内一流水平的全科医学科。

2. 严把师资关

一方面，在复旦大学附属中山医院全科医学师资培训中心、上海市全科培训中心及同济大学中美全科医学培训与交流中心，定期组织全科带教师资培训。另一方面，上海市医学会、上海市医师协会全科医学分会也定期组织全科医学带教师资的培训。此外，高校及培训医院对带教师资培训常抓不懈，选拔优秀师资赴海外接受短期培训。

3. 提供国际交流平台

一是建立上海—渥太华联合医学院,开展本科生的全科教学及住培,由附属 13 家医院全科基地承担,调整现有社区实习大纲,增加社区教学内容及实践任务。二是全科硕士培养,开创新时代下以全科医学为特色的专业学位研究生教育新模式。三是开设国际家庭医生门诊,定期组织教学培训,邀请渥太华大学医学院的师资来讲学及带教,也输送了大批教学人才赴渥太华大学医学院访学。

4. 严把培训出口关

采用 8 站式分段考试完成结业综合考核。

5. 社区教学基地建设

2013～2017 年,共认定 90 个社区教学基地,通过"1＋2＋3"联动模式,即"社区卫生服务中心＋二级医院＋三级医院"上下联动,共建住培全科基地,搭建综合医院全科医学科与基层医疗基地协作平台,连接基层医疗与专科,开展以专业学科为导向的分级诊疗,确保临床与社区实践的教学高质量和同质化。

6. 推动"院校—医院—社区"联动

建立以医学院基础医学和临床医学为主体,全科医学和康复医学为两翼的发展理念,通过医学院—附属医院—附属社区卫生服务中心的人才培养模式,优化全科医学人才培养结构。医学院和社区医疗卫生单位对口共同建设的尝试,也为全科医学人才培养提供了可持续发展平台。

7. 探索全科规范化培训分层进阶培训模式

按照国际标准要求,发挥社区作用,提高规范化培训质量。延长社区轮转时间至 12 个月,即第一年 3 个月,第二年 3 个月,第三年 6 个月。社区全科教学模式使用多元化教学方法,如案例教学、标准化患者(standardized patients, SP)教学、问题式教学(problem-based learning, PBL)、混合式教学、参与式教学等,全方位教授全科医学理论知识、临床技能,并采取多维度教学评估。

(三) 激励机制

一是经费保障,促使激励机制的常态化。中央财政按照每人每年 3 万元的标准补助培训工作;上海市政府承担培训对象的工资、津贴补贴、社会保障等,其中 2.4 万元补助向全科医师倾斜;培训医院则承担培训对象的绩效奖金等,部分医院单项补贴全科医师津贴。

二是职称评聘。将是否接受培训作为新进人员聘任初级和晋升中级的重要依据。签订《培训暨劳动合同》,同工同酬,计算工龄。优先办理上海市户籍或人才居住证。培训合格后到社区卫生服务中心工作者,可提前 1 年参加全国卫生专业技术资格考试。

三是人事绩效。住培与人事激励政策相衔接。在人事政策方面,对在社区卫生服务中心工作的执业全科医师,同等情况下可直接进入事业编制管理。在绩效工资政策方面,对在社区卫生服务中心工作的执业全科医师,根据实际在岗人数,按照所在区事业单位绩效工资平均水平的 15％增加单位绩效工资总量,由单位统筹分配。

四是用优惠政策吸引优秀全科医师。例如,上海市浦东新区发布《关于进一步加强农村卫生人才队伍建设的暂行办法》("卫生八条"),安排专项资金对浦东新区范围内 33 家农村社区卫生服务中心的卫生技术人员进行专项奖励,并从完善岗位聘任、加大人才培养力度、解决人才住房困难等方面予以配套奖励和补贴，初步实现农村卫生人才“引得进、留得住”的目标。

五是评优与表彰。自2010年上海市实施住培工作以来，上海市慈善基金会“唯爱天使”基金积极资助上海市住培与表彰，共表彰优秀住院医师1 606名、带教老师333名、管理者97名和杰出贡献奖获得者6名，其中全科医学住院医师名额单列(20%)。

委托复旦大学第三方阶段评估，评估结果显示培训对象对规培效果、内容和方式的满意度好，对规培政策认可度高。全科医学住院医师培训合格后全部下沉至社区卫生服务中心就业，有效提高了基层医疗机构医师队伍整体水平。基层用人单位对“5+3”全科医师评价很高，普遍反映经过规范化培训的全科医师综合素质高，能够较好地承担起基本医疗卫生服务工作任务，老百姓感慨“小医生”(年轻医师)也能治“大毛病”，对基层医疗机构的信任度明显提升。

二、问题与应对

(一) 存在问题

培训基地的问题主要有3个方面。一是在组织管理方面，还存在重视度不够的情况，有的专业基地主体意识薄弱，缺乏有效“上下联动”。二是在设置标准方面，缺乏规范的全科医学科设置和师资标准。三是在生源质量方面，面向全国统一招录的医学毕业生生源质量参差不齐，学员对全科缺乏通识教育基础。

社区教学基地的问题主要包括3个方面。一是管理架构不明晰，职能分工尚不够明确。二是带教师资培训亟待提升，带教形式及内容有待进一步规范。三是全科住院医师基本执业能力较为欠缺，全科带教师资缺乏有效的激励机制。

(二) 应对措施

规范管理模式，理顺组织架构。严格按照培训细则及《关于印发〈上海市住院医师规范化培训 全科医学临床培训基地标准〉与〈上海市住院 医师规范化培训社区教学基地标准〉的通知》(沪卫科教〔2013〕14号)、《关于印发〈上海市专科医师规范化培训考核管理办法(试行)〉的通知》(沪卫科教〔2013〕22号)完善全科基地建设。对全科住院医师28周下社区的培训科目应以临床思维模式为重点进行充分有效的临床轮转。临床培训基地帮助社区教学基地培养一批优秀教学人才，以保证全科培训效用的标准化、规范化和同质化。

强化师资培训，提升带教能力，制定统一的师资标准。临床培训基地应吸收社区教学骨干参加全科教研室，开展集体备课，制订培训计划、教案和申报科研课题等教学活动。社区教学基地要抓住机会，利用好高校和临床培训基地提供的平台和资源，在临床培训基地的指导下完善教学管理、加强培养教学师资、大力开展教学研究、营造“学学相长、教学相长”的良好氛围。区域卫生行政部门及医学院校也应协助全面加强师资培训，尤其要加强医教协同，提供良好的全科规培平台。

提高全科住院医师诊疗实践能力。加强全科住院医师对全科医学理念、标准、社区医疗需求、服务方式、下社区的责任和使命的培训力度，着重点要放在有效的培训方式和培训内容上，不能流于形式，要有效充分地执行28周的全科培训科目，强化全科门诊和家庭病床的轮转培训。

需求为导向，学科架平台，打造全科医生职业发展的温暖之路，任重而道远。

全科医生在岗服务能力综合评价方法学构建及其应用

周　良　蒋　清　蔡巧玲　李　维
杜兆辉　李娅玲　陈　政　彭　靖　罗　力

【导读】 我国于1997年正式实施全科医学教育，2011年正式建立全科医生制度，近5年全科医生制度从规划、培养、服务模式等方面得到大幅完善。在已有政策推动下，我国全科医生队伍快速扩张，但随着分级诊疗等政策的实施，必将对基层医疗机构的医疗卫生服务需求承载能力提出更高要求，全科医生作为基层医疗机构职能落实的最直接承载者，其业务承接能力则显得尤为重要。纵观已有研究，鲜有对全科医生在岗服务能力进行深入探讨者。文章则着眼于全科医生在岗服务能力评估和持续提升，试图从理论测评和实践诊断两方面构建一套全科医生在岗服务能力综合评定办法，并通过这种方法的运用，基于工作实际，为全科医生在岗服务能力的持续提升提供导向借鉴或为特定绩效目标实现、职称评价等相关制度设计提供思路。

一、研究背景和意义

1997年，国家颁布《中共中央、国务院关于卫生改革与发展的决定》(中发〔1997〕3号)[1]，提出了"加快发展全科医学，培养全科医生"的任务，这是国家首次将培养全科医生提升到了战略高度。此后，国家以全科医生转岗培训和规范化培训为主题出台了较多指导性、实施性政策文件。2011年，国务院下发《国务院关于建立全科医生制度的指导意见》(国发〔2011〕23号)[2]，正式提出建立全科医生制度，并指出：要通过"大力开展基层在岗医生转岗培训；强化定向培养全科医生的技能培训；提升基层在岗医生的学历层次；鼓励医院医生到基层服务"这4个途径来培养合格的全科医生。在此制度推行下，我国全科医生队伍得到了极大的扩充。2015年我国每万人全科医生数为1.38人，较2012年的0.81人增加约70%，占医生群体的比例也从2012年的4.2%

项目基金：上海市卫生和计划生育委员会卫生计生政策研究课题"社区全科医生在职终身教育政策研究"(课题编号：2018HP75)。
第一作者：周良，男，助理研究员。
通讯作者：罗力，教授，复旦大学公共卫生学院党委书记。
作者单位：复旦大学公共卫生学院(周良、罗力)，上海市医药卫生发展基金会(蒋清、陈政、彭靖)，上海健康医学院(蔡巧玲、李维)，上海市浦东新区上钢社区卫生服务中心(杜兆辉)，上海市浦东新区潍坊社区卫生服务中心(李娅玲)。

上升至2015年的6.2%[3]。

随着全科医生队伍的扩充，基层医疗卫生机构的整体业务能力得到了提高，在此条件支撑下，国家于2015年颁布《国务院办公厅关于推进分级诊疗制度建设的指导意见》(国办发〔2015〕70号)[4]，正式提出建立分级诊疗制度，强调"基层首诊"，即"常见病、多发病患者首先到基层医疗卫生机构就诊，对于超出基层医疗卫生机构功能定位和服务能力的疾病，由基层医疗卫生机构为患者提供转诊服务"。这就要求以全科医生为核心的基层医疗服务人员具备解决"基层首诊"的能力，然而由于历史原因，我国当前全科医生队伍仍然以转岗培训人员为主，经过系统的全科医生规范化培训的人才占比相对较低。从这个角度出发，我们需要一套能够客观评价当前我国全科医生实践工作能力的方法，并以此方法明确差距，建立针对性的在岗培训体系，推进全科医生终身学习和实际工作能力的提升，以适应和满足医药卫生体制深化改革对基层机构服务能力的要求。

本文从理论和实践两个层面探究全科医生在岗服务能力评估方法学体系。理论知识与技能评估层面：全科医生理论上应掌握的知识与技能，以及这种理论上应掌握的能力如何进行测评。实践中转化并运用能力评估层面：全科医生在岗实践中转化并运用的能力，以及这种能力在工作实践中如何评估。因此，研究包含三方面的研究内容：一是明确全科医生理论上应掌握的知识、技能及其评测工具系统；二是全科医生知识、技能掌握程度测评系统，即模拟测试系统(objective structure clinical examination，OSCE)，主要通过模型、微机等模拟临床场景，实现对全科医生的理论水平测试；三是社区实践能力诊断系统(图1)。

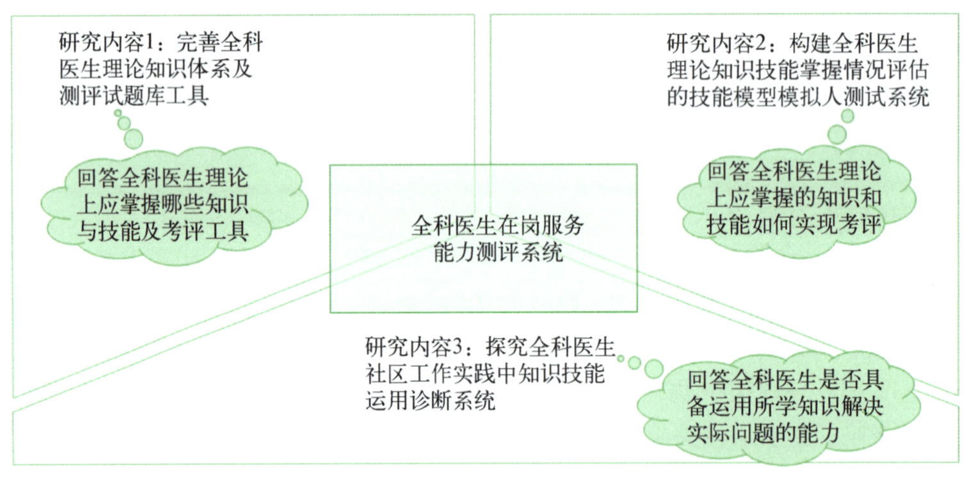

图1 全科医生在岗服务能力评估系统方法学模块构成示意图

二、全科医生理论知识体系及其评测工具系统

(一) 全科医生理论知识体系

全科医生理论知识体系主要通过文献综述和专家论证，构建与全科医生职能要求相匹配的理论知识结构(表1)，并以此为基础建立全科医生理论知识考评数据库。

表 1 全科医生理论知识体系学科指标框架

岗位胜任力能力指标（一级知识点指标）	理论知识框架指标（二级知识点指标）	理论知识核心指标（三级知识点指标）	理论知识学科指标（四级知识点指标）
基本医疗服务能力	A 临床理论知识	A1 全科医学基本理论知识 A2 临床医学理论知识 A3 社区相关专业知识	A1－1 全科医学概论 A2－1 内科学 A2－2 外科学 A2－3 妇产科学 A2－4 儿科学 A2－5 急诊科学 A2－6 传染科学 A2－7 皮肤科学 A2－8 眼科学 A2－9 耳鼻喉科 A2－10 精神科学 A2－11 康复科学 A2－12 中医学 A2－13 肿瘤学 A3－1 社区卫生服务管理 A3－2 社区养老服务指导 A3－3 社区营养与健康
公共卫生服务能力	B 预防理论知识	B1 疾病预防控制与保健 B2 公共卫生事件报告与随访 B3 卫生体系认知与服务 B4 职业安全管理	B1－1 健康教育学 B1－2 少儿卫生学 B1－3 妇幼保健学 B2－1 流行病学 B2－2 环境卫生学 B3－1 卫生毒理学 B3－2 卫生法学 B3－3 卫生经济学 B3－4 卫生统计学 B4－1 劳动卫生与职业病
人文执业能力	C 职业素养理论知识	C1 医学法学能力 C2 医学心理学服务 C3 职业道德与行为伦理	C1－1 卫生法规 C2－1 医学心理学 C3－1 医学伦理学 C3－2 医患关系

（二）全科医生理论知识考评题库完善升级

通过研讨会、专家咨询等形式，明确试题库的应用功能在于考核社区全科医生的医学及相关理论基础知识水平。试题库主要由医学基础知识、全科医学常见病多发病的诊疗常规及进展、公共卫生基础知识、医学人文综合 4 部分组成。试题的难度及区分度能够实现全科医学科住院医师、主治医师、副主任医师和主任医师 4 个层次的认知能力分级。

2014 年起，浦东新区每年 1 300 余名全科医生在全科医生实训平台上进行考核。尽管该实训平台目前在用题库约含试题 3 万道，但在题库的分级分类、模型模拟人的适宜技术拓展以及实现日常性全科医生持续训练等方面还需完善。本文对现有题库的 13 个模块的 3 万道题目进行难度分级。对已抽出并考试的题目，从既往考试的大数据里进行比对，33％以下人员答对的题目为难；66％以上人员答对的题目为易；介于两者之间的题目为中等难度。对未抽出的题目，分发给同质化的规培全科医生进行独立模拟考试，比对分级。此外，继续从外部题库遴选适合全科医生能力评价的模块题目进行专家审核和完善，并补充到信息化考试系统里，本文补充题库题目 2 万余道。

三、全科医生 OSCE 模拟测试系统

（一）在线测试平台建设规范

在已有基础上，通过多轮专家论证和多地实践验证，最终形成实训平台的建设标准，主要包含硬件配置、软件配置、人员配置和制度保障等方面的内容。

在硬件配置上主要包括按照功能模块分区的实训基地建筑和常用的各种模型模拟人等教学设备，研究已明确了各功能模块建筑面积标准参考值和常用模拟人教学设备。软件配置方面包括教学系统常用软件，教学设备配备的管理软件及教学管理人员，标准化病人的配置等内容。研究明确了常用教学软件配置清单。人员标准配置方面主要为师资标准，研究根据实践经验确定了包括资格、职称、学历、带教经验等具体规定的实训中心导师标准。在制度保障方面主要有《实训云平台硬件、软件维护管理规则》《实训平台运行管理规范》等。

（二）OSCE 测试平台功能设计

实训平台集成理论考评题库、生化模拟人技能测评系统和标准化病人接诊考核等功能。

1. 考试模式设计

采用“理论考试—技能操作考试—标准化病人考试”3 站式考核，每个类别设置为 100 分，总成绩为 3 个类别的总分之和，共计 300 分。

2. 考试内容设计

（1）理论考试

理论考试主要从题库中抽取题目，组成考试试卷供全科医生在线答题。题库系统目前包含 13 个模块，根据多年实践经验，形成了在岗全科医生理论考试题量及各模块题目抽取比例（表 2）。

表 2　全科医生 OSCE 考评系统理论考试试卷抽取规则

科目	题量（道）	占比（%）	难易度（总体控制）	考试时间
全科概论	6	6	难 30%—中 50%—易 20%	60 分钟
案例分析	10	10		
内科	25	25		
外科	15	15		
肿瘤	4	4		
眼耳鼻喉科	5	5		
传染	4	4		
妇科	4	4		
循证医学	5	5		
儿科	4	4		
精神/心理	4	4		
急诊	10	10		
皮肤科	4	4		

(2) 技能操作考试

技能操作考核主要包含体格检查、基本操作和辅助检查 3 方面，技能操作考核项目以能够通过生化模拟人实训或者通过微机操作实现为主。体格检查包含全身体格检查和儿童生长发育评估两方面内容；基本操作包含手术区消毒、铺巾，6 步洗手法，穿、脱手术衣，戴无菌手套，手术基本操作(切开、缝合、结扎、止血)，清创术等 24 项基本操作；辅助检查主要包括实验室结果检查及判读、心电图、X 线平片影像诊断、眼底镜检查、眼底片诊断、皮肤图谱诊断等项目(图 2)。

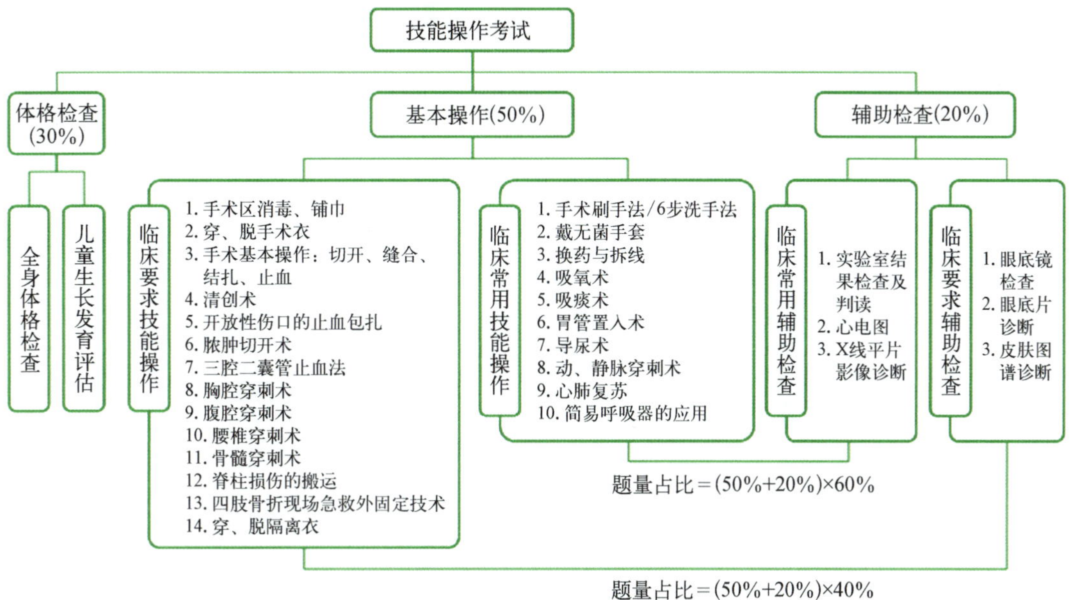

图 2　全科医生 OSCE 在线评估系统技能操作考试内容及分配比例

技能考评三个科目的比例：体格检查 30%—基本操作 50%—辅助检查 20%，其中常用技能操作和常用辅助检查的比例设置为 60%，临床要求掌握技能操作和临床要求掌握辅助检查的比例设置为 40%，具体分类建议如图 2 所示。

(3) 标准化患者考评

标准化患者考评指全科医生按规范化门诊接诊流程，处理不同类型的社区常见病(13 类，75 种常见病)。在考评时，全科医生接诊经培训的标准化患者，考核导师(2 位及以上)通过单向玻璃观察全科医生整个接诊流程是否规范、完整，根据观察对照标准评分表对全科医生的接诊情况进行评分。

(三) OSCE 测试平台考评实施模拟

1. 第一步：身份识别

全科医生到达考场(实训中心)后，通过指纹识别进行身份确认(图 3)。

2. 第二步：进行理论测试

在候考区等待叫号，待考场开启后，按叫号顺序进入考场入座，通过 IPAD 终端登录，抽取考题，进行作答，完成后提交试卷即可。

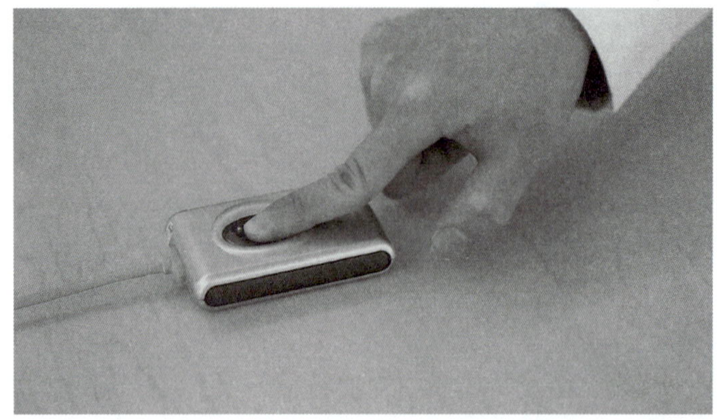

图 3　考生通过指纹识别进行身份确认展示图

(1) 登录(图 4)。

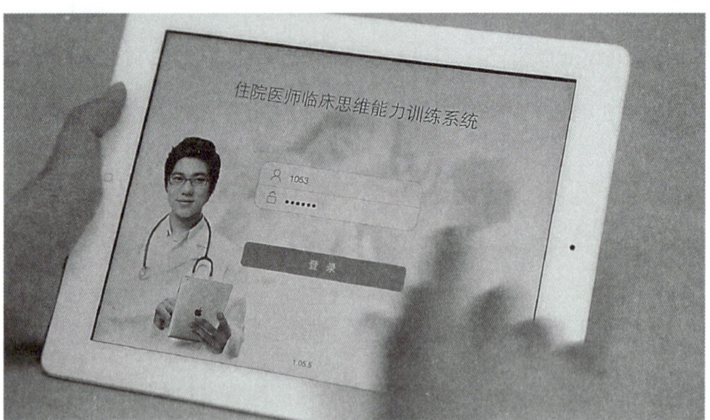

图 4　考生通过 IPAD 终端登录展示图

(2) 生成测试考题(图 5)。

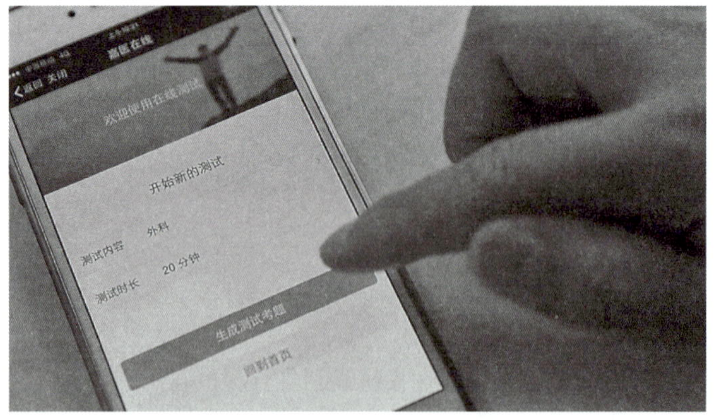

图 5　生成测试考题展示图

(3) 作答并提交试卷(图 6)。

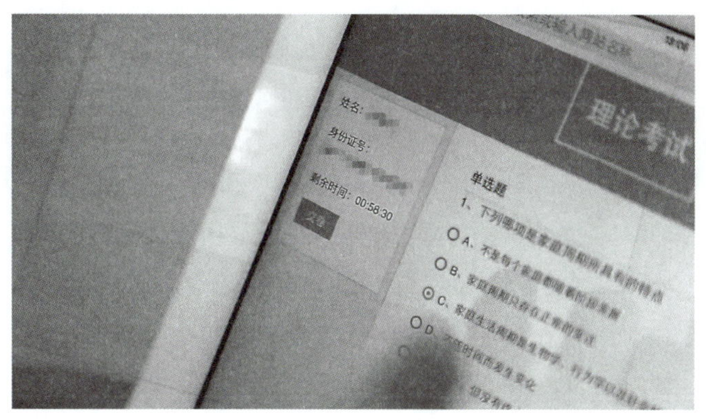

图 6　作答并提交试卷展示图

3. 第三步：进行技能模拟考试

完成理论测试后，考生方可进入生化模拟人技能考试区，再次进行系统身份认证，然后根据自己抽检的项目进行技能模拟考试。

(1) 再次身份认证(图 7)。

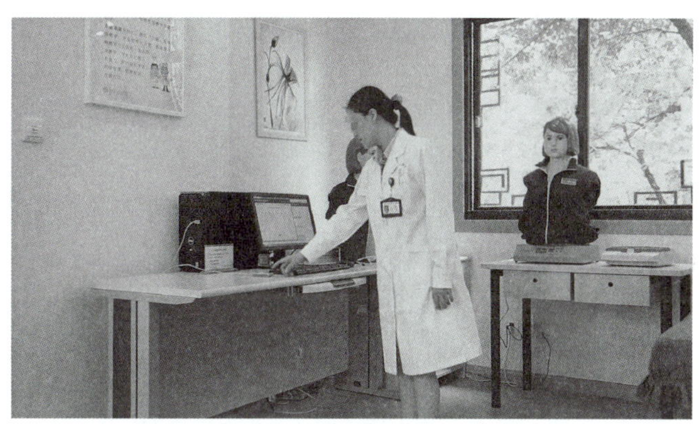

图 7　考生进行身份再次认证展示图

(2) 进行电脑系统答题和技能模拟测试(图 8，图 9)。

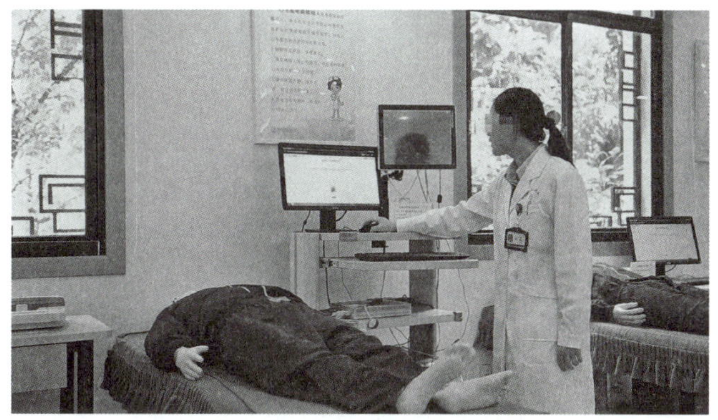

图 8　电脑系统答题展示图

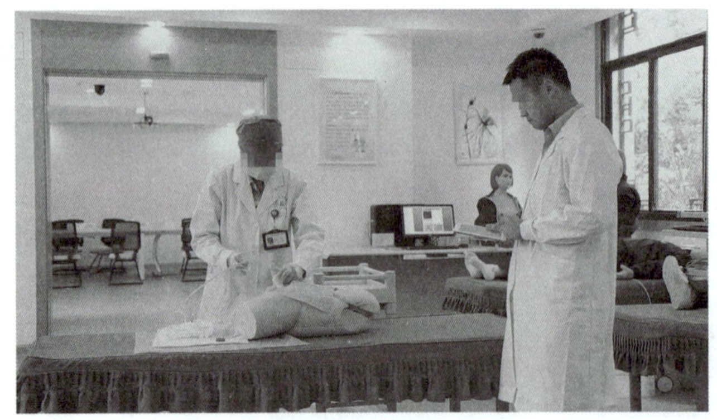
图 9　技能模拟测试展示图

4. 第四步：进行标准化患者接诊考核

全科医生接诊一位经标准化培训的患者，由考核导师在单向玻璃后侧观察整个接诊流程，并进行考核评价。

(1) 全科医生接诊标准化患者(图 10)。

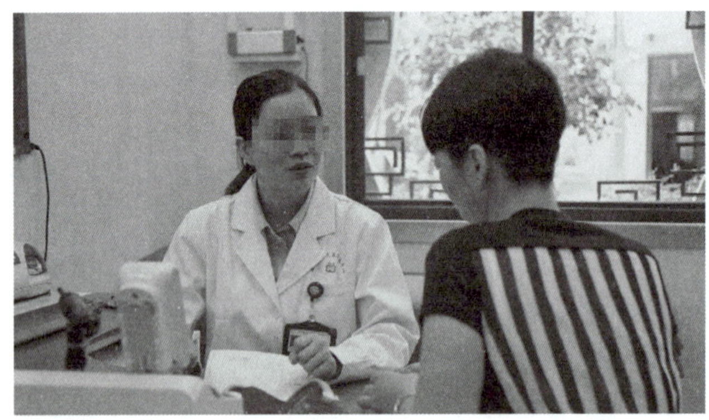
图 10　全科医生接诊标准化患者展示图

(2) 考核导师隔着单向玻璃进行观察，考核全科医生接诊过程是否规范，根据标准评分表进行评分(图 11)。

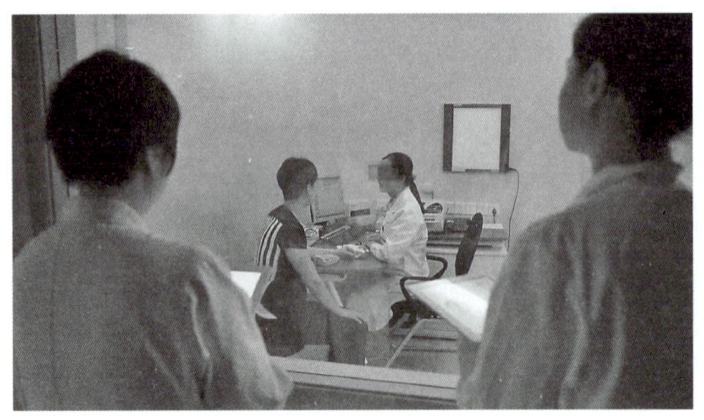
图 11　考核观察评估展示图

第五步：考试完成后，当场出具考试成绩并交由被考核全科医生(图 12)。

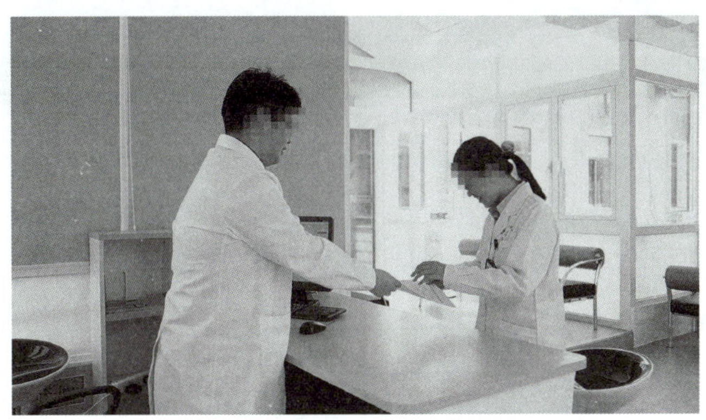

图 12　出具考试成绩展示图

四、全科医生社区实践能力诊断系统

（一）实践诊断系统理论基础

诊疗服务“项目”通常是医疗机构对医生实际工作的计量单位。从“项目”出发构建全科医生完成项目所需的理论知识体系，对比分析其实际工作完成的项目转化运用的知识体系，从而完成全科医生实际工作能力评价，结合理论测评等结果，实现对全科医生能力的全面评价。

本文根据相关政策资料，明确了“项目”的定义和内涵。一是《全国医疗服务价格项目规范(2012 年版)》中，适用基层社区医疗卫生服务机构，并应由全科医生主责完成的诊疗服务项目；二是《国家基本公共卫生服务规范(第三版)》(国卫基层发〔2017〕13 号)规定的基本公共卫生服务项目中，由基层医疗机构承担，且应由全科医生主责或主要协助完成的项目。

（二）构建评估理论模型

从“项目”出发，研究拟采取“项目流程化，流程事项化”的指导方法，构建诊疗服务项目与完成该项目所需的理论知识支撑体系的映射关系，即“项目—技能—知识点”影射关系模型。通过该模型，完成全科医生实践评估的理论知识框架集合：F(项目 x)＝{知识点 1，知识点 2，…，知识点 n}。再进一步通过提取全科医生诊疗实践大数据，分析其实际工作过程中完成过的项目，评估全科医生的知识完整度，一方面可证明全科医生的能力不仅仅停留在“理论会”的层面，更重要的是“实践会操作”，另一方面则能对全科医生实际工作所反映的知识体系框架进行“查漏补缺”，起到实践诊断作用(图 13)。

（三）明确全科医生“项目”清单

基于上述理论，形成了完成项目清单，通过多轮专家咨询，从《全国医疗服务价格项目规范(2012 年版)》(同时参考上海市标准)和《国家基本公共卫生服务规范(第三版)》中提炼了 5 大类项目，最终确定全科医生职能相关诊疗服务项目(表 3)。

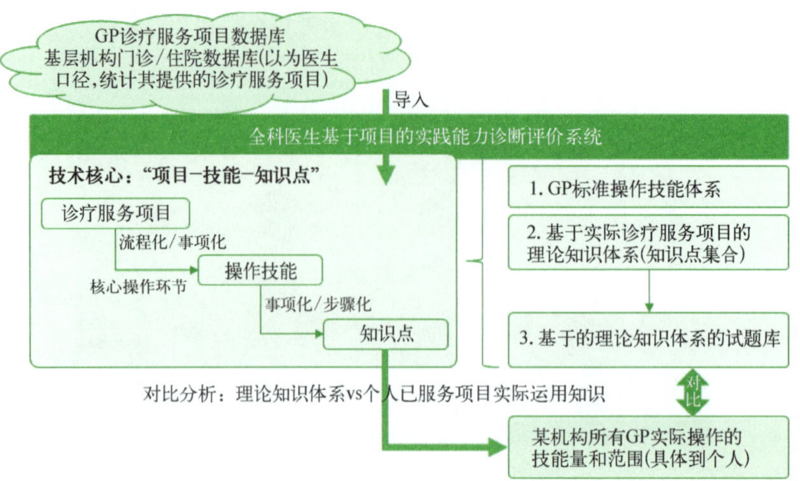

图 13　基于项目全科医生实践能力诊断系统理论框架

表 3　全科医生诊疗服务项目汇总统计

项目类别	基层机构可开展项目数(项)	GP①主责项目数(项)	GP②应知晓或指导操作项目(含主责项)数(项)
1　综合诊疗类	31	13	31
2　医技诊疗类③	121	0	121
3　临床诊疗类	108	108	108
4　中医诊疗类	41	41	41
5　社区服务类	67	30	30

①②为全科医生的英文缩写;③为医技类项目全科医生以读取结果为主,项目的具体操作不以全科医生为主责。

(四)完善"项目—技能—知识点"评估框架

基于项目流程分解方法,形成了基于项目的全科医生理论知识体系。研究对每一诊疗服务项目通过流程分解的方法,梳理完成该项目所需的理论知识体系,最终根据《中华人民共和国学科分类与代码国家标准》进行知识体系归类,形成全科医生基于项目实绩评价的理论框架模型(表 4)。

表 4　全科医生各类别学科体系知识点汇总表

学科类别	知识点数量(个)	占比(%)	备注
基础医学类	80	5	含解剖学、病理学、生理学、病理生理学等
临床医学类	595	40	含内科学、外科学、妇产科学、儿科学、眼耳鼻喉科学、口腔医学、急诊与灾难医学、皮肤性病学、精神病学等
基层机构用药类	404	27	含《国家基本药物目录》基层配备使用部分所有药品相关知识;药学、药理学等
全科医学类	81	5	含全科医学
社区公共卫生服务类	220	15	含预防医学与公共卫生学、健康教育与健康促进、老年医学等
其他辅助学科	114	8	含医患沟通技能训练、医学伦理学、医学心理学等
合　计	1 494	100	

（五）样本机构实证诊断分析

第一步：收集样本机构“项目”数据

社区医疗机构诊疗服务项目数据来源于以下几类数据库：门急诊病历（记录）；住院病案记录（住院病案首页数据库）；公共卫生服务项目统计数据库（含体检数据库）。本文实证测试收集了某社区卫生服务中心 2017 年数据。

基于研究目的，将多个系统数据库数据整合成所需要的数据库字段，最终数据库表头格式如表 5 所示。

表 5　研究所需最终数据库表头格库

就诊人	就诊人编号	记录名称	项目名称	项目编码	项目类别	疾病诊断	处方/操作医生
…	…	…	…	…	…	…	…

① 数据库以就诊人的每一诊疗人次为记录，具体到本次诊疗提供的诊疗服务项目及项目操作人员（医生）。② 记录名称主要包含“门诊/急诊，住院，公共卫生服务”三类。③ 就诊人信息以系统导出为主，供参考。④ 项目名称和项目编码以信息系统导出为准，必须详尽无缺损。⑤ 项目类别主要有“检查费、化验费、治疗费、西药费、材料费”等，以信息系统导出为准，供参考。⑥ 疾病诊断以系统导出为准，应相近无缺。⑦ 项目操作医生数据信息必须准确无缺损，即该诊疗服务项目由谁提供，则填谁。

第二步：通过数据透视表汇总统计“项目—技能—知识点”知识框架结构（图 14）。

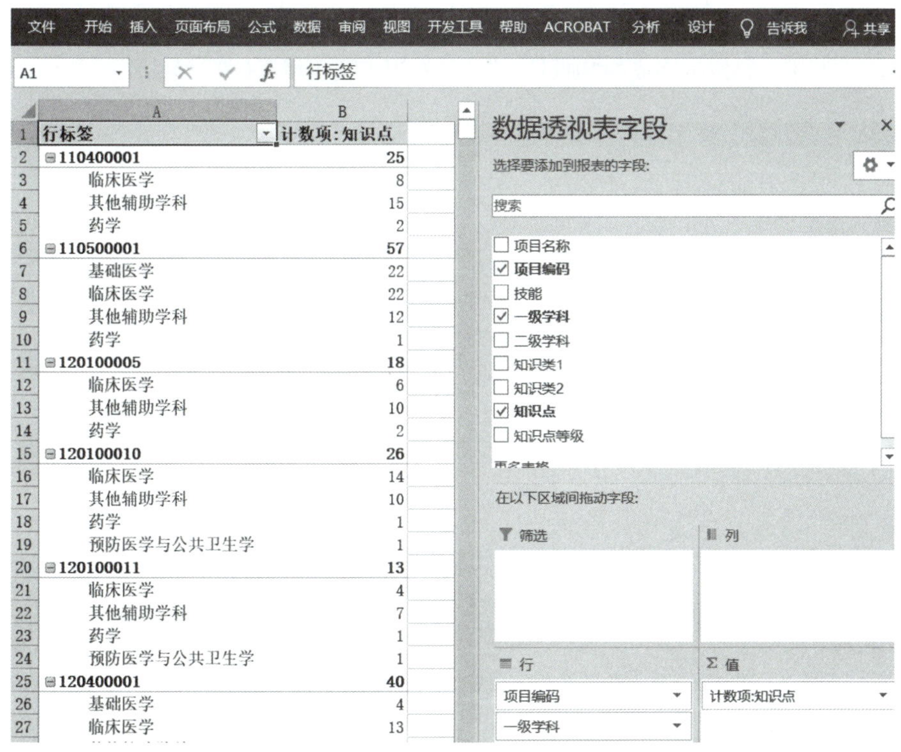

图 14　“项目—技能—知识点”知识框架结构

第三步：根据机构“项目”数据库，统计全科医生 2017 年提供的项目情况（图 15）。

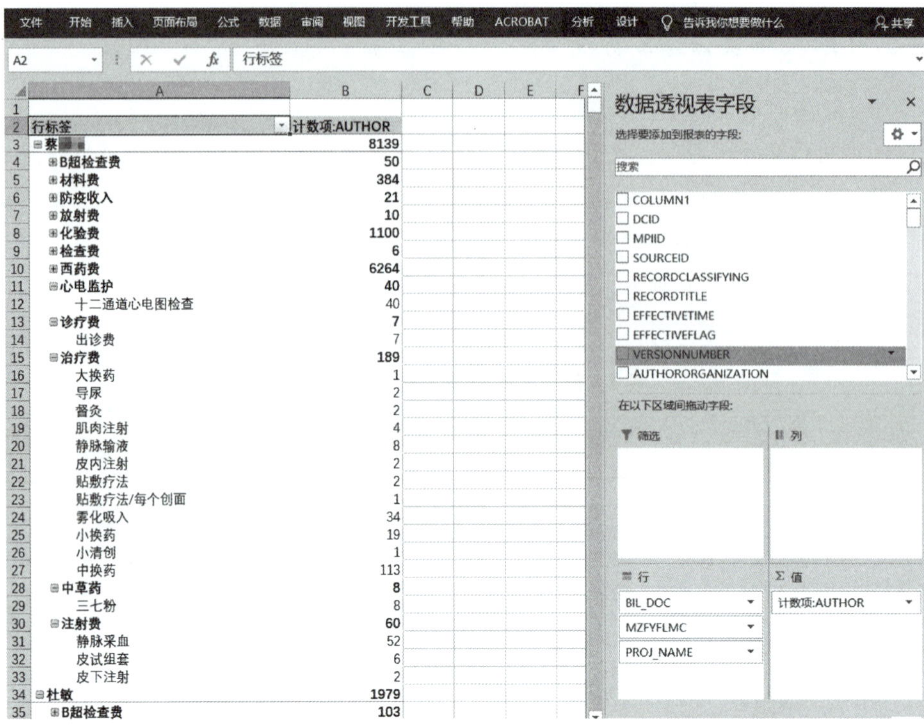

行标签	计数项:AUTHOR
⊟蔡	8139
⊞B超检查费	50
⊞材料费	384
⊞防疫收入	21
⊞放射费	10
⊞化验费	1100
⊞检查费	6
⊞西药费	6264
⊟心电监护	40
十二通道心电图检查	40
⊟诊疗费	7
出诊费	7
⊟治疗费	189
大换药	1
导尿	2
督灸	2
肌肉注射	4
静脉输液	8
皮内注射	2
贴敷疗法	2
贴敷疗法/每个创面	1
雾化吸入	34
小换药	19
小清创	1
中换药	113
⊟中草药	8
三七粉	8
⊟注射费	60
静脉采血	52
皮试组套	6
皮下注射	2
⊟杜敏	1979
⊞B超检查费	103

图 15 根据机构“项目”数据库统计全科医生 2017 年提供的项目情况

第四步：基于全科医生完成的“项目”，统计其知识点覆盖情况(图 16)。

BIL_DOC	PROJ_NO	项目名称	计数项:PROJ_NAME	基础医学	临床医学	预防医:	药学	心理学	其他辅助学科
蔡	110500001	门诊诊察	5347	22	22	0	1	0	12
蔡	120400001	皮内注射	15	4	13	0	3	0	20
蔡	120400006	静脉输液	8	2	10	0	2	0	16
蔡	120600002	换药	1	2	3	1	1	0	10
蔡	120700001	超声雾化法	34	0	5	2	2	0	12
蔡	121600001	导尿术	4	3	13	0	1	0	8
蔡	510300001	出诊	7	0	5	3	0	3	11
蔡	530200002	预防接种实施	21	0	0	8	1	0	2
蔡		门诊开药(剂)	6264	20	50		120	3	
杜	110500001	门诊诊察	1771	22	22	0	1	0	12
杜		门诊开药(剂)	1098	5	15		40	3	
郭	110500001	门诊诊察	8502	22	22	0	1	0	12
郭	120400001	皮内注射	2	4	13	0	3	0	20
郭	120400006	静脉输液	1	2	10	0	2	0	16
郭	120700001	超声雾化法	8	0	5	2	2	0	12
郭	530200002	预防接种实施	7	0	0	8	1	0	2
郭		门诊开药(剂)	1543	8	23		50	3	
李	110500001	门诊诊察	8639	22	22	0	1	0	12
李	120400001	皮内注射	1	4	13	0	3	0	20
李	120400006	静脉输液	2	2	10	0	2	0	16
李	510300001	出诊	1	0	5	3	0	3	11
李		门诊开药(剂)	5131	18	45		98	3	
李	110500001	门诊诊察	1081	22	22	0	1	0	12
李		门诊开药(剂)	97	0	5	3	0	3	
陆	120400001	皮内注射	3	4	13	0	3	0	20
陆	120400006	静脉输液	1	2	10	0	2	0	16
陆	120600002	换药	12	2	3	1	1	0	10
陆	120700001	超声雾化法	26	0	5	2	2	0	12
陆	510300001	出诊	2	0	5	3	0	3	11
陆		门诊开药(剂)	4557	18	45		98	3	
马	110500001	门诊诊察	27	22	22	0	1	0	12
马		门诊开药(剂)	44	2	3	1	1	3	

图 16 基于全科医生完成的“项目”统计其知识点覆盖情况

第五步：对比分析全科医生通过提供的诊疗服务项目转化运用了的知识体系与通过“项目—知识—技能”影射关系模型建立的完整知识点框架，明确全科医生当前工作实践与理论的差异，并通过图表形象表达(图 17，图 18)。

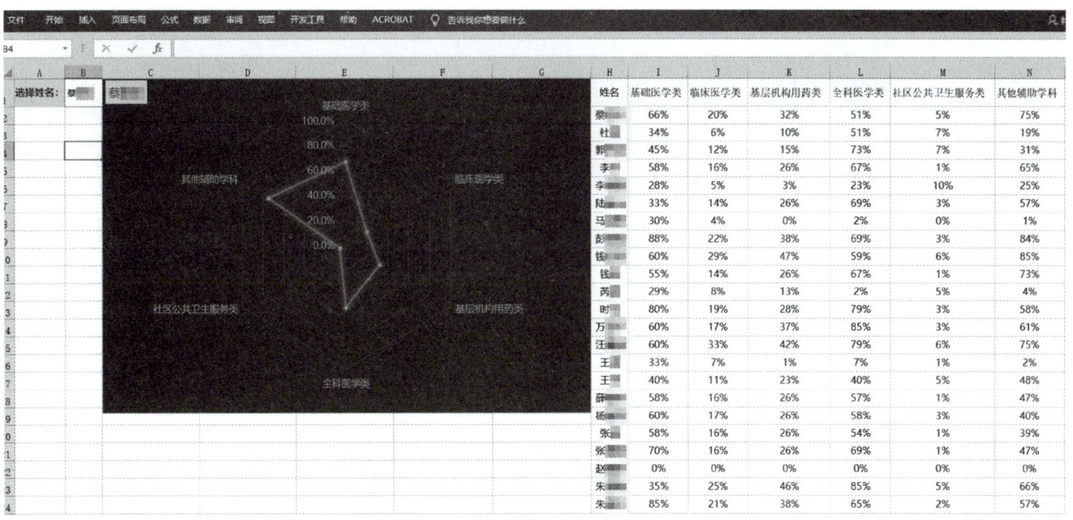

姓名	基础医学类	临床医学类	基层机构用药类	全科医学类	社区公共卫生服务类	其他辅助学科
蔡	66%	20%	32%	51%	5%	75%
杜	34%	6%	10%	51%	7%	19%
郭	45%	12%	15%	73%	7%	31%
李	58%	16%	26%	67%	1%	65%
李	28%	5%	3%	23%	10%	25%
陆	33%	14%	26%	69%	3%	57%
马	30%	4%	0%	2%	0%	1%
彭	88%	22%	38%	69%	3%	84%
钱	60%	29%	47%	59%	6%	85%
钱	55%	14%	26%	67%	1%	73%
芮	29%	8%	13%	2%	5%	4%
时	80%	19%	28%	79%	3%	58%
万	60%	17%	37%	85%	3%	61%
汪	60%	33%	42%	79%	6%	75%
王	33%	7%	1%	7%	1%	2%
王	40%	11%	23%	40%	5%	48%
薛	58%	16%	26%	57%	1%	47%
杨	60%	17%	26%	58%	3%	40%
张	58%	16%	26%	54%	1%	39%
张	70%	16%	26%	69%	1%	47%
赵	0%	0%	0%	0%	0%	0%
朱	35%	25%	46%	85%	5%	66%
朱	85%	21%	38%	65%	2%	57%

图 17　按一级学科汇总后

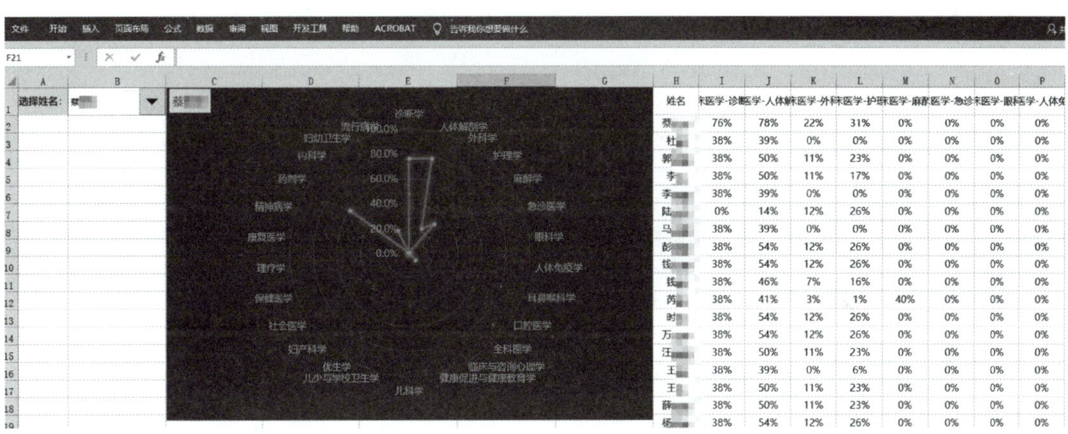

姓名	末医学-诊断	医学-人体解	末医学-外科	末医学-护理	末医学-麻醉	医学-急诊	末医学-眼科	医学-人体免
蔡	76%	78%	22%	31%	0%	0%	0%	0%
杜	38%	39%	0%	0%	0%	0%	0%	0%
郭	38%	50%	11%	23%	0%	0%	0%	0%
李	38%	50%	11%	17%	0%	0%	0%	0%
李	38%	39%	0%	0%	0%	0%	0%	0%
陆	0%	14%	12%	26%	0%	0%	0%	0%
马	38%	39%	0%	0%	0%	0%	0%	0%
彭	38%	54%	12%	26%	0%	0%	0%	0%
钱	38%	54%	12%	26%	0%	0%	0%	0%
钱	38%	46%	7%	16%	0%	0%	0%	0%
芮	38%	41%	3%	1%	40%	0%	0%	0%
时	38%	54%	12%	26%	0%	0%	0%	0%
万	38%	54%	12%	26%	0%	0%	0%	0%
汪	38%	50%	11%	23%	0%	0%	0%	0%
王	38%	39%	0%	6%	0%	0%	0%	0%
王	38%	50%	11%	23%	0%	0%	0%	0%
薛	38%	50%	11%	23%	0%	0%	0%	0%
杨	38%	54%	12%	26%	0%	0%	0%	0%

图 18　按二级学科汇总后统计全科医生工作实践与理论的差异

第六步：将模拟结果与工作实际进行对比，明确实践诊断的准确性。主要通过两方面的工作进行验证，一方面通过对比分析样本机构的年度绩效考核结果，另一方面访谈社区中心副主任（分管医疗）和绩效办主任对全科医生日常工作能力的主观印象。最后结果显示，“绩效优异—主观印象好”与本文通过大数据诊断的结果能够判断出来的“能力”排序靠前的全科医生结果较为一致（表 6）。

表 6　基于“项目—技能—知识点”诊断系统的实践评价结果与绩效考核结果对比

姓名	知识转化覆盖率(%)	知识覆盖排序	2018 上半年度考核得分(分)	绩效排序	备注
蔡某某	30	7		—	规培，中心全科
杜某某	12	18	105.64	4	妇科
郭某某	19	17		—	副高，中心全科
李某某	25	9	84.73	18	新狮全科

续 表

姓名	知识转化覆盖率(%)	知识覆盖排序	2018上半年度考核得分(分)	绩效排序	备注
李某某	9	20	101.93	7	中心全科
陆某某	23	14	91.73	11	竹园全科
彭某某	34	4	93.84	9	狮山全科
钱某某	38	2	113.12	2	中心全科
钱某某	25	10	89.81	16	馨泰全科
芮某某	10	19	104.91	5	口腔科
时某某	29	8	94.87	8	何山全科
万某某	30	6	93.51	10	何山全科
汪某某	39	1	114.02	1	中心全科
王某某	5	21		—	规培,中心全科
王某某	19	16	103.56	6	横山全科
薛某某	23	13	89.76	17	馨泰全科
杨某某	24	12	90.97	13	竹园全科
张某某	22	15	90.47	14	万枫全科
张某某	25	11	90.28	15	馨泰全科
朱某某	35	3	111.88	3	中心全科
朱某某	31	5	91.46	12	万枫全科

五、全科医生能力综合评价方法应用

结合理论测评(理论知识考试和基于OSCE的技能模拟操作考试和标准化病人接诊考核)和实践诊断两方面的内容,对全科医生完成从理论到实践的综合考评。结合两方面的考评诊断结果,对全科医生可以提出个性化的在岗职业发展设计,主要包含以下4种情况(图19)。

第一种情况:基于全科医生已开展项目的实绩评价结果较好,该全科医生理论知识和技能水平也较高。这种情况表明该全科医生理论和实践均较优秀,可以在评优及职业发展相关的评价活动中予以考虑,可以在职称评价、员工评优等制度上予以详细设计。

第二种情况:基于全科医生已开展项目的实绩评价结果较差,但该全科医生理论知识和技能水平较高。如果结果确实是该全科医生实践能力较差(需结合工龄、职称、日常绩效表现等),则应加强该全科医生的临床诊疗实践;还有一种情况可能是项目计量和工作安排导致,如高职称或在管理岗位的全科医生,其实际动手操作项目相对较少,基于"项目"的评价则会失真,这种情况下,一方面在设计与实绩评价有关的激励措施时应予以专项考虑,如特定的绩效导向设计,另一方面可以调整"项目"计量的制度设计。

第三种情况:基于全科医生已开展项目的实绩评价结果较差,同时该全科医生理论知识和

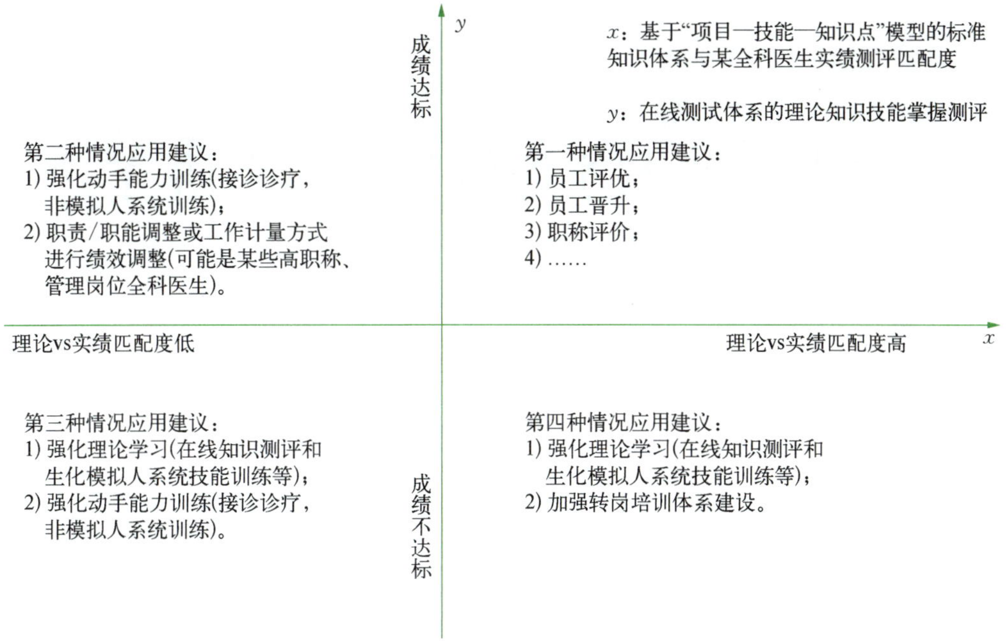

成绩达标

y

x：基于“项目—技能—知识点”模型的标准知识体系与某全科医生实绩测评匹配度

y：在线测试体系的理论知识技能掌握测评

第二种情况应用建议：
1) 强化动手能力训练(接诊诊疗，非模拟人系统训练)；
2) 职责/职能调整或工作计量方式进行绩效调整(可能是某些高职称、管理岗位全科医生)。

第一种情况应用建议：
1) 员工评优；
2) 员工晋升；
3) 职称评价；
4) ……

理论vs实绩匹配度低

理论vs实绩匹配度高 x

第三种情况应用建议：
1) 强化理论学习(在线知识测评和生化模拟人系统技能训练等)；
2) 强化动手能力训练(接诊诊疗，非模拟人系统训练)。

第四种情况应用建议：
1) 强化理论学习(在线知识测评和生化模拟人系统技能训练等)；
2) 加强转岗培训体系建设。

成绩不达标

图 19　全科医生在岗服务能力综合评价结果应用方向指导示意图

技能水平也较差。这种情况表明，全科医生确实理论能力和知识转化运用能力较差，需要从理论和实践两个层面全面加强岗位知识技能训练。

第四种情况：基于全科医生已开展项目的实绩评价结果较好，但该全科医生理论知识和技能水平相对较差。结合我国全科医生培训实际，这种情况极有可能是通过转岗完成的资历较老全科医生，可能在某些临床实践方面达到较高水平，但全科理论水平相对欠缺。这种情况下需要加强该全科医生薄弱理论知识体系培训，同时从体制层面强化全科医生转岗体制机制的建设，强化转岗后全科上岗服务能力。

参考文献

［1］国务院办公厅. 中共中央、国务院关于卫生改革与发展的决定(中发〔1997〕3 号). http://www.gov.cn/zhengce/content/2016 - 10/09/content_5116379.htm [2018 - 09 - 20].

［2］国务院. 国务院关于建立全科医生制度的指导意见(国发〔2011〕23 号). http://www.gov.cn/zhengce/content/2011 - 07/06/content_6123.htm [2018 - 09 - 20].

［3］国家卫生和计划生育委员会. 2016 中国卫生和计划生育统计年鉴. 中国协和医科大学出版社,2017.

［4］国务院办公厅. 国务院办公厅关于推进分级诊疗制度建设的指导意见(国办发〔2015〕70 号). http://www.gov.cn/zhengce/content/2015 - 09/11/content_10158.htm [2018 - 09 - 20].

卫生紧缺人才评价指标体系研究

孙 梅 倪艳华 王 敏 杜 鹃
李昕潆 邹佳彤 程洁洁 李程跃 吕 军

【导读】 近年来,我国卫生人才的短缺愈演愈烈,成为影响卫生服务提供、卫生事业发展及人群健康的重要问题。然而,何谓卫生紧缺人才?如何评价卫生人才的紧缺程度?文章拟在界定卫生紧缺人才内涵的基础上,运用德尔菲法形成评价指标体系,为快速评价不同专业卫生人才的紧缺程度、解决当前卫生人才的紧缺问题提供工具性支撑。

一、研究背景

卫生人才是促进卫生事业发展的决定性资源[1],也是其他卫生资源的整合者、使用者[2],其重要性毋庸置疑。近年来,随着医疗卫生服务需求的增加,我国卫生人才的短缺程度逐渐加深[3],诸如病理科医生、儿科医生、麻醉科医生等,都面临着超负荷的工作压力,随之而来的是医疗服务可及性和质量下降,专业发展受到制约等后果,严重影响卫生领域的健康发展。

我国早在1978年就出台了《综合医院组织编制原则试行草案》(卫医字〔1978〕1689号),对各类机构卫生人才的配置提供了可供参考的标准。1999年出台的《关于开展区域卫生规划工作的指导意见》(计社会〔1999〕261号)提出各省(市)在总体规划的要求下,制定区域卫生资源配置标准,不同省份的区域卫生人力配置标准随之建立。随着居民健康需求的快速发展、医疗卫生体制改革的深入推进,原有标准体系已经不能适应新时期卫生人才的配置。因此,建立一套科学、合理的卫生紧缺人才评价指标体系具有重要意义。

笔者借助德尔菲法构建全面反映卫生紧缺人才特点的评估指标体系,为科学合理评估卫生紧缺人才提供理论参考和方法学支撑。

基金项目:上海市卫生和计划生育委员会计生计生政策研究课题“卫生紧缺人才评估机制的应用研究”(课题编号:2018HP14),湖北省卫生和计划生育委员会卫生人才科研专项课题“湖北省医疗卫生人才数量需求预测模型研究”(课题编号:WJ2018H0052)。
第一作者:孙梅,女,副教授。
通讯作者:吕军,女,教授,复旦大学公共卫生学院卫生事业管理学教研室主任。
作者单位:复旦大学公共卫生学院(孙梅、李昕潆、邹佳彤、程洁洁、李程跃、吕军),上海市卫生健康委员会(倪艳华、杜鹃),上海市松江区疾病预防控制中心(王敏)。
本文已被《中国卫生资源》杂志收录,拟发表于2019年第1期。

二、资料与方法

（一）指标体系研制方法

在卫生紧缺人才内涵界定的基础上，借鉴层次结构分析的思路，遵循 SMART 原则，即具体的（specific）、可以衡量的（measurable）、可以达到的（attainable）、与其他目标具有一定的相关性（relevant）、具有明确的截止期限（time-bound），按照“概念—维度—指标”的层次，逐步将卫生紧缺人才的内涵细化为具体评估维度和指标，界定评估维度和指标的具体含义。

（二）德尔菲法

采用德尔菲法通过举行若干轮匿名信函咨询的方式，广泛收集专家们的意见，经过若干轮的反馈修正，专家意见接近一致，得到较可靠的结论或方案[4]。笔者针对前期构建的评估维度的认同情况、合理程度及指标重要性，共进行了两轮专家论证。两轮咨询论证选取的专家力求专业与全面，同时熟悉相关专业的人力资源情况。

第一轮咨询专家 55 名，第二轮 36 名专家。专家来自各级公立医院、民营医院、卫生行政部门或大专院校，在专业类别上囊括临床医学、预防医学、卫生管理学及其他相关专业，且均有从事人力资源管理相关的工作经历。经测算，专家的权威系数为 0.88（大于 0.70 为高[5]）。在专家积极性方面，两轮论证问卷回收情况均较好，有效应答率高（两轮分别为 100.00%、94.44%）。

本文调查了专家对二级评估维度的认同情况，并请专家对维度及指标进行“合理程度”和“重要性”的判断，以 1～10 分进行打分，“合理程度”的值越大表示越合理，“重要性”的值越大表示越重要。

（三）层次分析法

本文中，两个方面运用到层次分析法。一是在赋予指标权重时，借鉴层次结构分析理论的思路，将专家打分情况进行整理，得到各评估指标的组合权重，公式为：

$$w'_{ij}=W_i \times m_{ij}$$

其中，w'_{ij} 为第 i 个二级维度中第 j 个评估指标的组合权重系数，W_i 为第 i 个二级维度的权重系数，m_{ij} 为第 i 个二级维度中第 j 个评估指标的权重分值。通过对应二级评估维度权重系数相加，得到各一级维度的权重系数。

二是在信效度检验中，借鉴微观的层次分析法中两两比较的思路，对病理科、儿科、麻醉科、骨科、康复科 5 个专业的实际紧缺程度进行赋值排序，进一步计算各专业紧缺程度的权向量，得到 5 个专业实际紧缺程度的排序。

（四）信度和效度检验方法

内部一致性使用克朗巴赫 α 系数来测量，$\alpha>0.80$ 表示内部一致性极好，α 为 0.60～0.80 时表示较好，而低于 0.60 表示内部一致性较差[6]。

指标体系的重测信度采用组内相关系数(coefficient of interclass correlation, ICC)来评价,ICC 大于 0.75 表示信度极好,ICC 为 0.60～0.75 表示信度较好[7]。

表面效度由专家进行评判。内容效度分为两个方面,第一,以病理科人员为例,运用评估工具请专家对病理科专业人员的紧缺情况进行评分,比较评估结果与实际情况的一致程度;第二,运用评估工具对 5 类专业的紧缺情况进行评估排序,比较其与实际紧缺程度排序的吻合程度,二者之间的吻合程度检验通过 Kendell 协调系数实现,协调系数 W 的取值为 0～1,W 越大,表示协调程度越好[8]。

三、研究结果

(一)“卫生紧缺人才”的内涵界定及指标框架研制

卫生紧缺人才属于人才的范畴,本文从“人才”的内涵逐步推演至“紧缺人才”“卫生紧缺人才”。首先从“人才”的内涵界定入手,结合人力资源管理基本理论、人才学理论和相关的政策文件,最终将人才的内涵归纳为:具有重要价值的人。而“紧缺”意味着“一定时期内供给难以满足需求”。卫生紧缺人才隶属于卫生领域,同时具备紧缺人才的一般特征。因此,笔者将“卫生紧缺人才”界定为:对卫生领域有重要价值,并且一定时期内,供给难以满足需求的人。根据该定义,初步拟定了由“重要价值”“供给”“需求”构成的 3 项一级维度评价指标,以及衍生出的 6 项二级维度评价指标、11 项具体指标(表 1)。

表 1　卫生紧缺人才评估维度及指标

一级维度	二级维度	定义	具体指标	定义
重要价值	必要性程度	反映该类人才数量短缺的替代弹性程度大小	人才的可替代程度	反映人才的工作可被其他科室专业人员替代的程度
供给	供给丰富程度	反映本地人才的培养供给能力及人才招募引进的难易程度	本地人才培养供给能力	反映本地该专业应届毕业生源的数量多少
			人才引进的难易程度	反映从外地引进该专业人才(应届毕业生、已就业人员)的难易程度
	培养时间与难度	反映人才培养所需的时间长度及培养成才的难易程度	人才培养时间长短	反映该专业的学制和工作适应期长短(从入职到能胜任工作的时间长短)
			人才培养难易程度	反映人才培养的成本高低,培养的技术难度等
需求	数量短缺程度	反映人才数量上供需匹配的紧缺程度或缺口大小	人才数量与配置标准的差距	反映人才现有数量与配置标准(如政策文件、世界卫生组织及其他国家推荐标准)之间的差距,或是人才工作负荷现状与工作量标准之间的差距
			人才数量与需求/需要的差距	反映人才现有数量与目前所需的人员数量之间的差距
	质量适应程度	反映人才整体素质状况(如技能水平、学历水平等),以及创新能力与发展需求之间的适应程度	人才整体素质能力	反映人才技能水平、学历水平的整体状况
			人才发展创新能力	反映人才的发展、创新与学科发展、机构发展和社会需求等之间的适应程度

续 表

一级维度	二级维度	定义	具体指标	定义
需求	潜在紧缺程度	反映人才未来5年的流动程度，或未来因需求（如人口老龄化、医疗卫生机构扩大规模等）增加导致人才需求扩大而出现的紧缺程度	人才流动程度	反映人才未来5年因离职、退休等而造成的流失程度
			需求增加程度	反映未来5年因需求扩大（如人口老龄化、医疗卫生机构扩大规模等）导致的人才紧缺程度

（二）指标体系专家认同率、指标合理程度和重要性评分

二级维度的重要性、合理程度评分均在8分以上，认同率均在80%以上；评估指标的合理程度的评分均在8以上，认同率均在80%以上，认同程度较高，基本可以保留（表2）。

表2 第一轮咨询二级评估维度、具体指标论证情况

一级维度	二级维度	重要性（分）	认同率（%）	合理程度（分）	评估指标	认同率（%）	合理程度（分）
重要价值	必要性程度	8.84	98.18	8.80	人才的可替代程度	89.09	8.60
供给	供给丰富程度	8.70	96.36	8.85	本地人才培养供给能力	94.55	7.94
					人才引进的难易程度	96.36	8.13
	培养时间与难度	8.48	98.18	8.46	人才培养时间长短	98.18	8.31
					人才培养难易程度	98.18	9.00
需求	数量短缺程度	9.00	100.00	9.00	人才数量与配置标准的差距	100.00	8.65
					人才数量与需求/需要的差距	100.00	8.85
	质量适应程度	8.87	100.00	8.75	人才整体素质能力	100.00	8.91
					人才发展创新能力	100.00	8.71
	潜在紧缺程度	8.64	100.00	8.71	人才流动程度	98.18	8.44
					需求增加程度	100.00	8.65

（三）维度和指标权重计算结果

通过对各级维度和指标进行百分制的重要性评分，再经公式计算和统计学处理，初步得出各维度及指标的权重系数。其中分值越大表示越重要（表3）。

表3 第一轮评估维度权重系数

一级维度	权重系数	二级维度	权重系数	评估指标	组合权重系数
重要价值	0.185	必要性程度	0.185	人才的可替代程度	0.185
供给	0.308	供给丰富程度	0.163	本地人才培养供给能力	0.093
				人才引进的难易程度	0.070
		培养时间与难度	0.145	人才培养时间长短	0.071
				人才培养难易程度	0.074

续 表

一级维度	权重系数	二级维度	权重系数	评估指标	组合权重系数
需求	0.507	数量短缺程度	0.184	人才数量与配置标准的差距	0.088
				人才数量与需求/需要的差距	0.096
		质量适应程度	0.176	人才整体素质能力	0.105
				人才发展创新能力	0.071
		潜在紧缺程度	0.147	人才流动程度	0.073
				需求增加程度	0.074

第二轮咨询调查了专家对于经第一轮咨询之后形成的指标权重结果的整体认同情况。对于指标权重结果，专家的认同率为 100.00%。

(四) 信度效度检验

1. 信度检验

以病理科医生为评估对象，在内部一致性的两轮评估中，克朗巴赫 α 系数分别为 0.872 和 0.895，内部一致性较好。

同样以病理科医生为评估对象，对于重测信度的检验中，评估指标评分均值的 ICC 为 0.766，二级维度评分的 ICC 为 0.869，且假设检验结果显示有统计学意义($P<0.05$)。此外，比较两轮预评估的综合评分结果仅相差 0.77%，说明指标体系的重测信度较好(表 4)。

表 4　两轮预评估结果的重测信度检验结果

项目	组内相关系数	P 值	相差(%)
评估指标评分均值	0.766	0.016	—
二级维度评分	0.869	0.022	—
综合评分	—	—	0.77

2. 效度检验

关于内容效度的检验，在第二轮专家咨询中，请 34 名专家分别运用指标体系和层次分析法对 5 个专业进行评分(表 5)。

表 5　各专业紧缺程度排序

专业	指标体系		层次分析法排序
	综合评分结果	排序	
病理科医生	3.92	2	2
儿科医生	4.02	1	1
麻醉科医生	3.78	3	3
骨科医生	2.94	5	5
康复科医生	3.30	4	4

两种方法评分所得的紧缺程度完全一致，紧缺排序从大到小分别为儿科医生、病理科医生、麻醉科医生、康复科医生、骨科医生，Kendall 协调系数 W 为 1，假设检验显示有统计学意义（$P<0.05$），表明二者之间的吻合程度较高。

四、讨论与建议

（一）构建卫生紧缺人才评价指标体系的意义

一套科学的卫生紧缺人才评价指标体系可以全面反映不同地区、不同专业的卫生人才紧缺程度，帮助决策者产生定性和定量的认识，对卫生人才结构和人才培养战略的科学调整起到参考作用。研究从社会视角切入，形成了一套针对卫生领域紧缺人才的综合评价指标，可通过专家论证进行快速评价，从而得出不同专业卫生人才紧缺程度的排序，对于解决当前卫生人才紧缺问题具有重要的意义。

（二）该指标体系具有一定科学性、可操作性

评价具有管理与导向功能[9]，对于紧缺人才进行综合评价是客观反映卫生人力资源现状的重要手段，对促进卫生领域的长远发展有积极的导向作用。文章遵循科学研究方法，从卫生紧缺人才的内涵出发，运用德尔菲法经多次论证形成指标体系，并通过信效度检验保证了指标体系的科学严谨，证明指标体系具有较好的灵敏度和代表性，也具有一定的科学性和可操作性。

（三）该指标体系仍有局限性

理想状态下，卫生紧缺人才的评价应基于客观的卫生人力供需数据，通过对卫生人力数据定期的监测、评估与分析，可为卫生紧缺人才的评价提供科学支持。但卫生领域现有的人力监测数据分属教育和卫生部门，卫生从业者既有接受教育时的个体活动时期，也有隶属卫生机构的工作时期，导致数据不能完全匹配，因此开展定量分析的难度很大。该指标体系的建立及使用很大程度上依赖所选择的专家的权威性和合理性，是在数据尚不完善的情况下建立的可操作的指标体系，有其局限性。未来建议有关部门加强卫生人力资源管理信息系统的规范性建设，实现相关数据的逐步积累和完善。

参考文献

[1] 焦雷. 新医改背景下公立医院人力资源管理策略研究. 卫生软科学，2017，31(2)：9－12.

[2] 夏红梅，吴华章. 浅议我国的卫生人才保障机制. 中国科技信息，2010，(10)：319－320.

[3] Selina S Lien，Russell O Kosik，Angela P Fan，et al. 10-year trends in the production and attrition of Chinese medical graduates：an analysis of nationwide data. The Lancet，2016，388(S1)：S11－S11.

[4] 马俊，王政. 决策分析. 北京：对外经济贸易大学出版社. 2011.

[5] 艾尔·巴比.社会研究方法.李银河,译.成都:四川人民出版社,1987:112-114.

[6] 陆守曾.医学统计学.北京:中国统计出版社,2002:219-222.

[7] 马文军,潘波.问卷的信度和效度以及如何用SAS软件分析.中国卫生统计,2000,17(6):364-365.

[8] 程琮.SPSS统计分析教程.北京:现代教育出版社,2009.

[9] 杨杜.现代管理理论.2版.北京:经济管理出版社,2013.

上海市浦东新区家庭医生工作胜任度与满意度调查

刘姗姗 吴 俊 李 明 黄 煊
郭东风 严 华 娄继权 梁 鸿 张宜民

【导读】 随着社区慢性病、老年病等的患病人数不断增加，家庭医生服务作为社区卫生服务的一种重要方式，在合理利用卫生资源、改善全民健康状况等方面起到了积极的作用。家庭医生制度是上海医疗卫生改革的基础性工程之一，浦东新区自开展家庭医生制度以来，注重完善管理体制，创新工作机制，经过持续推进，取得了一定阶段性成果，但是随着家庭医生服务工作的深化，也暴露出了一些问题：如全科医师对家庭医生服务存在某些认知差异，认知有待提高；居民签约率有待提高，全科医师对薪酬待遇不满等。文章以浦东新区社区卫生服务中心的家庭医生为研究对象，重点分析对服务模式、服务能力、激励机制等内容的不同认知，发现存在的问题，为推进家庭医生制度和深化社区卫生改革提供现实依据。

一、对象与方法

（一）研究对象

浦东新区范围内社区卫生服务中心的注册全科医生（包括中医全科医生）。

（二）抽样方式

按照地理区域位置将浦东新区分为城区、城郊、郊区，采用分层整群随机抽样获取研究样本。根据 2015 年浦东新区卫生发展报告，截至 2015 年 12 月 31 日，浦东新区社区全科医生数占卫生技术人员数比例约为 20%，取置信水平为 95%（Z 统计量=1.96），容许误差为 20%，根据样本量公式计算得到所需样本数为 400 人。调查时间为 2016 年 7 月，本文随机抽取 15 家社区卫生服务中心的全部家庭医生共 440 人纳入调查。

基金项目：国家自然科学基金“基于家庭医生制的医保签约管理支付机制评价与改进策略研究”（项目编号：71403171），上海市卫生健康委员会科研项目“综改背景下浦东新区社区卫生服务机构财政补偿机制研究”（项目编号：201740016）。

第一作者：刘姗姗，女，助理研究员。
通信作者：张宜民，男，副研究员，上海市浦东卫生发展研究院副院长。
作者单位：上海市浦东卫生发展研究院（刘姗姗、严华、娄继权、梁鸿、张宜民），上海市浦东新区卫生和计划生育委员会（吴俊、李明、黄煊），上海市浦东新区周浦医院（李明），上海市浦东新区公利医院（郭东风），复旦大学社会发展与公共政策学院（梁鸿）。

（三）问卷设计

课题组自行设计开发“家庭医生工作状态调查问卷”，主要分4部分内容：基本信息、工作情况、工作认知和工作满意度状况，具体包括性别、年龄、文化程度、职称、与社区居民签约方式、家庭医生制服务模式、知识和能力满足工作需要、工作压力、开展基本医疗服务遇到的技术问题、工作收入回报、工作环境因素、工作支持系统等50个条目。

（四）数据收集与处理

被调查对象采用自填式问卷调查。现场调查期间，为严格控制问卷的应答率，在每次调查结束后调查员要求调查者进行问卷自查，检查有无漏答、错答，发现问题及时纠正。采用Epidata3.1软件录入数据，问卷录入遵从双重平行录入法则，对两遍输入不一致的数据，对照原始数据进行修改，以保证数据录入质量。

（五）数据分析

运用SPSS18.0软件进行数据分析，利用均数、标准差、构成比等描述性统计指标分析集中、离散趋势。工作胜任度和工作满意度问卷调查采用Likert 5分量表，每个条目评价情况从高到低所附分值依次为5分、4分、3分、2分、1分，利用方差分析评价个体特征属性之间的差异，检验水准 $\alpha=0.05$。

二、主要结果与分析

（一）被调查全科医生的基本情况

本文共收集440份调查问卷，其中城区、城郊、郊区分别为148份、133份、159份。全科医师来自标准中心社区的占46.36%、来自重点中心社区的占45.91%、来自示范中心社区的占7.73%；男性占37.01%，女性占62.99%；平均年龄(38.73±7.01)岁；文化程度以本科为主，占80.74%；职称构成以中级职称为主，占77.03%(表1)。

表1 浦东新区社区全科医生基本特征(截至2016年7月)

特征	例数(N)	百分比(%)
区域(N=440)		
城区	148	33.64
城郊	133	30.22
郊区	159	36.14
社区类型(N=440)		
示范中心社区	34	7.73
重点中心社区	202	45.91
标准中心社区	204	46.36

续 表

特征	例数(N)	百分比(%)
性别(N=435)		
男	161	37.01
女	274	62.99
年龄(N=433)($\bar{X}\pm S$)(范围)	38.73±7.01	[26-64]
文化程度(N=431)		
高中及以下	8	1.86
大专	45	10.44
本科	348	80.74
硕士及以上	30	6.96
职称(N=431)		
初级及以下	74	17.17
中级	332	77.03
高级	25	5.80

(二)家庭医生服务模式现状

调查发现,全科医生从事临床诊疗时间平均为(15.94±8.13)年,从事社区卫生工作年限平均为(13.19±8.04)年,从事家庭医生工作年限平均为(3.53±2.47)年;用工形式以正式在编为主,占比为97.47%;拥有全科医师认证资质的占97.95%,通过上海市全科医师规培的占59.76%;家庭医生与社区居民签约形式主要采用以家庭为单位和以个人为单位,占43.26%;主要服务模式为“家庭医生+社区护士”(41.79%),其次为家庭医生联合体(28.50%),“家庭医生+预防保健人员”(14.01%);家庭医生团队人员数平均为(5.84±3.56)名;签约管理社区居民方面,家庭医生签约管理1 500~2 000名居民的占26.33%,管理居民数小于500名的占24.40%;家庭医生与社区居民实现签约方式主要有坐门诊时和就诊患者签约、针对管理的慢性病患者签约、通过居委会联系居民签约、提供上门服务的居民签约等。

(三)家庭医生工作胜任度

调查结果显示,家庭医生工作胜任度分值较高的方面有:开展基本医疗服务技术难题处理、开展慢性病管理技术难题处理、拥有的知识和能力满足家庭医生工作需求、经培训后家庭医生业务水平提高等方面。根据家庭医生特征进行分层分析发现:不同区域家庭医生工作压力方面有统计学差异($P<0.05$),郊区家庭医生工作压力大于城郊和城区;不同区域家庭医生认为区域医联体是否利于家庭医生制度推行方面有统计学差异($P<0.05$),郊区家庭医生比城郊和城区家庭医生认为区域医联体更有利于家庭医生制度推行;不同类型社区家庭医生工作压力方面有统计学差异($P<0.05$),标准中心社区家庭医生工作压力大于示范中心社区和重点中心社区;不同

类型社区家庭医生开展基本医疗服务技术遇到难题方面、开展慢性病管理遇到技术难题方面有统计学差异(P<0.05)，示范中心社区家庭医生遇到以上技术难题机会大于标准中心社区和重点中心社区；不同类型社区家庭医生工作能力发挥和展示方面有统计学差异(P<0.05)，示范中心社区家庭医生得分大于重点中心社区和标准中心社区。在文化程度、职称不同分层，浦东新区家庭医生工作胜任度各方面未见明显统计学差异(P>0.05)(表 2)。

表 2　浦东新区社区家庭医生工作胜任度分值(截至 2016 年 7 月)

项目	均数±标准差($\bar{X}\pm S$)	统计量(P 值)			
		区域	社区类型	文化程度	职称
社区首诊是否顺利(N=419)	3.08±0.86	0.637(0.529)	2.630(0.073)	0.377(0.770)	0.327(0.721)
知识和能力能否胜任(N=432)	3.95±0.65	2.390(0.093)	1.419(0.243)	2.297(0.077)	1.423(0.242)
工作压力程度(N=430)	3.73±1.00	3.616(0.028)	6.777(0.001)	1.078(0.358)	2.089(0.125)
处理基本医疗技术难题(N=433)	4.09±0.63	0.089(0.915)	3.100(0.046)	1.765(0.153)	0.035(0.966)
处理慢性病管理技术难题(N=432)	3.95±0.68	1.670(0.189)	6.566(0.002)	0.668(0.572)	0.036(0.965)
培训后业务水平是否提高(N=431)	3.92±0.62	0.771(0.463)	0.601(0.549)	2.221(0.085)	1.768(0.172)
工作能力是否得到发挥(N=425)	3.31±0.86	1.812(0.165)	4.586(0.011)	0.619(0.603)	0.774(0.462)
区域医联体是否利于家庭医生制度推行(N=420)	3.68±1.14	4.470(0.012)	1.032(0.357)	1.232(0.298)	0.116(0.891)

(四) 家庭医生工作满意度

本文从工作本身价值满意度、工作收入回报满意度、工作环境满意度、工作支持系统满意度 4 个方面反映家庭医生工作满意度。调查结果显示，家庭医生对工作环境满意度较高，其次是工作支持系统，对工作本身价值满意度较低。具体来看，工作本身价值满意度中，社会地位自评满意度最低，其次是工作成就感满意度；工作收入回报满意度中，收入水平满意度最低，其次是价值匹配满意度；工作环境满意度中，同事关系的满意度最高，设备条件满意度最低；工作支持系统满意度中，团队支持的满意度最高，协同诊疗满意度最低(表 3)。

表 3　浦东新区社区家庭医生工作满意度分值(截至 2016 年 7 月)

工作满意度		均数±标准差($\bar{X}\pm S$)	95%可信区间(95%CI)
工作本身价值满意度	职业声誉感	2.36±0.86	2.27～2.44
	社会地位自评	1.58±0.81	1.50～1.65
	工作成就感	1.69±0.89	1.61～1.78
工作收入回报满意度	收入水平	2.09±1.02	1.99～2.19
	价值匹配	2.13±0.99	2.03～2.22
	福利待遇	2.21±0.99	2.11～2.30
	收入与付出公平性	2.89±0.71	2.82～2.96
	绩效考核	2.76±0.88	2.68～2.84

续 表

工作满意度		均数±标准差($\bar{X}\pm S$)	95%可信区间(95%CI)
工作环境满意度	办公条件	3.37±0.98	3.28～3.46
	设备条件	3.34±0.90	3.26～3.43
	医技系统	3.50±0.88	3.41～3.58
	行政后勤	3.44±0.83	3.36～3.51
	组织架构	3.49±0.81	3.42～3.57
	职称晋升	3.43±0.84	3.35～3.51
	领导能力	3.93±0.82	3.85～4.01
	同事关系	4.00±0.68	3.94～4.06
	信息化手段	3.32±0.92	3.23～3.40
工作支持系统满意度	协同诊疗	2.79±0.86	2.71～2.88
	社区(居委)配合	3.23±0.81	3.15～3.31
	团队支持	3.54±0.83	3.46～3.62

三、结果与讨论

上海市新一轮社区卫生服务综合改革明确将社区卫生服务置于整个医疗卫生服务体系的基础与核心位置，家庭医生作为社区居民的健康管理者，是社区卫生服务机构提供服务的主要载体。浦东新区自2010年试点实施全科医师家庭责任制，2012年全面开展，目前全科医师家庭责任制服务显著进步，本文从家庭医生个体角度出发，调查家庭医生服务模式，工作胜任度以及工作满意度。

（一）家庭医生工作胜任度较高，定期岗位培训提升服务能力

家庭医生服务工作是否顺利的关键因素之一是家庭医生的业务水平和能力，家庭医生不仅要有能力提供医疗保健服务，还要熟练掌握有关社会医学、预防医学、心理学等方面的知识。因此，持续提升家庭医生服务能力是家庭医生制度可持续发展的关键[1]。调查发现，被调查家庭医生中，表示知识和能力完全能够满足工作需要的占16.44%，表示基本满足的占64.58%，表示一般的占17.13%，仅1.85%的人认为自己知识和能力不能满足工作需要。目前，浦东新区为提升全科医生的理论水平和业务技能，在浦东新区潍坊社区卫生服务中心建设浦东新区全科医师实训中心，依托复旦大学全科医学系建设全科医师理论考试题库，购买数字化模拟人、体格检查训练模型等硬件设备建立网络视频教学系统，对全区所有全科医生进行理论考核，并每年抽取20%的全科医生轮岗进行操作技能培训与考试，使新区的全科医生知识能更新、技能不荒废、水平能提高，成为居民健康的优秀守门人。同时，建立全科医生个人信息档案，实训考核成绩计入该档案，考核成绩与浦东新区全科医生的绩效奖励挂钩。这与调查中发现家庭医生经过培训后业务水平提高项目分值较高相一致。

（二）完善家庭医生服务模式，有效利用区域医联体功能

家庭医生服务是一种融合医疗、公共卫生和健康管理为一体的服务模式[2]。目前，浦东新区家庭医生服务模式主要为“家庭医生＋社区护士”，这种服务模式的优点是团队人员职责和分工明确，较易形成合力，但也面临人员短缺、工作压力大等问题。调查发现，家庭医生工作压力比较大的占 49.07%，压力很大的占 21.16%，有一点压力的占 17.91%，压力一般的占 11.63%，没有压力的占 0.23%，并且郊区家庭医生工作压力大于城郊和城区。比如，近年来浦东新区航头镇、曹路镇、惠南镇和三林街道等街镇的大型居住社区人口导入的速度逐步加快，居民对基本医疗和公共卫生服务的诉求越来越高，现有的服务模式满足不了居民的需求。

家庭医生服务团队基本模式建议应由全科医师、护士和公共卫生人员组成，各有侧重与专业分工，各社区再根据所辖居民的不同健康需求，调整各类人员配备数量。在城乡一体化建设中，浦东新区大力推进由区域内三级医院为领衔，二级医院为支撑，社区卫生服务中心为成员的区域联合体建设，区域内二三级医院设立专门部门负责与社区卫生服务中心对接，促进协同服务体系建设，建立双向转诊绿色通道。调查中家庭医生认为区域医联体的组建有利于家庭医生制度推行的占 38.57%，表示一般的占 39.76%；郊区家庭医生认为区域医联体利于家庭医生制度的推行比例高于城区和郊区。同时调查也发现，家庭医生对社区（居委）协同、医技系统、全科团队协同满意度比较高，但是对二三级医院协同满意度相对较低。建议充分发挥区域联合体的功能，有效提升基层医疗机构临床诊疗能力和水平，引导患者下沉社区，构建有序诊疗的分级诊疗制度。

（三）加强经济激励动力机制，激发家庭医生的活力

浦东新区不断加强社区卫生服务中心标准化建设，实现基层卫生服务中心环境优美、设备统一、风格一致的就医环境，提升患者就医感受和体验。调查发现，家庭医生对工作环境因素满意度也较高；但家庭医生对工作本身价值满意度和收入满意度普遍较低。2018 年 4 月 2 日，国家卫生计生委发布通知要求，各地要建立家庭医生签约服务的考核评价机制，考核结果要与基层医疗卫生机构绩效工资总量和主要负责人的薪酬挂钩。浦东新区在社区卫生服务中心内部实施全面预算管理改革中，落实以家庭医生为最小预算单元，建立家庭医生与社区卫生服务中心平台契约责任关系，合理确定家庭医生标化工作量可分配单价，调动家庭医生的工作积极性。建议将签约服务费纳入家庭医生团队收入结构，引导更多家庭医生提供社区签约服务，推动家庭医生签约服务与医保支付联动改革，围绕契约服务建立医保按有效签约人头支付服务费的考核与分配激励机制，逐步构建包括基本工资、绩效工资及签约服务费的家庭医生团队收入结构。

参考文献

[1] 刘利群. 基层卫生发展提升服务能力是关键. 中国全科医学，2017，20(4)：379－382.

[2] World Health Organization. The world health report 2008 — Primary health care (now more than ever). Geneva：World Health Organization，2008.

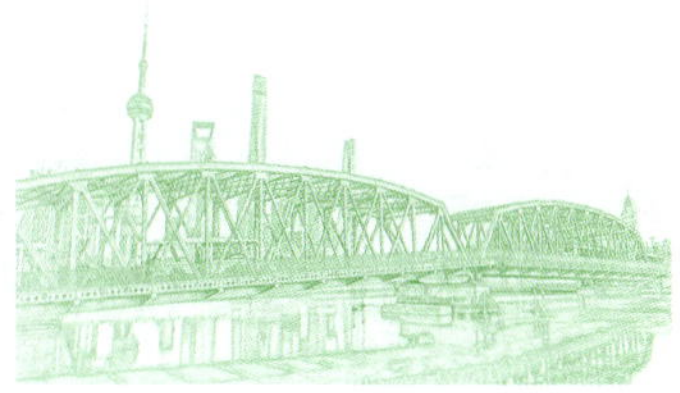

第五章

健康老龄化

随着我国人口老龄化的速度加快、程度不断加深，如何利用有限的医疗卫生资源来满足老年人日益增长的健康需求，保障老年人的健康权利，并最终实现“健康老龄化”，已然成为迫在眉睫的问题。本章介绍了上海市失智症的现状、问题与建设，上海市认知障碍诊疗照护机构的现状，长期护理保险及长期护理产业的发展情况，上海市金山区“医养融合”模式探索，以及上海市安宁疗护试点机构的服务质量评价。这将有利于了解老龄人口的健康状况，明确相关服务的供给和需求情况，为积极推进健康老龄化建设提供循证决策支持。

上海市失智症现状、问题与建议

丁汉升 谢春艳 陈 多 杨逸彤 杜丽侠 王常颖 曹宜播

【导读】 随着上海市人口老龄化程度的加深，失智症的发病率不断增加，成为损害老年人健康与生活质量的主要威胁之一。文章利用《上海市老年照护统一需求评估调查表》对上海市诊断患有失智症的老年人情况进行了初步调查，对患病人群及特征进行了分析。此外通过对相关政府部门和服务机构的关键知情人进行访谈，了解了上海市现有的失智症保障与服务情况，分析了存在的问题与挑战，最后提出相应的对策建议。

习近平总书记在十九大报告中提出要"实施健康中国战略，完善国民健康政策，为人民群众提供全方位的健康服务"，以及"积极应对人口老龄化，构建养老、孝老、敬老政策体系和社会环境，推进医养结合"。而在健康和养老领域，失智症发病率越来越高，已成为损害老年人健康与生活质量的主要威胁之一。上海市作为我国最先进入老龄化社会的地区，其失智症的患病率更是随着人口老龄化的加剧而呈指数式增长，给社会和家庭造成沉重的心理和经济负担。本文对上海市失智症的现状进行了调查，结合对关键知情人进行访谈了解当前存在的问题和挑战，为上海市应对老龄化及失智症提出相应的政策建议。

一、资料来源与方法

（一）定量调查

利用《上海市老年照护统一需求评估调查表》作为调查工具，该调查表在部分参考了国际上 ADL 调查表[1]、iADL 调查表[2]及 interRAI 居民评估工具[3]的内容基础上，整合设计形成，内容包括被调查者躯体功能、认知功能、精神健康、所患疾病情况及经济、社会资源等方面的信息。

研究对象的纳入标准是根据《上海市老年照护统一需求评估调查表》的疾病评估部分，被二级及以上医疗机构确诊患有老年痴呆症的人群。

第一作者：丁汉升，男，研究员，上海市卫生和健康发展研究中心（上海市医学科学技术情报研究所）党总支副书记、副主任。
作者单位：上海市卫生和健康发展研究中心（上海市医学科学技术情报研究所）（丁汉升、谢春艳、陈多、王常颖、曹宜播），中国太平洋人寿保险股份有限公司健康养老事业中心医保合作中心（杨逸彤），复旦大学附属华东医院（杜丽侠）。
本文已发表于《上海老龄科学》2018 年第 1 期。

2016 年在全市范围内开展现场调查，调查对象为上海市常住居民中 60 周岁及以上的老年人口，调查区域涉及全市 15 个区，包括静安区、徐汇区、杨浦区、虹口区、黄浦区、普陀区等中心城区，以及浦东新区、闵行区、嘉定区、青浦区、金山区、松江区、宝山区、奉贤区、青浦区等近郊区和远郊区。根据调查时点上被访者的居住方式，调查分为机构调查（老年护理院、养老机构）和居民入户调查。

调查数据由专业数据录入公司使用 Epidata 软件进行录入，数据录入的误差率控制在万分之一以内，再对数据进一步核对筛查，更正和去除异常值。运用 SAS 进行数据整理和初步统计分析，采用卡方检验、Logistic 回归等统计学方法对数据进行初步分析，通过 Microsoft Excel 2010 对数据进行进一步整理和分析。

（二）定性访谈

对卫生、民政、医保等相关政府部门、养老及老年护理等服务机构、失智症研究相关专家学者等关键知情人进行咨询和深度访谈，了解上海市失智症人群现有的管理、保障与服务情况，以及存在的问题和挑战，探讨完善失智症服务保障所需要的政策支撑和配套制度。

对定性访谈收集到的资料内容进行转录，并分类进行整理和主题分析。

二、现状分析

（一）老年失智症患病率分析

2016 年上海市共调查 18 963 人，将年龄控制在 60 岁及以上并对数据进行清洗整理后剩余 18 051 位老年人，其中 13 954 位调查对象对“是否患有老年痴呆症”进行回应；所有调查对象中确诊患有老年痴呆的为 1 036 人，占比 7.42%。

对性别、年龄、居住环境和教育水平进行分析可知，女性相对于男性患有失智症的比例更高，约为男性的 1.8 倍；随着年龄增长，失智症的患病率也随之上升，且在 75～84 岁年龄段上升趋势明显（图 1）。居住环境对失智症的患病率影响显著，从数据来看，养老机构、护理机构及居家老年人患有失智症的比例逐项递减，且相差比例基本在 7.5%～8.0%之间，这与机构性质和对老

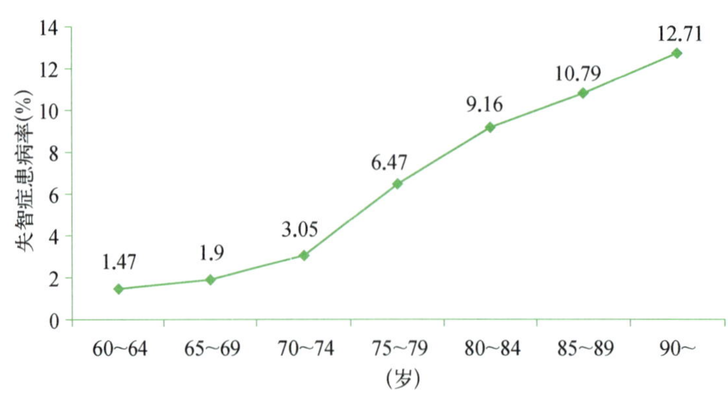

图 1　2016 年调查老年人群失智症患病率

年人的选择偏好相关。总体而言，目前失智症老年人有更大比例居住于养老机构中。此外，受教育水平也与失智症患病率有关，受教育水平越高的老年人，其患有失智症的比例越低，文盲老人患病率约为高中及以上学历老人的3倍(表1)。

表1　2016年调查老年人群患有失智症情况

	未患失智症		患有失智症		p 值
	人数(人)	百分比(%)	人数(人)	百分比(%)	
性别					<0.000 1
男	5 481	94.96	291	5.04	
女	7 437	90.89	745	9.11	
年龄(岁)					<0.000 1
60～64	1 140	98.53	17	1.47	
65～69	1 705	98.10	33	1.90	
70～74	1 496	96.95	47	3.05	
75～79	1 591	93.53	110	6.47	
80～84	2 808	90.84	283	9.16	
85～89	2 530	89.21	306	10.79	
90～	1 648	87.29	240	12.71	
居住环境					<0.000 1
居家	7 839	97.01	242	2.99	
养老机构	1 749	81.31	402	18.69	
护理机构	2 913	89.03	359	10.97	
受教育水平					<0.000 1
文盲	1 536	87.52	219	12.48	
小学及初中	7 162	92.20	606	7.80	
高中及以上	3 977	95.72	178	4.28	

(二) 居家失智症老年人特征分析

失智症到达一定程度后老年人的记忆力和认知水平将倒退至幼儿时期，生活基本无法自理，对其家庭而言，无论是家庭护理还是日常相处均是巨大的挑战，因此本文重点对居家失智症老年人的特征进行进一步分析。

本次调查涉及的患有失智症的242名居家老年人中，92.98%的老人需要照护人员护理，女性比例略高于男性，但都达到了90%以上。在居住情况方面，目前超过50%的居家失智症老年人与其子女共住，与配偶居住的比例仅为20.48%，更有21.99%的居家失智老年人为独居状态。对已患有失智症的这一部分居家老年人进行慢性疾病调查发现，该人群患有其他慢性疾病的概率超过80%，其中高血压、冠心病、脑梗、糖尿病、下肢骨折和帕金森病的患病概率最高。若以上海市老年照护统一需求评估标准对这一部分居家失智老年人照护需求进行评估，得到评定结果在5级及以上的比例为71.08%，根据照护需求等级标准来看，这一部分居家老年人应建议入住机构或就医，以接受专业护理(表2)。

表2　2016年调查失智症老年人失能及照护情况

	人数(人)	百分比(%)	男(%)	女(%)
照护人员				
需要	225	92.98	90.5	93.85
居住情况				
独居	53	21.99	23.8	21.35
与配偶共住	43	20.48	30.4	16.88
与子女共住	111	53.37	37.7	58.71
与孙辈共住	5	2.42	1.89	2.60
与保姆共住	38	18.36	30.2	14.29
慢性疾病				
高血压	116	47.93	49.2	47.49
冠心病	89	36.78	25.4	40.78
脑梗	67	27.69	25.4	28.49
糖尿病	38	15.70	17.5	15.08
下肢骨折	20	8.26	3.17	10.06
帕金森	18	7.44	12.7	5.59
失能等级				
5级及以上	172	71.08	76.2	69.28

注：部分老年人同时与配偶及其子女或孙辈共住，统计数据中存在缺失的情况，此表仅为调查实际结果。

(三) 现有保障与服务情况

通过访谈了解到，上海市老年人的福利待遇在全国处于较高水平，基于统一需求评估的老年人长期护理保险制度已全面开展试点。但目前上海市并未有针对失智症的专项干预和保障政策，失智症老人仅作为老年人群体的一部分，享受与所有老年人同等的福利待遇，例如被确诊患有老年痴呆症的老人经过鉴定，可以申领《残疾人证》，享受残疾人福利。

在医疗方面，失智症的诊断和医疗服务主要由专业的精神卫生服务机构提供，此外，上海市有15家医院设有针对失智症患者的记忆障碍门诊。依托上海市基本医疗保险，确诊为失智症的老人与本市所有享受基本医疗保险的待遇一样，可获得相应的医疗治疗服务并报销部分医疗费用。

在长期照护服务方面，失智症老年人可以申请进行上海市老年照护统一需求评估，根据评估调查表的所患疾病部分对老年痴呆症的评估，经医疗机构确诊，对其临床症状、伴随症状、体征、

辅助检查、并发症/合并症等进行评估。根据评估等级和上海市长期护理保险的规定享受一定的照护服务和补贴，主要由养老机构和老年护理机构提供，但大多数老年照护服务机构并没有专门针对失智老人的照护服务。

此外，上海市相关政府部门和社会组织还通过一些项目的实施对失智老人提供一些福利和服务项目。如 2009 年上海市红十字会在市福利彩票公益金的支持下，在全市实施了“社区困难失智老人关怀服务项目”；2011 年，市政府实事项目共为全市 5 000 名重度失智老人配送了护理用品；从 2012 年起，上海市政府把筹建社区日间托老机构作为实事项目，要求每个区至少有一家能够收住失能、失智症老年人的机构；2012 年，上海市民帮困互助基金会与上海市残疾人福利基金会协作，向 406 户老年阿尔茨海默病患者家庭发放总价值近 26 万元的 GPS 定位器；2013 年，静安区政府开展社区老人失智症综合干预，由精神卫生专业人士针对 60 岁及以上轻度认知功能障碍的高危人群，免费实施，并建立记忆档案，开展认知训练和情绪管理学习等。

三、问题与挑战

（一）社会认知度不高，社会资源难以发动

相关机构服务人员在访谈中表示，社会公众普遍对失智症的知晓率不高，存在认识误区，对失智症有恐惧感和排斥感，因而失智症患者及其家庭普遍具有强烈的病耻感，容易与社会隔离，具有自我边缘化的倾向。这些问题都源于社会公众、患者及其家属对失智症的知识欠缺，无法正确对待和处理。认知不足还表现在服务人员知识和能力不足，专业化程度不高，无法给服务对象提供有效的建议；社区街道/居委对失智症认识不清，难以发动社区资源参与到对失智老年人的支持中来，造成社区相关服务工作难以有效开展。

（二）相关组织管理资源条块分割，难以形成政策合力

通过访谈了解到，涉及失智症老年人管理服务的政府部门主要涉及人保、民政、卫生、财政等部门，部门组织和资源分散，由于管理条块分割的问题，难以形成政策合力。目前各政府部门都制定了老年人福利、医疗和照护服务的相关政策，但缺乏针对失智症的公共政策，即使包含了失智症保障和服务的相关政策，也往往因为部门利益不同存在相互扯皮等问题，政策在具体执行过程中更是难以落地，对失智症老年人及其家庭的筹资、服务和保障不足。

（三）评估、筛查与诊断缺乏，患者就诊率低

通过对失智症临床专家的访谈了解到，早发现、早就诊、早治疗是改善失智症状、提高生活质量的关键。但是，由于老年人群容易有记忆力衰退等特征，失智症发病具有隐匿性，人们对这种疾病的认知水平低。尽管目前已经有越来越多的老年人每年进行体检，但失智症并非常规体检项目，难以发现。另外在全市范围内缺乏统一的针对失智症的评估和诊断标准，老年照护统一需求评估调查表中虽然在疾病情况中有一项对老年痴呆症的评估，但总体而言对老年人失智问题的考虑不足。现有的医疗机构针对失智症的业务开展有限，诊断能力不足，老年人群失智症容易被忽略、漏诊或误诊，导致失智症就诊率较低。

（四）服务体系不完善，服务能力欠缺

卫生和民政部门的关键知情人表示，医疗服务体系方面，失智症主要由专业的精神卫生机构提供诊疗服务，综合性医院中尚未对设置专业科室等工作进行推开，难以满足日益增加的老年失智症患者的诊疗服务需求。在照护服务方面，目前能够接收失智症患者并提供专业护理及照料的服务机构极少，绝大多数养老服务机构和老年护理机构尚不具备照护失智症老人的能力，这些机构不仅缺乏相应的环境与设备等照护条件，也很难配备专业的照护人员，相关服务人员的专业素质有待提高。失智症患者主要以家庭成员提供的非正式照护为主。

（五）对患者家庭非正式照护的支撑不足

对失智症患者家属访谈了解到，失智症是一种慢性渐进性退化疾病，对患者的照护要经历几年甚至几十年，这对患者和家属都是一个痛苦的过程，家庭经济负担和照护者身心压力巨大，失智症家庭及照护者往往疲惫不已。正如世界卫生组织所指出的，当一个家庭成员被诊断患有失智症后，其照护服务提供者很容易成为第二个患者。特别是大多数失智症家庭照护者普遍缺乏相关专业照护知识，无法以正确的方法和心态去照护患者，影响了照护水平和患者的生活质量，也增加了自身的焦虑、压力和家庭矛盾。现有的相关政策对失智症患者家庭及其照护者的支持十分薄弱，亟待完善。

四、对策建议

（一）加大宣传力度，提高社会认知度，消除恐惧感

政府有关部门应加强对失智症的宣传力度，增加宣传手段，将宣传工作常规化，并为旨在提高公众对失智症认知的宣传活动提供必要的社会资源。深入基层，扩大知识传播的受众面和可及性，提高社会公众对失智症的认知度，改变社会对失智症的偏见与歧视，消除恐惧感。提高公众对失智症的识别能力，以利于失智症的早期发现，使患者得到及时的诊疗和干预服务。

（二）加强跨部门行动，完善相关政策制度，形成政策合力

相关政府部门和行业打破部门界限，加强跨部门跨行业的合作，对于服务目标和服务提供方式达成一致的、战略性的共识，将相关的资源投入到以人为中心的跨行业行动上来，包括与失智症人群相关的多种卫生服务与社会服务相关政策制定的整合与协同。具体而言，在市级政策制定的组织管理层面要建立针对失智症患者等特殊人群的联合办公室，通过将多个部门的预算和资源进行合并，并且实施对管理层进行联合委任的治理结构；通过法律法规的建立，来规范针对有特殊需要的老年人的整合型卫生和社会保健服务。

（三）制定统一的失智症评估标准，逐步纳入上海市老年照护统一需求评估调查

通过建立统一的失智症评估标准，加强对失智症的评估和筛查工作，为相关政府部门的决策

提供科学可靠的依据。建议对失智症的评估，从情况最严重的失智症老年人开始评估，初始阶段由精神科医生根据专业的失智评估量表进行评估，然后将现有的老年照护统一需求评估标准中失智相关项目与精神科医师的评估结果进行比对，通过电脑端程序系统学习，现有评估调查表中的失智相关项目与精神科专业的失智评估标准逐步衔接并统一，在老年照护统一需求评估调查表中最终形成比较客观准确的失智评估项目，同时结合评估调查表疾病情况中的“老年痴呆症”疾病项目，用于全市普遍标准统一的失智症评估。

（四）完善服务体系建设，提升服务能力

在医疗体系增加记忆门诊和失智症专科服务的设置，联合各级医疗机构建立失智症专科疾病的联合体，或者是专科医疗团队。将失智症诊断和医疗服务的触角延伸到社区，尽可能在早期阶段就开展前期治疗和干预，延缓发病时间，控制病情，减轻家庭与社会的负担。

在老年照护统一需求评估中增加对失智症的评估后，必然带来患有失智症老年人的照护服务问题凸显，建议在上海市现有的长期护理保险服务项目清单42项服务的基础上，进一步扩展服务项目内容，增加认知症相关照护服务，长期护理保险不能覆盖的服务内容可以鼓励社会和市场根据服务内容规范和标准进行提供，以满足失智症老人的照护服务需求。

对于服务利用者的需求深入了解，来开发富有创新性的保健服务提供方式和服务路径，同时建立多学科的服务团队，加强不同服务机构中的不同学科的专业服务人员的沟通协作，通过衔接卫生和社区的服务，加强医院、老年护理院、福利院、养老院的联动，提供以人为中心的服务。

加强失智症专业医疗人才和长期照护人才培养和培训的力度，保障服务人员待遇，为基层与一线失智症诊疗和照护服务提供充足的专业人力资源。

（五）增加对非正式照料的支撑

家庭非正式照护在失智症服务体系中发挥着重要的作用，但非正式照护者的需求往往被忽视。建议通过多种途径对失智老人的非正式照护者提供多元化支持，包括：失智症相关知识传播，提供疾病诊治相关信息，培训照护技能辅导，开展心理咨询服务缓解照护者身心压力，提供喘息照护服务以及财务支持等等，以提高照护者的能力，同时也有利于改善患者与照护者的关系，提升患者的生活质量。

参考文献

[1] Collin C, Wade DT, Davies S, et al. The Bathel ADL index: a reliability study. IntDisabilStud, 1988, 10(2): 61-63.

[2] Lawton MP, Brody EM. Assessment of older people: self-maintaining and instrumental activities of daily living. Gerontologist, 1969, 9(3): 179-186.

[3] interRAI官方网站. interRAI长期照护评估系统. http://www.interrai.org/[2012-10-10].

上海市认知障碍诊疗照护服务机构现状调查

杨颖华　黄延焱　李　霞　阮　晔　孙双圆
戚方圆　杨海燕　朱瑞政　于　江　马同翠
赵振兴　李水静　陶继民　陈跃斌　吴乾渝

【导读】 在当前认知障碍疾病日益严峻、各类研究和试点起步探索的发展初期，文章首次跨越卫生和民政系统，对上海市认知障碍疾病筛查、诊断、治疗、康复、护理、照料和支持服务的机构进行现状调查，以期为开展各类研究和项目提供基础信息数据，为政策研制提供背景基础。文章分析社区卫生服务中心、市和区级精神卫生中心、三级医院神经内科记忆门诊、护理站、老年护理院、养老院、日间照料中心、长者照护之家、社会工作组织等各类认知障碍相关服务机构的基本情况。在数据整理基础上，应用地理信息系统(geographic information system，GIS)技术和小程序，开发制作上海认知障碍服务地图，可视化、分层分类展示认知障碍服务机构分布现状，为今后开发认知障碍服务网络提供基础。

一、研究背景与目标

(一) 背景

认知障碍是一种中枢神经系统退行性疾病，表现为进行性认知功能损害和精神行为障碍，并严重影响日常生活活动能力。认知障碍是老年人残疾和依赖他人的一个主要原因，占非传染性疾病导致的残疾调整生命年(disability adjusted life years，DALY)的 11.9%。随着全球老龄化进程加速，全世界每三秒钟就新增痴呆症患者病例，并且主要分布于中国与印度等发展中国家[1]。我国已有 1 000 万的痴呆症病例[2]，据估计，我国 60 岁及以上老年人痴呆的患病率为 5%，轻度认知功能障碍(mild cognitive impairment，MCI)的患病率为 14.5%。据此保守推算，上海户籍人口中老年痴呆、MCI 患者已分别超过 23 万、66 万。

基金项目：上海市卫生和计划生育委员会卫生计生政策研究课题“上海市认知障碍诊疗照护服务机构现状调研”(课题编号：2018HP19)，国家重点研发计划重大慢性非传染性疾病防控研究重点专项课题“基于家庭和社区的认知障碍疾病智能化综合连续干预试点研究”(课题编号：2017YFC1315004)。

第一作者：杨颖华，女，副研究员，上海市疾病预防控制中心党委书记。
通讯作者：吴乾渝，女，主任医师，上海市卫生健康委员会副主任。
作者单位：上海市疾病预防控制中心(杨颖华、阮晔、孙双圆、戚方圆)，复旦大学附属华山医院(黄延焱)，上海交通大学医学院附属上海市精神卫生中心(李霞)，万达信息股份有限公司(杨海燕、朱瑞政、赵振兴)，上海城市地理信息系统发展有限公司(于江、马同翠)，上海市卫生健康委员会(李水静、吴乾渝)，上海市民政局(陶继民、陈跃斌)。

随着人口老龄化的发展，认知障碍已经成为全球公共健康的焦点。近两年，认知症得到了前所未有的社会关注，国际社会和国内都加大了对认知障碍的各类研发投入和服务探索。当前我国和上海市正处于依据这一建议开展各类探索和行动的初始阶段，当务之急是摸清家底和现状，尤其是当前本市在上述认知障碍各类服务方面存在哪些资源、处于何种状态，从而为今后的探索和行动提供基线对照，为认知障碍服务整合明确现实基础。

（二）目标

为调查分析上海市卫生和民政系统认知障碍疾病诊疗和照护各类服务机构的分布现状，本研究对目前本市卫生和民政系统中，提供认知障碍疾病预防、筛查、诊断、治疗、康复、护理、照料和支持的各类服务机构进行现状调查。调查对象包括社区卫生服务中心、市和区级精神卫生中心、三级医院神经内科记忆门诊、护理站、老年护理院、养老院、日间照料中心、长者照护之家、社会工作组织等 9 大类相关服务机构。调查内容主要包括调查机构地址、机构性质、认知障碍服务起始时间、服务人员、服务类型、服务规模、服务量等。同时，基于调查数据，本文开发制作本市认知障碍服务地图，可视化、分层分类展示认知障碍服务机构分布现状。

（三）方法

通过信息查询、知情人访谈、文献检索、问卷调查、现场调查等方法，调查本市认知障碍各类服务资源现状。采用问卷星对相关机构的负责人进行调查。

通过地理信息系统和微信小程序应用，分层分类展示认知障碍各类服务资源。

二、现状和分析

（一）上海市认知障碍服务机构现状

本次共有 401 家各类机构接受了调查，其中针对认知障碍患者提供专门服务的机构共有 108 家，占调查总数的 26.9%，根据服务性质可将 108 家机构分为 3 大类 9 小类(表 1)。

表 1　提供认知障碍服务的受调查机构一览表

大类	小类	机构类型	主要服务内容	服务形式	机构数
医疗服务机构	1	精神卫生中心	诊断、治疗、康复、护理	门诊住院	8
	2	医院记忆门诊	诊断、治疗、康复	门诊诊疗	10
	3	社区卫生服务中心	试点筛查、干预	疾病管理	6
	4	护理院	治疗、康复、护理	机构长照	2
	5	护理站	康复、护理	社区居家	1
养老服务机构	6	养老机构	照料、评估、康复训练	机构长住	57
	7	长者照护之家	照料、照料指导	社区短住	11
	8	社区老年人日间照料中心	照料、康复训练	社区日托	10
社工机构	9	社会工作组织	筛查、干预、社会支持	社会支持	3
合计					108

1. 精神卫生中心

反馈调查表的 8 家精神卫生中心均提供门诊和住院认知障碍服务，均开展认知障碍诊断治疗服务。每家机构每周认知障碍门诊就诊在 40～900 人次，市区明显高于郊区。精神卫生中心收治认知障碍患者进行住院治疗，认知障碍床位设置数从 9 张到 320 张不等，市区床位使用率均为 100%，但郊区仅使用 2/3。受调查者普遍认为精神卫生中心开展认知障碍服务的特点是有经验的专业医疗护理队伍、专业的认知障碍康复护理服务、安全清洁的护理环境和有效的精神行为症状控制。

2. 医院记忆门诊

调查中共有 10 家医院记忆门诊反馈了调查表，包括 8 家三级综合性医院和 2 家二级综合性医院。70%名称为记忆门诊，其他名称为认知障碍专病门诊、记忆减退特色门诊等。记忆门诊均设立在神经内科，除复旦大学附属华山医院认知障碍转诊专病门诊成立于 2005 年外，其他医院记忆门诊成立时间集中在 2014～2017 年，属于近几年发展的专科门诊，每周门诊量主要集中在 15～40 人次每周。

3. 社区卫生服务中心

目前本市社区卫生服务中心大多以课题项目探索试点的形式，在上级医疗卫生机构的指导下进行人群监测、初步筛查、社区干预和人群健康宣教等工作。

4. 护理院

经过知情人推荐，有 2 家护理院反馈了调查表，其中金山区众仁老年护理医院设置认知障碍床位 150 张，长宁区程家桥街道社区卫生服务中心（第二冠名长宁区红十字老年护理医院）未设专用床位。

5. 护理站

参加调查的上海爱照护武爱护理站提供专门针对认知障碍老人的照护服务，每周认知障碍照护人数平均为 40 人，与其他照护老人收费相同。目前认知障碍照护服务对象共 50 人，其中轻度 30 人，中度和重度各 10 人。

6. 养老机构

有 295 家养老机构参与了调查，其中有 57 家养老机构设立了专门针对认知障碍老人的服务项目、设施或区域，占调查机构总数的 19.3%。这些机构中认知障碍床位共 3 250 张，占机构床位数的 19.2%。入住的认知障碍患者共 2 517 人，占住养老人总数的 20.2%。

57 家提供认知障碍照料服务的养老机构中，公建公营性质的养老机构 12 家，认知障碍床位 595 床，公建民营 17 家，民建民营 28 家，说明社会力量是认知障碍机构养老照料服务提供的重要主体（表 2）。

表 2 受调查认知障碍服务机构中提供认知障碍服务的养老机构性质分类

机构性质	机构数量（家）	机构占比（%）	床位数量（张）	床位占比（%）
公建公营	12	21.1	595	18.3
公建民营	17	29.8	777	23.9
民建民营	28	49.1	1 878	57.8
合　计	57	100.0	3 250	100.0

57 家养老机构中，位于市区的 19 家，占 1/3；位于郊区的 38 家，占 2/3。说明目前提供认知障碍照料服务的养老机构主要位于郊区。

调查结果显示，本市养老机构开展认知障碍服务起于 2000 年，2007～2010 年机构数和床位数均快速增加，2010～2015 年放慢增速，2016～2018 年又快速增加(图 1)。

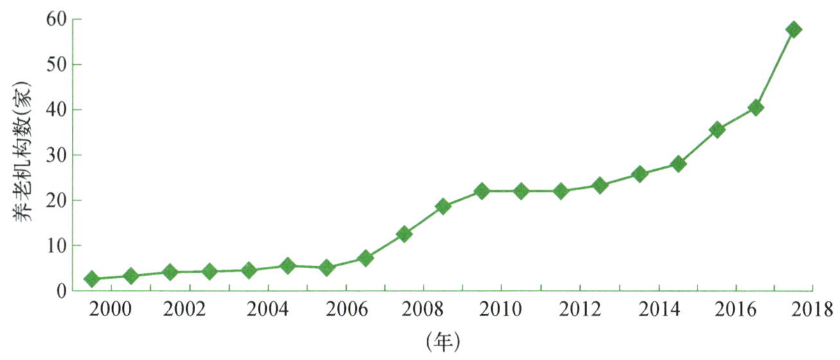

图 1　2000～2018 年上海提供认知障碍照料服务的养老机构数

在当前提供认知障碍照料服务的 57 家养老机构中，近期有意向通过新建或改扩建认知障碍服务床位的养老机构有 30 家(表 3)。

表 3　受调查认知障碍服务机构中计划近期扩大提供认知障碍服务的养老机构性质分类

机构性质	养老机构		床位	
	机构数量(家)	占同类机构比例(%)	床位数量(张)	构成比(%)
公建公营	8	66.7	377	28.4
公建民营	8	47.1	301	22.7
民建民营	14	50.0	648	48.9
合　计	30	52.6	1 326	100.0

7. 长者照护之家

有 56 家长者照护之家参与了调查，其中有 11 家设立了专门针对认知障碍老年人的服务项目、设施或区域，占调查机构总数的 19.6%。这些机构中认知障碍床位共 187 张，占机构床位数的 65.6%。入住的认知障碍患者共 65 人，占收住老人总数的 57.5%。与养老院的结构不同，11 家长者照护之家中有 1 家为民建公营，其余 10 家为公建公营机构。有 2 家位于近郊，其余 9 家位于市区。近期有意向通过改建新增认知障碍服务床位的有 3 家，均准备在 2018 年投入使用，预计新增认知障碍服务床位 110 张。本市长者照护之家开展认知障碍服务起于 2012 年，逐步增加，2018 年快速增加(图 2)。

8. 社区老年人日间照料中心

有 10 家社区老年人日间照料中心设立了专门针对认知障碍老人的服务项目、设施或区域，占同类调查机构总数的 58.8%。这 10 家核定入托人数 171 人，目前服务 135 位社区老人，其中认知障碍患者 26 人，占服务老人数的 19.3%。均位于市区，有 1 家为民建公营，其余 9 家为公建公营机构。

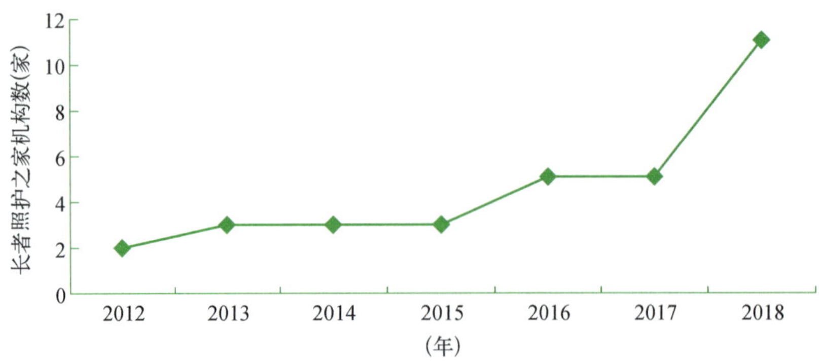

图 2 2012～2018 年上海提供认知障碍照料服务的长者照护之家机构数

9. 社会工作组织

调查发现本市 3 家致力于认知障碍预防与早期干预的非营利性社会服务机构(民办非企业),为社区认知障碍患者及其家庭提供专业化的社会支持性服务,主要是在民政局、街道和社团组织等支持下,致力于认知障碍社区教育、早期筛查与干预、照料者支持等健康促进工作,参与认知症友好社区试点建设,这种状况呈现了社会服务工作在认知障碍服务领域的专业化发展趋势。

(二) 认知障碍服务机构设施

1. 床位设置模式

在 4 类设置床位的认知障碍服务机构中,床位设置分为混合式、集体分区式和家庭单元式(表 4)。53.8%的机构采取集体分区式设置床位,37.2%的机构采取认知障碍床位与其他床位混合式设置,仅有 9%的照料机构采取现代所倡导的家庭单元式。

表 4 受调查认知障碍服务机构中不同床位设置模式的机构数量及比例

机构类型	混合式		集体分区式		家庭单元式	
	机构数量(家)	占同类机构百分比(%)	机构数量(家)	占同类机构百分比(%)	机构数量(家)	占同类机构百分比(%)
精神卫生中心	3	37.5	5	62.5	0	0.0
护理院	1	50.0	1	50.0	0	0.0
养老机构	22	38.6	30	52.6	5	8.8
长者照护之家	3	27.3	6	54.5	2	18.2
合 计	29	37.2	42	53.8	7	9.0

2. 活动区域设置

在 5 类以机构住院式服务或社区照料为主的认知障碍服务机构中,设置认知障碍患者专用活动区域设置机构数量及比例均不超过 50%(表 5)。其中,设置认知障碍患者专用室和室内走廊的内综合活动场所的机构各有 30 家,各占提供认知障碍服务相关机构数量的 34.1%;设置认知障碍患者专用户外庭院/花园/活动场的机构有 16 家,占提供认知障碍服务相关机构数量的 18.2%。

表 5　受调查认知障碍服务机构中设置认知障碍患者专用活动区域的机构数量及比例

机构类型	室内综合活动场所		室内综合活动场所		户外庭院/花园/活动场	
	机构数量（家）	占同类机构百分比(%)	机构数量（家）	占同类机构百分比(%)	机构数量（家）	占同类机构百分比(%)
精神卫生中心	2	25.0	3	37.5	0	0.0
护理院	1	50.0	1	50.0	1	50.0
养老机构	24	42.1	24	42.1	14	24.6
长者照护之家	2	18.2	1	9.1	0	0.0
日间照料中心	1	10.0	1	10.0	1	10.0
合　计	30	34.1	30	34.1	16	18.2

3. 设施设备配置

在五类以机构住院式服务或社区照料为主的认知障碍服务机构中，设置认知障碍相关安全相关设施设备的机构比例总体均超过 50%（表 6），其中安装安全防护设施的比例最高，达 97.7%，其次为视频监控系统，达 96.6%，最低的是认知障碍老人专用空间标识，仅 53.4%。

表 6　受调查认知障碍服务机构中设置认知障碍相关安全相关设施设备的机构数量及比例

机构类型	门禁系统		视频监控系统		安全防护设施		紧急呼叫设备		认知障碍老人专用空间标识	
	机构数量（家）	占同类机构比例(%)	机构数量（家）	占同类机构比例(%)	机构数量（家）	占同类机构比例(%)	机构数量（家）	占同类机构比例(%)	机构数量（家）	占同类机构比例(%)
精神卫生中心	8	100.0	8	100.0	8	100.0	4	50.0	4	50.0
护理院	2	100.0	2	100.0	2	100.0	2	100.0	1	50.0
养老机构	42	73.7	54	94.7	55	96.5	55	96.5	32	36.4
长者照护之家	11	100.0	11	100.0	11	100.0	11	100.0	9	81.8
日间照料中心	4	40.0	10	100.0	10	100.0	5	50.0	1	10.0
合　计	67	76.1	85	96.6	86	97.7	77	87.5	47	53.4

（三）认知障碍服务支持

目前，为数不多的社区卫生服务中心开展认知障碍服务均有专业机构予以技术指导和支持。

1. 毗邻养老或社区服务场所

提供社区居家服务型认知障碍服务的 11 家护理站和日间照料中心，在机构设置上均与养老或社区服务场所毗邻，既有利于服务机构获得场地等共享资源，也有利于居民和患者利用相关服务。

2. 医疗合作支持

提供认知障碍照护服务的 5 大类 81 家机构中，已与医疗卫生机构合作的机构共 26 家，不到 1/3，主要提供咨询指导、就诊绿色通道和上门服务。聘请专科医生作为认知障碍顾问的机构共 12 家，近 1/7，聘请医生以精神科为主，主要服务为咨询指导、上门服务和患者转诊（表 7）。

表 7 受调查认知障碍照护机构医疗合作支持的机构数量及比例

机构类型	与医疗卫生机构合作		聘请专科医生作为认知障碍顾问	
	机构数量(家)	占同类机构的百分比(%)	机构数量(家)	占同类机构的百分比(%)
护理院	2	100.0	1	50.0
护理站	1	100.0	0	0.0
养老机构	17	19.3	9	12.3
长者照护之家	4	36.4	2	18.2
日间照料中心	2	20.0	0	0.0
合　计	26	32.1	12	14.8

3. 对认知障碍患者认定依据

照护机构在接收认知障碍患者时,对认知障碍病情判断方式并不一致,合计有 87.7%的照护机构依据医院诊断书,或结合本机构自行评估进行判断,另有 12.3%的机构依据本机构自行评估或家属判断进行认定(表 8)。

表 8 受调查认知障碍照护机构对认知障碍患者认定依据的机构数量及比例

机构类型	依据医院诊断书或结合本机构自行评估		依据本机构自行评估或家属判断	
	机构数量(家)	占同类机构百分比(%)	机构数量(家)	占同类机构百分比(%)
护理院	2	100.0	0	0.0
护理站	1	100.0	0	0.0
养老机构	53	93.0	4	7.0
长者照护之家	9	81.8	2	18.2
日间照料中心	6	60.0	4	40.0
合　计	71	87.7	10	12.3

4. 认知障碍长者接收标准

照护机构在接收认知障碍患者时,有 61.7%的机构有接收标准,主要是根据精神卫生机构明确诊断等,辅以其他排除性标准,如无暴力倾向、无传染性疾病、不影响其他老年人等。其中仅 11.1%的机构提及应用相关认知评估量表进行评估,另有 38.3%的机构无认知障碍长者的接收标准。调查表明照护机构普遍缺乏认知障碍长者接收前的评估工作,尤其是缺乏评估标准(表 9)。

表 9 受调查认知障碍照护机构对认知障碍长者接收标准的机构数量及比例

机构类型	有机构接收标准				无机构接收标准	
机构类型	机构数量(家)	占同类机构百分比(%)	其中应用认知评估量表机构数量(家)	比例(%)	机构数量(家)	占同类机构百分比(%)
护理院	2	100.0	1	50.0	0	0.0
护理站	0	0.0	0	0.0	1	100.0
养老机构	34	59.6	3	5.3	23	40.4
长者照护之家	10	90.9	3	27.3	1	9.1
日间照料中心	4	40.0	2	20.0	6	60.0
合　计	50	61.7	9	11.1	31	38.3

三、认知障碍服务地图

认知障碍服务地图面向社会公众，基于疾控地理信息系统共享平台进行数据收集存储分类，利用微信小程序进行地图展示和查询。

市民可通过“上海疾控”微信公众号进入地图，选择通过分类别机构查询、按名字搜索快速简易查询、用户周边机构查询等方式，查询到所需的认知障碍服务机构。点入第一层，显示地址、电话等基本信息；点入第二层，显示机构简介、收费、床位等详细信息。

四、讨论和建议

（一）本市认知障碍服务机构框架初具雏形

调查显示，本市认知障碍服务框架已经初具雏形，社区卫生服务中心、市和区级精神卫生中心、医院记忆门诊、护理站、老年护理院、养老院、日间照料中心、长者照护之家、社会工作组织等3大类9小类相关服务机构，正在逐步提供和发展认知障碍疾病预防、筛查、诊断、治疗、康复、护理、照料和支持等服务。

从机构结构数量来看，提供认知障碍服务的照料类机构，尤其是民办养老机构近期发展迅速，显示了2018年“改建1 000张失智老人照护床位”市政府实事项目的推动效应。社区居家类认知障碍服务机构，无论是筛查干预还是护理照料性质，均发展较慢；其中，郊区居家类机构比城区慢，有待政策扶持推进。专业性社会工作组织开始成长，并为认知障碍的知识传播、早期干预和服务连接等发挥积极作用。

（二）认知障碍照护服务规范性、系统性亟待加强

在认知障碍服务机构开始兴起的同时，服务的规范性亟待跟上，尤其是照护机构的认知障碍长者接收标准亟待规范，服务能力亟待提升，医疗服务支持有待加强。各种服务类型机构的功能定位有待明确，服务内涵有待提高，不同类型服务之间的连续性、协调性和通畅性有待加强，与本市长期护理保险配套推进的老年人统一需求评估中的认知评估标准有待细化完善。

（三）构建以社区为基础的认知障碍服务体系

认知障碍全程管理和以社区为基础的早期干预理念和措施亟待加强。世界卫生组织《2017—2025年公共卫生领域应对认知障碍全球行动计划》建议：制定有效和协调的认知障碍患者服务途径，提供以人为本的综合护理[3]。建议基于社区家庭，链接二三级医院、老年护理和养老照料等各方服务资源，建设本市认知障碍服务体系，通过防治结合、全专结合、医养结合、中西医结合，实施认知障碍宣教、筛查、转诊、诊断、治疗、康复、护理、照料、临终关怀全程管理。

国际研究表明，控制风险因素、干预行为方式有利于保护对认知功能[4,5]。芬兰老年干预研究——“FINGER研究”表明，生活方式的改变对我们的大脑承受衰老过程、大脑衰老的不良影响甚至其恢复能力产生直接影响[6]。建议通过健康促进和科普宣教活动，倡导健康生活方式，帮助

公众对疾病增进了解、减少误解和偏见。

目前全球范围内痴呆的诊治率仅有5%～30%[7]，建议实施认知障碍早发现、早诊断、早干预行动，开展认知障碍家庭评估、社区筛查和初步诊断，在社区老年人健康体检中完善脑健康体检，结合健康小屋建设开展社区脑健康干预，充实家庭医生签约服务内涵。动员社会力量参与，以社区居家为重，向前端服务倾斜，提供有效防治、照护、支持和关爱服务。同时探索服务和管理机制创新，提升服务能力和动力，开展监测评价，推动本市认知障碍服务体系可持续建设和发展。

（四）研究不足之处和下一步设想

本研究通过知情推荐和机构填报相结合的方式开展调查，收集当前认知障碍服务机构信息，因此不可避免信息缺漏状况的发生。填报信息可能会由于理解等原因信息不准确或真实性问题，已在数据质控环节尽可能核实更正。后续有待进一步收集和梳理服务机构信息，做好服务地图信息完善和功能升级。同时，有待进一步研究认知障碍服务人员现状和意向分析，了解居民需求和认知状况，明确服务供给和需求差距，提供循证决策支持。

参考文献

[1] World Health Organization. Alzheimer's disease international. Dementia: A Public Health Priority. Geneva: WHO Press, 2012.

[2] Liu BY, Wang JL, Xiao YZ. Prevalence of senile dementia in people aged >/=60 years in China: a Meta-analysis. Zhonghua liu xing bing xue za zhi = Zhonghua liuxingbingxue zazhi, 2016, 37(11): 1541 - 1545.

[3] WHO. Towards a dementia plan: a WHO guide. http://www. who. int/mental_health/neurology/dementia/policy_guidance/en[2018 - 3 - 27].

[4] Douzenis A, Michopoulos I, Gournellis R, et al. Cognitive decline and dementia in elderly medical inpatients remain underestimated and underdiagnosed in a recently established university general hospital in Greece. Archives of gerontology and geriatrics, 2010, 50(2): 147 - 150.

[5] Depp C, Vahia IV, Jeste D. Successful aging: focus on cognitive and emotional health. Annu Rev Clin Psychol, 2010,(6): 527 - 550.

[6] Merrill DA, Small GW. Prevention in psychiatry: effects of healthy lifestyle on cognition. Psychiatr Clin North Am, 2011, 34(1): 249 - 261.

[7] Ngandu T, Lehtisalo J, Solomon A, et al. A 2 year multidomain intervention of diet, exercise, cognitive training, and vascular risk monitoring versus control to prevent cognitive decline in at-risk elderly people (FINGER): a randomised controlled trial. Lancet, 2015, 385(9984): 2255 - 2263.

长期护理保险与长期护理产业发展研究

丁汉升　王常颖　谢春艳　陈　多　曹宜播　程文迪　杜丽侠

【导读】 人口老龄化、重大疾病或伤残、慢性疾病等使人们面临身体机能障碍和认知障碍风险。严重的身体机能障碍和认知障碍使人丧失日常生活活动能力，需要专人对其进行护理，以维持其日常生活，长期护理由此应运而生。为了应对需要长期护理服务的人群所面临的照护负担和财务风险，长期护理保险(long-term care insurance)在各国经过多年的实践，已成为重要的风险管理手段[1]。文章对长期护理保险的内涵及内容进行归纳总结，对长期护理产业发展现状进行论述及分析，并对其中的问题提出了建议。

一、概念

长期护理保险又称为长期护理健康保险、长期看护保险、老年护理健康保险等。它是在人们身体或(和)精神状况出现问题时，即自身无法进行自我照顾而需要他人，为其提供基本日常生活和与基本日常生活密切相关的医疗护理的帮助的一个相对较长时期，针对为此而增加的额外负担提供服务或资金保障的一类保险[2]。

美国医疗保险协会(Health Association of America，HIAA)对长期护理保险的定义是"为消费者设计的，对其在接受长期护理时发生的潜在巨额护理费用支出提供保障"。Black 和 Skipper 所著《人寿保险》一书中，对长期护理保险的定义为"长期护理保险是保障当被保险人需要住在护理院，或雇用护理人员到家中服务所产生的各种费用"[3]。科隆通用再保险公司(General Cologne Re.)的定义是"长期护理保险指当被保险人非常衰弱，以至于在没有其他人帮助的情况下不能照顾自己，甚至不能利用辅助设备时，给付保险金的一种保险"[4]。

由上述定义可知，长期护理保险是指对被保险人生活无法自理，需要入住护理机构接受长期康复、支持护理，或在家中接受他人护理时产生的各种费用给予补偿的一种健康保险。它通常周期较长，一般长达半年、数年甚至十几年，其重点在于尽最大可能长久地维持和增进被保险人的

基金项目：上海市第四轮公共卫生体系建设三年行动计划(2015 年—2017 年)重点学科建设项目"循证公共卫生与卫生经济学"(项目编号：15GWZK0901)。

第一作者：丁汉升，男，博士，研究员，上海市卫生和健康发展研究中心(上海市医学科学技术情报研究所)党总支副书记、副主任。
作者单位：上海市卫生和健康发展研究中心(上海市医学科学技术情报研究所)(丁汉升、王常颖、谢春艳、陈多、曹宜播、程文迪)，复旦大学附属华东医院(杜丽侠)。

身体机能，提高其生活质量，但更多的情况是使被保险人的情况稍有好转，或仅维持现状[5]。

二、历史发展

20世纪70年代，老年护理保险保单开始出现在美国商业保险市场，80年代在德国、法国，90年代在英国也相继出现。第一代长期护理保险产品于1975年问世。目前商业长期护理保险市场上，美国和法国都拥有30年以上的发展经验。1986年，以色列政府率先推出法定护理保险制度。1991年，英国出售第一份长期护理保险。随后，德国、日本等国相继建立了老年护理保险制度。德国自1995年《长期护理法案》(*Pflege-Versicherungsgesetz*)正式生效以来，长期护理保险已成为其社保体系的第五个支柱。法案规定，凡有权享受医疗保险的国民都有权享受护理保险，高达90%的德国人得到了长期护理保险。同时，日本政府于1995年提出了"关于创设护理保险制度"的议案，于1997年12月制定了《护理保险法》，将长期护理保险列入社会保险体系，并于2000年4月1日正式实施[6]。

与发达国家相比，中国的长期护理保险尚处于起步阶段。商业保险市场先行先试，2005年1月，国泰人寿保险有限责任公司推出了"康宁长期看护健康保险"，是国内商业保险市场上第一款以长期护理为主险的保险产品。2006年6月，中国人民健康保险股份有限公司在全国范围内推出了"全无忧长期护理个人健康保险"。随后，太平洋人寿保险股份有限公司推出了"太平盛世附加老年护理保险"，信诚人寿推出了"挚爱一生"附加女性保障长期护理保险等[7]。总体来看，市场上的长期护理保险产品种类逐渐增多，但主要集中在少数几家实力雄厚的大型保险公司。尽管国内商业长期护理保险发展较快，但与国外成熟的发展模式相比仍存在较大差距，业务规模小、功能作用弱，与多元化的市场需求以及我国社会经济发展之间存在较大差距。

党的十八届五中全会和"十三五"规划提出了"探索建立长期护理保险制度"和"开展长期护理保险试点"的任务部署。2016年6月27日，人力资源社会保障部办公厅印发《关于开展长期护理保险制度试点的指导意见》(人社厅发〔2016〕80号)，正式提出了"推动探索建立长期护理保险制度，进一步健全更加公平更可持续的社会保障体系"[8]，并选定河北省承德市、吉林省长春市、黑龙江省齐齐哈尔市、上海市、江苏省南通市及苏州市、浙江省宁波市、安徽省安庆市、江西省上饶市、山东省青岛市、湖北省荆门市、广东省广州市、重庆市、四川省成都市、新疆生产建设兵团石河子市等15个市作为长期护理保险的试点地区。这一举措，标志着我国正式开展长期护理保险制度的探索。

三、内涵

长期护理保险属于健康保险范畴，但与其他健康保险相比，它具有一些明显的特征：

长期护理的目的是对丧失日常生活能力的人进行恢复和帮助。健康保险的主要目的是为治愈疾病或保全生命提供保障，而长期护理是对一些衰老、严重或慢性疾病、意外伤残或其他原因导致的日常生活能力丧失的人进行帮助，并使不利降至最小化。虽然长期护理可以针对任何年龄的人群，但通常老年人群占需要长期护理服务人群的大部分。实施长期护理旨在提高病理性衰老，或正常衰老的老年人的生活质量与生命质量，也是预防新疾病发生的重要措施。

长期护理可以由受过专业培训并持证上岗的正规护理人员（formal caregiver）提供，即正式照护，也可由不支付费用的家属或朋友（informal caregiver）提供，即非正式照护。护理服务可以在基层医疗机构、老年护理机构或专业康复机构等环境中提供，也可以在家中提供。

长期护理保险主要以身体机能障碍和认知能力障碍分级来判断其所需服务及享受待遇。常用的身体机能障碍评判标准例如：① 日常生活活动能力（activities of daily living，ADL），有移动、进食、走路、洗浴、穿衣、如厕、外出等七个方面；② 工具性日常生活活动能力（instrumental activities of daily living，IADL），包括购物、理财、使用电话、做饭、从事轻、重家务等方面。认知能力障碍评判标准譬如：① 简易智力状态检查量表（mini-mental state examination，MMSE），有定向力、记忆力、注意力、计算能力、语言能力、视力等方面；② 简易精神状态问卷调查表（short portable mental status questionnaire，SPMSQ），包括记忆力、计算能力等方面。

长期护理保险的建立，不仅有利于转移老年人群的护理风险，为他们晚年生活提供保障，提高老年人的生活质量，而且减轻了家庭和社会的负担，促进健康老龄化和社会和谐发展[9]。

四、部分发达国家长期护理保险的基本情况

（一）日本

日本于1997年12月制定了《护理保险法》，并于2000年4月1日开始正式实施全民长期护理保险计划。40岁以上国民无论身体状况，必须全部加入长期护理保险，并缴纳一定的保险费。65岁以上需要照护的老年人和40岁以上生活不能自理的患者，经专业鉴定委员会认定，即可享受长期护理保险服务[10]。

在日本，护理保险制度提供包括健康、医疗、福利在内的综合服务，主要包括两个方面：居家服务和设施服务。居家服务指的是被保险人大部分时间住在自己家里接受各种服务，包括上门护理、上门帮助洗浴、上门帮助康复、日托康复、居家疗养指导等；设施服务是指被保险人入住各种福利设施的服务，有护理老人福利设施、护理老人保健设施、护理疗养型医疗设施等。

（二）美国

在美国，长期护理保险于20世纪70年代开始出现。初始发展较慢、市场渗透率低。20世纪90年代，随着美国政府医疗保障体系改革的推进和相关法规政策[如1996年出台的《联邦健康保险可移转与说明责任法案》（*1996 Federal Health Insurance Portability and Accountability Act*，HIPAA）]的出台，长期护理保险得到了加速发展。目前长期护理保险已成为美国最受欢迎的健康险产品之一。过去保险公司将被保险人投保时的年龄限制在50～70岁，近年来，部分保险公司把投保年龄放宽至18～99岁，投保时被保险人年龄越低，费率越低。

长期护理保险覆盖的主要内容包括：① 护理院护理（nursing home care），分为专业护理（skilled nursing care）、中级护理（intermediated nursing care）和基本护理（custodial care）；② 社区护理（community-based care），分为家庭健康护理、全天看护、援助护理、临终看护等。

（三）德国

德国 1994 年颁布了《长期护理法案》[11]，该法案于 1995 年 1 月 1 日正式生效。此后于 2007 年 10 月出台《护理保险结构性继续发展法》，进一步完善了护理保险制度。保险模式采取“护理保险跟随医疗保险”的原则，强制参加保险，同时要求购买商业保险的人至少参加一项护理保险。长期护理保险的给付对象没有年龄限制，只要身体状况属于需要护理的状态，均可以成为给付对象。据统计，近 90%的德国人口被长期护理保险计划覆盖，同时有约 9%的人购买了商业长期护理保险，体现了德国长期护理保险的广覆盖性和多样性[12]。

保险项目包括家庭护理和住院护理，其中家庭护理分为家庭自配人员护理、护理机构上门护理和两者兼有三种形式。此外，护理服务等级分为中度护理、重度护理和最重度护理三级，不同级别的护理，护理员与被护理者比不同，以保障其享受到高质量的护理服务。

（四）澳大利亚

澳大利亚联邦政府于 2001 年至 2002 年间颁布了一项老年长期家庭护理计划，由中央至地区的各级政府筹措资金，政府、商业机构和志愿性机构协同提供服务[13]。2012 年 4 月，澳政府启动了“更长寿、更健康”(living longer，living better，LLLB)改革方案，拟在 5 年内投入 37 亿澳元用于改善护理服务[14]。2016 年 4 月，澳大利亚老年护理委员会(Aged Care Sector Committee)制定了改革路线图，呼吁进行更广泛的变革，建立更具可持续性老年护理体系。该改革路线图为澳大利亚养老产业向以需求为驱动的行业转型提供了基础[15]。

长期护理保险保障服务内容有机构护理和社区护理。机构护理是在某个居住场所提供包括膳食和住宿服务的护理；社区护理是指提供给没有获得机构护理服务的个人护理和其他人帮助的服务。

五、我国长期护理保险发展的基本情况

（一）社会保障体系

随着我国经济社会的不断发展，人口老龄化程度不断加深、加快，给家庭养老、社会养老带来了前所未有的挑战。为了应对这一严峻形势，人力资源社会保障部办公厅于 2016 年 6 月 27 日印发了《关于开展长期护理保险制度试点的指导意见》(人社厅发〔2016〕80 号)(以下简称《意见》)，在河北省承德市等 15 个城市开展长期护理保险制度试点。《意见》明确了长期护理保险制度的指导思想和基本原则、目标和任务、基本政策、管理服务等，提出了探索以社会互助共济的方式筹集资金，建立为长期失能人员的基本生活照料和与基本生活密切相关的医疗护理提供资金或服务保障的社会保险制度。同时，《意见》强调，在开展长期护理保险试点过程中，要注重加强与其他保障制度之间的统筹衔接，协同推进长期护理服务体系建设和发展，加强从业人员队伍建设，完善服务标准体系，并探索建立多层次长期护理保障制度，满足多样化、多层次的长期护理保障需求[16]。

在试点过程中，一些地区勇于创新，具有前瞻性，为其他地区开展长期护理保险试点提供了

有益的借鉴与启发。2012年，山东省青岛市率先在全国探索建立长期护理保险制度，并取得良好效果。青岛市长期护理保险制度具有以下特点：一是单独制度架构；二是稳定、可持续的资金来源；三是合理梯度的结算给付标准和保障形式；四是青岛全市统一标准化监管和服务。2014年12月30日，青岛市人力资源和社会保障局印发《青岛市长期医疗护理保险管理办法》(青人社发〔2014〕23号)。2018年2月28日，青岛市人民政府印发《青岛市长期护理保险暂行办法》(青政发〔2018〕12号)，进一步完善了青岛市长期护理保险体系。自2012年7月起实施长期医疗护理保险制度以来，至今青岛全市已有5万多名失能失智人员受惠，平均年龄80.4岁，护理保险资金累计支出14亿元，600多家护理服务机构得到了较快发展[17]。

探索建立长期护理保险制度，是应对人口老龄化、促进社会经济发展的战略举措，是实现共享改革发展成果的重大民生工程，是健全社会保障体系的重要制度安排，对保障失能人员基本生活权益、弘扬中国传统文化美德、增进人民福祉、促进养老服务产业发展和拓展护理从业人员就业渠道，具有重要意义。

（二）商业保险市场

近年来，我国一方面在不断推进完善多层次的社会保障体系，另一方面，也在逐步为商业保险参与长期护理保险提供多方面的政策支持。2009年4月，中共中央国务院在《关于深化医药卫生体制改革的意见》(中发〔2009〕6号)中，充分肯定了商业健康保险对于我国社会医疗保险的补充作用。2014年8月，中共中央国务院发布的《国务院关于加快发展现代保险服务业的若干意见》(国发〔2014〕29号)提出“要适时的开展个人税收递延型商业养老保险试点”。2015年11月，由国家卫生和计划生育委员会、民政部、发展和改革委员会等九部门制定的《关于推进医疗卫生与养老服务相结合的指导意见》(国办发〔2015〕84号)明确提出“要进一步开发包括长期商业护理保险在内的多种老年护理保险产品，鼓励有条件的地方探索建立老年护理保险制度，积极探索多元化的保险筹资模式，保障老年人护理服务需求，鼓励老年人投保护理保险产品”。

我国第一款以长期护理为主险的商业保险是由国泰人寿保险有限责任公司于2005年1月推出的“康宁长期看护健康保险”，随后，长期护理保险业务在商业保险市场上逐渐发展，至今已经历了十余年的时间。但是，相对于庞大的市场需求来说，我国现阶段的商业长期护理保险产品还远远不能满足日益增长的社会经济发展需求。商业长期护理保险产品的数量有限，且产品研发能力不足。此外，大部分保险公司对经营、销售商业长期护理保险的经验较为缺乏：一是大部分保险公司尚未建立起完善的长期护理保险管理体系；二是由于缺乏大数据等原因，核保理赔人员在长期护理保险方面精算能力和实践经验严重不足。商业保险是社会保障体系的重要支柱，活跃的商业保险市场是我国构建多层次、多样化社会保障体系中必不可少的组成部分。因而应当加强政府支持和政策引导宣传作用，给予保险公司一定的财政和税收优惠，鼓励其开发长期护理产品，使商业保险积极发挥对社会保障体系的补充作用。

六、我国长期护理服务产业发展的意义、现状与问题

长期护理产业是通过市场机制为老年人提供产品、设施和服务，满足老年人及其家庭对长期

护理需求的特殊服务性产业。长期护理产业所涉及的领域十分广泛，可包括老年健康服务业（老年医疗保健业）、老年照护服务业（家庭服务业）、老年日常生活用品制造业（老龄用品业）、老年金融保险业（养老保险业、老年人寿保险业和健康保险业）、养老地产业等等。

大力发展长期护理产业是国家相关政策的要求。近年来，国家陆续出台多项政策文件，内容涉及老龄事业发展、养老服务业发展、医养结合、社会养老服务体系建设、民间资本参与长期护理服务、商业健康保险、智慧养老等。

大力发展长期护理产业是社会经济发展的现实需要。总结归纳国际经验显示，基于亲属关系的社会网络在长期护理产业发展之前就已经支离破碎，此外，有充分的证据表明，长期护理产业的发展促进了家庭代际的良性互动和老年人社会关系网络的维系。因此，推动长期护理产业的健康发展既能满足老年人口对养老和照护服务需求的增长，同时也符合我国社会及经济的发展方向，有助缓解老龄化中国所面临的经济社会发展与民生的双重压力。

自 1984 年起，中央和各省、自治区、直辖市各级卫生行政部门建立了老年保健管理机构。有条件的大城市相继设立了老年病医院、老年人护理院或老年医疗康复中心。地（市）、县（市）医院设老年病门诊，有的街道和乡镇设老年病门诊或老年医疗站，广泛建立老年家庭病床。其他老年机构，如老年疗养院，为孤寡老人建立的敬老院；以及现在的老年公寓等，长期护理服务在这些机构中占有重要位置。总体而言，我国目前的长期护理服务主要是养老和照护服务，主要包括生活服务和医疗服务两方面的内容，分别由民政和卫生两个部门分头管理。

过去，政府将护理机构建设与管理全部包揽下来，后来发现经济负担过重。20 世纪 90 年代始，政府鼓励社会力量兴办养老机构，促进了机构护理的迅速发展。经过多年发展，我国长期护理服务产业发展主要存在以下问题。

（一）服务提供方式以家庭非正式照护服务为主，正式服务不足

目前，国内老年长期护理以家庭非正式照护服务为主，绝大部分需要照护的老年人居住在自己家中，由其子女扮演老年人照护的主力军角色，由社会和市场力量提供的正式服务所占比例很小。调查研究发现，全国服务于老年人以护理照料为主要功能的慢性病医院、护理照料机构、康复机构、晚期患者的临终关怀机构还很少；城市尚未建立起老年人长期护理服务网络，政府在这方面提供的服务对老年人的覆盖面还比较窄，从全国范围来看，城乡社区对老年人的福利服务设施以及长期护理服务组织也比较缺乏。

（二）正式服务提供由政府占主导，社会和市场力量不足

目前我国已有的长期护理相关服务，主要由政府主导，以公办机构为主，引导社会组织和企业等社会力量参与提供服务的力度不大。现有的公办机构提供的长期护理服务在很大程度上依靠政府的财政补贴，加重了政府的财政负担，服务提供、设备、服务人员补贴方面都需要大量的资金投入，单靠政府的财政投入远远不够，长期来看，完全靠财政投入来支持长期护理服务的发展是不合理的，不具备持续性的。

从国际经验来看，长期护理产业不应由政府来完全包揽，例如已经建立了完善的老年长期照护与保障体系的德国、澳大利亚等国家，政府建立相关制度、法规和政策，服务则完全由市场提

供，服务提供者由营利性机构和非营利性机构组成，鼓励市场竞争。即使在社会福利化水平较高的英国，涉及老年相关的服务政府提供的也只占很少一部分。我国这种依靠政府财政补贴建立长期照护服务的模式亟待改变。

（三）服务内容以日常生活照料为主，康复、护理和临终服务不足

长期护理服务的内容以家政服务为主，主要内容包括家务、购物、打扫卫生、整洁环境、洗衣等家务服务，以及用餐、洗澡、淋浴、上厕所、陪同上街、换衣服等活动服务，需要较高专业技能的康复护理服务及精神慰藉类的服务提供较少。现有的机构养老、社区养老和居家养老都难以解决老年人的长期护理问题，与老年健康相关的服务主要是以基于“治疗”为核心的医院服务以及社区卫生服务机构的家庭病床服务，服务能力明显不足，远远不能满足老年人的康复和长期护理需求。

全国老龄工作委员会办公室“全国民办养老服务机构基本状况调查”数据显示，中国民办养老服务机构中，有87%以提供日常生活照料为主要服务类型；10%左右以提供护理康复为主，这类机构除了提供各类日常生活服务项目以外，还要为有康复需求的老年人提供服务；另外还有3%左右的机构以提供临终照护为主要服务类型[18]。

（四）长期护理服务所需的人力资源不足

当前，受到社会观念、薪资水平和职业前景等各种因素的制约，我国尚未建立稳定的人才培养机制，长期护理相关从业人员供给无法保障，不能满足老年人口不断增长的多元化长期护理需求，供需失衡突出。

首先，服务人员数量不足，结构不合理，缺乏层次与分类，多层次、分等级、分类别的长期护理服务人员队伍还没有建立完善。例如，上海市经过人力资源与社会保障部门认证的养老护理人员目前主要分为健康照护与养老护理（医疗照护）两个类别，但大部分人员主要服务内容限于生活照料，能够提供简单的医疗护理的养老护理员极度缺乏，无法满足居家老人的基本医疗护理需求。

其次，服务人员质量不高，缺乏教育和培训，能力水平低。多数护理人员来源主要是外来务工人员，文化底子薄、能力素质不高，上岗前只是经过简单的短期培训，培训内容不全面不规范。

再次，从业人员职业发展空间匮乏，社会地位低，人员不稳定。以护理员队伍为例，劳动强度大，时间长，缺乏统一的护理员资格鉴定及护理员资格证，且社会福利待遇比较低，社会认可度不高，造成了队伍的流动性大。

（五）政策规范、监督管理体系不够健全，缺乏部门协同

长期护理服务的管理体系尚不完善，相关政策规范不够细化，其准入标准、职能界定、服务内容与服务规范、责任认定等存在尚不明确的情况。因相关服务模式仍在不断探索中，且形式不一，现有法规并不能完全覆盖[19]。

目前，长期护理服务相关业务主管部门交叉重叠、责任边界不甚明晰。根据我国的行政管理制度，医疗机构属卫生行政部门管理，养老机构归民政部门管理，长期护理相关服务资源分散在

民政、卫生和医保等各领域。而服务方面的管理体制是也条块分割，养老服务由民政部门管理，医疗服务由卫生部门管理，筹资和支付归财政、人社部门管理，康复和照护等服务资源融合不够，服务之间缺乏有效衔接，服务模式、管理体系及监督机制尚不健全。交叉重叠的部门管理有可能会导致相关服务发展处于“九龙治水”的困境。要在医养结合的大背景下实现相关服务的衔接与整合，还需要加强沟通协作。

七、我国长期护理服务产业发展方向与建议

（一）大力发展以社区服务为依托的居家养老和照护服务，保障基本服务需求

在政策和规划的推动下，当前我国老年护理院和养老机构的床位都有明显增加，但社区居家照护发展相对滞后。因此社区居家护理照料服务机构应当成为政策支持和鼓励发展的重点。应逐步减少以自理老年人为对象的供养型老年机构。将生活部分自理的半失能老人，比如生活行为依赖扶手、拐杖、轮椅和升降设施等帮助的老年人，通过统一照护需求评估，引导到社区居家接受照料和支持服务，以减少对床位资源的要求。将居家养老和照护服务方面的功能在社区层面进行整合与衔接，鼓励社区护理和社区生活照料服务场地共享，提供一站式服务。可通过试点起步，尝试允许符合资质要求的养老院和护理院举办社区护理站，可为失能老年人提供机构—社区—居家连续护理服务。

（二）制定完善引导和扶持政策，助推社会和市场力量参与长期护理服务

避免国家在福利提供中过分地保障，避免福利依赖问题的出现是西方福利多元主义中可资借鉴的理论模式[20]。政府可通过目标规划、金融服务、税收优惠、相关服务的法规管制以及策略性措施等为长期护理服务业发展提供有利的发展环境，间接推动长期护理产业的发展与创新。此外，通过资金投入、人才培养、设施提供、信息服务和科技支撑等手段，从多个方面直接助推长期护理产业的可持续发展。

大力推进公建民营、民办公助等形式，选择通过补助投资、贷款贴息、运营补贴、购买服务等方式，支持社会力量开办长期护理服务机构，提供多样化的相关服务。鼓励优质社会办社区护理机构连锁经营。

制定并完善政府向民办机构等社会力量购买长期护理服务的政策措施，落实对长期护理服务企业的优惠和扶持政策。加大财政、医保、物价、土地、税收、金融等政策扶持力度，对提供长期护理服务的企业给予一定的政策优惠，从而拉动长期护理产业快速、健康发展。

（三）加强服务监管与政策规范，在加快发展的同时保证服务质量

卫生、民政、人保、发展改革委等相关部门要健全长期护理服务提供机构与人员的准入、管理、评价、退出机制。

一是要为细化居家养老和照护服务提供机构设置标准，开展老年护理服务机构资质认定，将符合条件的机构纳入基本老年护理保险的定点范围。二是清晰界定和规范服务内容与服务范

围，制定服务规范和标准。各试点地区根据现有的长期护理保险服务项目清单，进一步扩展服务项目内容，对于长期护理保险不能覆盖的服务内容，可以鼓励社会和市场根据服务内容规范和标准进行提供。三是价格主管部门要探索建立科学合理的长期护理服务定价机制，依法确定适用政府定价和政府指导价的范围。四是加强长期服务质量控制和服务提供与利用行为监管，指导服务提供机构完善管理规范、改善服务质量，加强对相关服务规范的指导与质量控制。建立机构和人员的诚信档案系统，建立评价体系，对服务机构运营补贴、政府购买服务等公共资金的使用情况予以有效监管。各有关部门要依照职责分工对社会提供的长期护理服务实施监督管理。五是要积极培育和发展长期护理服务行业协会，发挥行业自律作用。

（四）加强长期护理服务领域人才队伍的建设

培养老年居家养老、照护等方面的专门人才是提升养老服务专业化、标准化和品质化的重要举措。

1. 加快人员培养和培训，扩充人才队伍，提升人员质量

教育、人力资源社会保障、民政等部门要支持高等院校和中等职业学校增设居家康复与照护服务相关专业和课程，扩大人才培养规模，加快培养专门人才，制定优惠政策，鼓励大专院校对口专业毕业生从事长期护理服务工作。开展继续教育和远程学历教育。依托院校、相关医疗机构和养老机构建立长期护理服务实训基地。对长期护理服务人员进行分类别、分等级、分层次的专业培训，对符合条件的参加长期护理服务职业培训和职业技能鉴定的从业人员按规定给予相关补贴，在养老机构和社区开发公益性岗位，吸纳农村转移劳动力、城镇就业困难人员经过专业培训并取得职业资格后从事长期护理服务。

2. 加强激励考核，稳定人员队伍

为稳定长期护理服务队伍，需要提高从业人员的社会地位和收入待遇。人力资源和社会保障部门要建立完善长期护理服务相关职称序列，建立职业发展通道和等级考核制度，以专业护理员为服务主体，非专业护理人员为补充，经专业考核将从业人员划分类别和等级，将提供服务的类别等级与其收入待遇相配套；重视对长期护理服务人员的职业道德教育和心理疏导。

参考文献

[1] 陈滔，蔡端绵. 健康保险. 北京：中国财政经济出版社，2011，(5)：103－104.

[2] 孙蓉，兰虹. 保险原理与实务. 北京：清华大学出版社，2012，(4)：113－114.

[3] Kenneth Black，Harold DSkipper. Life insurance. New Jersey：Prentice-Hall，Inc.，1994.

[4] 邱鹏. 长期护理保险：我国健康险市场未来的发展点. 上海保险，2004，(3)：31.

[5] 荆涛. 长期护理保险：中国未来极富竞争力的险种. 北京：对外经济贸易大学出版社，2006，(3)：21－23.

[6] 许谨良. 人身保险原理和实务. 第4版. 上海：上海财经大学出版社，2015，(8)：69－70.

[7] 张晓峰. 我国商业性长期护理保险产品开发研究. 湖南大学，2007.

[8] 人力资源社会保障部办公厅. 人力资源社会保障部办公厅关于开展长期护理保险制度试点的指

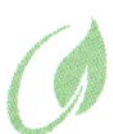

导意见(人社厅发〔2016〕80 号). http://www. gov. cn/xinwen/2016—07/08/content_5089283. htm[2016 - 07 - 08].

[9] 魏巧琴. 新编人身保险学. 第 3 版. 上海：同济大学出版社，2015：171.

[10] 凌文豪，王莉丽，代利风，等. 社会保障概论. 郑州：河南大学出版社，2013：236.

[11] 刘芳. 德国社会长期护理保险制度的运行理念及启示. 德国研究，2018，(1)：61 - 63.

[12] 柳伟华. 国外长期护理保险制度对我国的启示. 中国市场，2016，(50)：189 - 190.

[13] 梁欢. 上海老年人口家庭照料者的社会支持研究. 上海社会科学院，2015.

[14] Parliament of Australia. Aged care-reforming the aged care system. https://www. aph. gov. au/About _ Parliament/Parliamentary _ Departments/Parliamentary _ Library/pubs/BriefingBook45p/AgedCare[2018 - 07 - 23].

[15] Alex Grove. Aged care: a quick guide. https://www. aph. gov. au/About _ Parliament/Parliamentary_Departments/Parliamentary_Library/pubs/rp/rp1617/Quick_Guides/Aged_Care_a_quick_guide. 2016 - 10 - 24/[2018 - 07 - 23].

[16] 人力资源社会保障部. 人力资源社会保障部办公厅印发《关于开展长期护理保险制度试点的指导意见》. http://www. mohrss. gov. cn/SYrlzyhshbzb/shehuibaozhang/gzdt/201607/t20160708 _ 243152. html[2016 - 07 - 08].

[17] 苏万明. 山东省青岛市升级长期护理保险实行"全人全责". http://www. xinhuanet. com/local/2018—03/19/c_1122559554. htm[2018 - 03 - 19].

[18] 田晓佩. 我国发布首个中国养老机构发展研究报告. http://m. news. cntv. cn/2015/07/16/ARTI1437015127032414. shtml[2015 - 07 - 16].

[19] 吕鹏飞，陈晓玲，周宏东，等. 上海市医养结合养老模式卫生监督困境及对策. 医学与社会，2016，29(2)：71 - 73.

[20] 彭华民，黄叶青. 福利多元主义：福利提供从国家到多元部门的转型. 南开学报，2006，(6)：40 - 48.

上海市金山区“医养融合”模式探索

张伟东　吴欢云　江　雁

【导读】 文章通过对金山区“医养融合”现行模式的分析，剖析金山区“医养融合”的主要模式和创新特色，总结实际操作中存在的问题，探索更适合金山区的“医养融合”新模式。

随着人口老龄化的不断加剧、传统家庭照护功能的弱化，“医养融合”逐渐成为我国社会养老服务体系建设发展的重要方向。上海是我国第一个进入老龄化社会的城市，同时也是我国目前老龄化程度最高的大型城市之一[1]。为缓解人口老龄化带来的压力，上海市率先提出以居家为基础、社区为依托、机构为支撑的“9073”养老模式(即 90%的老人通过家庭养老解决，7%的老人享受社区居家养老服务，3%的老人享受机构养老服务)[2]，目前已经初见成效。金山区也面临人口老龄化带来的一系老年医疗和养老服务需求的压力。2017 年底，金山区 60 岁以上户籍人口 16.47 万人，占户籍人口 31.54%，同比 2016 年增长 5.64%[3]，已经步入老龄化社会。为了更好地满足广大老年人日益增长的养老与医疗服务需求，金山区积极推进“医养融合”工作，将“医养融合”落实到社区养老、机构养老模式中，优化资源配置，加快社会养老服务体系建设工作，不断完善金山区老年康护体系，全方位保障老年人的健康生活。

一、金山区“医养融合”模式建设背景

(一) 资源情况

一是医疗资源方面。金山区现有专业老年护理医院 1 家，核定床位 550 张，实际开放床位 690 张；全区开设老年护理床位的社区卫生服务中心 6 家，核定护理床位 249 张，实际开放床位 238 张；全区实际开放老年护理床位合计 928 张，每千人口 1.16 张。此外，拥有“临终关怀工作”舒缓疗护床位共计 70 张。二是养老资源方面。金山区现有养老机构 29 家，居家养老服务社(站)14 家，老年人日间服务中心 54 家。目前，29 家养老机构中设医疗机构的共计 24 家，其中 6 家养老机构已开通医保联网结算服务。

第一作者：张伟东，男，上海市金山区卫生和计划生育委员会副主任。
作者单位：上海市金山区卫生和计划生育委员会(张伟东、吴欢云)，上海市金山区卫生事务中心(江雁)。

（二）已有工作基础

一是加强养老机构内设医疗机构建设。结合市政府实事项目——养老机构设置医疗机构工作的推进，按照《上海市养老机构设置医疗机构工作指南》（沪民福发〔2015〕15号），金山区积极鼓励符合条件的养老机构内设医疗机构，并组织专业部门开展指导与审批，对已设立的由养老机构举办的医疗机构强化日常监管，并开展金山区“医养融合”机构医疗卫生管理专项督查，促进养老机构设置的医疗机构健康有序发展。二是提升老年人健康服务水平。践行《上海市老年人健康管理服务规范》，为辖区居民提供健康管理服务，包括生活方式和健康状况评估、体格检查、辅助检查和健康指导等。2017年，金山区老年人健康管理率达到75.75%。同时，结合金山区家庭医生“1+1+1”签约服务工作，优先满足本区60岁以上老年居民的签约服务需求，为社区、居家和养老机构老人提供健康档案管理、健康教育、家庭病床、社区护理等适宜的基本医疗卫生服务。截至2018年8月，金山区老年人家庭医生签约率达到83.98%。

二、金山区“医养融合”工作现状

（一）金山区“医养融合”现行模式

针对日益严峻的养老问题，我国提出了“9073”的养老模式，即“机构—社区—居家”养老模式。关于机构养老、社区养老、居家养老这3种养老模式的优缺点比较见表1。

表1　3种养老模式的优缺点比较

养老模式	适用对象	优点	缺点
机构养老	健康状况较差的老年人	医疗护理服务水平较高；专项资源丰富	床位资源有限
社区养老	健康状况较好和较差的老年人	兼具社区卫生服务和养老于一身	医疗水平较低
居家养老	健康状况较好、病情稳定的老年人	节约床位等资源投入，方便行动不便的老年人	不能做到全天候服务，及时性较差

金山区在“机构—社区—居家”养老模式的基础上，有针对性地开展“医养融合”工作。由于金山区仅有的1家专业老年护理医院，现有核定床位只有550张，无法满足金山区15万60岁以上老年人的养老需求，因此金山区侧重通过社区养老和居家养老模式实现“医养融合”服务的全覆盖。

1. 社区养老

一方面，社区卫生服务中心将辖区内的老年人在医疗机构的就诊记录和问询调查汇总成个人健康档案，医生可以通过查阅老人健康档案信息，获取出诊依据，并通过档案的动态更新对其病情发展及健康状况进行详尽的了解。另一方面，社区卫生服务中心通过全面详尽的健康档案管理工作，对不同健康状况的老年人开展针对性的医疗服务，对患有高血压、糖尿病等慢性病的老年人及时进行健康宣教和诊疗指导，通过电话随访和社区、站点随访等方式对其健康状态作跟踪了解，实现病情的控制和好转。同时，金山区部分社区机构内设有舒缓疗护床位，能够为肿瘤

患者提供舒缓疗护服务。

2. 居家养老

为方便社区患者获得连续的医疗卫生服务，提高基本医疗卫生服务的可及性，社区卫生服务中心医护人员走入社区、走进家庭，为辖区内提出建床需求且符合家庭病床收治范围的患者提供定期查床、治疗、护理。这种以家庭病床方式开展的医疗服务，使病情稳定的患者在家就能享受到医务人员的医疗服务，推进了居家养老工作。

金山区目前建有家庭病床 1 583 张，占户籍人口的 3.04‰，家庭病床以老年人居多。同时，金山区针对离退休干部、失独家庭等特殊群体开展定制式服务和家庭病床管理，具体包括提供免费体检服务、定期电话随访、基本体格检查、心理关爱、健康卫生科普等。

（二）金山区“医养融合”模式创新特色

1. 鼓励全科医生多点执业

金山区社区卫生服务中心鼓励有资质的全科医师办理多点执业注册，同时鼓励他们利用业余时间到养老机构开展服务。全科医师可为养老机构内老人提供建立并完善老年人健康档案、测量血压及血糖、开具门诊处方、健康教育及养生讲座等基本医疗服务。多点执业的全科医师每月在签约养老机构服务不少于 16 小时，一般每周不少于 4 小时。

2. 探索医保支付居家医疗护理服务

金山区按照“政府主导、社会参与、居家为主、养老机构为辅”的原则，依托基本医疗保险制度，自 2016 年 7 月起试点医保支付居家医疗护理费用，由基层医疗卫生机构提供基本居家医疗护理服务。专业评估员通过对符合条件并提出需求的老人进行护理需求等级的评估，划分轻度、中度、重度护理需求等级，确定医保基金支付的护理服务时间和频次。居家医疗护理服务的内容包括基础护理、常用临床护理及相应护理指导；轻度每周上门服务 3 次，中度每周上门服务 5 次，重度每周上门服务 7 次。护理服务所发生的费用由职工基本医疗保险统筹基金支付 90%、个人医疗账户结余支付 10%，不足部分由个人自付。

3. 放宽老年医疗护理服务机构门槛

金山区不仅积极为有护理需求的高龄老人减轻护理费用负担，满足他们每周多频次的护理需求，同时开放了提供老年医疗护理服务机构的门槛。按照《关于本市开展高龄老人医疗护理计划试点工作的意见》（沪府办〔2016〕67 号）文件有关精神，在社区卫生服务中心平台统筹管理下，取得《医疗机构执业许可证》的护理站、社区卫生服务中心、护理院、门诊部等基层医疗卫生机构均可开展居家医疗护理服务，不仅满足了日益增长的老年人的护理需求，加速了护理服务机构的发展，而且能激励护理服务机构提供更优质的服务。

4. 临终关怀，走向社区

2017 年，肿瘤作为金山区户籍居民顺位第 2 位死因，死亡率 256.06/10 万人，占死亡总数的 31.38%[4]。做好临终关怀服务是金山区卫生计生部门的责任，因此金山区重点加强临终患者居家和机构相结合的舒缓疗护服务，提高临终患者生命质量，促进医疗资源合理利用，大力支持发展居家舒缓疗护工作，让临终关怀走向社区，让生命有尊严，让服务有质量。

金山区卫镇、亭林镇社区卫生服务中心和众仁老年护理院作为上海市舒缓疗护试点项目单位，开设临终关怀病床，2017 年共接诊临终关怀病人 168 人，门诊服务总数 450 人次，人均住院 39.1 天。金山区卫镇社区卫生服务中心 2014 年作为市政府第二批实事项目试点项目单位，开展舒缓疗护服务，先后荣获"全国关爱生命奉献爱心"先进集体称号（上海市仅有的 6 家单位之一）、"全国安宁疗护社区示范基地"称号。金山区针对没有覆盖到临终关怀机构的街道及镇，由社区开展居家舒缓疗护工作，实现居家舒缓疗护服务的全覆盖。2018 年金山区已建立居家舒缓疗护 100 张，为辖区内晚期恶性肿瘤和临终患者提供上门照护服务，向患者提供心、灵、社全面支持服务，普及临终关怀基本知识，促进社会公众对临终关怀的认识度。

5. 提升服务硬件配备水平

（1）启动"家医户户通，健康守护车"项目。由于金山区地处郊区，地广人稀、服务半径较大，为了缓解家庭医生上门服务用车难的问题，提高家庭医生服务效率，金山区探索实施"家医户户通，健康守护车"项目，目标是实现"家庭医生下社区，健康守护到家门"。2016 年 10 月 24 日项目正式启动，为 11 家社区卫生服务中心租赁 55 辆新能源车，方便家庭医生开展"医养融合"工作。该项目定期对有需求的签约居民提供出诊、随访服务；承担起农村卫生室药品配送和健康宣传工作；开展如大肠癌筛查、体检等下乡服务项目；提供金山区远郊特色服务——提供代配药、居家舒缓疗护等服务。此项目不仅为家庭医生提供了便利，全面提升服务效率，更完善了金山区社区卫生服务中心配套基础设施，为今后开展各类服务工作提供了扎实的基础。

（2）配置家庭医生服务专用包。为了方便家庭医生开展居家"医养融合"工作，金山区 2016 年为 11 家社区卫生服务中心均配备了专用的家庭医生服务专用包。服务专用包包括常用的听诊器、急救包、出诊包及检眼镜、检耳镜、检镜手柄等检测仪器和掌式监护仪、掌式尿液分析仪、健康信息采集仪等移动式采集分析仪，同时还配备社保卡读卡器，方便居家养老者使用医保卡获得医疗服务。

6. 做好居民慢性病健康管理

为了更好地落实居民慢性病健康管理工作，金山区借助第三方健康信息服务机构提供的远程健康管理信息化服务模式，在全区开展慢性病（高血压和糖尿病）远程健康管理项目，为社区居民提供更加完善、动态、全程的健康管理信息服务。社区居民在全区各个健康监测站点，通过刷身份证、社保卡或医保卡进行个人身份验证，验证成功后使用健康信息采集仪测量血压、血糖等数据，其健康指标可及时与电子健康档案进行连接更新，异常体征数据会通过健康自测平台通知签约家庭医生，由家庭医生给予健康指导和就诊通知，方便家庭医生开展健康管理。该项目从 2015 年 10 月开展到 2018 年 5 月，累计健康管理信息化检测 26.30 万人，测量 364.61 万人次，其中异常 183.94 万人次。

7. 加强人才培养和建设

金山区依托区卫生人才培训中心，适时开展养老护理中专或大专班（2 年制或 3 年制）试点，对区内 1 000 余名养老护理员进行专业技能培训，提高区养老护理人员的质量。同时，为了进一步规范老年照护评估人员的专业操作，金山区定期组织专业操作培训，截至 2018 年，已有 362 名医生和护士进行了培训并取得了上海市老年照护统一需求评估员资格。此外，金山区还鼓励人才柔性流动，鼓励符合条件的医务人员流动到养老机构内设的医疗机构，对于流动的医护人员，其在职称评定、专业技术培训和继续医学教育等方面，享有与医疗机构医护人员同等待遇。

8. 支持老年护理学科发展

金山区积极支持老年护理学科人才的科研教育，近5年来，先后有近16项老年护理、康复课题获得金山区卫生和计划生育委员会(以下简称“区卫生计生委”)科研课题立项。同时，金山区将“医养融合”、老年护理建设纳入区内卫生计生“十三五”规划，大力推进“医养融合”工作，加强区内专业机构建设。截至2018年，众仁老年护理医院老年痴呆科成功入围金山区第四周期、第五周期重点建设学科；众仁老年护理医院18名医务人员入选金山区第十周期卫生系统优秀人才。

三、金山区“医养融合”模式存在的问题

(一) 老年护理机构床位相对紧张且床位周转率较低

金山区老年护理床位核定数远远不能满足当前老年人群护理服务需求。同时，由于金山区众仁老年护理医院目前近50%的病床收治的是区外病人，部分区内老年病人难以入院，医院床位相对紧张。另外，区内老年护理床位周转率低，符合出院条件的病人难以及时出院，致使院外需住院病人无法及时安排住院。

(二) 医务人员不足，制约床位扩大

目前，金山区专业医疗机构和社区卫生服务中心的医务人员配置仍显不足，尤其在老年护理专业人员方面表现突出。金山区众仁老年护理医院卫技人员229人，实有床护比1∶0.58，与我国1∶0.8的标准相比有一定差距。其余医疗机构专业老年护理人员更为紧缺，导致医护人员缺少精力承担养老护理工作。在医务人员紧缺的情况下，扩大现有床位也受到制约，不能更好地提供养老护理服务。

(三) 老年护理床位及养老床位补贴不足

老年护理床位相对于治疗床位，运行成本较高，收益相对较低。目前区卫生计生委、财政局、民政局等部门对于区属综合医疗机构设置的老年护理床位仅提供一次性补贴，且补贴不足。对于社区卫生服务中心的老年护理床位也缺乏有效的补贴政策，社区卫生服务中心缺少开设老年护理床位的动力。对于设置在社区卫生服务中心内部的养老床位，民政部门也只采取一次性补贴政策。

四、对策及建议

(一) 提升养老护理市场活力

继续鼓励有资质的社会资本开设老年护理医院，规范和简化社会办医审批流程。根据区医疗机构设置规划，建成和发展2～3家有一定品牌特色的社会办老年护理医院。根据金山区“医养融合”相关方案和计划要求，给予有资质的医护人员适当的激励政策，鼓励其做好养老医疗服务。

（二）发挥社区卫生服务中心的作用

充分利用基层医疗资源，适当调整社区卫生服务中心治疗床位为老年护理床位，增加对老年护理床位的补贴，并提高老年护理床位使用率；继续推进社区家庭病床工作制度，并逐步将服务内容由治疗护理扩大到预防保健。

（三）加强对老年护理相关人员的培养

依托金山区卫生人才培训中心和卫生学校等，加强专业老年护理人员和护理员的培养和职业培训，适时开展养老护理中专或大专班试点；完善多点执业及待遇平等制度，鼓励符合条件的医务人员流动到养老机构内设医疗机构，增强内设医疗机构医护人员储备并加强培训，提高其医疗服务能力。

（四）创新智能互联关爱项目

完善与信息、软件等类型企业的合作项目，探索将人工智能融入“医养融合”养老的新模式，构建智慧养老[5]；开发智能计算机应用程序，将“医养融合”病床资源、护理情况、健康状况、生活提示等内容整合在一个云平台中，让子女及老年人通过手机远程了解老年人整体健康状况，获得按时服药、就诊和健康生活提醒等服务。

参考文献

[1] 马丽丽，陈娜，汤少梁. 医养结合养老机构养老服务发展政策研究. 医学与社会，2016，29(4)：40-43.

[2] 郑杰. “9073”格局下的上海社区养老政策：基于网状社区模式的视角. 天水行政学院学报，2014，15(6)：36-41.

[3] 陈干新，王向英. 2017 年上海市金山区统计年鉴. 上海：上海市金山区统计局，国家统计局金山调查队，2018.

[4] 上海市金山区卫生和计划生育委员会. 2017 年上海市金山区主要卫生计生统计数据. 2018.

[5] 戴鱼兵. 医养结合的养老模式. 中国计划生育学杂志，2017，25(1)：67-71.

上海市安宁疗护试点机构服务质量评价

荆丽梅　成雯郁　舒之群　李水静　施永兴

【导读】 安宁疗护关乎患者的生命质量，关乎医学的价值取向和社会的文明进步，是国内外共同关注的重要民生问题。2017 年，国家卫生计生委发布《关于安宁疗护实践指南(试行)的通知》(国卫办医发〔2017〕5 号)，同年在全国选取了 5 个地区开展安宁疗护试点。上海市安宁疗护工作开展较早，目前已经形成以公立社区卫生服务中心为主体的安宁疗护服务体系。文章对上海市 16 个区 72 家试点机构 2017 年度的安宁疗护开展情况进行系统评价，查找当前安宁疗护开展存在的主要问题，为上海市安宁疗护的政策完善提供科学依据。

安宁疗护(hospice care)，又称临终关怀。世界卫生组织(World Health Organization，WHO)指出，临终关怀是一种改善患者及其家属在面对威胁到生命的疾病问题时的生活质量的方法，它通过早期识别、全方位的积极评估、治疗疼痛和缓解生理、心理、精神等方面的问题，来预防和减轻痛苦[1]，为临终患者及其家属提供全面的照护，已成为普遍客观的社会需求。

一、安宁疗护的研究背景和意义

安宁疗护关乎患者的生命质量，关乎医学的价值取向和社会的文明进步，是一个重要的民生问题。随着人口老龄化的加剧和疾病谱的转变，罹患恶性肿瘤等不可逆转疾病的临终患者日益增加，越来越多的肿瘤末期患者承受着浑身插管、痛苦离世的同时，其家庭也承受着沉重的经济负担和繁重的照护压力。因此，优逝及善终问题越来越受到社会各界的关注。2014 年 5 月，194 个国家健康部门的官员在联合国举行会议，承诺把安宁疗护服务作为更紧迫的工作来做，这是全球首次在政府级别承认安宁疗护这一方式，并得到了 WHO 的支持[2]。同年，第 67 届世界卫生大会提出安宁疗护服务或将成为全球健康系统的重点工作[3]。2015 年，全国政协也对推进安宁疗护立项调研，并作为 2016 年第 49 次双周协商座谈会的主题之一[4]。

第一作者：荆丽梅，女，副研究员。
通讯作者：施永兴，男，中国生命关怀协会调研部副主任。
作者单位：上海中医药大学公共健康学院(荆丽梅)，上海市宝山区张庙街道长江路社区卫生服务中心(成雯郁)，上海交通大学医学院附属第九人民医院(舒之群)，上海市卫生健康委员会(李水静)，中国生命关怀协会(施永兴)。

为深入贯彻落实《"健康中国2030"规划纲要》和《国务院办公厅转发卫生计生委等部门关于推进医疗卫生与养老服务相结合指导意见的通知》(国办发〔2015〕84号)的要求，2017年2月，国家卫生计生委发布《关于安宁疗护实践指南(试行)的通知》(国卫办医发〔2017〕5号)，该通知明确了安宁疗护是以临终患者和家属为中心，以多学科协作模式进行，主要内容包括疼痛及其他症状控制，舒适照护，心理、精神及社会支持等。2017年10月，国家卫生计生委选定了上海市普陀区、北京市海淀区、四川省德阳市、吉林省长春市和河南省洛阳市5个地区开展安宁疗护工作首批试点。

上海市安宁疗护工作开展较早，上海市政府把安宁疗护作为与人民生活密切相关的民生工作，2012年和2014年更作为上海市政府实事工程开展，上海市目前已经形成以公立社区卫生服务中心为主体的安宁疗护服务模式。

二、上海市安宁疗护试点机构服务总体状况

上海市2016年户籍人口为2 419.7万人，户籍常住人口1 439.5万人，其中60岁及以上老年人口457.8万人，同比增长5.0%，占总人口的31.6%；80岁及以上高龄老年人口79.7万人，同比增长2.1%，占60岁及以上老年人口的17.4%，占总人口的5.5%。

2017年，上海市16个区的72家机构(表1)作为上海市政府实事项目试点机构开展安宁疗护服务。从开展安宁疗护机构的绝对数而言，浦东新区最多，共计14家，其次为闵行12家；从每个机构理论上需服务的该区户籍人口数而言，排在前三位的依次是闵行区、青浦区和嘉定区，分别为9.1万人、11.9万人和15.3万人；从每个机构理论上需服务的户籍老年人口数而言，前三位仍然是闵行区、青浦区和嘉定区。当前全市试点机构布局下，理论上平均每试点机构需服务户籍人口20.1万人，其中老年人口6.4万人(表2)。

表1 2017年度上海市各区安宁疗护试点机构清单

区域	单位名称
黄浦区	黄浦区豫园街道社区卫生服务中心(黄浦区老年护理医院)
	黄浦区顺昌医院(黄浦区顺昌老年护理医院)
长宁区	长宁区程家桥街道社区卫生服务中心(长宁区红十字老年护理院)
徐汇区	徐汇区华泾街道社区卫生服务中心
	徐汇区康健街道社区卫生服务中心
	徐汇区斜土街道社区卫生服务中心
	徐汇区仁爱医院
静安区	静安区临汾路街道社区卫生服务中心
	静安区静安寺街道社区卫生服务中心
	静安区北站街道社区卫生服务中心
	静安区芷江西路街道社区卫生服务中心
	静安区彭浦新村街道社区卫生服务中心

续 表

区域	单位名称
普陀区	普陀区长征镇社区卫生服务中心（普陀区长征老年护理院）
	普陀区石泉街道社区卫生服务中心（普陀区老年护理院）
	普陀区桃浦镇社区卫生服务中心
	普陀区宜川街道社区卫生服务中心
	普陀区曹杨街道社区卫生服务中心
虹口区	虹口区提篮桥街道社区卫生服务中心
杨浦区	杨浦区四平社区卫生服务中心
	杨浦区大桥社区卫生服务中心
闵行区	闵行区莘庄社区卫生服务中心
	闵行区江川社区卫生服务中心（江川红十字老年护理院）
	闵行区古美社区卫生服务中心
	闵行区新虹社区卫生服务中心
	闵行区华漕社区卫生服务中心（华漕红十字老年护理院）
	闵行区虹桥社区卫生服务中心
	闵行区七宝社区卫生服务中心
	闵行区梅陇社区卫生服务中心
	闵行区颛桥社区卫生服务中心
	闵行区马桥社区卫生服务中心
	闵行区吴泾社区卫生服务中心
	闵行区浦江社区卫生服务中心
宝山区	宝山区月浦镇社区卫生服务中心（宝山区红十字老年护理院）
	宝山区泗塘社区卫生服务中心（宝山区红十字护理院）
	宝山区罗泾镇社区卫生服务中心
	宝山区淞南镇社区卫生服务中心
	宝山区杨行镇社区卫生服务中心
嘉定区	嘉定区新成路街道社区卫生服务中心（嘉定区迎园医院）
	嘉定区嘉定镇社区卫生服务中心（嘉定区嘉定镇街道医院）
	嘉定区安亭镇黄渡社区卫生服务中心（嘉定区安亭镇黄渡卫生院）
	嘉定区真新社区卫生服务中心
浦东区	浦东新区迎博社区卫生服务中心
	浦东新区川沙社区卫生服务中心
	浦东新区大团社区卫生服务中心
	浦东新区高东社区卫生服务中心
	浦东新区高桥社区卫生服务中心
	浦东新区惠南社区卫生服务中心

续 表

区域	单位名称
浦东区	浦东新区机场社区卫生服务中心 浦东新区六灶社区卫生服务中心 浦东新区芦潮港社区卫生服务中心 浦东新区南码头社区卫生服务中心 浦东新区张江社区卫生服务中心 浦东新区塘桥社区卫生服务中心 浦东新区潍坊社区卫生服务中心(潍坊红十字老年护理院) 浦东新区宣桥社区卫生服务中心
奉贤区	奉贤区庄行社区卫生服务中心 奉贤区奉城镇社区卫生服务中心 奉贤区金汇镇社区卫生服务中心
松江区	松江区中山街道社区卫生服务中心 松江区洞泾镇社区卫生服务中心(松江区洞泾老年护理院) 松江区石湖荡社区卫生服务中心(松江区红十字老年护理院)
金山区	金山区金山卫镇社区卫生服务中心 金山区众仁老年护理医院 金山区亭林镇社区卫生服务中心
青浦区	青浦区徐泾镇社区卫生服务中心(青浦区徐泾镇老年护理医院) 青浦区金泽镇社区卫生服务中心 青浦区华新镇社区卫生服务中心 青浦区练塘镇社区卫生服务中心
崇明区	崇明区城桥镇社区卫生服务中心(上海市崇明县红十字老年护理医院) 崇明区三星镇社区卫生服务中心 崇明区长兴镇社区卫生服务中心 崇明区东平镇社区卫生服务中心

注：2014 年全市有 76 家安宁疗护项目试点单位，随着区域建设的推进，2017 年全市仍有 72 家项目单位继续坚持开展安宁疗护服务，静安区宝山路街道社区卫生服务中心因病房拆除改造，静安区宝华老年护理院及闵行区龙柏社区卫生服务中心因业务调整，以及崇明区新河镇社区卫生服务中心 4 家机构未参与填报和评价。

表 2　2017 年上海市各区安宁疗护试点机构数及服务人口数

区名	安宁疗护试点机构数	每机构理论需服务户籍人口(万人)	服务户籍人口排序①	每机构理论需服务户籍老年人口②(万人)	服务老年人口排序③
闵行	12	9.1	1	2.6	1
青浦	4	11.9	2	3.5	2
嘉定	4	15.3	3	4.8	3
崇明	4	16.8	4	5.7	7

续 表

区名	安宁疗护试点机构数	每机构理论需服务户籍人口(万人)	服务户籍人口排序①	每机构理论需服务户籍老年人口②(万人)	服务老年人口排序③
金山	3	17.3	5	5.2	4
奉贤	3	17.7	6	5.3	5
普陀	5	17.9	7	6.2	10
静安	5	19.0	8	6.5	11
宝山	5	19.3	9	6.1	8
松江	3	20.8	10	5.6	6
浦东	14	21.1	11	6.2	9
徐汇	4	23.0	12	7.4	12
黄浦	2	43.1	13	15.1	13
杨浦	2	53.9	14	17.7	14
长宁	1	58.3	15	19.4	15
虹口	1	76.0	16	27.0	16
合计/平均④	72	20.1	—	6.4	—

① 服务户籍人口排序是指按照各区每安宁疗护机构理论上需服务的户籍人口数进行排序，每机构理论上需服务的人数越少，说明机构布局相对较多，排序越靠前。② 户籍老年人口指的是大于等于60岁的户籍人口。③ 服务老年人口排序是指按照各区每安宁疗护机构理论上需服务的户籍老年人口数进行排序，每机构理论上需服务的人数越少，说明机构布局相对较多，排序越靠前。④ 机构数为合计，其他指标为平均。

三、上海市安宁疗护试点机构质量指数评价状况

（一）评价指标

为对上海市安宁疗护试点机构的服务情况进行综合评价，本研究设计了2017年度上海市安宁疗护质量指数评价指标体系，对72个试点机构的安宁疗护服务进行综合评价和比较。指标设计综合考虑了2012年市政府实事工程开展以来安宁疗护服务的发展情况，在上一年度评价指标的基础上进一步完善形成，主要关注试点机构对成年人安宁疗护的服务供给和服务质量。总体评价过程由市卫生计生委基层卫生处指导，并委托中国生命关怀协会调研部进行，资料收集方法包括机构调查数据、现场调研和专家咨询。具体评价指标包括8个维度共计54项指标，分别是：政策框架（权重17%，含5项指标）、保障机制（权重13%，含6项指标）、管理与环境（权重14%，含9项指标）、人力资源（权重16%，含11项指标）、服务质量（权重20%，含13项指标）、经济效益（权重6%，含4项指标）、社区参与（权重8%，含4项指标）、需求分析（权重6%，含2项指标）。

（二）总体评价结果

2017年度上海市72家安宁疗护试点机构的安宁疗护指数总体评分结果（图1）。质量指数

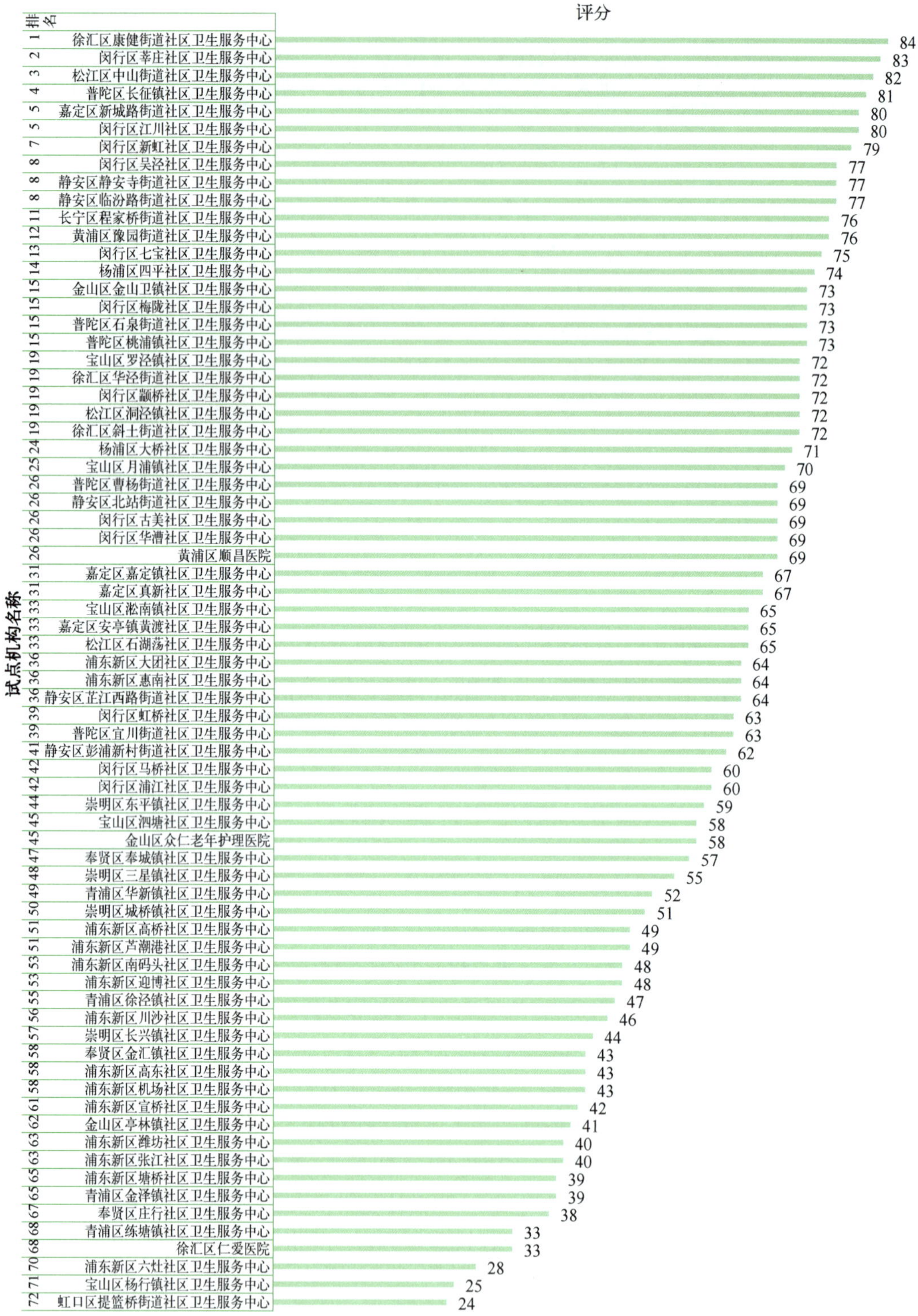

排名	试点机构名称	评分
1	徐汇区康健街道社区卫生服务中心	84
2	闵行区莘庄社区卫生服务中心	83
3	松江区中山街道社区卫生服务中心	82
4	普陀区长征镇社区卫生服务中心	81
5	嘉定区新城路街道社区卫生服务中心	80
5	闵行区江川社区卫生服务中心	80
7	闵行区新虹社区卫生服务中心	79
8	闵行区吴泾社区卫生服务中心	77
8	静安区静安寺街道社区卫生服务中心	77
8	静安区临汾路街道社区卫生服务中心	77
11	长宁区程家桥街道社区卫生服务中心	76
12	黄浦区豫园街道社区卫生服务中心	76
13	闵行区七宝社区卫生服务中心	75
14	杨浦区四平社区卫生服务中心	74
15	金山区金山卫镇社区卫生服务中心	73
15	闵行区梅陇社区卫生服务中心	73
15	普陀区石泉街道社区卫生服务中心	73
15	普陀区桃浦镇社区卫生服务中心	73
19	宝山区罗泾镇社区卫生服务中心	72
19	徐汇区华泾街道社区卫生服务中心	72
19	闵行区颛桥社区卫生服务中心	72
19	松江区洞泾镇社区卫生服务中心	72
19	徐汇区斜土街道社区卫生服务中心	72
24	杨浦区大桥社区卫生服务中心	71
25	宝山区月浦镇社区卫生服务中心	70
26	普陀区曹杨街道社区卫生服务中心	69
26	静安区北站街道社区卫生服务中心	69
26	闵行区古美社区卫生服务中心	69
26	闵行区华漕社区卫生服务中心	69
26	黄浦区顺昌医院	69
31	嘉定区嘉定镇社区卫生服务中心	67
31	嘉定区真新社区卫生服务中心	67
33	宝山区淞南镇社区卫生服务中心	65
33	嘉定区安亭镇黄渡社区卫生服务中心	65
33	松江区石湖荡社区卫生服务中心	65
36	浦东新区大团社区卫生服务中心	64
36	浦东新区惠南社区卫生服务中心	64
36	静安区芷江西路街道社区卫生服务中心	64
39	闵行区虹桥社区卫生服务中心	63
39	普陀区宜川街道社区卫生服务中心	63
41	静安区彭浦新村街道社区卫生服务中心	62
42	闵行区马桥社区卫生服务中心	60
42	闵行区浦江社区卫生服务中心	60
44	崇明区东平镇社区卫生服务中心	59
45	宝山区泗塘社区卫生服务中心	58
45	金山区众仁老年护理医院	58
47	奉贤区奉城镇社区卫生服务中心	57
48	崇明区三星镇社区卫生服务中心	55
49	青浦区华新镇社区卫生服务中心	52
50	崇明区城桥镇社区卫生服务中心	51
51	浦东新区高桥社区卫生服务中心	49
51	浦东新区芦潮港社区卫生服务中心	49
53	浦东新区南码头社区卫生服务中心	48
53	浦东新区迎博社区卫生服务中心	48
55	青浦区徐泾镇社区卫生服务中心	47
56	浦东新区川沙社区卫生服务中心	46
57	崇明区长兴镇社区卫生服务中心	44
58	奉贤区金汇镇社区卫生服务中心	43
58	浦东新区高东社区卫生服务中心	43
58	浦东新区机场社区卫生服务中心	43
61	浦东新区宣桥社区卫生服务中心	42
62	金山区亭林镇社区卫生服务中心	41
63	浦东新区潍坊社区卫生服务中心	40
63	浦东新区张江社区卫生服务中心	40
65	浦东新区塘桥社区卫生服务中心	39
65	青浦区金泽镇社区卫生服务中心	39
67	奉贤区庄行社区卫生服务中心	38
68	青浦区练塘镇社区卫生服务中心	33
68	徐汇区仁爱医院	33
70	浦东新区六灶社区卫生服务中心	28
71	宝山区杨行镇社区卫生服务中心	25
72	虹口区提篮桥街道社区卫生服务中心	24

图1　2017年度上海市72家安宁疗护试点机构质量指数综合评分结果

虹口区提篮桥街道社区卫生服务中心因市政改造后安宁疗护病房拆除不开展病房服务，浦东新区迎博社区卫生服务中心因病房改造，总体评分均受较大影响

排在前10位的机构和分数依次为徐汇区康健街道社区卫生服务中心(84分)、闵行区莘庄社区卫生服务中心(83分)、松江区中山街道社区卫生服务中心(82分)、普陀区长征镇社区卫生服务中心(81分)、嘉定区新城路街道社区卫生服务中心(80分)、闵行区江川社区卫生服务中心(80分)、闵行区新虹社区卫生服务中心(79分)、闵行区吴泾社区卫生服务中心(77分)、静安区静安寺街道社区卫生服务中心(77分)、静安区临汾路街道社区卫生服务中心(77分)。从前10名的区域分布来看,闵行区总体安宁疗护开展较好,占4个;其次为静安区2个;徐汇、松江、普陀、嘉定区各1个。

(三) 各区安宁疗护试点机构质量指数平均得分情况

分不同区来看,长宁区以仅有1家试点机构,平均质量指数得分为76.0分,排在第一位;其次为松江区,3家试点机构平均分为73.0分;紧接着为黄浦区和杨浦区,各2家机构,平均分均为72.5分;普陀区5家机构平均分为71.8分(图2)。

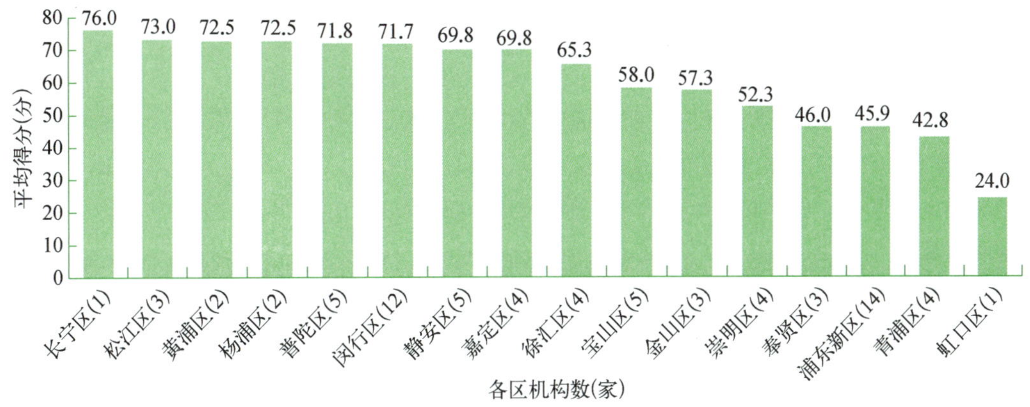

图2 2017年度上海市各区安宁疗护试点机构质量指数平均得分情况

(四) 各区安宁疗护试点机构平均病床使用率

72家试点机构中,虹口区1家试点机构和青浦区3家试点机构因市政改造病房拆除或因消防原因和标准化建设未开放病床,其余68家试点机构2017年度平均安宁疗护病床使用率为44.0%,各区试点机构平均病床使用率差异较大,使用率较高的前三位为黄浦区(91.1%),普陀区(68.3%)和金山区(62.4%);而床位使用率较低的三个区为崇明区(29.3%),杨浦区(26.1%)和松江区(18.6%)(图3)。

四、分析和建议

总体而言,上海市安宁疗护试点机构在完善政策保障、构建特色服务等方面取得了长足发展。一方面,部分试点机构安宁疗护工作取得了区域政策文件支持和财政专项补贴,安宁疗护工作被纳入区域战略规划(如区域卫生规划、社区卫生服务规划、安宁疗护发展规划等)。另一方

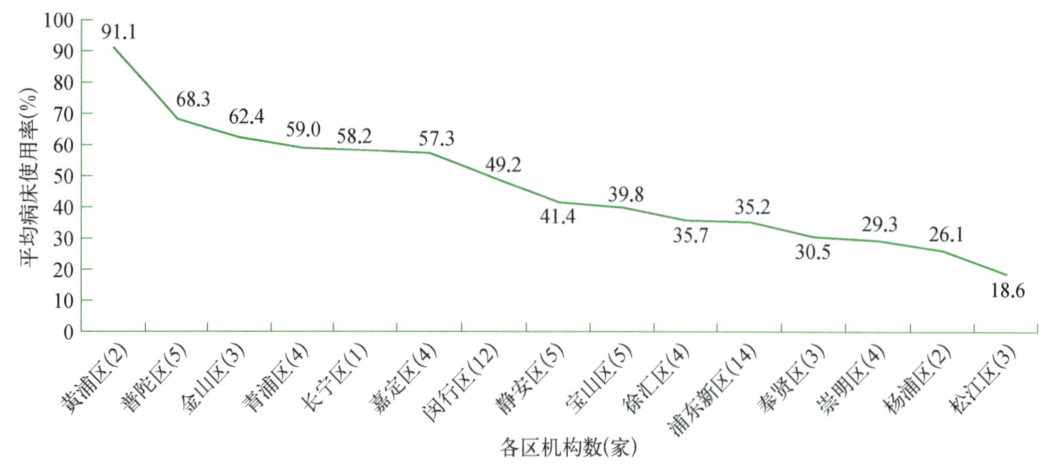

图 3　2017 年度上海市安宁疗护试点机构各区平均病床使用率

虹口区试点机构因市政改造后安宁疗护病房拆除，青浦区 3 家试点机构因消防或标准化建设等原因未开放病房床位。

面，区域安宁疗护机构试点范围不断扩大，逐步构建形成自己的模式和特点，如普陀区借全国首批安宁疗护试点契机，除原有社区安宁疗护试点机构外，着力构建"1＋10"安宁疗护整合服务体系，即利群医院作为二级医院建设成 1 家安宁疗护中心，同时在原有 5 家试点机构基础上新增 5 家社区卫生服务中心建设安宁疗护病房。但不可否认的是，安宁疗护的可持续发展仍面临不少问题和挑战。

(一) 城郊之间安宁疗护资源配置和服务利用不均衡

目前，上海市不同区域安宁疗护试点机构覆盖率差异较大，机构供给和病床利用之间不匹配，且全市安宁疗护病床使用率不足五成。总体而言，市区机构配置不多，但服务利用率较高，而郊区安宁疗护服务利用率明显较低。闵行、青浦和嘉定区机构配置较为充足，每机构可服务户籍人口和老年人口数均较大，但服务利用方面 3 个区安宁疗护试点机构的病床使用率居中。通过网络、电视媒体、话剧、纸媒等多种形式的宣传，公众对安宁疗护的接受度在逐步提高，但相对而言，中心城区居民对死亡教育接受度高，对安宁疗护认可度高，郊区在推进过程中受到传统文化观念的影响，安宁疗护接受度相对滞后，安宁疗护的制度建设和宣传力度仍需加强。

安宁疗护的推广需要动员全社会力量，运用多种方式多维度地普及生命教育和死亡教育，加强安宁疗护知识的普及和宣传，使人们逐渐树立起与时代相适应的"优死观"，赋予安宁疗护"孝道"的意义[5]。

(二) 安宁疗护支付激励机制不健全

调查评估发现，当前医保按项目付费的背景下，部分安宁疗护服务项目(如生存期评估、心理护理、心理治疗、哀伤辅导、音乐疗护、水疗等)尚未纳入医保收费项目范围，一定程度上打击了人们利用安宁疗护服务的积极性。此外，安宁疗护服务的特殊性导致部分试点机构的安宁疗护医护人员绩效低于其他临床科室，不利于安宁疗护团队的稳定和服务内涵的发展。

建议建立稳定的财政投入补偿机制，保障安宁疗护的可持续发展；同时落实医保收费目录的调整，体现安宁疗护医护人员的劳务价值，辅以按床日、按病种支付等支付制度的改革，激励安宁疗护医护人员的工作积极性和有效性，提升安宁疗护团队的专业性、协作性和稳定性。

（三）区域安宁疗护服务体系与网络尚未建立，资源整合联动不足

目前安宁疗护仍呈碎片化工作状态，各安宁疗护机构“单兵作战”，机构内部上下联动、机构之间纵向整合的机制尚未建立，导致部分区域安宁疗护床位“一床难求”，部分区域安宁疗护床位却无人问津。

建议从顶层设计层面，依托社区卫生综合改革和区域医联体等手段有效整合区域内相关资源，建立全市安宁疗护服务网络，实现安宁疗护床位资源区域内统筹协调、区域间加强协同，同时将安宁疗护工作与家庭医生制、医养结合和分级诊疗工作有效融合，做实居民健康守门人制度，提供从生到死的全程健康管理的同时，提升现有安宁疗护资源的利用效率。

参考文献

［1］WHO. WHO definition of palliative care. https://www.who.int/cancer/palliative/definition/en/[2018-08-05].

［2］BBC.临终关怀服务将成为全球健康系统重点.生物探索. http://www.biodiscover.com/news/industry/110095.html[2018-06-04].

［3］第六十七届世界卫生大会临时议程项目.通过生命全程方法促进健康老龄化的多部门行动. http://apps.who.int/gb/ebwha/pdf_files/WHA67/A67_23-ch.pdf[2018-03-21].

［4］曲超.全国政协教科文卫体委关注安宁疗护工作. http://www.rmzxb.com.cn/c/2016-02-19/702532.shtml[2018-02-19].

［5］荆丽梅，刘红炜，刘坤，等.上海社区卫生服务中心舒缓疗护项目投入与产出效果评价研究.中国全科医学，2016，19(34)：4178-4182.

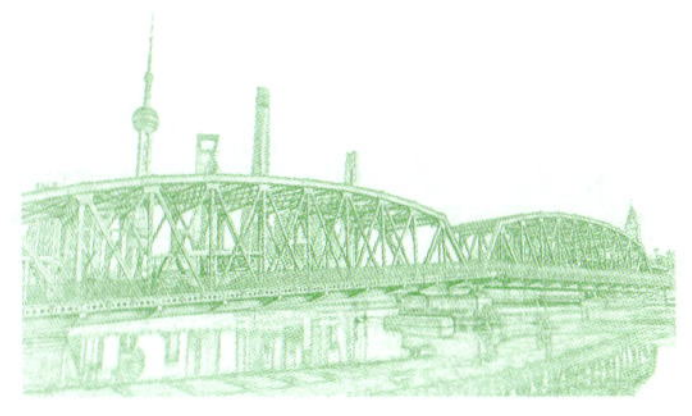

第六章

人口与家庭发展

健康期望寿命作为一个反映国民生命质量的新型综合测量指标，是世界卫生组织用于评估各国人群健康水平、卫生系统公平性和绩效的重要指标之一，在全球范围内越来越受到重视。同时，随着国家从“单独二孩”到“全面两孩”的生育政策完善，为了鼓励居民按政策生育、提高生育率，分析生育行为和生育意愿背后的生育需求就显得十分必要。本章分析了上海市户籍居民健康预期寿命测算的结果及测算指标优化策略，更加科学全面的评估人群的健康状况；展示了上海市 0～3 岁婴幼儿家庭养育现状及再生育意愿；梳理了上海市两孩家庭的社会特征及其育儿需求，就如何制定配套的支持家庭生育养育的社会经济政策体系提出建议；介绍了上海市金山区打造生育友好型区域的实践，并提出进一步打造生育友好型区域的思路与建议。

上海市户籍居民健康期望寿命测算的结果及测算指标优化策略

虞慧婷　王春芳　蔡任之　陈　蕾　夏　寒　夏　天　付　晨　吴　凡

【导读】 健康期望寿命作为一个反映国民生命质量的新型综合测量指标，是世界卫生组织用于评估各国人群健康水平、卫生系统公平性和绩效的重要指标之一，在全球范围内越来越受到重视，尤其是发达国家已将其纳入国家战略规划，成为政府机构用于制定健康促进项目、卫生保健计划、养老保障核算的政策依据。文章通过收集疾病监测、残疾登记和人群诊疗等医疗卫生大数据，分析测算得到 2016 年上海市户籍居民健康期望寿命为 69.46 岁，健康寿命损失为 13.72 年，占期望寿命的 16.49%，其中男性健康期望寿命为 68.68 岁，健康寿命损失为 12.15 年，占期望寿命的 15.03%；女性健康期望寿命为 70.23 岁，健康寿命损失为 15.38 年，占期望寿命的 17.97%。目前上海市已完成健康期望寿命信息系统的建设，可实现健康期望寿命的系统级测算和智能分析。文章建议通过将健康期望寿命作为居民健康状况评价的重要指标、构建适应中国人群的健康权重体系等方式不断完善该指标测算系统，实现健康期望寿命指标体系的可持续发展，更加科学全面地评价人群的健康状况。

期望寿命和健康期望寿命都是反映人群健康状况的综合性指标，而健康期望寿命是期望寿命的进一步发展，其含义是指人群保持完全健康的状况下期望还能存活的寿命年数。健康期望寿命在寿命表的基础上，将人群的功能状态、活动能力、疾病状况等结合起来进行健康状况的综合评定与测量，它不仅反映了生命长度，更强调生命质量，能够更全面、准确地反映人群健康状况。

一、上海市居民期望寿命位于世界领先水平

期望寿命曾被视为敏感的人群健康综合性评价指标，常用来衡量和评价一个国家或地区的社会经济、文化教育和卫生保健水平。从世界范围来看，与目前期望寿命领先的几个国家/地区一样，上海市户籍居民（以下简称“上海市居民”）期望寿命增长速度很快，2017 年已经上升到 83.37 岁。

基金项目：上海市加强公共卫生体系建设三年行动计划（2015 年—2017 年）项目“基于医疗卫生大数据的健康期望寿命应用及长效机制建立”（项目编号：GWIV－34），上海市第四轮加强公共卫生体系建设三年行动计划重点学科项目“循证公共卫生与卫生经济学”（项目编号：15GWZK0901）。
第一作者：虞慧婷，女，副主任医师。
作者单位：上海市疾病预防控制中心（虞慧婷、王春芳、蔡任之、陈蕾、夏寒、夏天、付晨、吴凡）。

改革开放40年间，上海市居民期望寿命增长了10.6岁，高于人类期望寿命每10年增长2.5岁的速度[1]，与世界期望寿命前列国家/地区的增长速度不相上下。1978～2016年，期望寿命增速最快的为新加坡，增长了11.47岁，平均每年增长0.3岁；其次为中国香港地区，增长了10.65岁，平均每年增长0.28岁；上海市紧随其后，平均每年增长0.27岁；日本的期望寿命基线较高，1978年已达76.04岁，至2016年增长了7.95岁，平均每年增长0.21岁。2016年上海市居民期望寿命与长寿之国——日本的差距由1978年的3.27岁缩短到0.8岁，目前与最长寿的地区香港的期望寿命的差距为1.05岁（图1）。由此可见，上海市居民期望寿命已位于世界领先水平。

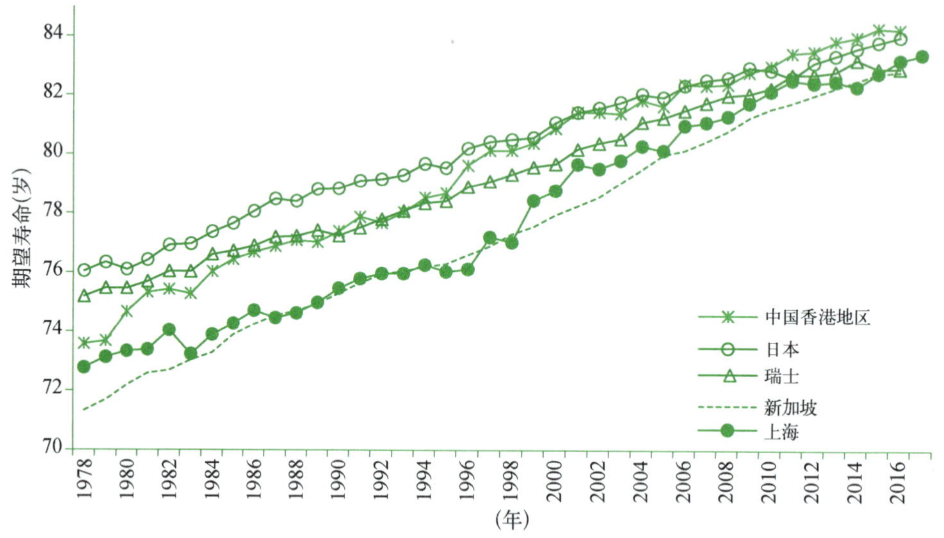

图1　1978～2017年上海市期望寿命与世界领先国家/地区之间的比较

数据来源：World Bank WDI Database

总结期望寿命领先国家/地区的经验，随着经济的发展，期望寿命不断增高，其增长的速度必将渐趋平缓。回顾改革开放的40年，第一个10年间上海市居民期望寿命增长了1.69岁，第二个10年增长了2.57岁，第三个10年增长了4.05岁，第四个10年增长了2.09岁，可见上海市居民期望寿命的增长速度已经减缓，对人群健康状况的敏感性也逐渐降低，因此有必要采用更为全面和敏感的指标来评价人群健康状况。

二、上海市居民健康期望寿命研究情况

随着社会经济的发展，医疗卫生与科技水平不断提高，人们不再仅仅满足于追求寿命的延长，而是更加注重对生活品质和生活质量的追求，希望能健康地长寿。2015年，依托“上海市加强公共卫生体系建设三年行动计划（2015年—2017年）项目”，市疾控中心着手开展上海市居民健康期望寿命的研究和测算。基于良好的健康测评和评估基础，以及不断积累和扩充的数据资源，历经3年的不懈努力，市疾控中心现已完成上海市居民健康期望寿命的测算。

(一) 数据来源

健康期望寿命测算涉及人口、死亡和人群健康状况 3 类数据。

1. 寿命表基础数据

市疾控中心于 1953 年开始开展以人群为基础的生命统计工作,形成了覆盖上海市全人群的出生和全死因登记系统,数据质量好,可信度高。市疾控中心每年通过公安部门,收集人口结构数据,结合出生和死因登记数据,完成寿命表的制定,向政府部门提供上海市居民期望寿命指标。

2. 人群健康数据

人群健康数据主要来源为市疾控中心的法定传染病、肿瘤、高血压、糖尿病等疾病监测数据;上海市卫生健康委员会信息中心人群健康信息网汇聚整合的超过 50 亿条的医疗卫生服务统计数据和 3 000 多万份的居民电子健康档案统计数据;上海市残疾人联合会登记的上海市 40 多万残疾人口健康登记统计数据。

(二) 研究方法

1. 健康期望寿命算法

本文测算的是健康期望寿命指标家族体系中的伤残调整期望寿命[2],指标应用 Sullivan 法[3],在寿命表的基础上,依据观测到的现时人群每年龄组的不同健康状态(患病、残疾、失能等)的现患率(即患病率),结合各种健康状况的失能权重来估计健康期望寿命。记 x 岁时的健康期望寿命为 $HALE_x$,其计算方法如下[4]:

$$HALE_x = \frac{\left(\sum_{i=x}^{\omega} YWD_x\right)}{l_x}$$

相应的健康损失寿命期望为 LHE_x,其计算方法如下:

$$LHE_x = \frac{\left(\sum_{i=x}^{\omega} YD_x\right)}{l_x} = LE_x - HALE_x$$

l_x 和 L_x 分别为简略寿命表中原有相应年龄组的尚存人数和生存人年数;

D_x 表示 $(x,\ x+5)$ 岁之间的失能加权现患率;

$YD_x = L_x \times D_x$,表示 $(x,\ x+5)$ 岁之间的失能损失生命年;

$YWD_x = L_x \times (1 - D_x)$,表示 $(x,\ x+5)$ 岁之间的健康生存时间。

2. 健康权重算法

本文的健康权重采用全球疾病负担研究所(Global Burden of DiseaseStudy, GBD)给出的各种不同疾病和健康结局的失能权重[5,6]。但真实人群中,普遍存在着并患多种疾病的情况,对于此类健康状况,GBD 并未直接给出多种并患疾病的健康权重,但是基于多个疾病并发对健康的影响的独立性假设,n 种疾病并发的健康权重为 $\omega_{1\&\cdots\&n} = \prod_{i=1}^{n}(1-\omega_i)$,其中每种疾病的健康权重为 $\omega_i (i=1,\ 2,\ 3\cdots n)$。

3. 数据处理与统计分析

本文所有死亡原因均依据《疾病和有关健康问题的国际统计分类》(ICD-10)进行编码，并依据 GBD 的疾病分类方法，对各系统疾病进行分类。健康期望寿命的测算采用 SAS 统计分析软件进行统计分析和比较。寿命表的编制采用现时简略寿命表。

(三) 上海市居民健康期望寿命及性别差异

2016 年上海市居民期望寿命为 83.18 岁，其中男性 80.83 岁，女性 85.61 岁；上海市居民健康期望寿命为 69.46 岁，其中男性 68.68 岁，女性 70.23 岁。健康期望寿命的性别差异与同期期望寿命的性别差异相同，均为女性高于男性。健康期望寿命与期望寿命的差距，男性为 12.15 岁，女性为 15.38 岁，分别占期望寿命的 15.03%和 17.97%，女性健康期望寿命损失率更高(图 2)。

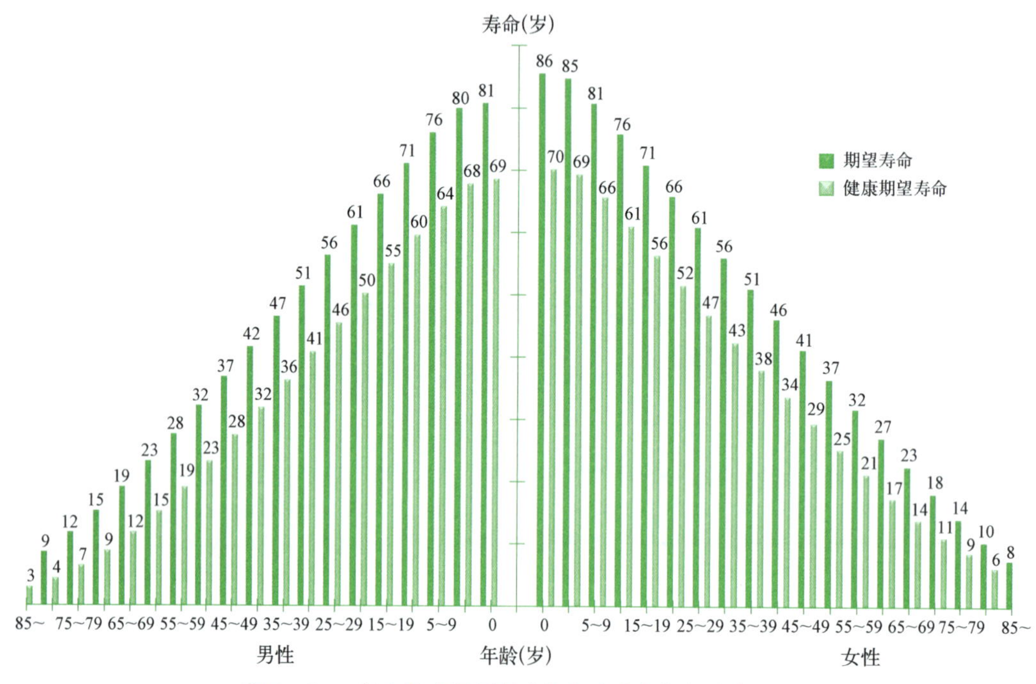

图 2 2016 年上海市居民健康期望寿命与期望寿命比较

健康期望寿命随着年龄的升高而下降，各年龄组女性健康期望寿命均高于男性，但是男性和女性健康期望寿命的差异随年龄的变化略有不同。25 岁之前，健康期望寿命的性别差异随着年龄的增加从 1.54 岁缩小为 1.36 岁；25～80 岁，健康期望寿命的性别差异随着年龄的增加而扩大，从 1.36 岁又上升到 2.24 岁；80 岁之后男性和女性的健康期望寿命差值逐步缩小到 1.46 岁(图 3)。

(四) 上海市健康期望寿命信息系统的建设

尽管健康期望寿命的概念是明确的，但由于健康本身是一个多维概念，因此健康期望寿命的测算需要进行多维度人群健康测量或健康评定，这不仅需要获取完整的人群死亡资料，还需要详实的人群发病率、患病率、伤残、失能等资料，测算需要的资料种类繁多、数量极大，且涉及大数据的处理和分析方法，是一个复杂的过程。为实现健康期望寿命测算的可持续性，市疾控中心开发

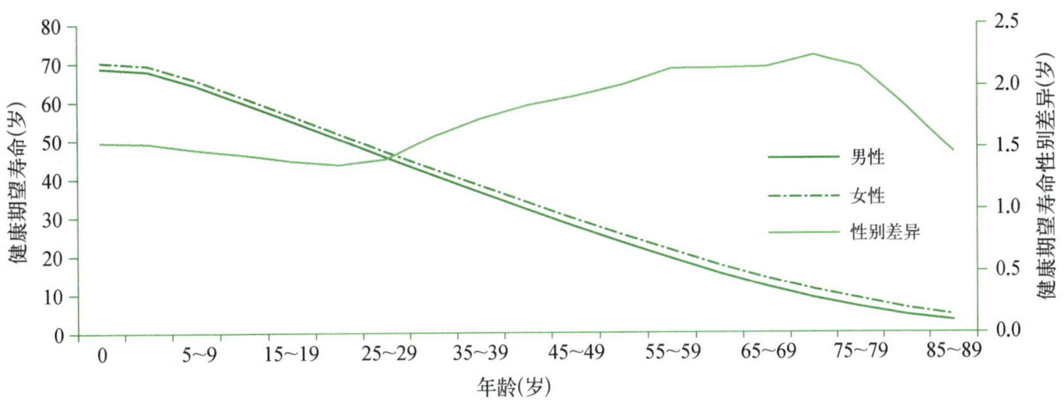

图 3　2016 年上海市居民健康期望寿命的性别差异

了“健康期望寿命应用支撑信息系统”。为确保数据的安全性，同时实现基于卫生医疗大数据的健康期望寿命的自动测算和智能分析，该系统采用了“三层两体系”的总体架构，分别为基础设施层、数据资源层、应用层，以及管理保障体系、安全保障体系。健康期望寿命应用支撑信息系统通过信息化途径，跨平台整合海量人群健康数据，构建健康期望寿命所需数据的长效收集更新渠道，形成连续、完整、可信的数据体系；建立健康期望寿命所需数据资源目录，在此基础上对收集的出生死亡数据、临床诊疗数据、疾病、伤害和危险因素监测数据进行分类、清洗、标化、拆分、重构，形成多类别的数据专题仓库群；基于健康期望寿命模型，对数据专题仓库群和专项调查数据的海量信息进行专题分析计算，实现多维度的时空分析与展现；分析主要疾病及其危险因素对人群健康的影响，预警危险因素和疾病，为卫生政策的制定和预防措施的实施提供依据，提高卫生医疗数据的综合利用效率，提升卫生循证决策的效率(图 4)。

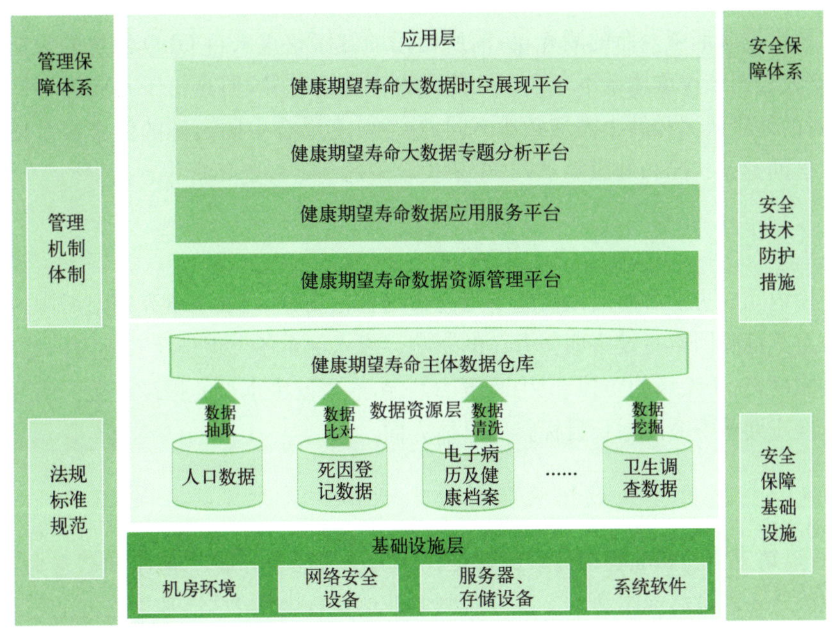

图 4　上海市健康期望寿命应用支撑信息系统总体架构

三、总结与建议

2000年世界卫生组织公布全球191个国家的健康期望寿命，此后该指标在全球各国得到迅速推广和应用。联合国可持续发展目标(sustainable development goals, SDGs)也明确提出将健康期望寿命纳入可持续发展的主要健康监测指标，提出各国卫生部门应建立健康期望寿命的监测数据库，实现健康的可持续发展。中国政府也在《"健康中国2030"规划纲要》中明确提出2030年显著提高健康期望寿命，《"健康上海2030"规划纲要》更是对上海市健康期望寿命的发展提出了明确目标。上海市建立了健康期望寿命测算和分析模型，应用上海市人群健康大数据，全面评估由于疾病和伤残所导致的人群寿命损失，首次测算上海市居民健康期望寿命，实现了上海市居民健康期望寿命零的突破。但若要继续实现健康期望寿命指标体系的可持续发展，尚需不断完善该指标测算系统。

(一) 健康期望寿命应作为居民健康状况评价的重要指标

上海市居民期望寿命已呈现出由较快上升到逐渐趋缓的过程，近年来增长已进入平台期。长远来看，期望寿命的增长空间较为有限，对人群健康状况的敏感性逐渐降低[7]。通过本文的开展，获知上海市居民健康期望寿命的基线为69.46岁。基于研究建立的健康期望寿命研究方法体系和信息系统，可进一步在上海市开展健康期望寿命指标的常规化测算，并将其与期望寿命并列作为评价居民健康状况的重要指标，这有助于更加科学全面地评价人群的健康状况及其变化趋势[8]。

(二) 构建适应中国人群的健康权重体系

上海市居民健康期望寿命的测算，目前所使用的健康权重来自GBD创建的失能权重体系。虽然GBD研究表明该权重体系不存在很大的人群和地区差异，但是由于不同人群的背景、文化不同，对自身的健康认识和健康需求必然不同，建立一套适合中国人群的健康权重体系，将更有助于评估人群的健康状况和健康需求，对于卫生政策的制定将更具指导意义。

(三) 深入挖掘健康期望寿命的影响因素

本文短期内完成了上海市居民健康期望寿命的首轮测算，但由于研究期限所限，未能全面探讨各类疾病及其危险因素对健康期望寿命的影响。深入剖析各类疾病及其危险因素对健康期望寿命的影响程度，对于疾病的防控、卫生政策的制定、人群健康水平的提高将更具有指导意义[9]，也能为实现健康期望寿命的增长目标指明具体方向。

(四) 进一步完善健康数据收集体系

一直以来，缺乏完整和准确的健康数据是我国无法大规模开展[10]健康期望寿命指标测算研究的主要原因之一。虽然本文纳入了多个监测系统的疾病监测数据、基于人群的医院诊疗数据和残疾人群登记数据，是一次实际意义上的大数据的应用，但是在人群精神健康、亚健康状况，以

及残疾人群的致残原因等方面还是有所缺憾。因此，不断完善健康期望寿命数据收集系统，规范健康指标及所需数据定义，是更加全面完整测算人群健康的必经之路。

（五）积极开展国际交流与合作

目前，我国健康期望寿命的研究和实践主要是采用GBD建立的方法体系。该方法体系在国际健康期望寿命研究领域已经树立权威地位，同时该套方法体系也在不断发展、改进和优化。因此，健康期望寿命的本地化研究，需加强与GBD和相关健康信息领域的合作与交流，弥补我国在健康信息领域的不足。根据本地健康领域的实际需要，制订和实施多层次、多渠道合作策略，提升当地健康领域的工作层次，促进健康发展。

参考文献

[1] Jim Oeppen, James W. Vaupel broken limits to life expectancy. Science, 2002, 296(5570): 1029 - 1031.

[2] Katikireddi S V. Global, regional, and national incidence andprevalence, and years lived with disability for 328 diseases andinjuries in 195 countries, 1990 - 2016: a systematic analysis for the Global Burden of Disease Study 2016. Lancet, 2017, 390(10100): 1211 - 1259.

[3] Sullivan D F. A single index of mortality and morbidity. HSMHA Health Rep, 1971, 86(4): 347 - 354.

[4] Mathers C D, Murray C J L, Lopez A D, et al. Estimates of healthy life expectancy for 191 countries in the year 2000: methods and results. Global Programme on Evidence for Health Policy Discussion Paper No. 38 Geneva: World Health Organization, 2001.

[5] Salomon J A, Haagsma J A, Davis A, et al. Disability weights for the Global Burden of Disease 2013 study. Lancet Global Health, 2015, 3(11): e712 - e723.

[6] Nord E. Uncertainties about disability weights for the Global Burden of Disease study. Lancet Global Health, 2015, 3(11): e661 - e662.

[7] 张震，虞慧婷，王春芳. 2000～2010年上海户籍与非户籍人口预期寿命差异研究. 中国人口科学，2015，2015(6)：23 - 34.

[8] 李成福，刘鸿雁，梁颖，等. 健康预期寿命国际比较及中国健康预期寿命预测研究. 人口学刊，2018，2018(1)：5 - 32.

[9] 费方荣，胡如英，钟节鸣，等. 浙江省成年人健康期望寿命分析. 浙江预防医学，2017，29(10)：973 - 977.

[10] 胡广宇，谢学勤，邓小虹. 北京市居民健康期望寿命测算研究. 中国卫生政策研究，2013，6(9)：62 - 69.

上海市0～3岁婴幼儿家庭养育现状与再生育意愿调查

周海旺　高　慧

【导读】 文章使用2018年市卫生计生委开展的12 753个0～3岁婴幼儿家庭的大型问卷调查数据,全面展示了上海市当前的生育水平、婴幼儿家庭的基本情况、婴幼儿的生活照料和托育服务现状、家长对托育服务的需求及再生育意愿等方面的最新情况。报告显示,上海市的生育水平较低,包括外来家庭在内平均每个家庭只有1.29个孩子;只有约5%的家庭有再生育意愿;孩子主要由祖辈和母亲照看;孩子的入托率很低;入托意愿较强。这些信息对于上海市生育政策改革和完善托育服务体系都有重要的参考价值。

2016年初我国实施"全面两孩"政策以来,0～3岁婴幼儿照料与服务的社会需求日益突出。为了全面深入了解上海市0～3岁婴幼儿家庭的养育现状以及在婴幼儿照料服务方面的需求,以便进一步加强和完善0～3岁婴幼儿照护服务工作,促进婴幼儿健康成长,2018年6～7月,市卫生计生委与上海社会科学院城市人口所组成专项课题组,在全市16个区开展了《上海市0～3岁婴幼儿养育现状与公共服务需求》抽样调查,共获得有效样本12 753个。调查内容涉及0～3岁婴幼儿家庭的基本情况、母亲的生育产假享受情况、孩子的照料和入托情况、早期教养状况、再生育意愿等多个方面,本文简要介绍这次调查的相关情况。

一、0～3岁婴幼儿家庭的基本情况

接受调查的家庭中,已经有孩子的家庭平均生育孩子1.29个,外来人员生育3个及以上孩子的很少,只占0.71%。

基金项目:上海市卫生和计划生育委员会卫生计生政策研究课题"上海市0至3岁婴幼儿养育现状与公共服务需求研究"(课题编号:18070000604200l)。

第一作者:周海旺,男,研究员,上海社会科学院城市与人口发展研究所副所长。
通讯作者:高慧,女,助理研究员。
作者单位:上海社会科学院城市与人口发展研究所(周海旺、高慧)。

注:参与本项目调研的还有上海市卫生健康委员会家庭发展处、各区卫生和计划生育委员会的有关领导和工作人员,参与本项目数据录入和分析的有上海社会科学院城市与人口发展研究所的周肖燕、谭若愚、马笑萍等。

（一）受访家庭以一个孩子为主

从孩子数量的构成看，有一个孩子的家庭占71.41%，有二个孩子的家庭占28.01%，有三个孩子的家庭占0.58%。上海市户籍母亲一孩比例高于外省市户籍母亲，二孩和三孩比例低于外省市户籍母亲（表1）。

表1 2018年上海市分母亲户籍的孩子数量构成

户籍分类	一个孩子(%)	二个孩子(%)	三个孩子(%)	合计(%)	样本数(人)
上海市	73.20	26.34	0.46	100	6 469
外省市	69.51	29.78	0.71	100	6 193
合计	71.41	28.01	0.58	100	12 662

（二）受访家庭孩子性别比正常

受访家庭孩子总性别比为104∶100（女孩为100，下同），其中，一孩性别比为106∶100，二孩性别比为98∶100，三孩性别比为124∶100。可见孩子总性别比处于正常范围，一孩、二孩性别比差异并不明显，三孩性别比相对较高。

（三）母亲大多处于生育旺盛年龄且在业

受访家庭中母亲年龄以30～34岁居多，占45.58%；25～29岁占27.25%；35～39岁占21.05%；24岁及以下的以及40岁及以上的分别占1.96%和4.16%。本次调查中有10 033位在职母亲，占78.86%，全职母亲占21.14%。

（四）父亲多为上海市户籍、学历较高、专业技术人员比例较高

从父亲的户籍来看，上海市户籍父亲有9 267人，占73.45%；外省市户籍父亲有3 276人，占25.97%；外国国籍的有73人，占0.58%。从父亲的学历上来看，高中/中专及以下占17.74%；大学专科占27.89%，大学本科占42.72%，研究生占11.65%，三者合计82.26%。父亲从事技术岗位居多。从父亲所从事的职业上看，排名前三的分别是专业技术人员占34.99%，商业、服务业人员占24.41%，公务员、办事人员和有关人员占11.14%。

（五）家庭年平均收入高于上海市平均水平

受访家庭年平均收入为22万元，主要集中在10万～20万。据统计，2018年上海市人均收入为6 378元/月，一年为7.6万元，夫妻二人全年总收入15万元左右。可见被调查家庭的年平均收入水平高于上海市平均水平。一个有意思的现象是上海市户籍母亲和外省市户籍父亲组成的家庭收入最高，为26.98万元。父母均为上海市户籍的家庭平均年收入为23.02万元，外省市户籍母亲和上海市户籍父亲的家庭平均收入为20.62万元，父母均为外省市户籍的家庭年收入为23.81万元。

二、0～3 岁婴幼儿的照料现状

调查发现祖辈是家庭中照料孩子的主要人员，他们养育孙辈的压力比较大(表 2)。

表 2　2018 年上海市分月龄婴幼儿日间主要照料者(多选题)

日间照料者	0～6 个月(%)	7～12 个月(%)	13～18 个月(%)	19～24 个月(%)	25～30 个月(%)	31～36 个月(%)
孩子母亲	47.01	27.98	25.9	23.42	24.57	21.78
孩子父亲	3.19	3.5	3.25	3.51	3.88	3.33
孩子祖父/母	53.39	55.01	56.68	56.04	54.53	52.1
孩子外祖父/母	35.86	39.84	38.3	40.85	36.92	34.73
保姆	5.98	6.47	5.15	3.64	3.41	2.54
托儿所	1.2	0.49	0.4	1.53	3.83	9.59
托育点	0.4	0.21	0.53	0.99	1.47	3.56
样本数(人)	251	2 427	2 274	2 225	2 373	3 150

(一) 日间照料以祖辈为主

孩子白天(工作日)主要由祖父母照料的占 54.59%，由外祖父母照料的占 37.82%，由母亲照料的占 25.05%。从目前退休年龄来看，女性在企业里工作的 50 岁退休，在机关事业单位工作的 55 岁退休，男性 60 岁退休。随着女性学历的提高，生育年龄也在不断推迟。祖父母和外祖父母的年龄也较大，能够帮助照料孩子的精力有限，照料一个孩子已经十分疲惫，如果要照料更多的孩子，可能在体力和精力上有所欠缺。

(二) 不同月龄的主要照料人有所不同

调查发现，2 岁半以下婴幼儿主要由祖辈日间照料，2 岁半以后托幼机构照料比例提高到 13%左右，保姆照顾比例不高。分月龄来看，7～12 个月、13～18 个月、19～24 个月婴幼儿主要由祖父母照料的比例都超过 55%，主要由外祖父母照料的比例在 40%左右。随着孩子月龄的增加，主要由妈妈照料比例逐渐降低，0～6 个月、7～12 个月、13～18 个月、19～24 个月、25～30 个月和 31～36 个月婴幼儿主要由妈妈照料的比例分别是 47.01%、27.98%、25.9%、23.42%、24.57%和 21.78%；主要由保姆照料的比例总体上也随着月龄逐渐降低，而由托儿所、托育点照料的比例则逐渐上升。

(三) 母亲为上海市户籍的婴幼儿更倾向于由外祖父/母照料

母亲为上海市户籍的婴幼儿主要由外祖父/母照料的比例高达 51.45%，比母亲为外省市户籍的婴幼儿高 27.85 个百分点；母亲为上海市户籍的婴幼儿主要由祖父/母照料的比例为 53.34%，略低于母亲为外省市户籍婴幼儿的 55.88%；母亲为上海市户籍的婴幼儿主要

由母亲照料的比例为18.27%，比母亲为外省市户籍的婴幼儿低13.87个百分点；另外母亲为上海市户籍的婴幼儿主要由保姆、托儿所、托育点照料的比例都略高于母亲为外省市户籍的婴幼儿。

三、0～3岁婴幼儿的托育现状

本次调查发现，上海市0～3岁婴幼儿入住托育机构的比例极低，公办托育机构短缺严重。

（一）受访家庭孩子入托率低

在12 684个0～3岁婴幼儿中，有11 115个没有入任何托育机构，占87.63%；只有1 569个入了托育机构，占12.37%。其中，托育半天及以上且不需要家长陪同的早期教育（以下简称"早教"）机构比例最高（3.6%），其次是托儿所和幼儿园托班（均为3.45%），托育点最低（仅占1.88%）（表3）。

表3　2018年上海市0～3岁婴幼儿主要托育方式

托育方式	样本数（人）	百分比（%）
托儿所	437	3.45
托育点	238	1.88
幼儿园托班	437	3.45
托育半天及以上且不需要家长陪同的早教机构	457	3.60
没有入任何托育机构	11 115	87.63
合　计	12 684	100.00

（二）家中有人照料和孩子太小是没有入托的两大主因

在11 115个没有入托的婴幼儿中，家中有人照看、孩子太小的比例非常高，分别占59.4%和58.42%，另外附近没有接收3岁以下孩子的托育机构的占13.63%，托育机构收费高的占9.82%。可见家中有人照看的话，家长可以不用把孩子送托育机构，而孩子太小的话，又不太适合送托育机构。

（三）近八成孩子2岁以上入托

在入托的孩子中，2岁半不满3岁的人数最多，有542人，占35.54%；其次是2岁到不满2岁半，有480人，占31.48%；第三是3岁及以上，有194人，占12.72%；三者合计79.74%。不满一岁半的孩子入托率比较低。总体上，随着月龄的增加，孩子入托率上升，尤其是2岁之后入托率上升明显。2岁以后的孩子会简单的表达，也会自主地行走，家长比较放心将孩子送入托育机构。

（四）孩子主要进入私人办的托育机构

孩子入托最多的是私人办托育机构，有 833 个，占 55.24%；其次是教育部门办的托育机构，有 408 个，占 27.06%；第三是街道（乡镇）社区办的托育机构，有 77 个，占 5.11%；企业办托育机构有 76 个，占 5.04%（表 4）。

表 4　2018 年上海市 0～3 岁婴幼儿进入的托幼机构

托幼机构类型	样本数（人）	百分比（%）
教育部门	408	27.06
卫生计生部门	25	1.66
部队、机关、事业单位	14	0.93
企业办	76	5.04
街道（乡镇）社区办	77	5.11
私人办	833	55.24
家庭办	6	0.4
不清楚	69	4.58
合　计	1 508	100.00

（五）全日制托育服务较受欢迎

在孩子的托育方式中，全日制的有 1 044 人，占 68.68%；半日制的有 266 人，占 17.5%；计时制的有 204 人，占 13.42%。家长多为朝九晚五的上班族，选择全日制的托育方式让托育机构更长时间地照料孩子。随着孩子月龄的增大，全日制托育方式的比例越高，其中 2 岁到不满 2 岁半的占 65.62%，2 岁半不满 3 岁的占 78.89%，3 岁及以上占 89.64%；与全日制相反，随着孩子月龄的增大，计时制的比例越来越低，其中不满半岁的占 50%，半岁到不满 1 岁的占 44.44%，到了 3 岁及以上则下降到 1.55%。

（六）0～3 岁婴幼儿的托育费用月平均为 2 837 元

从托育费用的分布看，3 000 元以下占 52.29%，3 000～3 999 元占 22.62%，4 000 元及以上占 25.08%。民办托育机构的月平均托育费用是 3 459.66 元，比公办托育机构多 2 100 多元；单位自办的月平均托育费用是 2 369.14 元，比公办托育机构多 1 000 多元。全日制托育方式的月平均托育费用是 3 088.71 元，比半日制托育方式多近 600 元；计时制托育方式的月平均托育费用是 1 957.59 元，比全日制托育方式少 1 000 多元。

（七）方便接送是选择托育机构的首要原因

受访家庭选择送孩子进入托育机构的原因，方便接送占 64.37%，师资素质高占 41.24%，收费合理占 36.20%，另外教学游乐设施完备和口碑好也是两个重要原因（表 5）。

表 5 2018 年上海市家长选择送孩子进入托育机构的原因(多选题,n=1 569 人)

原因	样本数(人)	百分比(%)
方便接送	1 010	64.37
收费合理	568	36.20
师资素质高	647	41.24
安全防护好	389	24.79
伙食质量好	211	13.45
教学及游乐设施完备	475	30.27
口碑好	474	30.21
其他	51	3.25
没有别的选择	40	2.55

四、家长对托育机构的需求意向

本次调查中询问了母亲对于托育机构的需求情况。结果显示,家长对托育机构的需求较为强烈,大多数人希望能在家庭所在社区建设托育机构。

(一) 家长入托意向较为强烈

家长对孩子入托的需求较为强烈,超过四成(44%)家长希望孩子入托。家长送孩子入托主要为了培养孩子自理能力,占比达 79.32%;其次是让孩子有玩伴,占 59.64%;减轻老人负担和托育机构比较专业分别占 46.88%和 41.82%,除此之外,减轻自己负担和家里无人照看也是家长选择让孩子入托的原因。外省市户籍家长入托需求更强烈,为 47.14%,高出上海市户籍家长 3.4 个百分点。外省市户籍家长可能由于缺少祖辈对孩子的照料,因而更希望送孩子入托。

(二) 多数家长希望孩子 2 岁之后入托

42.98%的家长认为孩子在 2 岁半到不满 3 岁这个年龄段适合入托,另外有 29.27%的家长希望孩子在 2 岁到不满 2 岁半这个阶段入托,希望 3 岁及以上入托的家长大约占 15.16%,仅有不到 5%的家长愿意孩子在 1 岁半以内就入托。

(三) 绝大多数家长希望托育机构位于居住社区附近

针对希望托育机构所在位置这一问题,在 5 518 个有效问卷中,90.99%的家长选择是在居住社区内/附近,5.65%的家长选择在母亲单位内/附近,也有 3.04%的家长对托育机构的位置表示无所谓,仅有 0.31%的家长希望把孩子送到父亲单位内/附近的托儿所(表 6)。

表 6　2018 年上海市家长希望托育机构的位置

类别	样本数(人)	百分比(%)
居住社区内/附近	5 021	90.99
母亲单位内/附近	312	5.65
父亲单位内/附近	17	0.31
无所谓	168	3.04
合　计	5 518	100.00

(四) 大多数家长希望孩子上公办托育机构

在 5 506 个有效样本中,希望孩子上公办托育机构的家长所占比例最高,为 73.34%,选择民办的家长占 8.59%,而选择民办公助/公建民营的家长仅有 3.96%,也有一部分家长(14.11%)表示无所谓孩子所上托育机构的性质。

(五) 多数家长希望托育机构是全日制

从调查数据来看,74.22%的家长希望送孩子去全日制的托儿所,选择半日制的家长占 20.50%,也有 4.90%的家长选择了计时制机构,仅有 0.38%的家长愿意送孩子上寄宿制的托育机构。

(六) 家长每月可承受约 2 504 元的托育费用

调查显示,家长每月能承受的托育费用是 2 504 元。从托育费用的分布看,家长每月能承受的托育费用主要集中在 1 000~1 999 元(24.63%)、2 000~2 999 元(24.69%)、3 000~3 999 元(21.43%),三者合计 70.74%。选择不足 1 000 元的比例也达到了 11.18%,而选择 4 000 元及以上各费用段的比例相对不高。

(七) 家长最看重托育机构的师资素质

师资素质高是家长最重视托育机构的方面,占 84.35%,排在其后的分别是方便接送和安全防护好,各占 77.38%和 73.88%。此外,托育机构收费合理也是家长比较重视的方面,占 67.85%,而选择教学及游乐设施完备、伙食质量好和口碑好(指声望/规模/品牌等)的家长比例相对不高,分别占 55.6%、53.76%和 47.66%。

五、育龄妇女的再生育意愿

为了了解现有育龄妇女的再生育意愿,为进一步改革上海市生育政策提供参考,本次调查询问了已经生育过孩子的育龄妇女的再生育意愿。结果发现,不论是已经有一个孩子还是两个孩子的育龄妇女,再生育意愿都很低。

（一）打算再要一个孩子的意愿极低

在 12 722 人的有效样本中，只有 641 人打算再要一个孩子，仅占 5.04%；10 119 人不打算再要一个孩子，占 79.54%；另有 15.42%处在犹豫之中。上海市户籍女性中，打算再要一个孩子的比例仅占 4.2%，略低于外省市户籍女性的 5.92%。在职女性打算再要一个的比例为 4.71%，略低于全职母亲的 6.24%。蓝领职业女性再生意愿低于白领女性。家庭中等收入的女性再生意愿更低（表 7）。

表 7　2018 年上海市分户籍育龄妇女再生育意愿

户籍	打算再生育（%）	不打算再生育（%）	不确定（%）	合计（%）	样本数（人）
上海市	4.2	81.19	14.61	100	6 496
外省市	5.92	77.82	16.25	100	6 214
其　他	0	80	20	100	5
合　计	5.04	79.54	15.41	100	12 715

（二）年龄越大的女性再生育意愿越低

随着年龄的增加，女性打算再生育的比例下降，不打算再生育的比例上升，不确定的比例也在下降，其中 24 岁及以下女性打算再生育的比例最高（8.98%），40 岁及以上女性打算再生育的比例最低（1.71%）（表 8）。

表 8　2018 年上海市分年龄育龄妇女再生育意愿

户籍	打算再生育（%）	不打算再生育（%）	不确定（%）	合计（%）	样本数（人）
24 岁及以下	8.98	66.94	24.08	100	245
25～29 岁	6.75	75.64	17.61	100	3 436
30～34 岁	4.96	78.96	16.07	100	5 742
35～39 岁	3.36	85.94	10.71	100	2 652
40 岁及以上	1.71	89.33	8.95	100	525
合　计	5.06	79.72	15.22	100	12 600

（三）给孩子找个伴是女性打算再生育的首要原因

对于想再生育的育龄妇女，她们打算再生育的原因中，75.51%是为了给孩子找个伴，52.57%是因为喜欢孩子，42.28%是希望儿女双全，选择养老更有保障、父母/公婆想要等原因的比例不高，选择丈夫想要、增加家庭劳动力的比例更低。

（四）经济负担太重是女性不打算再生育的首要原因

对于不打算再生育的原因中，选择经济负担太重的比例最高（61.88%），养育孩子太费心

(47.32%)、没人看孩子(40.4%)也是两个重要原因,另外影响女性工作和事业发展、年龄太大、保证自己有足够的闲暇时间等原因也在一定程度上导致了女性不打算再生育。从户籍来看,上海市户籍女性更受制于养育孩子太费心,而外省市户籍女性更受制于经济负担太重。从受教育程度来看,高学历女性更注重自身发展,随着学历的提高,女性选择养育孩子太费心、没人看孩子、影响女性工作和事业发展、保证自己有足够的闲暇时间的比例趋于上升。其中,研究生学历女性选择影响女性工作和事业发展、保证自己有足够的闲暇时间的比例分别为 36.61%、14.75%,分别比初中及以下女性高 20.07、9.38 个百分点;研究生学历女性选择经济负担太重的比例趋于下降,为 49.42%,比初中及以下女性低 25.99 个百分点。

上海市两孩家庭的特征及其育儿需求调查

陈　蓉　黄晓燕

【导读】 在上海市目前的超低生育水平下，如何制定配套的支持家庭生育养育的社会经济政策体系，已是迫在眉睫。文章基于对上海市6个区的2 683例近几年生育第二个孩子的家庭的抽样调查，勾勒出两孩家庭的社会经济特征，以回答“谁在生二孩”；从成本—效用理论出发，剖析这些家庭养育两个孩子的成本和效用，以探讨养育两个孩子对家庭产生的影响，以及“为什么会生育二孩”；摸清两孩家庭对生育养育服务资源的需求。最后，有针对性地提出相应的思考和建议。

一、研究背景和方法

（一）研究目的、背景及意义

从全国来看，上海市的计划生育工作开展得最早，育龄妇女生育水平下降得也非常早。20世纪50～60年代以来，上海作为社会经济发展比较发达和计划生育宣传倡导较早的特大城市，人们的生育意愿早已悄然发生了改变，已长期处于低生育水平，甚至是超低生育水平①。当20世纪70年代以“晚、稀、少”为目标的计划生育工作在全国范围内大规模开展时，上海市的生育率已下降到了更替水平以下（1971年户籍育龄妇女总和生育率为1.93），并一直远低于全国平均水平。20世纪80年代以后，上海市户籍育龄妇女生育水平持续下降。1994年起上海市户籍育龄妇女总和生育率开始低于1，至2011年底一直处在1以下的水平，2012年曾一度回升至1以上，达到1.07，但2013年又下降至1以下，为0.98。2014年，受“单独二孩”政策实施的影响，户籍育龄妇女总和生育率微幅提升至1.14，但2015年又降至0.93。2016年“全面两孩”政策实施的第一年，上海市户籍育龄妇女总和生育率回升到1.1，但2017年又下降为1。如此低的生育水平已明显低于日本和韩国，也低于我国香港特别行政区、澳门特别行政区和台湾地区的超低生育水平。由此看来，上海市制订配套的支持家庭生育养育的社会经济政策体系，已是迫在眉睫。

另外，生育政策的陆续放宽释放了部分家庭的二孩生育潜力。上海市户籍人口生育的孩子

第一作者：陈蓉，女，副研究员。
作者单位：上海市卫生和健康发展研究中心（上海市医学科学技术情报研究所）（陈蓉、黄晓燕）。

① 总和生育率2.1为更替水平；1.5～2.1为低生育水平；1.3～1.5为很低生育水平；1.3以下为最低或超低生育率。

中二孩所占比例有所提高，2013 年突破 10%达到 10.45%，2014 年升至 14.96%，2015 年达到 22.64%，2016 年提高至 27.40%，2017 年继续上升至 32.50%。换言之，伴随着生育政策陆续放宽，部分家庭实现了生育二孩的意愿。那么，这些家庭具有什么样的社会经济特征，即“谁在生育二孩”？在生育意愿如此低迷的情势下，他们为什么会选择生育二孩，有哪些关键性的支持因素？这些家庭在生育养育方面遇到了哪些困难，有什么样的需求？如果可以对这些问题做出回答，无疑能够为上海及国内其他大城市制定有针对性的支持生育的配套经济社会政策提供重要启示，也为全国其他地区提供前瞻性思考。这正是本文的研究目标之所在。

（二）研究方法

在与相关部门多次座谈及深入访谈多位个案的基础上，笔者自行设计了“上海市两孩家庭生育养育状况及需求调查”调查问卷，并于 2017 年 8 月至 2018 年 8 月，陆续在上海市嘉定区、浦东新区、闵行区、金山区、静安区和徐汇区开展抽样调查，调查的主要内容是两孩家庭的特征、生育养育状况及育儿需求等。

因难以掌握两孩家庭的总体特征及在各级抽样框中的分布，无法开展概率抽样，故笔者选择了多阶段、目的抽样。为了尽可能地确保样本的代表性，笔者在抽样和调查对象的设定上进行了许多高质量的尝试和前置控制。其一，第一阶段抽样中选择的 6 个区，在区位、发展程度、定位等方面差异较大，一定程度上可以代表上海全市的情况；其二，第二阶段抽样中，要求参与调查的各区选择样本点时，尽可能覆盖区内不同社会经济程度的街道和居委会，提高样本的代表性；其三，第三阶段抽样，即受访者的抽选中，尽可能根据已了解的总体特征对样本特征进行限定，主要有两点：① 为防止受访人群过于分散，笔者将调查对象聚焦为夫妻双方均为初婚、已有两个孩子且第二个孩子在入园前的年龄[①]、夫妻双方至少有一方是上海市户籍的育龄女性；② 根据上海全市 2016 年和 2017 年生育二孩的初婚女性的年龄构成，对调查对象的年龄构成进行前置控制。

在调查问卷设计和调查过程中，笔者充分考虑了调查的质量把控。比如，问卷设计中在适当的位置设计了逻辑控制题，以提高问卷回答的真实性；调查实施过程中进行质量抽查；调查结束之后进行事后质量检查等。调查采用入户面访的方式，由 6 个区组织街道、居委会的工作人员具体落实。最终，各区合格的调查样本分别为：嘉定区 516 份，浦东新区 607 份，闵行区 655 份，金山区 304 份，静安区 301 份，徐汇区 300 份，合计 2 683 份[②]。笔者运用 Epidata 软件进行了“双校双录”，建立了“上海市两孩家庭生育养育状况及需求”数据库，并运用 SPSS 19.0 软件进行数据分析，最终形成调查研究报告。

同时，为了更好地说明相关情况，笔者在研究报告中多处将本调查的结果与市卫生计生委于 2013 年 11 月开展的“上海市户籍已婚育龄人群生育意愿与生育状况调查”（以下简称“2013 年调

---

① 将第二个孩子的年龄进行如此设定出于两点考虑：其一，绝大多数受访者接受调查的时间在 2017 年 9 月之后（个别对象在 2017 年 8 月接受调查），如在调查时点上第二个孩子还未入园，那么第二个孩子应是出生于 2013 年 9 月之后，这与“单独两孩”政策的实施时间较为接近；其二，更为重要的考虑是，0～3 周岁未入园的孩子主要由家庭承担照料责任，家庭面临的养育困难和挑战更大，从而更期望得到帮助。

② 合格问卷总数为 2 683 份，但对部分问题的回答上可能会存在漏答，所以回答的总人数会有别于 2 683；此外，部分问题是由符合条件的调查对象作答的，故回答总人数统计也会有差异。

查”)的结果进行了比较研究[1]。2013 年调查的对象是年龄为 20～49 周岁、夫妻双方至少有一方为本市户籍的已婚育龄人群①，有效样本数为 8 501 例。可以将 2013 年调查的结果视为一般育龄人群的情况，而本调查则反映了生育了两个孩子的育龄人群的情况。

二、生育二孩家庭的社会特征分析

本部分分析受访的生育二孩家庭的社会经济特征，以大致勾勒出生育二孩家庭的群体肖像，即回答“谁在生二孩”。

(一) 近几年生育二孩的多是 1970 年代末和 1980 年代出生的女性

近几年，主要是 2014 年“单独二孩”政策实施以来，上海市生育二孩女性的出生年份主要集中于 1970 年代末和 1980 年代。1970 年代末和 1980 年代初出生的女性已即将度过适宜生育的年龄，故随着政策的放宽，这一批女性中有生育二孩意愿的人多数已付诸行动。本次调查中受访的生育二孩的育龄女性的出生年份见图 1。

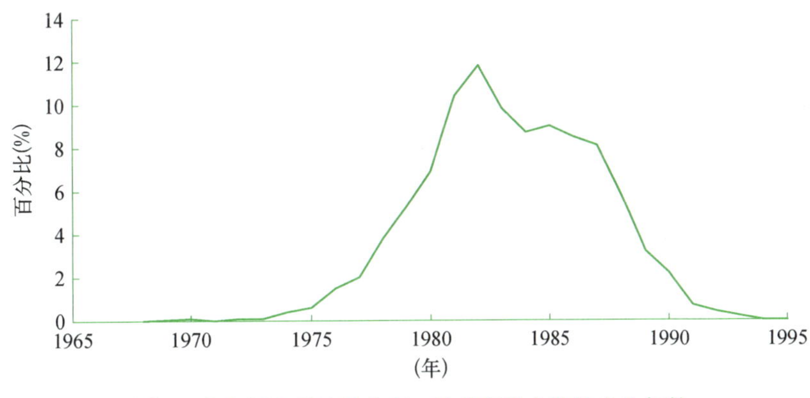

图 1　本次调查受访的生育二孩的育龄女性的出生年份

(二) 文化程度高的人群更可能生育二孩

从本次调查结果来看，受访的两孩家庭中，妻子和丈夫的文化程度均以大学本科占比最高，两者大学本科学历者均占到半数以上；丈夫为研究生以上学历的比重高于妻子。与 2013 年调查受访的一般育龄人群相比发现，本次调查受访的两孩家庭中丈夫和妻子为大学本科学历者的比重明显偏高，且丈夫为研究生及以上文化程度者的比重也明显偏高。这一对比反映出，文化程度高的人群或许更倾向于生育二孩，且丈夫的文化程度越高的家庭更有可能选择生育二孩。陈蓉(2018)[2]曾运用横断元历史研究法，对上海市多次调查的结果进行梳理，发现文化程度越高的户籍人口平均意愿子女数越高的规律，这与本次调查的结果也相互佐证。本调查中生育二孩的夫妻和 2013 年调查中育龄人群及其配偶的受教育程度分布情况见图 2。

---

① 虽然该调查的对象包括初婚和再婚人群，但再婚人群占比仅为 3.35%。

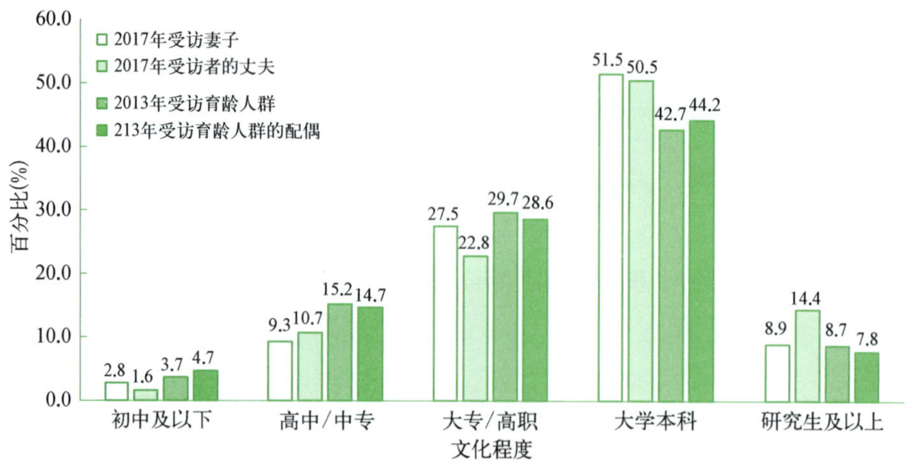

图 2　本次调查与 2013 年调查妻子和丈夫的受教育程度比较

（三）全职母亲或母亲工作灵活度较高、强度较低的家庭更可能生育二孩

对两孩家庭妻子和丈夫的就业状况调查显示，妻子未从事有收入的工作的比重为 11.5%，明显高于丈夫未从事有收入的工作的比重(1.1%)。而 2013 年的调查显示，20～49 周岁育龄人群中不在业或失业的比重为 7.8%，其配偶不在业或失业的比重为 7.4%。相比两次调查结果可以发现，两孩家庭的妻子不在业的可能性更高，而丈夫不在业的可能性更低。表 1 展示的是生育二孩的双职工家庭中妻子和丈夫的工作时间安排，主要反映工作的灵活度和强度。从中可以看出，近四成的妻子工作时间 8 小时以外不需要加班，14.5%的妻子上班时间比较灵活，6.4%的妻子经常需要加班，而 61.6%的丈夫有时或经常需要加班。可见，两孩家庭更可能是全职母亲，或者母亲的工作灵活度较高、强度较低。

表 1　本次调查两孩家庭中妻子和丈夫的工作时间安排分布情况

工作时间分组	妻子		丈夫	
	人数(人)	百分比(%)	人数(人)	百分比(%)
工作日固定 8 小时，不加班	928	39.4	593	22.5
工作日固定 8 小时，有时需加班	937	39.8	1 129	42.9
工作日固定 8 小时，经常需加班	150	6.4	491	18.7
上班时间相对较为灵活	199	8.4	280	10.6
上班时间完全由自己掌握	143	6.1	139	5.3
合　计	2 357	100	2 632	100

（四）高收入家庭更有可能生育二孩

本次调查发现，两孩家庭中，家庭税后年收入在 10 万以下的占 13.7%；10 万以上的占 86.3%，其中 10 万～15 万占 22.0%，15 万～20 万占 23.5%；20 万以上占 40.8%，其中 20 万～

30万占22.6%,30万~50万占13.3%,50万以上占4.9%。2013年调查显示,受访的一般家庭年税后收入为20万以上的仅占全部受访者的11.5%。两次调查相比较可以发现,高收入家庭更有可能生育二孩。这也与陈蓉(2018)[2]的研究中所发现的收入越高的户籍家庭平均意愿子女数越高的规律相互佐证。

(五) 第一个孩子是女孩的家庭更有可能生育二孩

本次调查还显示,近几年来生育二孩的家庭中,第一个孩子是女孩的家庭占52.2%,高于第一个孩子是男孩的比重(47.8%)。这说明第一个孩子是女孩的家庭更有可能生育二孩。从多位个案访谈的结果来看,这并不主要是因为重男轻女的传统家庭观念,更多的是由于养育男孩的经济压力更大。他们称男孩为"建设银行",而女孩为"招商银行"。多位被访者谈及:如果第一个孩子是女孩,无论第二个孩子是男孩还是女孩,都是非常好的子女性别构成;但如果第一个孩子是男孩,再生一个男孩的话,就得考虑"置办两套婚房、娶两个媳妇",在上海这样的大城市压力非常大。

三、养育两个孩子的成本—效用分析

(一) 养育两个孩子的成本分析

生育养育孩子的成本包括间接成本和直接成本。前者是指父母因抚养孩子而减少自身的工作、休闲或接受教育的时间和获得更有利岗位或升迁而减少收入的机会,故又称为机会成本。后者即直接花费在养育子女上的以现金或实物形式支出的抚养费用。

1. 养育两个孩子的机会成本分析

(1) 父母的时间和精力投入较多:本次调查显示,有93%的家庭第一个孩子已入托、入园或入学,92.7%的家庭第二个孩子尚未入托;76.1%的第一个孩子和18%的第二个孩子参加了教育辅导或学习兴趣班,且绝大多数学习辅导是由父母来完成的。45.3%的受访妻子以及19%的丈夫平均每天用于陪伴和照料孩子以及带孩子上兴趣班或课外辅导班、给孩子辅导功课等的时间大于4小时,而85.5%的受访妻子和84.1%的丈夫除工作日固定8个小时工作时间外可能还需要加班。陪伴和辅导孩子需要投入时间和精力,对于两个孩子的父母,尤其是双职工父母来说确实具有一定的挑战性。

(2) 父母自我发展受限:本次调查还询问了养育两个孩子对受访妻子本人及其丈夫的事业发展产生了哪些影响,2 375名受访者回答了对本人的影响情况,2 372名受访者回答了对其丈夫的影响情况。结果显示,养育两个孩子使得63.2%的妻子和47.9%的丈夫社交活动时间减少,41%的妻子和19.8%的丈夫花在工作上的时间和精力减少,30.3%的妻子和13.2%的丈夫为了兼顾孩子改变了原有的职业规划,还有15.1%的妻子为了照顾孩子选择了辞职在家。由此可见,养育两个孩子确实给部分父母的事业发展带来一定的限制,且对妻子的自我发展限制更大一些。不过,值得一提的是,也有25.5%的妻子和51.1%的丈夫为了给孩子创造更好的生活工作更加努力了,还有2.3%的妻子和10%的丈夫工作收入增加了。养育两个孩子对父母双方的工作事业发展的影响见表2。

表 2　本次调查中生育和养育两个孩子对父母双方工作事业发展的影响

生育和养育两个孩子对父母双方工作事业发展的影响(多选)	调查对象(n=2 375)		配偶(n=2 372)	
	人数(人)	百分比(%)	人数(人)	百分比(%)
为了照顾孩子选择辞职在家	358	15.1	44	1.9
为了兼顾孩子改变原有的职业规划	719	30.3	312	13.2
花在工作上的时间和精力减少	973	41	470	19.8
工作晋升机会变小	479	20.2	170	7.2
工作收入减少	337	14.2	98	4.1
社交活动时间减少	1 500	63.2	1 136	47.9
为了给孩子创造更好的生活工作更加努力	606	25.5	1 212	51.1
工作收入增加	55	2.3	238	10
没有影响	213	9	515	21.7
其他影响	9	0.4	7	0.3

2. 养育两个孩子的直接经济成本分析

(1) 育儿基本支出成本高但还能承受：调查显示，有 2170 个(81.8%)家庭去年一年育儿总支出在 2 万元以上，且育儿支出平均占家庭总支出的三成以上。这些经济支出从高到低依次是基本生活支出(含衣食、尿布等日常用品)，教育支出(包括托儿所、幼儿园、学校等的支出，以及早教机构、兴趣班、课外辅导班、购买书籍等)，医疗及保险等支出(包括看病、买保险)，旅游娱乐等支出(包括外出旅游、看演出、游乐场)和其他方面育儿支出。对这 5 项经济支出的承受能力，近八成受访者表示有不同程度的压力，21.9%的受访者表示完全可以承受，0.2%的受访者表示无法承受。受访者家庭养育两个孩子的经济承受能力见表 3。

表 3　本次调查受访者家庭养育两个孩子的经济承受能力

养育两个孩子的经济承受能力	人数(人)	百分比(%)
完全可以承受	585	21.9
有一些压力，基本上可以承受	1 478	55.4
有较大压力，勉强可以承受	532	19.9
有很大的压力，难以承受	67	2.5
完全不能承受	6	0.2
合　计	2 668	100

(2) 需要更大的居住空间和购买学区房成为更大的压力来源：近年来，媒体报道中常常用到“高房价是最好的避孕药”这样的言论。此次调查也对两孩家庭的购房/置换房子的计划进行了了解，结果显示，2 367 个两孩家庭中有 713 个(26.7%)家庭近期有购买/置换房子的计划。有 709 个家庭对购买或置换房子计划的主要原因作了回答，其中，有 472 个(66.6%)家庭表示已有住房的居住空间不够，需要更大一点的房子；还有 135 个(19.0%)家庭表示因为需要为子女入学

购买学区房;也有4.5%的家庭是为了给子女多留一点资产。因此,如果仅从育儿的基本经济支出的承受力来看,压力并没有大到无法承受,需要更大的居住空间、购买学区房、为子女多留一些资产或许才是更大的经济压力来源。

(二) 为什么会生育二孩——生育两个孩子的“效用”分析

生育行为的成本—效用理论的基本思路是从效用最大化原则出发,当一个孩子的边际效用与边际成本相等时,意味着他应该是家庭中最后一个出生的孩子。当然,养育孩子的成本和孩子带来的效用是难以完全量化的,不过,不妨沿着这个思路,在分析完养育两个孩子的成本之后,再来分析生育二孩的原因。

孩子的成本效用理论表明,孩子的“效用”有情感效用、经济效用、保障效用及延续后代的效用等。此次调查详细询问了受访者选择生育二孩的主要原因。笔者列出了如表4所示的11个原因供被访者选择,最多可以选择其中3项,并按重要性从高到低进行排序。在分析数据时,笔者首先按排序第一到第三位分别赋值3、2、1分,然后再计算11项主要原因的总得分,最后对生育二孩原因的重要性进行了排序。结果显示,两个孩子可以互相依靠、喜欢家里有两个孩子、减轻子女养老压力等是最主要的原因(表4)。这说明,这些家庭会生育二孩更多的是从有益于孩子成长、为孩子着想的角度出发做出的决定,孩子的“效用”更多地反映在情感层面,而非经济效用上。

表4 本次调查受访者家庭选择生育二孩的主要原因

生育二孩的原因(多选)	排第一的人数	排第二的人数	排第三的人数	得分(分)	排 序
两个孩子可以互相依靠	821	522	188	3 695	1
喜欢家里有两个孩子	213	291	291	1 512	2
减轻子女养老压力	70	389	365	1 353	3
独生子女风险较大	268	126	175	1 231	4
想再要一个儿子/女儿	105	118	200	751	5
长辈希望再生一个	78	142	207	725	6
意外怀孕	128	18	86	506	7
加深夫妻感情	12	49	81	215	8
身边很多人都想生/已生第二个孩子	7	42	81	186	9
继承家业	0	4	12	20	10
其他原因	1	0	12	15	11

四、养育两个孩子的家庭照料资源投入及需求

(一) 养育两个孩子的家庭照料资源投入

本次调查还询问了受访者最近3个月的工作日,两个孩子白天不在托儿所/幼儿园/学校时

主要由谁看护。调查发现，无论两个孩子目前处于哪个阶段，祖辈的参与都非常重要，其次是母亲亲自照料(表 5)。可见，家里有老人帮忙带孩子确实是两孩家庭最重要的支持因素。换言之，对于很多有生育意愿但不敢付诸实际生育行为的家庭来说，没有老人帮忙带孩子或许已成为“最大的短板因素”。

表 5　本次调查受访者家庭两个孩子的看护情况

孩子主要的看护人	入托/园/学的第一个孩子		未入托的第一个孩子		入托/园/学的第二个孩子		未入托第二个孩子	
	人数	百分比(%)	人数	百分比(%)	人数	百分比(%)	人数	百分比(%)
母　亲	567	22.9	44	23.4	48	24.9	717	29.1
父　亲	52	2.1	3	1.6	3	1.6	17	0.7
(外)祖父母	1 455	58.6	131	69.7	123	63.7	1 596	64.9
其他亲属	22	0.9	3	1.6	5	2.6	26	1.1
保　姆	36	1.5	5	2.7	12	6.2	93	3.8
其他人	0	0	2	1.1	2	1	12	0.5
寄宿制托儿所/幼儿园/学校	24	1	0	0	0	0	0	0
放学后在托儿所/幼儿园/学校晚托至父母亲下班	51	2.1	0	0	0	0	0	0
宝宝已不需要人看护	274	11	0	0	0	0	0	0
合　计	2 481	100	188	100	193	100	2 461	100

(二) 对生育养育两个孩子服务资源的需求

1. 公立或者低收费的幼托需求大

调查发现，受访家庭中的 0～3 周岁子女，目前已入托的仅为 7.5%，这其中仅有半数进的是公办托儿所，这与经济合作与发展组织(Organisation for Economic Co-operation and Development, OECD)国家的差距甚远。2017 年 6 月，OECD 发布了《强势开端 2017：早期教育发展关键指标》报告，报告显示，在 2005～2014 年的 10 年间，接受正规托幼服务的 3 岁以下儿童占比从 26%提高到 34%。问卷调查进一步询问了受访者如果有合适的幼托机构，是否愿意送 0～3 周岁子女入托以及对幼托机构的收费承受能力，结果显示七成多受访者表示愿意，但是这其中 52.8%的人能接受的托儿所每月收费在 2 000 元以内。可见，受访的两孩家庭对公立或低收费的幼托资源的需求很大。

2. 对生育养育的各项公共服务需求迫切

本次调查结果还显示，受访者家庭对生育养育公共服务及相关帮助措施的需求都非常迫切，“非常需要”的人数均在七成以上。其中，“提供更多的优质教育资源”这一项选择“非常需要”的比例最高，占 91.9%%；其次是“提高儿科医疗保险报销比例或增加报销项目”，占 87.4%；再次是“补贴育儿费用”，占 86.8%(表 6)。

表 6　本次调查受访者对公共服务/帮助措施的需求情况

公共服务/帮助措施	非常需要		一般需要		不需要	
	人数(人)	百分比(%)	人数(人)	百分比(%)	人数(人)	百分比(%)
延长产假和哺乳假	2 057	78.5	394	15.0	171	6.5
提高产假和哺乳假福利待遇	2 105	80.3	370	14.1	147	5.6
补贴育儿费用	2 277	86.8	302	11.5	43	1.6
减免税收	2 067	78.8	463	17.7	92	3.5
给予贷款优惠	1 843	70.3	548	20.9	231	8.8
提高产科医疗保险报销比例或增加报销项目	2 099	80.1	439	16.7	84	3.2
提高儿科医疗保险报销比例或增加报销项目	2 291	87.4	304	11.6	27	1
提供科学育儿指导	1 879	71.7	690	26.3	53	2
增开公共场所的育婴设施	1 946	74.2	610	23.3	66	2.5
提供婴幼儿托管照料服务	2 009	76.6	509	19.4	104	4
提供更多的优质教育资源	2 410	91.9	200	7.6	12	0.5

五、思考与建议

相对便捷的单位幼托系统的解体、养育期望和要求的提高导致子女养育难度加大，正挑战着年轻父母平衡工作与家庭的能力。尤其在上海这样的大城市，高昂的养育成本以及养育的高度精细化、追求高质量，使得很多家庭对于生育二孩望而却步。第一个孩子或许还是“必需品”，第二个孩子对于很多家庭就是“奢侈品”了。同时，伴随着家庭代际重心逐渐下移，从孩子的成本—效用来看，生育养育孩子在家庭内部实际上已是一件“极不划算”的事情。正是因为这些多方面的原因交织，很多人在回答不考虑任何因素下的理想子女数时还是会回答“想要两个孩子”“想要儿女双全”，但一旦聚焦到自己家庭的、考虑实际情况的意愿子女数时，很多人就不得不更加理智地选择只要一个孩子。正如本次调查结果所发现的，往往是文化程度高、家庭收入水平高、母亲有条件全职或从事灵活工作的家庭才更有可能生育二孩。在这样的形势下，就如何制订配套的支持家庭生育养育的社会经济政策体系，笔者提出如下几点建议。

（一）转变家庭的育儿理念

首先，在 0～3 岁科学育儿工作中，建议更加侧重对带养人的指导，向带养人提供科学的育儿知识和指导服务。鼓励父亲更多地参与子女的带养，分担母亲的照料压力，有利于孩子的性格塑造。其次，多方宣传和教育，努力改变目前大城市家庭育儿中一味追求孩子的“高质量”“不输在起跑线上”等理念，缓解父母的育儿焦虑。

（二）加强产科儿科优质资源的合理配置，加强儿童健康服务能力

从加强组织领导、优化资源配置、改善就医体验、加强健康管理、加强队伍建设、做好信息服务等 6 个方面，多措并举，提升产科儿科服务能力，加强儿童健康服务能力。建设危重孕产妇重

症监护病房，积极鼓励符合政策的社会医疗机构开办产科和儿科服务。推进高龄孕妇生育宣传指导服务工作，为有意愿再生育的高龄孕妇提供孕前宣传指导服务、孕期跟踪指导，做好妊娠风险预警和评估，为有需要的人员提供人工辅助手段的咨询、指导。

（三）发展多元化、多样化的机构托育服务

根据《关于促进和加强本市3岁以下幼儿托育服务工作的指导意见》（沪府发〔2018〕19号）、《上海市3岁以下幼儿托育机构管理暂行办法》（沪府办规〔2018〕12号）和《上海市3岁以下幼儿托育机构设置标准（试行）》（沪教委基〔2018〕27号）等文件精神，发展多元化、多样化的托育服务。加强托育服务机构的规划建设，将城镇居住小区配套托育与服务机构建设作为公共服务项目统筹安排，根据城镇规划、常住人口规模和人口结构变化，规划建设非营利性托育服务机构。推进托幼一体化工作落实，鼓励有条件的街镇、社区在新建配套幼儿园时落实托班的建设要求；通过改建、扩建幼儿园，增加托班的资源供给；鼓励民办幼儿园开设托班。采取公建民营、民办公助、政府购买服务等多种方式，鼓励和支持社会力量开展托育服务。鼓励和支持在工作场所单独或联合举办单位内部托育服务机构，为职工提供福利性的托育服务，有条件的可向附近居民适当开发。各类托育机构可根据家庭的实际需求，提供日托、半日托、计时托、临时托等多样化的托育服务；根据家庭的消费水平，提供多层次的托育服务。

（四）进一步完善育儿假期制度

一是以家庭为单位、推行弹性的产假制度。建议将丈夫的陪产假和妻子的产假、生育假加总，由家庭自行决定丈夫和妻子之间如何分配时间。二是适当增加育儿假。在新生儿1岁以内，经常需要预防接种疫苗等，建议参照孕期产假的做法，至少允许夫妻一方可以有带薪半天、甚至一天的时间为新生儿预防接种等。

（五）以家庭为单位微调生育保险制度

一是在市财政允许的前提下，研究制定将参加城乡居民保险的家庭也纳入生育保险。二是生育保险以家庭为单位进行微调，尽可能将男方参加、女方未参加生育保险的家庭纳入享受生育保险待遇中来。三是根据生育的实际医疗费用支出变动状况，建立生育医疗费用报销的动态调整机制。

此外，还应坚持需求导向，分类推进母婴设施建设。营造支持生育的友好社会文化环境，树立“生育不仅是家庭的事情，更是社会与国家的事情”的观念。倡导支持生育养育的工作场所环境和有利于女性发展的职场环境。

参考文献

[1] 陈建平，樊华，刘小芹，等．上海市户籍已婚育龄人群生育意愿与生育状况调查．中国计划生育学杂志，2014，(8)：519－525.

[2] 陈蓉．上海市不同人群生育意愿的变迁趋势及比较研究．卫生政策研究，2018，2018(3)：1－17.

上海市金山区打造生育友好型区域的实践

陈小丽　邵　炜　吴依红　戚永明

【导读】 文章首先分析金山区人口少子老龄化特征、育龄妇女规模及年龄构成、出生数量变动等，摸清育龄人群的生育意愿、生育行为和生育水平及其影响因素，探明金山区打造生育友好型区域、进一步释放生育潜力的重要性和必要性；其次，总结和提炼金山区在优生优育、生殖健康、母婴服务、0～3岁科学育儿等方面已有的实践和探索；最后，提出金山区进一步做好生育养育宣传、指导和服务，打造生育友好型区域的思路和建议。

十九大报告中明确提出，要“促进生育政策和相关经济社会政策配套衔接，加强人口发展战略研究”。金山区作为上海典型的远郊区，其人口变动以及育龄人群的生育意愿、生育行为和生育水平呈现怎样的特征？“全面两孩”政策实施后，金山区如何在已有实践基础上，率先探索打造生育友好型区域，助力金山区育龄人群“生得出”“生得好”“养得起”？这些都是非常值得研究的议题，也正是本文的研究目标。

一、金山区生育状况分析与人口“少子老龄化”特征

本文基于日常统计和抽样调查，分析金山区人口特征、育龄妇女规模及年龄构成、出生数量变动等，摸清育龄人群的生育意愿、生育行为及其影响因素。其中抽样调查指的是2017年12月至2018年2月，在金山区11个街镇（工业区）开展的《金山区育龄女性生育意愿和生育行为调查》获得的1 143份样本数据，该调查的对象是居住在金山区内、20～49周岁、夫妻双方至少有一方是上海市户籍、处于婚姻状态的女性。

（一）生育政策调整对金山出生人口形势产生了一定的积极影响

2011～2013年，金山区户籍人口二孩生育率分别为6.98%、8.66和9.73%。2014年“单独二孩”政策实施的第一年，金山区户籍人口二孩生育率上升至15.7%，2015年继续上升至

第一作者：陈小丽，女，上海市金山区卫生和计划生育委员会副主任。
作者单位：上海市金山区卫生和计划生育委员会（陈小丽、邵炜、吴依红、戚永明）。

23.6%。2016年,"全面两孩"政策实施的第一年,金山区户籍人口二孩生育率上升至32.09%,即2016年出生的婴儿中有近1/3是二孩。2017年,金山区户籍人口二孩生育率为36.98%,在全市各区中也属于较高水平,排在第5位。此外,2017年金山区常住人口的二孩生育率为54.17%,在全市排第2位。

可以说,2014年以来生育政策的陆续调整完善,对金山区出生人口形势产生了一定的积极影响。尤其是2016年"全面两孩"政策实施后,释放了部分生育潜能,二孩生育率明显提高,且这一积极影响可能比本市其他区更明显。

(二) 户籍育龄妇女规模减少、年龄结构老化,很可能导致金山区户籍出生数量继续下行

2007年以来,金山区户籍已婚育龄妇女人数呈下降之势。2007年,金山区户籍已婚育龄妇女有10.73万人,2010年降至10.16万人,2011年增至10.24万人,此后呈逐年递减的趋势,2017年降至8.3万人。与此同时,金山区户籍育龄妇女的年龄构成严重老化,35岁以下的育龄妇女人数明显少于35～49岁育龄妇女人数。2017年,金山区25～34岁生育旺盛期育龄妇女人数为27 123人,仅占育龄妇女总数的25.68%,35～49岁育龄妇女占育龄妇女总数的57.54%。未来10年,目前15～24岁的育龄妇女将进入生育旺盛期,这一批人数比目前的25～34岁生育旺盛期育龄妇女减少1/3左右。综合金山区户籍育龄妇女的规模和年龄构成的变化趋势,可以预判未来一段时期,金山区户籍育龄妇女规模将呈明显下降之势。由此带来的负向效应很可能将抵消生育政策放宽带来的正向效应,户籍出生人口数将呈继续下行趋势。

(三) 金山区不同特征育龄人群生育意愿有差异,但受多种因素影响,总体都不高

抽样调查结果显示,金山区不同特征的育龄人群生育意愿有所差异。其中,尚未生育的育龄家庭中,打算生育一个孩子的家庭占63.50%,打算生育两个孩子的家庭占34.3%;已有一个孩子的家庭中,打算再生育一个孩子的家庭仅占13.9%。总体而言,有祖辈帮忙带养孩子、30～34岁、收入较高、妻子未从事有收入的工作或不加班的家庭,生育意愿相对较高;但各人群的生育意愿总体均不高。

育龄妇女的实际生育行为受养育经济负担重、照料资源缺乏、年龄大等因素的制约。调查数据显示,已有一个孩子的家庭不愿意再生二孩的最主要原因是没有时间和精力抚养(48.90%)、经济负担重(48.30%)。对于已有两个孩子的家庭,调查发现超过七成的家庭表示对育儿所需的经济支出有不同程度的压力;生育两个孩子对父母的个人发展等也产生了一定的负面影响。祖辈参与带养已成为一个主流模式,这个模式虽有本身的不足,但还是很多夫妻不得不做出的选择。公立或者收费较低的幼托机构需求大,但目前0～3岁托育服务社会供给不足,入托率仅为6.8%,远低于2013年经济合作与发展组织(OECD)国家32.6%的平均水平。年龄问题也是不愿再生育的主要原因之一。

(四) 金山区人口已呈现出明显的"少子老龄化"特征

按照人口统计学的标准,一个国家或地区的少年儿童系数(指0～14岁人口占总人口的比

重)在15%～18%为“严重少子化”，15%以下为“超少子化”。2015年全国1%人口抽样调查(以下简称“2015年‘小普查’”)数据显示，我国的少年儿童系数为16.5%，已处于“严重少子化”的水平。同期，金山区常住人口少年儿童系数为8.6%，远低于全国平均水平，已处于“超少子化”阶段。

老龄化方面，世界卫生组织认为65岁及以上人口占总人口的比例达到7%为“老龄化社会”，达到14%为“老龄社会”，达到20%以上为“超老龄社会”[1]。2015年“小普查”时，金山区常住人口中65岁及以上老年人口比重为14.48%。另外，根据金山区公安部门提供的《户籍人口百岁表》数据计算，2017年金山区户籍人口中65岁及以上老年人口的比重为21.15%。按照世界卫生组织的标准，即使是以常住人口为口径，金山区2015年已处于“老龄社会”了，若以户籍人口为口径，2017年已属于“超老龄社会”。

持续低生育水平、低出生人口数量不利于金山区人口均衡发展，金山区的人口呈现显著的“少子老龄化”特征。随着人口老龄化程度持续加深，养老、医疗负担得不到缓解，个人和家庭将不堪重负，社会的创新创造活力将受到影响，对区域发展可能产生长远的负面效应。

综上所述，在生育政策调整、户籍育龄妇女规模减少及年龄老化、育龄人群生育意愿低迷以及“少子老龄化”等多重因素影响下，尽可能提高育龄人群生育意愿和生育水平，成为缓和出生人数下行趋势的必然选择。因此，金山区有必要打造生育友好型区域，构建有利于儿童和生育个体发展的制度环境、政策环境和文化环境。

二、金山区打造生育友好型区域的已有实践和探索

近年来，金山区在构建生育友好型社会方面已开展了大量探索，形成了具有金山特色的以优生优育、生殖健康、家庭能力建设等为重点的宣传指导服务体系，为进一步构建生育友好型社会奠定了基础。

(一) 深入开展广覆盖多形式的优生优育宣传指导

1. 注重传统宣传手段，巩固宣传主阵地

近年来，金山区利用“国际家庭日”“世界人口日”等各种纪念日契机，深入企业、社区、居民广场开展各类宣传教育、面对面服务等；连续多年在旅游旺季租用城区繁华地带大型广告位，宣传“全面两孩”“优生优育”等政策和理念。

2. 延伸宣传新阵地，拓展宣传新手段

推出“金山家庭发展”微信平台，充分发挥新媒体的宣传优势，及时反映全区计生工作动态，让群众第一时间了解计划生育工作和避孕节育、生殖健康、优生优育相关知识，计划生育政策等；与金山电视台合作制作了3部有关优生倡导、生殖健康的微电影，利用金山乐活、金山视听网络等多渠道滚动播放，提高群众知晓率。

3. 探索多元模式结合，提升宣传新体验

“全面两孩”政策落地后，金山区采用集中授课和趣味活动相结合的方式，提高基层计划生育工作者的政策掌握度，再由基层计划生育工作者去进行更为广泛的宣传。尝试通过线下优生优

育培训讲座和线上问答竞赛结合的方式，把讲座内容进一步延伸，不断扩大宣传的覆盖面、影响力。

（二）以创建示范工程为契机，完善母婴安全服务体系

1. 加强辖区内妇幼健康服务管理和督导

结合辖区妇幼保健工作实际，加强基层单位服务管理和督导，做到月月有重点、季度全覆盖，并将督导情况以书面形式反馈到各基层单位；实施“金山区危重孕产妇工作全程规范化管理”项目，提升危重孕产妇救治能力、保障母婴安全；强化孕产妇风险预警管理，认真做好“重点孕妇”转会诊管理，通过电话或上门随访红色预警对象，及时落实干预措施。

2. 完善出生缺陷三级预防服务体系

金山区开展婚前医学检查，积极落实唐氏综合征产前筛查干预网络建设，做好新生儿先天性心脏病筛查工作，落实新生儿疾病筛查阳性儿童召回等。

3. 扎实推进国家免费孕前优生健康检查实事项目

坚持不断完善工作流程，做好衔接，形成规范化、科学化、标准化的服务机制和服务流程，2014～2018 年金山区共完成 6 134 人的免费孕前优生健康检查，每年均提前完成国家任务数。

（三）推进生殖健康服务覆盖生命全周期

金山区将生殖健康服务对象从已婚育龄人群逐步覆盖到所有人群，重点人群重点服务，不同人群差别化服务。

1. 开展预防意外妊娠干预项目

金山区建立和完善统一规范，以预防为主，宣传教育、咨询指导、避孕节育相结合的预防意外妊娠服务机制；大力推广安全、有效的避孕节育技术；加强对全区计划生育手术点相关医务人员培训，为意外妊娠对象提供咨询、指导；开展人工流产后关爱项目，全区非意愿妊娠的人工流产率逐步下降。

2. 推进青少年性与生殖健康教育项目

金山区紧紧抓住“全国青少年健康发展试点”项目建设契机，依托各街镇（工业区）组织高职院校、社区、家庭开展青少年性与生殖健康促进项目，加强对老师、社区志愿者及青少年家长的培训；积极开展“成长之道”和“沟通之道”项目，着力提高青少年性与生殖健康自我保健意识和能力。

（四）立足需求，做好 0～3 岁科学育儿指导服务工作

1. 强化职能，以管理促发展

建立完善金山区社区早期教育指导联席会议制度，金山区卫生计生委、金山区教育局、金山区妇女联合会三方定期碰头，专题研讨年度早教工作重点，形成资源共享、联合联动发展合力；进一步明确各方管理职责和主要任务，确保人员、经费、场所等落实，为全区社区早教纳入正规提供坚强保障。

2. 加强合作，以整合促发展

金山区人口和计划生育指导中心与区早教中心等部门联手，依据程序化服务流程，开展 0～

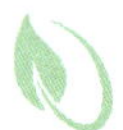

3 岁散居婴幼早教服务，对金山区各街镇(工业区)的早教工作进行管理指导。各社区早教指导服务示范单位加强辖区内资源整合，巩固和发扬上海社区优生优育指导服务示范单位成果。

3. 开展结对活动，促进优势互补和经验共享

2015～2017 年，为加强和创新金山区 0～3 岁婴幼儿早期教育工作，依托徐汇区“中国人口早期教育暨独生子女培养示范区”的资源优势，金山区与徐汇区开展结对帮扶，通过结对联建、队伍联抓、工作联动、成绩联创，促进两区早教工作优势互补和经验共享。

4. 加强师资培训，以学习促发展

金山区以培训为抓手，通过征订专业教材、专家授课等方式，着力提升社区早教教师及计划生育干部专业水平，开展了多形式多场次的师资培训。

5. 打造活动特色，吸引家庭广泛参与

金山区推出“爱我宝贝、健康家庭”活动品牌，以“新家庭计划—家庭发展能力建设”项目试点为契机，以项目化方式开展各项工作，并加强对各街镇(工业区)各优生优育示范点的管理。每年举办各类 0～3 岁科学育儿公益活动，如“母婴健康社区行”“健康活力宝贝”，以及各类巡回讲座等。

6. 开展 0～3 岁婴幼儿综合能力发展测评

为了促进金山区婴幼儿家庭的健康发展，金山区委托上海市益乐宝儿童发展中心利用专家资源和技术服务优势，对 200 位 0～3 岁婴幼儿的语言、自我帮助、社交情绪等三项综合能力发展进行测评，并将结果反馈家庭做指导。

三、金山区进一步打造生育友好型区域的思路与建议

(一) 加强组织领导和部门协同

金山区应进一步加强对打造生育友好型区域各方面工作的统筹领导，制定相应的发展规划，将打造生育友好型区域工作纳入经济社会发展相关规划和目标责任制考核。

金山区卫生计生委、发展改革局、教育局、公安局、民政局、财政局、人力资源和社会保障局、规土建设局、妇联、工会等部门应密切配合，加强协作，建立打造生育友好型区域联席会议制度，形成长效协同机制，引导各方共同参与。

(二) 持续深入开展宣传，倡导转变婚育观念

经过几十年计划生育工作的宣传教育和社会经济发展等多方面的影响，“晚婚晚育”“少生优生”的婚育观念逐步深入人心。在“全面两孩”政策实施的背景下，金山区要不断挖掘新的宣传教育资源，开发新的宣传教育途径，创新宣传教育方式。通过“婚育新风进万家”“幸福家庭”等项目的实施，逐步引导全社会形成与“全面两孩”政策相适应的新型婚育观念，倡导适龄婚育而非晚婚晚育，摒弃少生观念。同时围绕优生优育和生殖健康加强宣传和科学知识普及，营造良好的社会氛围。

(三) 进一步推进优生优育服务，提高儿童健康服务能力

1. 继续推进出生缺陷预防项目

金山区要继续坚持以预防为主，综合防治出生缺陷的理念，包括进一步加强婚前保健工作，

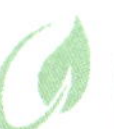

提高婚前保健服务的利用率;进一步推进免费孕前优生健康检查项目,倡导备孕夫妇进行孕前保健;建立完善覆盖城乡居民,涵盖孕前、孕期、新生儿等各阶段的出生缺陷防治体系。

2. 重点推进高龄孕妇生育宣传指导服务

生育政策放宽后,高龄孕产妇数量明显增加,发生孕产期合并症风险增大。金山区应进一步加大宣传、咨询和指导服务,增强高龄孕产妇自我保健意识和能力。要充分发挥计划生育网络优势,整合卫生计生资源,立足社区、面向家庭,加强孕情排摸和监测,为有生育意愿的高龄孕妇提供孕前宣传指导、孕期跟踪指导,做好妊娠风险预警和评估,强化危急重症判断和救治能力建设;为有需要的人群提供辅助生殖技术的咨询、指导。

3. 大力推进 0～3 岁科学育儿工作

金山区应向带养人提供更多科学育儿知识和指导服务,鼓励男性更多参与子女带养,分担家庭照料压力。

4. 加强产科儿科优质资源的合理配置,加强儿童健康服务能力

金山区应从加强组织领导、优化资源配置、改善就医体验、加强队伍建设、做好信息服务等方面,提升产科儿科服务能力;建设危重孕产妇重症监护病房;鼓励符合政策的社会医疗机构提供产科和儿科服务。

(四) 发展多元化、多样化的机构托育服务

1. 加强托育服务机构的规划建设

金山区应将居住小区配套托育服务机构作为重要的公共服务建设予以统筹安排。根据城镇规划、常住人口规模和结构变化,新建居住小区和旧城改造小区时应按照有关标准和规范,建设一批与常住人口相适应的托育服务机构。

2. 先行先试推进托幼一体化工作

金山区应鼓励有条件的街镇(工业区)在新建、改扩建公办幼儿园时增加托班的资源供给,并鼓励民办幼儿园开设托班。

3. 鼓励和支持社会力量依法举办托育服务机构

金山区应采取公建民营、民办公助、政府购买服务等多种方式,鼓励和支持社会力量提供托育服务,政府部门要做好监管评估。

4. 鼓励和支持用人单位举办内部托育服务机构

金山区应鼓励和支持各类用人单位按照相关标准要求,单独或联合举办内部托育服务机构,为职工提供福利性的托育服务,有条件的可向附近居民适当延伸。

5. 提供多样化的托育服务

各类托育机构可根据家庭的实际需求和不同群体的消费水平,提供日托、半日托、计时托、临时托等多样化、多层次的托育服务。

(五) 坚持需求导向,分类推进母婴设施建设

根据《关于加快推进上海市母婴设施建设的实施意见》(沪卫计规〔2018〕005 号)文件精神,金山区应坚持需求导向、分类推进、部门协同的原则,积极推进金山区内公共场所母婴设施建设。

一是在交通枢纽、医疗机构、文体活动场馆等按需配置母婴设施；在机场、铁路车站、客运站等建筑面积和客流量较大的场所，结合实际需求多点配置母婴设施。二是倡导经常有母婴逗留的商业中心、旅游景区及休闲娱乐等场所优先配置母婴设施。三是倡导育龄女职工较多的用人单位，结合上海市各级工会倡导的“爱心妈咪小屋”创建要求，建设女职工休息及哺乳室。政府机关、事业单位、国有企业应当在母婴设施建设中发挥率先示范作用。

（六）依据财政能力为符合条件的生育家庭提供经济支持

金山区应在财政允许的前提下，研究制定对区内参加城乡居民保险、不能享受生育津贴的、生育二孩的经济困难家庭，给予一定的生育津贴；对有意愿再生育、但需要辅助生殖技术、且家庭经济条件困难的家庭，给予一定的经济补助；在公用事业优惠收费政策上向生育二孩家庭倾斜，鼓励生育二孩的家庭申请一户多人的优惠性电价和水价标准。

（七）构建全社会支持生育养育的友好环境

1. 营造支持生育的友好文化环境

社会各方都应广泛动员起来，树立“生育不仅是家庭的事情，更是社会与国家的事情”的观念，对按政策生育的家庭给予一定的宣传鼓励和关怀。

2. 构建有利于儿童居住和生活的社区环境

金山区应在社区规划时，适当增加供儿童玩耍的户外游乐场所、儿童活动室等，并配套相关的设施物品。

3. 倡导支持生育养育的工作环境

金山区应要求用人单位严格落实产假制度、生育津贴制度等；倡导给予员工更多的生育相关福利，对职业女性提供更公平的待遇，杜绝职场上的性别歧视等；倡导有条件的用人单位推行弹性工作制度，支持员工积极响应国家生育号召。

参考文献

［1］王志宝，孙铁山，李国平. 近 20 年来中国人口老龄化的区域差异及其演化. 人口研究，2013，2013(1)：66－77.

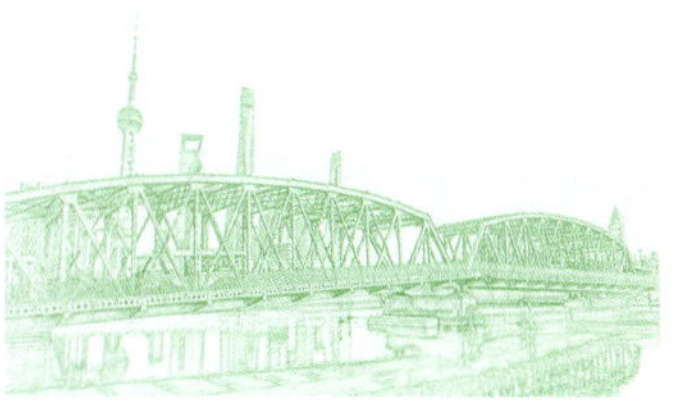

第七章

行业治理

2018年,《国务院办公厅关于改革完善医疗卫生行业综合监管制度的指导意见》(国办发〔2018〕63号)文件指出,“建立严格规范的医疗卫生行业综合监管制度,是全面建立中国特色基本医疗卫生制度、推进医疗卫生治理体系和治理能力现代化的重要内容。”本章汇编的文章,从行业治理角度,展现了医疗卫生治理的现状。《上海市卫生计生改革和发展“十三五”规划》提出了建设“健康上海”,努力向亚洲医学中心城市迈进的目标,并明确了2020年“十三五”规划的主要指标。对此,《上海市卫生计生改革和发展“十三五”规划中期评估报告》就主要指标完成情况进行了总结,并深入剖析上海市卫生行业发展中的形势变化和存在的问题,提出了相应的对策建议。其他文章则分别从卫生计生领域“证照分离”改革试点评估、《上海市发展中医条例》颁布实施后的情况、综合监管体系、限制类医疗技术临床应用的监管、处方药费用十年的数据分析、大数据背景下患者的隐私保护、医疗废物的全流程监管、医疗投诉管理资源配置、医院内信息化平台建设、虹口区深化家庭医生制度的实践这些角度,从各方面展现了目前上海市卫生行业治理的现状、进展和存在的主要问题。契合了目前行业的发展热点与难点,也反映出目前行业中需要引起重视的关注点。

上海市卫生计生改革和发展“十三五”规划中期评估报告

邬惊雷　赵丹丹　徐崇勇　许明飞　蒋小华　何　达

【导读】 对标党的十九大提出的新时代新目标新要求，聚焦上海城市功能定位和健康上海战略的主要目标和任务，全面评估本市卫生计生改革和发展“十三五”规划实施情况，客观评价规划实施取得的进展成效和经验做法，深入剖析形势变化和存在的问题，研究提出改进《上海市卫生计生改革和发展“十三五”规划》(以下简称《规划》)实施的对策建议，切实强化规划的战略导向作用，持续推进规划目标和各项任务顺利完成，不断满足人民群众多层次健康服务需求。

“十三五”以来，在上海市委市政府的正确领导下，按照国家卫生健康委的统一部署，紧密结合本市实际，全面实施《规划》，总体卫生计生事业发展稳步推进，各项任务指标达到中期预期目标，初步形成了与本市经济社会发展水平、城市功能定位相匹配的医疗健康服务体系、医学研究与创新体系、卫生人才培养发展体系和全行业管理体系，医学科技水平和创新能力不断提升，基本卫生计生公共服务更加均衡，主要居民健康指标持续保持发达国家和地区水平。

一、规划实施情况

(一) 主要指标完成情况

《规划》提出 20 类 23 项指标，其中约束性指标 6 项，预期性指标 17 项。截至 2017 年底，平均期望寿命、婴儿死亡率、5 岁以下儿童死亡率、0～6 岁儿童保健管理率、孕产妇死亡率、孕产妇系统管理率、常住人口计划生育率、出生人口性别比、户籍人口免疫规划疫苗接种率、外来人口免疫规划疫苗接种率、高血压患者管理人数、千人口献血率、千人口执业(助理)医师数、千人口专业公共卫生机构人员数、市民健康素养等 15 项指标超出预期，提前达到 2020 年任务目标，占比 65.22%。孕产妇死亡率指标连续 12 年创历史新低，达到世界最发达国家水平。院前急救平均反应时间、糖尿病患者管理人数、千人口医疗机构床位、千人口执业中医医师数、千人口注册护士

第一作者：邬惊雷，男，上海市卫生健康委员会主任。
作者单位：上海市卫生健康委员会(邬惊雷、赵丹丹、徐崇勇、许明飞、蒋小华)，上海市卫生健康发展研究中心(上海市医学科学技术情报研究所)(何达)。

数和千人口全科医师数等 6 项指标符合中期预期，占比为 26.08%。另外，千人口中医医疗机构床位数、老年护理床位数(60 岁以上户籍老年人口数的 1.5%，按照市政府分工安排，卫生和民政部门各承担 0.75%，目前卫生部门牵头完成了 0.6%)2 项指标完成难度较大(表 1)。

表 1 《上海市卫生计生改革和发展“十三五”规划》主要指标完成情况

序号	指 标 名 称	属性	单位	2020 年目标值	2015 年	2016 年	2017 年
1	平均期望寿命	预期性	岁	≥82 岁	82.75	83.18	83.37
2	婴儿死亡率	预期性	‰	≤7‰	4.58	3.76	3.71
3	5 岁以下儿童死亡率	预期性	‰	≤8‰	3.21	2.72	3.15
4	0～6 岁儿童保健管理率	约束性	%	≥90%	99.22	99.42	99.54
5	孕产妇死亡率	预期性	/10 万	≤12/10 万	6.66	5.64	3.01
6	孕产妇系统管理率	约束性	%	≥90%	94.8	95.82	96.07
7	常住人口计划生育率	约束性	%	≥95%	95	98	98
8	出生人口性别比	预期性	—	≤108.4	108.9	107.7	107
9	户籍人口免疫规划疫苗接种率	约束性	%	≥98%	99.88	99.88	99.87
10	外来人口免疫规划疫苗接种率	约束性	%	≥98%	99.89	99.89	99.87
11	高血压患者管理率	约束性	%	≥35%	—	—	—
	(调整为“高血压患者管理人数”)	预期性	万人	220 万	208.7	217.2	227.3
12	糖尿病患者管理率	约束性	%	≥30%	—	—	—
	(调整为“糖尿病患者管理人数”)	预期性	万人	78 万	63.8	68.4	74.9
13	千人口献血率	预期性	‰	≥15‰	13.9	14.54	15.01
14	院前急救平均反应时间	预期性	分钟	≤12 分钟	17	16	15
15	千人口医疗机构床位	预期性	张	7.5 张(含老年护理床位)	5.08	5.34	5.57
16	老年护理床位数	约束性	张	60 岁以上户籍老年人口数的 1.5%	0.6	0.6	0.6
17	千人口中医医疗机构床位数	预期性	张	0.5 张	0.38	0.39	0.39
18	千人口执业(助理)医师数	预期性	人	≥2.8 人	2.61	2.71	2.82
19	千人口执业中医医师数	预期性	人	≥0.4 人	0.28	0.32	0.34
20	千人口注册护士数	预期性	人	≥3.6 人	3.12	3.28	3.47
21	千人口专业公共卫生机构人员数	预期性	人	0.83 人	0.83	0.83	0.83
22	千人口全科医师数	预期性	人	0.40～0.50 人	0.28	0.31	0.33
23	市民健康素养	预期性	—	具有健康素养的居民比例≥25%	21.94	22.07	25.36

平均期望寿命和院前急救平均反应时间 2 项指标列入本市“十三五”规划发展的指标。截至 2017 年，本市户籍人口平均期望寿命达 83.37 岁(2020 年目标值 82 岁)，多年保持全国领先。院前急救平均反应时间由 17 分钟下降到 15 分钟，下降了 11.76%。

（二）指标调整说明

按照国家管理要求，对《规划》中“高血压患者健康管理率”和“糖尿病患者健康管理率”2 项指标作了调整。2017 年出台的《中国防治慢性病中长期规划（2017—2025 年）》对慢性病管理相关指标进行调整，采用“高血压患者管理人数”和“糖尿病患者管理人数”2 项预期性指标。同年，《国家基本公共卫生服务规范（第三版）》删除了“高血压患者健康管理率”和“糖尿病患者健康管理率”2 项指标。鉴于国家对慢性病相关指标的调整，结合本市实际，将“高血压患者管理率”和“糖尿病患者的管理率”2 项约束性指标调整为“高血压患者管理人数”和“糖尿病患者管理人数”，指标属性为预期性，指标值为 220 万人和 78 万人。

（三）重点领域和区域发展情况

1. 公共卫生体系建设不断完善，城市健康保障能力有效提升

（1）加强疾病和健康危害因素监测预警体系建设。建立由市、区疾控中心—临床微生物实验室组成的公共卫生病原微生物实验室网络体系，2017 年启动实施国家致病菌识别网工作。规范开展传染病监测与报告，高质量实施学校缺勤缺课网络报告。在松江区开展基于医院信息系统（hospital information system，HIS）系统传染病网络报告直推试点工作。组织开展本市加强“平战结合”传染病救治体系建设调研。积极配合中国疾控中心寄生虫病所异地扩建工程选址。支持中国疾控中心寄生虫病所建设“监测和预警实验室”“急性虫媒传染病检测实验室”和“寄生虫病诊断检测中心”等。建立本市空气污染健康危害因素监测网络。

（2）提升卫生应急处置能力。落实国家“一体两翼”应急体系建设，开展卫生应急核心能力评估，加强卫生应急队伍建设，提高各级医疗卫生机构应急处置能力。开展突发急性传染病防控、突发事件应急处置、航空救援、水上救援等培训和演练。充分发挥联防联控工作机制，加强信息沟通和跨部门协调联动，提升突发事件卫生应急监测预警和应对能力，突发公共卫生事件预警信息响应率达到 100%。加强院前急救体系建设，完善分类救护服务模式，开通“962120”康复出院专线，分流非急救患者。截至 2018 年 6 月，全市有急救站点 164 处、急救车辆 830 辆，分别较 2015 年底增加 37 处和 142 辆，急救站点平均服务半径 3.6 公里、平均每 3.2 万人拥有 1 辆急救车、急救平均反应时间 15 分钟。

（3）加强疾病综合防治服务和管理。结合本市居住证管理，会同相关部门制订完善本市公共卫生服务与管理的实施意见，强化公共卫生分级分类管理和梯度化服务，促进公共卫生服务均等化。推进新一轮慢性病防治中长期规划，依托“健康管理云”平台，推进社区慢性病筛查、管理和干预。修订预防接种工作规范等文件，启动实施预防接种异常反应补偿保险工作，促进预防接种安全、规范、有效，2018 年将水痘疫苗纳入本市免疫规划，免疫规划疫苗接种率继续保持在 99%以上。制订实施艾滋病、结核病防治“十三五”专项规划，推进艾滋病综合防治示范区建设，实施艾滋病感染者和病人社区综合随访管理的模式。加强眼病和口腔病三级网络建设。开展精神卫生服务体系建设调研，实施严重精神障碍患者综合评估及分级分类服务管理试点工作。制订职业病防治规划，落实职业病监测与职业健康风险评估工作。

（4）妇幼保健工作不断创新。在全国率先制定实施儿童健康服务和妇女健康服务能力建设

专项规划，持续加大妇幼健康服务供给，推进国家儿童医学中心(上海)建设，加强市级妇产科、儿科专科医院和综合医院产科和儿科建设，启动综合医院标准化示范儿科门急诊建设。打造“母婴安全”品牌，持续加强“5+6”市级危重孕产妇和新生儿会诊抢救中心建设，完善“覆盖全市、分片负责、及时响应、有效救治”的母婴安全健康网络。加强母婴保健技术和人类辅助生殖技术管理，开展打击代孕、“两非”和查处违法违规应用人类辅助生殖技术专项行动。加强爱婴医院建设，倡导自然分娩和母乳喂养。加强 0～6 岁儿童保健系统化、属地化、规范化管理。完善婚前、孕前、孕期、分娩期、产褥期全程系统保健服务，开展免费孕前优生健康检查项目，推进唐氏综合征产前筛查、新生儿遗传代谢性疾病和听力筛查工作。建立上海市罕见病诊治中心、儿童罕见病诊治中心及一批罕见病专科门诊。全市 11 个区成功创建“国家级妇幼健康优质服务示范区”。

(5) 健康城市建设持续深化。实施第五轮健康城市三年行动计划，聚焦市民健康素养提升和健康行为的养成，深入开展科学健身、控制烟害、食品安全、正确就医和清洁环境等 5 项市民行动。推进嘉定区全国健康城市试点工作，探索可推广的健康城市建设模式。广泛开展健康社区、健康单位、健康学校、健康家庭建设，创新社会动员和群众参与工作方式，鼓励社会组织开展志愿服务，推动市民健康自我管理小组多元规范发展。完成国家卫生区镇复审任务，切实推进城乡人居环境改善提升，创卫工作保持全国领先。圆满完成第九届全球健康促进大会承办任务。截至 2017 年底，市民健康素养水平 25.36%，显著高于全国平均水平；经常参加体育锻炼人口提高至 42.2%；成人吸烟率呈下降趋势，场所内人群吸烟率降至 0.84%，公共场所二手烟暴露率继续降低；合理膳食理念、食品安全核心知识的公众知晓率稳步提高。

2. 医疗卫生资源配置持续优化，医疗卫生服务体系不断完善

(1) 医疗资源布局更趋合理。实施区域卫生规划和医疗机构设置规划，明确医疗卫生机构功能定位，实施分级诊疗制度建设实施意见，完善以市级医学中心为支撑、区域医疗中心和区域专科医院为骨干、社区卫生服务中心为基础的三级医疗服务体系架构。严控中心城区公立医院规模，积极发展社会办医。实现平均每 1.5 平方公里范围内就有 1 所医疗机构，居民步行 15 分钟可到达医疗机构的世界卫生组织标准。三级医疗服务体系更加均衡，从诊疗人次看，三级、二级和社区各占约三分之一左右。

(2) 老年医疗护理体系逐步形成。积极打造以护理院、护理站、养老机构设置医疗机构为托底，老年医学专科和区域老年医疗中心为支撑，市老年医学中心为引领的整合型老年医疗服务体系。全市已设置老年医疗护理床位 26 599 张，社会床位占 22.7%。老年护理队伍不断优化，注册护士达 8.4 万人，医护比为 1∶1.23。积极开展老年常见病、慢性病的健康指导和综合干预工作，开展阿尔茨海默病(Alzheimer disease, AD)和帕金森病(Parkinson's disease, PD)的筛查与干预、老年人跌倒干预、老年人心理健康与关怀服务等项目，65 岁以上老年人健康管理率达到 67.25%。探索开展长期护理保险试点工作，建立老年照护统一需求评估标准和评估体系，截至 2017 年，累计评估老人 7 万余人次。深入推进“医养结合”，283 家养老机构设置医疗机构，占养老机构总数的 40.26%，全市执业护理站达 130 多家。构建安宁疗护服务体系，开设居家和机构舒缓疗护床位 1 200 余张。普陀区、徐汇区、松江区被列为国家级医养结合试点地区。

(3) 短缺医疗资源建设不断加强。构建覆盖全市的“东南西北中”5 大儿科联合体，以区域医疗中心为平台、社区卫生服务中心为延伸，推动儿科联合体纵向发展，将优质医疗资源向基层辐

射，已覆盖 222 家医疗机构，稳步推广 20 余项儿科适宜技术。鼓励医疗资源丰富、人口导出区域的二级公立医疗机构整体或部分转型为康复或护理功能，已有 6 家二级综合医院转型为康复医院，3 016 张综合治疗型床位转型为老年护理床位。

(4) 切实加强医疗服务监管。推进进一步改善医疗服务行动，推广 4 批共 100 个具有创新性、引领性、可推广的“医疗服务品牌”，34 家市级医院开展多学科诊疗，开设整合门诊 270 个，参与科室 537 个；29 家市级医院开展日间手术，日间手术占同期住院择期手术的比例达 20.72%。中山医院等 11 家医院获国家 2015～2017 年改善医疗服务示范医院。实施护理事业发展实施方案，二、三级医院均开展优质护理服务。构建基于信息化的医疗服务全过程监管体系，建立以分析预警为抓手的医疗质量安全监控机制，试点医务人员证书授权(certificate authority, CA)认证。确定复旦大学附属华山医院等 3 批共 15 家市级临床药学重点专科建设项目单位，上海交通大学医学院附属同仁医院等第 1 批共 12 家区属临床药学重点专科建设项目单位。持续开展西医、中医和社区临床药师专业能力提升项目，培养西医临床药师 261 名、中医临床药师 97 名、社区临床药师 343 名。实施遏制细菌耐药国家行动计划。大力推进医疗机构检查、检验结果互认和同城同级医疗机构检查、检验结果互认工作。健全“三调解一保险”制度，化解医疗纠纷，构建和谐医患关系。

3. 推进建设具有全球影响力的科技创新中心和亚洲医学中心城市

(1) 推进重点学科和重大项目建设。实施“腾飞计划”、重中之重临床医学中心和重点学科建设，进一步做大做强优势学科，建立一批国家级科学中心，国家转化医学科技基础设施正式启动建设、国家肝癌科学中心建成并试运行、国家儿童医学中心基础设施建设项目完成立项。开展重要薄弱学科和公共卫生重点学科建设，扶持夯实薄弱学科。鼓励医疗机构设立学科人才建设专项经费，每年预算安排不得低于医疗收入预算的 1.5%，并逐年提高。截至 2017 年底，本市临床医学等 11 个一级学科排名位于全国前列，血液病学、内分泌学等 16 个优势学科在全国处于领先地位，11 个单位获得国家中医药管理局中医药重点学科 48 个，25 家单位获得 163 个国家临床重点专科建设项目。

(2) 推进医学科技前瞻布局。2016～2018 年，共开展科研项目 1 726 项。研究启动新兴前沿技术联合攻关项目 29 项、适宜技术联合开发推广应用项目 42 项。2018 年设立智慧医疗专项研究项目 39 项，推动医学人工智能等前瞻领域发展，创新医疗服务模式。开展二批次重要疾病联合攻关项目 60 项和先进适宜技术推广项目 80 项。

4. 医药卫生体制改革全面深化，释放改革红利

(1) 深化社区卫生综合改革。完善社区卫生改革考核评价奖励制度，形成涵盖签约基础、就诊流向、频次费用、健康管理和运行机制等多维度综改考核指标体系。研发社区卫生综合管理 APP，动态客观反映改革进展。实施社区薪酬激励，按照标化工作量、标化工作量单价以及工作质量效果评价，制订家庭医生签约服务费实施方案，完善社区绩效工资分配办法。完善政府购买服务机制，探索基于基本服务项目标化工作量的政府财政补偿投入方式。稳步推进分级诊疗制度建设，强化市级医院对社区的支持政策，做实“1＋1＋1”医疗机构组合签约，落实预约优先转诊、慢性病长处方、延伸上级医院处方等优惠政策，促进合理就医秩序。截至 2018 年 6 月，“1＋1＋1”签约 447 万人，其中 60 岁以上老年人 303 万人，签约居民 72%在组合内就诊，50%在签约

社区就诊，累计开具延伸处方 156 万张。

（2）进一步深化公立医院改革。破除“以药补医”机制，分 3 轮取消公立医疗机构药品加成。同步按照“控总量、腾空间、调结构、保衔接”的原则，4 批调整 1 397 项（次）医疗服务价格，调价项目总体纳入医保支付范围。制定实施《公立医院绩效评价办法（试行）》，分级分类设定公立医院绩效考核评价指标体系，考核结果与医院评价、财政投入、薪酬分配、医保预算等挂钩。启动适应卫生行业特点的公立医院薪酬制度改革试点，围绕医疗服务量、医疗服务质量、病种难易度、患者满意度、临床科研产出和教学质量、成本控制、医药费用控制和医德医风等“八要素”，核定工资总额预算指标，并适度向公共卫生、精神卫生、儿科类医疗机构倾斜。深化内部绩效分配制度改革，健全绩效考核指标体系，加强考核结果应用。运用大数据方法、卫生经济学和疾病诊断相关分组（diagnosis related groups，DRGs）管理原理，建立公立医院病种组合指数，形成医疗服务评价体系。实施控制公立医院医疗费用不合理增长的实施意见（试行），建立医疗费用监测机制。本市闵行区和松江区先后被评为“全国公立医院综合改革真抓实干成效明显地区”。

（3）统筹推进药品供应保障体系建设。完善药物供应保障政策，保持基本药物在社区卫生服务中心的主导地位，促进二三级医院优先使用基本药物，将优先配备使用基本药物情况等药事管理工作与考核评价联动。做好短缺药品，尤其是儿童短缺药品的监测预警和有效对接工作。健全药品“阳光平台”采购机制，启动中药饮片上线试运行。根据“招采合一、量价挂钩”的原则，推进药品带量采购，做好 3 批共 42 个品种临床常用药的带量采购工作，药价平均降幅超过 60%。探索药品集团采购（group purchasing organizations，GPO）试点。推行药品购销“两票制”。将部分临床使用广、疗效确切的高价药品（含国家药品价格谈判药品）试行纳入医保支付范围，参保人员使用这部分药品的个人自付费用大幅下降。

（4）推进医药卫生监管体制综合改革。加快推进政府重点监管、行业加强自律、单位普遍自觉、社会有效监督、工作整体联动、信息技术支撑的“六位一体”工作格局。打造覆盖医疗机构、办医主体、专业质控中心、行业学协会和卫生行政部门等五个层面的医疗服务管理体系，建立 57 个市级临床专业质控中心，形成多部门沟通协调、联动执法、案件移送机制。加强医疗机构自律，建立卫生监督联络员制度，覆盖全市 1 300 多家医疗机构。完善医疗执业监督，完善医疗机构不良执业行为积分制度。持续开展“医疗质量万里行”“三好一满意”“医院综合督查”等工作，强化医疗机构督查。加强医保监管，规范自费医药费使用前的书面告知，实行卫生医保联合投诉受理机制和医师约谈机制。做好整治医药产品回扣“1+7”文件、“九不准”和“十项不得”以及中央巡视整改制度落实工作。

5. 坚持中西医并重，大力发展中医药事业

（1）完善中医药服务体系。优化规划引领和顶层设计，制定实施《中医药事业发展“十三五”规划》、《中医药服务能力“十三五”规划》和《中医药发展战略规划纲要（2018—2035 年）》。积极开展实施《基层中医药能力提升工程“十三五”行动计划》，完善基层中医药服务网络。全市所有区均创建成为全国基层中医药工作先进单位。开展中医专科专病联盟等多种形式的中医医联体建设，切实推进优质中医资源下沉基层。开展家庭医生中医药服务示范岗建设，探索不同中医药资源配置下的家庭医生团队中医药服务模式。

（2）提升中医药内涵发展。积极开展第三轮中医药事业发展三年行动计划，启动中医药特

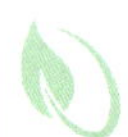

色示范社区卫生服务中心建设。以海派中医流派临床传承基地建设为依托,打造优势特色专病专科。上海中医药大学附属龙华医院肿瘤等 9 个专科列为国家区域中医(专科)诊疗中心建设单位,上海中医药大学附属曙光医院肝病等 7 个专科列为国家重大疑难疾病中西医临床协作试点。加强名中医工作室建设,开展名老中医药专家学术思想和临床诊疗经验转化为临床应用工程建设。推进"治未病"平台建设,推动中医药与养生、养老融合发展。

(3) 推进中医药传承创新。开展上海国医大师、全国名中医、上海名中医、全国基层名老中医药专家传承工作室建设,已拥有国医大师工作室 5 个、全国名中医工作室 3 个、全国名老中医药专家传承工作室 60 个、全国基层名老中医药专家传承工作室建设项目 8 个,上海市基层名老中医专家传承研究工作室建设项目 30 个,上海市名老中医药专家学术经验研究工作室建设项目 29 个。发展中医药老中青三代学术共同体。2016 年以来通过"杏林新星"计划、上海市高级中西医结合人才培养项目等打造了一支新的中医人才骨干队伍。大力推进中医药标准化体系建设,作为国际标准化组织中医药技术委员会秘书处,上海为主承担的《国际疾病分类》第 11 版传统医学部分工作不断推进,发布国际标准 28 项,正在制作 49 项。

6. 坚持计划生育基本国策,积极推进计划生育服务管理改革

(1) 实施全面两孩政策。认真贯彻落实国家实施全面两孩政策,修订本市人口与计划生育条例、计划生育奖励与补助若干规定和社会抚养费征收管理若干规定等相关法规文件,稳妥推进计划生育配套政策有序衔接。合理配置妇幼保健、儿童照料、学前和中小学教育、社会保障等公共服务资源,开展出生人口监测预测、全面两孩政策效果评估。组织开展鼓励按政策生育支持体系和社会环境建设等调研,加快推进公共场所母婴设施建设。提高农村奖扶和特别扶助金标准、完善特扶金发放方式,保障计生家庭的合法权益。加大计生特殊家庭扶助关怀力度。实现家庭医生签约、就医绿色通道、双岗联系人制度"三个全覆盖"。实施失独家庭援助服务项目。通过政府购买服务方式,委托第三方专业机构为失独家庭提供紧急呼叫服务、信息咨询、生活服务等援助服务,已有 7 000 多户家庭安装了"安康通",取得了较好效果。

(2) 完善计划生育服务管理。统筹推进生育政策、服务管理制度、家庭发展支持体系和治理机制综合改革,完善计划生育目标管理考核体系,将计划生育一票否决纳入本市居住证管理制度、生育保险制度、各级各类评优评先候选人、人大代表、政协委员候选人审核内容。加强市、区、街道(乡镇)、居(村)委四级家庭计划指导服务体系建设,探索各级家庭计划指导机构的定位和职能。推进新一轮计划生育优质服务单位创建活动,本市闵行区、宝山区、普陀区和嘉定区被命名为"全国计划生育优质服务先进单位"。加强计划生育服务管理能力建设,稳定基层工作网络和队伍。进一步简化生育登记服务办事流程,实施全市通办。充分发挥计划生育协会等群团组织和其他社会组织的作用。

(3) 推进家庭发展服务能力建设。深入实施"新家庭计划—家庭发展能力建设"项目,广泛开展面向家庭的"生育指导、家庭保健、科学育儿、养老照护、家庭文化"宣传指导服务,全市共有 2 个国家级项目和 135 个市级项目开展试点。围绕健康家庭建设,积极开展面向 0～3 岁婴幼儿家庭的"新家庭计划—科学育儿社区行""国际家庭日"等形式多样的主题宣传活动。

7. 结合产业发展大趋势,健康服务业初步实现规模化、规范化发展

(1) 鼓励发展社会办医。研究制订促进健康服务业发展政策 50 条,实施一系列支持高品质

社会办医发展的改革举措，先行放开 100 张床位及以上的高水平社会办医、全科诊所和中医诊所规划限制。完善医疗技术备案制度，淡化医疗机构的等级要求，重点审核医师执业资质和能力。放松从业限制，支持注册全科医生自主执业开办全科医生诊所，并实行备案制；放宽科目设置，将诊所诊疗科目设置扩大到 4 个。将上海自贸区社会办医乙类大型医用设备管理模式推向全市等。简化审批流程，进一步优化中外合资合作医疗机构审批流程，探索建立市区、部门间审批快捷通道。鼓励人才流动，实施医师区域注册。截至 2017 年底，全市社会医疗机构总数达 2 240 家，其中医院 188 家，门诊部 1 070 家，第三方医学检验、影像诊断、病理诊断中心 59 家，诊所 763 家；社会医疗机构核定床位数 2.1 万张，占 17%。

(2) 加快健康服务业集聚发展。加快本市健康服务业集聚发展，本市形成了 5 个健康服务业集聚园区，其中，上海国际医学园区以质子重离子医院、国际医学中心为平台，打造专科特色医疗服务产业链；新虹桥国际医学中心以国家健康旅游基地建设为核心、集约化为特色，加快形成高端医疗服务集聚区；嘉定区以国家肝癌科学中心、市中医院为依托，建设以细胞科技、免疫细胞治疗和中医药健康服务为特色的精准医疗与健康服务集聚区；桃浦国际健康创新产业园区跨界融合发展，打造“保险＋健康＋金融＋互联网”健康服务生态圈；徐汇枫林生命健康服务业园区以临床医学研发为特色，健康科技创新企业集聚发展。同时，本市还形成 7 大生物医药制造业基地、3 个生物医药研发外包服务业基地、3 个生物医药商业基地，“东方美谷”重点发展美丽健康产业。2017 年本市健康服务业增加值 1 563.4 亿元，同比增加 11.4%，占 GDP 比重达 5.2%。

(3) 打造中医药健康服务业品牌。支持中医药贸易发展，在全国率先发布中医药服务贸易发展规划纲要，搭建中医药国际服务贸易平台，探索中医适宜技术向服务产品转化和中医健康服务模式创新的技术路径。创新中医药文化的宣传和传播，推动中医药文化的海外传播，加强中医药文化资源的保护和开发利用，推动中医药产业与旅游产业融合发展，制作形式多样的中医药文化宣传品。发挥海派中医优势，在美国设立中医孔子学院，建设“中国—捷克中医中心”“中国—阿联酋中医中心”“德国汉堡中医中心”等以“海上中医”为核心的国际医疗健康服务平台，推动中医健康服务业品牌战略。

8. 稳步推进卫生计生事业人才队伍建设可持续发展

(1) 完善医学人才培养体系。推进医教联动，不断完善“5＋3＋X”毕业后医学教育体系。全市共设立 61 家培训医院、300 余家培训基地，累计招录住院医师 20 051 名，已有 11 276 名住院医师取得规培合格证书，二次就业率在 99%以上。积极完善中医住培工作，加强规培师资建设。继续加强中医药毕业后教育，启动中医医师专科培训和中医临床专业博士学位衔接工作，新招录中医规培生 520 名，253 名取得规培合格证书。

(2) 强化基层人才队伍建设。将全科医师规范化培训纳入住培，推进以全科医生为重点的基层医疗卫生队伍建设，累计招录全科医师培训对象 2 864 人，1 563 人完成规培，并全部下沉到社区，全市每万人口全科医生数已经达到 3.3 人。积极开展全科医生转岗培训、乡村医生订单定向培养和助理全科医生规范化培训、远郊定向免费医学生培养等工作。委托上海健康医学院培养“新一代乡村社区医生”(专科层次临床医学生)，累计招录学员 1 484 名。开展助理全科医生规范化培训“3＋2”模式，认定 19 家培训医院，共有 619 名学员进入培训。启动远郊地区订单定向医学生免费培养工作，委托上海健康医学院培养本科层次全科方向临床医学生，累计招录 220

人，切实加强远郊区卫生人才队伍建设。

(3) 大力培养和集聚高端医学人才。加强医学领军人才队伍建设，2016～2017 年共有 38 人和 19 人分别入选上海领军人才培养计划和青年拔尖人才开发计划。组织上海领军人才"地方队"培养对象进行中期考核评估。开展高端海外研修团队培养项目，病原微生物学等 9 个团队列入第四轮公共卫生三年行动计划高端海外研修团队培养项目。开展上海市卫生计生系统优秀学科带头人培养计划("百人计划")和上海市优秀青年医学人才培养计划("优青计划")选拔工作，对于入选培养计划的人才将定期开展培养工作督导，确保落实培养计划，切实按既定目标实施。

(4) 优化医务人员执业发展环境。创新人才使用、管理和评价机制，健全以聘用制度和岗位管理制度为重点的事业单位用人机制，探索建立符合卫生行业特点的薪酬制度，着力体现医务人员技术劳务价值，优化医务人员职业发展环境。落实基层卫生专业技术人员职称评审政策，建立符合基层卫生工作实际的人才评价机制。通过人才服务一体化、柔性引进等多种方式，建立完善人才管理和服务模式。逐步提高乡村医生待遇水平，将乡村医生纳入社区卫生服务体系统一管理。

9. 完善改进卫生计生信息化、智能化建设，促进服务和管理创新

(1) 推进人口健康信息化工程。构建了基于电子病历系统、电子健康档案系统为基础、覆盖市域范围所有公立医疗卫生机构的健康信息网和健康大数据中心，实现各级各类医疗卫生机构互联互通、信息共享。应用上海"健康云"平台探索对高血压、糖尿病、脑卒中等重点慢性病的全程健康管理。组建区域性影像、临床检验、病理、心电等远程诊断中心和会诊中心。加快医保智能信息化系统建设。深化医联信息系统建设，新建和完善便民服务、结构化电子病历、医院资源管理、手术麻醉和急诊急救 5 大应用系统，建立以患者为核心的智能化临床数据中心，深化医疗信息跨机构、跨区域、跨专业的互认共享。

(2) 推进智慧医疗和信息惠民。推进"健康上海"移动服务平台先期试点。围绕居民健康卡建立针对居民的多渠道实名身份识别模式，整合各类医疗服务线上与线下资源，优化现有医疗健康服务流程，构建以居民为中心的移动医疗健康服务体系。整合门户网站、APP(健康上海 APP、市民云、健康云等)、微信公众号等多渠道，为公众提供一站式便民惠民服务。完善医联预约服务平台，拓展手机 APP"医联云健康 V2"和微信公众号"申康医联"等移动预约服务渠道和应用。

(3) 推动智慧管理。以标准服务的方式，为区卫生管理平台、医疗机构和授权的机构开放接入服务，促进全过程行业监管。应用卫生大数据，建立以公益性为核心、客观可量化的公立医院医疗服务产出评价体系，推动公立医院各项改革举措落地实施。基于公立医院收费明细项目的海量数据，测算评估医疗服务价格政策影响。

10. 深入落实政府职能转变，全面提高依法行政和全行业管理水平

(1) 加强卫生法制、标准化和规划工作。注重科学立法，修订《上海市人口和计划生育条例》《上海市公共场所控制吸烟条例》，制定急救医疗服务条例和传染病防治管理办法。会同市行政法制研究所开展五年卫生立法规划研究。制订实施新一轮卫生标准化三年行动计划，制订或修订出台国家标准 3 项，中医药国际标准 3 项，地方卫生标准 7 项。制订实施市卫生计生系统规划管理办法，加强规划的统筹和管理。

(2) 深化行政审批制度改革。建立市、区两级卫生计生行政部门权力清单和责任清单。取消、调整、下放卫生计生行政审批事项，承接原国家卫生计生委 1 项、取消 7 项、调整 8 项、下放浦

东新区17项。实施行政审批标准化管理，编写行政审批事项业务手册和办事指南，并定期修订。积极推行网上审批，对接“中国上海”网上政务大厅，探索全程网上办理。复制推广浦东新区“证照分离”改革试点，稳步推进“只跑一次”工作。

(3) 推进监督执法体系建设。强化“双随机、一公开”工作，在医疗卫生、职业卫生和放射卫生、传染病防治、消毒产品、公共场所、生活饮用水和涉水产品等领域全面实施随机监督抽查，及时公开随机监督抽查情况。建立执法全过程记录制度，强化卫生计生监督稽查工作，完善监督员培训和首席监督员考核管理，落实卫生计生监督协管工作。实施公共场所和消毒产品生产企业诚信档案制度，推广二次供水设施清洗消毒业主监督工作。实施新一轮防范和打击无证行医三年行动计划，强化无证行医综合治理。

二、面临的形势和问题

(一)“十三五”中后期，国际国内医疗健康快速发展和变革，将对未来上海卫生与健康发展产生巨大且深远的影响

1. 健康服务领域主要矛盾变化

2004年，上海人均GDP突破5 000美元，2011年全国人均GDP突破5 000美元。按照国际医疗健康发展规律，人均GDP突破5 000美元后，健康服务需求、特别是高品质健康服务需求将大幅增长。当前和未来一个时期，上海卫生健康领域面临群众日益增长的高品质医疗健康服务需求与医疗健康发展不平衡不充分的矛盾。要适应健康服务领域主要矛盾变化，加快优质医疗健康资源的布局，特别是老年健康服务资源的配置，优化健康服务供给体系。

2. 城市功能定位和发展战略变化

上海确立了建设“五个中心”、社会主义国际化大都市、全球城市的功能定位，提出全力打响“上海服务”“上海制造”“上海购物”和“上海文化”等“四大品牌”战略。要适应城市功能定位和发展战略变化，加快构建与城市功能定位相匹配的医疗健康服务体系、医学研究与创新体系、卫生人才培养发展体系和全行业管理体系，把推进健康服务业高质量发展作为落实“四大品牌”战略的重要举措。同时，还要服务于长三角一体化和“一带一路”国家战略。

3. 卫生健康发展战略和理念变化

“健康中国”和“健康上海”规划纲要已明确卫生健康事业发展战略和理念。要顺应卫生健康发展战略和理念变化，把人民健康放到优先发展战略地位，推动健康融入万策，推进共建共享，促进健康公平，增进人民健康福祉。要把健康放到整个环境中、放到全生命周期中来考虑，从“医疗”转向“健康”，从“治病”转向“防病”，从“防疫”转向“保障城市公共安全”。

4. 医学科技发展新趋势新变化

医学科技发展速度不断加快，转化医学、精准医学、智慧医疗等新思维、新模式迎面而来，医学科技与现代科技深度融合，新的疾病诊断和治疗技术加快突破，医学科技向个性化、精准化、微创化、智能化发展。要顺应医学科技发展新趋势新变化，推进亚洲医学中心城市和全球健康科技创新中心建设，加快建设适应新趋势、新变化的卫生健康行业管理体系，尤其是智慧化的监管体系。

(二)“十三五”中后期是全面建成小康社会的决胜阶段，对标国际最好水平和最高标准，上海市卫生健康事业发展仍存在的主要问题和矛盾

1. 健康服务能级与全球城市定位还不够匹配

健康服务业发展还不充分，高品质医疗健康服务和老年健康服务供需矛盾还比较突出。基层医疗服务能力有待加强，社区家庭医生服务模式和内涵还需进一步拓展。疾病预防和居民健康管理体系需进一步完善。

2. 医学科技创新发展还存在一些薄弱环节

缺乏协同开放的医学科技创新平台和机制，临床医学研究能力和水平有待提高。医学科技成果转化机制还不完善，健康科技研究成果转化率低。医学人才国际化程度有待提升。

3. 行业治理能力与发展新形势还不够适应

现代医院管理制度有待完善，医联体和分级诊疗制度有待深化。医保支付方式改革需加快步伐。相对医学技术、业态、模式和产业新变化、新发展，卫生健康行业标准建设比较滞后，事中事后监管亟待加强。

三、下一步规划目标任务的思路和举措

“十三五”中后期，本市将按照健康上海建设和全力打响上海“四大品牌”的总体战略要求，针对发展新形势、新要求，坚持问题导向、目标导向，求真务实、扎实推进，确保全面完成各项规划目标和任务。

1. 建设高水平公共卫生体系

以保障城市公共卫生安全和加强居民健康管理服务为重点，加强疾病预防控制、精神卫生、卫生监督、院前急救、血液保障、城市紧急医学救援和卫生应急管理等体系建设。深化妇幼保健和生殖健康能力建设。持续推进新一轮健康城市建设，因地制宜推进全民健康生活方式行动和健康素养提升行动。实施本市国民营养计划实施方案。做好职业卫生工作。推动计生工作转型发展，着力实现由控制人口出生为主向提高出生人口质量、促进人口均衡发展转变，由管理为主向更加注重服务家庭转变，由主要依靠政府力量向政府、社会和公民多元共治转变。

2. 打造与全球城市定位相匹配的高品质医疗服务体系

坚持国际化、高端化，推进医疗健康服务业高质量发展，不断提升社会办医能级，打响上海医疗健康服务品牌。以改善群众就医感受为出发点，切实提高公立医院医疗服务水平和质量。加快高品质医疗资源配置，强化康复医疗服务、精神卫生、妇幼保健等短缺资源配置。完善老年医疗健康服务体系，增加老年医疗护理资源。加快推动长三角卫生健康一体化，打造有竞争力的国际健康旅游目的地。加强临床药学重点专科建设和人才培养，推动药学服务转型发展。

3. 建成亚洲医学中心城市

完善医学学科布局，推进重大疑难疾病“尖峰、高峰、高原”学科建设。实施“腾飞计划”。建设若干现代化研究型医院。加强临床试验机构建设，推动“产、学、研、用”良性互动。有序发展前沿医疗服务，加快精准医疗、智慧医疗发展，加快大数据、新材料、人工智能在医学领域的应用。

加强健康人才队伍建设，重点培养一批医学领军人才和学科带头人，大力培养优秀青年医学人才。

4. 全面深化医药卫生体制改革

进一步深化家庭医生签约服务，推进居民“1+1+1”医疗机构组合签约，深化医联体建设，形成基层首诊、双向转诊、急慢分治、上下联动的分级诊疗秩序。不断深化公立医院改革，建立完善现代医院管理制度，切实加强党对公立医院的领导，建立健全公立医院外部治理体系，明晰公立医院法人治理结构。统筹推进药品供应保障体系建设。深化医保支付方式改革。

5. 加快中医药事业内涵发展

贯彻落实《中医药法》，加快《上海市发展中医条例》修订。推进以郊区为重点的中医医疗机构建设。加强国家区域中医(专科)诊疗中心和临床重点专科建设。推进中西医临床协同。推进中医药融入社区卫生服务，全面提升基层中医药服务能力。加强中医药传承创新，建设具有国内领先水平的中医临床研究基地。完善不同类型中医药人才的培养和教育制度。开展治未病服务。完善中医医疗机构评价体系，逐步扭转中医院西医化趋势。推进中医药国际标准建设，提高中医药国际化水平。

6. 促进健康服务业集聚化、融合化、特色化、高质量发展

加快“健康服务业 50 条”落地，完善各项细化配套政策，建立健康产业统计制度。加快“5+X”健康服务业集聚区建设。发展健康旅游服务业。推进家庭医生服务市场建设。推进基因产业平台、重大产业技术基础实验室、药品与器械公共服务平台、医学人工智能研发与转化平台、临床试验共享平台、医学科技创新示范基地等平台项目建设，推进实验室自建检测方法(laboratory developed tests, LDT)的临床研究应用，启动长三角罕见病实验诊断中心建设。

7. 加强全行业管理

适应新变化、新发展，加强卫生健康法制、标准和规划工作，统筹引领行业健康发展。深化“放管服”改革，优化行业营商环境。加强事中事后监管，建设智慧化的行业监管体系。深化健康领域信息化建设，完善“健康云”公共服务平台应用。强化新时期卫生新闻宣传工作。加强精神文明和政风行风建设，落实整治医药产品回扣“1+7”文件，坚决整肃医疗卫生领域不正之风。

上海市卫生计生领域“证照分离”改革试点评估研究

夏志远　何雪松　吴凌放　陈英耀

【导读】 根据国务院两次批复的要求，自2015年12月起上海市卫生计生领域在浦东新区开展“证照分离”改革试点工作，并于2018年1月以后进一步推进了改革试点工作。2017年12月开始将上海市浦东新区的相关改革试点经验复制推广到上海市长宁区、上海市闵行区、上海市青浦区三区。文章通过资料调研和关键知情人访谈等方法，了解各项改革试点事项的实施情况，总结改革试点工作的成效和经验，为今后进一步完善相关工作提出建议。

一、研究背景

国务院于2015年12月下发了《国务院关于上海市开展“证照分离”改革试点总体方案的批复》(国函〔2015〕222号)[1]，同意在上海市浦东新区开展“证照分离”改革试点，试点期为自批复之日起3年。提出要紧紧围绕推进简政放权、放管结合、优化服务，通过开展“证照分离”改革试点，释放企业创新创业活力，增强经济发展动力。

2018年1月，国务院又下发了《国务院关于上海市进一步推进“证照分离”改革试点工作方案的批复》(国函〔2018〕12号)[2]，同意在上海市浦东新区进一步推进“证照分离”改革试点，试点期为自批复之日起至2018年12月31日。

根据国务院两次批复的要求，上海市卫生计生领域在浦东新区开展并进一步推进了“证照分离”改革试点工作，并于2017年12月将上海市浦东新区的“营利性医疗机构设置审批”改革试点经验复制推广到上海市长宁区、上海市闵行区、上海市青浦区三区，2018年5月又将浦东新区的“公共场所卫生许可”改革试点经验复制推广到上海市全市范围。

对上海市卫生计生领域“证照分离”改革试点工作开展评估研究，有助于了解各项改革试点事项的实施情况，总结改革试点工作的成效和经验，找出今后试点改革工作中需要改善的主要问题，促进各项工作更好地发展。

第一作者：夏志远，男，博士。
作者单位：复旦大学公共卫生学院(夏志远、陈英耀)，上海市卫生健康委员会(何雪松、吴凌放)。

二、研究方法与内容

自 2015 年 12 月开展“证照分离”改革试点以来，上海市卫生计生委非常重视对相关工作的评估研究，2016 年底开展了一轮阶段性评估，并于 2018 年下半年开始再一轮的评估工作。

本研究通过资料调研，对行政部门管理人员、相对人通过开展关键知情人访谈和对相对人进行问卷调查等方式，收集行政部门管理人员、相对人对改革试点工作的感受，主要从改革试点工作的组织实施、主要工作举措、主要成效、主要经验、需要进一步完善的工作等几个方面进行了评估。

三、上海市卫生计生领域“证照分离”改革试点工作实施情况

（一）改革试点工作的组织实施

为了加强对改革试点工作的领导，2016 年上海市卫生计生委成立了推进“证照分离”改革试点工作领导小组，委主任亲自担任组长，负责改革试点重大事项的决策。在改革期间，上海市卫生计生委领导多次听取专题汇报，并到浦东新区办证窗口实地调研。领导小组根据具体审批事项分别设立 3 个改革工作小组，由市区相关业务处室和部门组成，具体落实改革任务，提出改革措施、改革办法和改革制度。

两年来，本次改革试点工作的承接区域浦东新区始终将该项工作列入浦东新区卫生和计划生育委员会(以下简称“浦东新区卫生计生委”)的年度重点工作，浦东新区区卫生计生委主要领导亲自带队前往市卫生和计划生育委员会定期汇报工作，每月两次主任办公会通报推进情况，分管领导针对具体事项，亲自带领业务处室和监督所逐项研究改革方案并抓好落实工作。

在改革试点工作实施过程中，上海市卫生计生委制订了工作方案[3]，明确了改革试点工作的工作目标、试点范围、工作任务和分工，保证了改革试点工作的顺利开展与实施。

（二）改革试点工作的主要举措

1. 浦东新区分类开展行政许可事项改革

(1) 公共场所卫生许可，简化审批，实行告知承诺制

浦东新区从 2016 年 4 月 1 日起实施该项改革试点工作，主要推出了 3 项工作措施：一是注重告知承诺文书的规范性，针对公共场所不同行业制订了 9 份告知承诺文书，申请人承诺即可当场办证，极大压缩了审批时间。二是加强事先指导干预的主动性，针对卫生达标要求高的场所，主动开展实地和材料的辅导，减少企业在承诺办证的批后监管中出现整改的概率。三是借助企业诚信档案和监管评估数据对守法企业实施延续的告知承诺。

(2) 营利性医疗机构设置审批，提高审批透明度和可预期性

浦东新区在 2016 年开展“营利性医疗机构设置审批”改革试点时，主要做了 3 个方面工作：一是全面放权，把浦东新区范围内除三级医院以外所有类型的营利性医疗机构设置审批权限全部下放给浦东新区，将原先由浦东新区初审、上海市卫生计生委复审的两级审批方式改为浦东新

区直接审批。二是完善制度，编制了浦东新区营利性医疗机构设置指引和指引清单，并定期更新公布。三是优化和精简了审批流程，进一步精简审批环节，简化工作手续，减少审批层级。

(3) 消毒产品生产企业卫生许可，“提高审批透明度和可预期性”

浦东新区于2016年4月开始这项改革试点工作，主要在3个方面做了相关工作。一是优化和精简办事流程。二是建立健全基本服务制度，严格落实收件凭证、一次告知、首问负责等基本服务制度和“窗口无否决权”办理制度。三是推进标准化管理和网上办理。

2. 浦东新区构建证照分离改革事中事后监管体系

(1) 综合监管，建立与改革试点配套的监管制度

2016年下半年，在上海市卫生计生委的指导下，浦东新区卫生计生委针对三项改革试点工作制定了“五位一体”的配套监管制度，明确了主体自律、行业自治、社会监督、卫生监管的综合监管格局。一是诚信监管注重结果应用，构建完善了企业诚信档案。二是风险监管注重评价应用，通过对不同行业风险点的识别，做好重点环节和高风险个体的监管防控和应急处置。三是分类监管注重动态应用，根据监管及整改记录建立分类标准，科学调配执法力量开展差别化管理。四是社会监督注重专业应用，借助健康促进协会，卫协、中医药协会开展工作，提升企业管理服务水平。五是联合惩戒注重信息应用，探索与其他执法机构、行业主管部门信息互联互通。

(2) 闭环监管，形成以“六个双”为核心的监管方案

浦东新区推进了“双告知、双反馈、双跟踪”许可办理机制和“双随机、双评估、双公示”监管协同机制，实现审批、监管、执法部门信息共享和有效衔接。一是注重市、区任务联动，浦东新区要求对辖区所有行业实行全覆盖双随机；浦东新区卫生计生委将上级任务指标与区双随机方案等量整合，根据实际执法力量和专项要求，围绕重点对象、重点领域和重点内容开展专业抽查。二是注重闭环管控联动，针对市场监管局推送告知的办照企业，提前介入证前跟踪；将办证企业纳入日常跟踪，监管数据推送至系统进行信用评估和行业风险评估，低分企业自动转入“双随机”重点对象库。三是注重部门资源联动，一方面加强登记办照部门和行业办证部门的信息互通和监管衔接；另一方面通过跨部门联合执法，做到“一次上门，各司其职，信息共享，集中公示”。

(3) 技术监管，探索信息化多元化监管手段

一是通过整合市区各类监管平台和各委办局信息平台，尝试实现跨领域、跨层级、跨部门的信息采集、链接、管理和发布，掌握监管对象全生命周期各阶段情况，实现数据监管。二是探索全过程执法记录新机制，制订了浦东新区卫生计生监督行政执法全过程记录管理制度和实施方案，在打击无证行医、投诉举报查处等事项中试点开展全过程执法记录机制。三是建立在线监测全时段网络，建立了25个覆盖全区的管网水水质在线监测点，对6家重点游泳场所安装了水质在线监测设备，进一步提高了监管及事件处置的效率。

3. 浦东新区优化服务水平

浦东新区卫生计生委在2016年开始3项改革试点工作时，提高服务水平就被作为改革试点工作中的重要一环。在提高服务水平方面，主要从4个方面着手：一是提高透明度，对改革试点事项重新编制办事指南，详细列明审批所需材料、要求、程序等内容，避免申请人多次往返咨询或反复提交材料。二是改进窗口服务，编制行政审批服务规范，严格落实各项服务制度。三是深化“互联网+政务”服务，应用网络信息技术，创新网上告知、公示、咨询、查询、反馈等网上服务方

式，推动实时数据共享，让申请人少跑腿、好办事，并强化权力网上运行，做到公开透明、全程受控、网上留痕。四是推行“靠前”服务，对于选址定点、现场勘查等基础工作，在受理之前提前开展，向申请人告知结果信息并提供指导服务，避免或降低申请人再次整改的可能性，节省企业经营成本。

4. 将浦东新区改革试点经验推广复制到上海市其他区域

在总结浦东新区开展改革试点工作经验的基础上，2017 年 12 月，上海市长宁区、上海市闵行区、上海市青浦区三区开始推广复制浦东新区的“营利性医疗机构设置审批”改革试点经验，各区分别根据自身情况和需求编制并发布了区域性的《营利性医疗机构设置指引》及《营利性医疗机构设置指引清单》。闵行区为进一步精简审批环节，减少审批层级，自 2018 年 7 月起将营利性医疗机构设置审批权限下放到区卫生监督所，而且将营利性医疗机构的审批会议频次逐渐从每月一次提高到每周一次。

2018 年 5 月，浦东新区的“公共场所卫生许可”改革试点的做法和经验也被复制推广到了上海市全市范围，简化审批，实施告知承诺制。

上海市长宁区、上海市闵行区、上海市青浦区三区在复制推广浦东新区营利性医疗机构设置审批经验时，也分别推出了自己的优化服务措施。如闵行区卫生计生委为申请人提供靠前服务，邀请部分申请设置营利性医疗机构的企业参加“营利性医疗机构设置许可流程培训会”，并在“医疗机构设置审批”阶段为申请企业提供提前勘验现场的服务，在“医疗机构执业登记”新证许可阶段提供提前审查图纸的服务。各区的窗口服务人员还为申请人建立了微信群，方便申请人随时就审批相关问题进行咨询，避免了申请人反复往返咨询的问题，大幅提高了办事效率。

在复制推广浦东新区各项行政许可事项改革经验的同时，浦东新区的事中事后监管经验也被同步推广。

5. 2018 年浦东新区进一步深化推进“证照分离”改革试点工作

2018 年，浦东新区进一步深化推进“证照分离”改革试点工作，创新公共场所卫生管理，取消了公共场所卫生许可证两年一次的复核审批。

浦东新区还进一步深化推进了营利性医疗机构审批事项改革，优化营商环境。一是实现二级及以下社会办医设置、执业“两证合一”，发布并实施《浦东社会办医疗机构执业登记管理办法》，同时在满足基本标准的前提下，实施社会主体办医床位自主申报，并允许医疗机构内开展药品、器械等医疗相关经营活动，加快推进电子化注册管理，优化营利性医疗机构诊疗科目登记，免费向医疗机构提供网上登记服务，鼓励社会力量投资医疗领域。二是在浦东区域内基层医疗机构实行医师执业双范围或多范围注册，在三级医院积极探索专科医师注册制度。三是在国务院调整相关法规后，取消了乙类大型设备配置许可，改为按规划及标准备案管理。这些措施从精细化工作上提升效率，使营利性医疗机构的审批及设立开业更为便利。

2018 年，浦东新区还在消毒产品生产企业卫生许可事项上开始实施告知承诺，使相关消毒产品生产企业的卫生许可审批更加便利与快速。

（三）改革试点工作取得的主要成效

从 2016 年 4 月浦东新区 3 项改革试点工作开始以来，至 2018 年 6 月 30 日为止，公共场所卫

生许可实施告知承诺审批 5 555 件;新批设立营利性医疗机构 131 家;至 2018 年 3 月 31 日止受理并办结消毒产品企业生产许可 29 家,2018 年 4 月至 6 月消毒产品企业生产许可告知承诺审批 2 家。上海市长宁区、上海市闵行区、上海市青浦区三区从 2017 年底开始推广复制浦东新区营利性医疗机构设置审批改革经验,截至 2018 年 6 月 30 日,长宁区批准设置了营利性医疗机构 15 家,闵行区批准设置了 30 家,青浦区批准设置了 5 家。

1. 从申请企业的角度来说主要在以下几个方面获益

(1) 审批办理时限明显缩短

公共场所卫生许可实施告知承诺后,允许申请企业承诺在办证后的两个月内提交空气质量和公共用品环节检测报告、从业人员健康证等材料,审批办理时限从 20 个工作日缩短至当场办结。

消毒产品生产企业卫生许可审批期限由 20 日调整为 15 日,2018 年 4 月以后消毒产品生产企业卫生许可实施告知承诺,大大缩短了审批前申请企业的材料准备时间。

营利性医疗机构设置审批,采取简政放权,调整审批权限,优化和精简了审批流程,缩短了审批时限。

(2) 审批过程返工整改概率降低

各区在审批过程中,提供靠前服务,避免和降低了企业在审批过程中再次返工整改的可能性。以浦东新区 2017 年数据统计为例,全年经事前指导的企业达到 280 家,在事后监管中未发现 1 家企业有违约需要整改的现象。

(3) 审批的透明度增加,可预期性提高

营利性医疗机构设置指引和指引清单的编制公布,为申请人在选址及审批成功率等方面提高了可预期性。网络信息技术的应用也使审批过程更为公开透明。

(4) 申请人的感受度和满意度普遍提高

2018 年 7 月,上海市行政审批改革工作领导小组办公室与上海市行政法制研究所对浦东新区部分在改革试点期间完成审批流程的申请企业开展了抽样问卷调查,调查结果显示:对于公共场所卫生许可实施告知承诺制(共调查 50 家企业),全部被调查者认为实施这项改革有必要,86%的被调查者认为受益很大,14%的被调查者认为有受益;86%对总体效果非常满意,14%对总体效果满意。对于公共场所卫生许可实施进一步优化告知承诺制(共调查 50 家企业),90%的被调查者认为实施这项改革有必要,36%认为受益很大,56%认为有受益;84%对总体效果非常满意,16%对总体效果满意。而对于消毒产品生产企业卫生许可事项(共调查 10 家企业),全部被调查者认为实施这项改革有必要,8 家认为很受益或有受益,8 家对总体效果非常满意或满意。

通过对浦东新区、长宁区、闵行区、青浦区的部分公共场所卫生许可及营利性医疗机构申请企业的访谈调查了解到:各项改革试点工作给他们带来了实实在在的便利,特别是具有改革前后对比、在改革试点区域及非试点区域不同区域之间对比经验的申请企业,对改革试点带来的便利感受尤为深刻。

2. 从社会的角度来说,改革试点工作主要带来以下几个方面的成效

(1) 市场活力有效释放,形成医疗服务产业集聚,使卫生资源配置更加合理

审批流程和标准的公开透明破除了审批“玻璃门”,申请企业的市场活跃度进一步显现,特别

是社会办医的咨询量明显上升。实现了引导社会资本在浦东高端、紧缺专业,新业态等方面投资办医,成为政府公立医疗资源的有力补充。改革试点工作开始以来,浦东新区新设营利性医疗机构 131 家,先后引入上海和睦家新城医院,上海艾尔贝佳妇产科医院、上海浦滨儿童医院、上海览海门诊部等优质办医主体投资,并且形成了医疗服务产业集群,新增机构近一半选址在陆家嘴金融核心区、张江高科技园区、国际医学园区、前滩世博区域、临港主城区和外高桥保税区,促进了区域经济发展。特别是在浦东新区 2018 年进一步深化改革后,企业办事门槛进一步降低,促进了市场活力的有效释放。

在复制推广的上海市长宁区、上海市闵行区、上海市青浦区三区,营利性医疗机构审批改革同样激发了市场活力,咨询数量大幅增加,审批步伐明显加快。在闵行等区也同样形成了医疗服务产业集聚,如闵行区的虹桥商务区形成了医疗美容机构的集聚。

(2) 倒逼政府职能转变的牵引效应显现

站在申请企业的立场上创新审批方式,在审批过程中“只设路标、不设路障”,改革试点使政府部门从行政管控向服务公众转变,从事前审批向事中事后监管转变,正在将创新和优化服务作为重要职责不断深化落实。

(四) 改革试点工作取得的主要经验

1. 系统性的制度创新

行政审批工作是一项系统工程,本次改革试点工作采取多管齐下,综合施策的方式,对传统行政审批方式中影响企业创新创业活力的堵点和痛点进行重点突破,并构建了相应的事中事后监管体系。

根据各项改革试点事项的特点,找出其影响审批效率和便利性的制度性问题,有针对性地进行了制度创新。如公共场所卫生许可事项,准备各种审批材料证明是较为耗时的过程,在审批制度上采用告知承诺制,允许申请人承诺在办证后的两个月内提交相关证明材料,即可当场办证。对于卫生要求高、达标条件比较复杂的高风险类场所,现场查勘等环节不能免除,则采取事前指导、主动干预、定制服务的措施,提高其实施告知承诺的成功率,压缩其审批时限。

对于营利性医疗机构审批事项,传统审批方式中,针对审批权限和审批方式较为复杂,影响审批效率的情况,本次改革试点进行了简政放权,把浦东新区的营利性医疗机构由市区两级审批改为由浦东新区直接审批,并对审批流程进行了梳理简化。对于传统审批方式带来的审批信息不透明、可预期性低的问题,本次改革试点通过编制并公开区域营利性医疗机构设置指引和指引清单来破解。

在简化审批许可程序,降低准入门槛的情况下,调整和构建与其相适应的事中事后监管体系非常重要。浦东新区在事中事后监管方面进行了大幅度的制度创新,形成闭环管理。

2. 全心全意为人民服务

在本次改革试点工作中,上海市卫生计生领域各相关单位真正实践了全心全意为人民服务的理念。

2017 年,浦东新区行政审批服务中心通过“互联网加政务服务”的有机融合,探索“全网通办”来优化服务。公共场所卫生许可等 7 个事项实现“网上全程预审一次办成、线下材料递交只

跑一次”的办事服务模式。此外，还与浦东新区企业服务中心对接，开展单窗通办，以“证照分离”[3]改革试点事项为重点，附带其他10项审批实现线下区级窗口单一受理。

本次改革试点工作中推出的各项靠前服务是申请人反响最好的优化服务措施。如微信群的实时指导，虽然给基层行政人员增加了工作负担，但是申请企业认为这项服务对他们有非常大的帮助。

3. 科学决策和依法行政

卫生计生领域的行政审批改革工作专业性强，在制订各项改革措施时必须保证其科学性，尤其是在事中事后监管方面，各种监管措施都需要进行专题研究。上海市卫生计生委综合监督处前期开展的分类监管专题研究结果被运用在本次改革试点工作中。本次改革试点工作中的一些制度创新措施也并不是凭空提出，浦东新区从2001年就开始公共场所卫生许可“告知承诺制”的探索，为本次改革试点工作打下了良好的基础。

上海市卫生计生行政部门在本次改革试点工作中非常注重依法行政的问题，各项制度创新都是依法开展。如“社会办医疗机构乙类大型医用设备配置许可证核发”事项取消审批改革，在国务院完成相关法规调整后才开始正式实施[4]。

四、需要进一步完善的工作

1. 信息互联共享需要进一步整合

信息互联共享水平较低已成为各行业各区域推进行政审批和监管工作中遇到的共同问题，影响了工作水平和效率。目前登记审批部门和行业监管部门以及其他部门之间、国家和市区应用系统之间还不能完全实现数据共享互通，跨地区、跨部门业务应用协同度不够，信息的筛选与核实需要大量时间。目前浦东新区已在这个方面发力，形成了1533政务个云体系，通过一个一体化政务云数据中心，搭建服务、监管、审批、安全和协同5个区级平台，链接300多个应用系统。今后还需要加快建设市、区审批监管平台，开展分级分类信息资源的共享，提高系统对接和数据交换的质量，便于及时获得所需要的各种数据信息。

2. 社会共治的监管方式需要进一步探索

综合监管目前主要还是依靠卫生监督所单兵作战，在社会共治方面，目前行业协会还较为薄弱。今后还需要继续发挥好卫生监督所“主力军”和“特种兵”的作用，创新监管方式和手段，同时通过社会购买服务培育行业协会、市场专业化服务组织、认证专业机构等第三方参与卫生医疗市场的监督管理。

3. 退出机制缺乏，失信共惩需要进一步立法

部分卫生法律法规由于立法久远，存在法规条款陈旧、相关罚则缺失，处罚金额偏低等因素，造成卫生监督法律适用困难，执法力度偏弱。同时，由于缺乏对企业黑名单惩戒的法定依据或规范标准，无法直接应用或对外公示，“一处失信，处处受限”难以真正落到实处。今后还需要进一步修订法律法规，完善退出机制，探索建立卫生医疗失信异常名录和严重违法黑名单，形成部门信用评价结果互认机制，让监管执法部门依法实施联合惩戒，打出“组合拳”。

4. 人力资源保障需进一步强化

随着改革试点工作的推行，由于审批时限的缩短，申请数量的增加，优化服务所带来的工作

量增加，特别是对监管制度的创新，工作量大幅增加，给基层审批许可部门及监管部门带来了更大的工作负荷及更高的要求。今后需要进一步加强人力资源保障，同时提升人力资源的数量和能力，才能应对改革试点工作所带来的挑战，更充分发挥制度创新的效果。

5. 改革试点工作宣传力度需进一步加强

通过问卷调查发现，仍然有相当一部分的被调查者表示只是听说过“证照分离”改革工作，对其不太了解，对于各项改革试点工作的知晓率也有待提高。2018 年开始的进一步深化改革工作，因开始时间较短，知晓率更低。今后还需进一步加强对各项改革工作的宣传，利用好网络等多种媒体，提高申请企业对改革试点工作的知晓率，使更多企业受惠。

6. 在推广复制改革试点工作经验时需考虑各自区域的特点

目前的改革试点工作经验主要是基于浦东新区的实践总结出来的，相关的制度和体系在浦东新区运行情况良好，其他区域在复制推广这些经验和模式时，需要结合当地区域的实际情况，借鉴浦东经验，构建适合于当地的制度和体系。各项改革举措的实施都要依赖于组织体系、人力资源、信息系统等方面的支撑，在适配的情况下才能发挥制度创新的最大效用。

例如营利性医疗机构设置审批，制订与发布当地区域的设置指引和指引清单是一项有效提高审批透明度的措施，但是在青浦区推广复制时，因人口密度较低，许多区域计划设置的机构数只有 1 个，部分希望在该区域设立营利性医疗机构的单位只能等待下一次的计划额度。这些区域的设置计划是否需要增加适当的弹性，需要进一步的研究。

参考文献

[1] 国务院.《国务院关于上海市开展“证照分离”改革试点总体方案的批复》(国函〔2015〕222 号).2015.

[2] 国务院.《国务院关于上海市进一步推进“证照分离”改革试点工作方案的批复》(国函〔2018〕12 号).2018.

[3] 上海市卫生和计划生育委员会.《关于印发本市贯彻实施〈上海市开展“证照分离”改革试点总体方案〉工作方案的通知》(沪卫计法规〔2016〕7 号).2016.

[4] 国务院.《国务院关于在上海市浦东新区暂时调整实施有关行政法规规定的决定》(国发〔2018〕29 号).2018.

《上海市发展中医条例》实施的成效、问题与修订建议

程　勇　石　云　蔡轶明

【导读】 文章对《上海市发展中医条例》(以下简称《条例》)颁布实施以来的主要成效和问题进行了总结分析,在此基础上提出《条例》修订的相关建议。文章认为,《条例》的颁布实施为上海市中医药事业的发展提供了法律保障,在健全政策机制、完善中医医疗服务体系、提高中医药服务和继承创新能力、加强人才队伍、发展中医药文化,以及加快中医药国际化发展等方面发挥了重要的促进作用。但随着中医药发展环境的深刻变化,特别是《中华人民共和国中医药法》(以下简称《中医药法》)的颁布实施,《条例》中部分内容在适用性、有效性等方面已呈现明显不足。建议将名称调整为《上海市中医药条例》,按照分章的体例进行修订,重点突出医疗机构和从业人员、中药与制剂、中医药健康服务、中医药文化与合作交流、中医药管理体制等方面内容,以便更好地贯彻落实《中医药法》,继承和发扬中医药学,扶持和促进上海市中医药发展,规范中医药服务。

中医药是我国独特的卫生资源、潜力巨大的经济资源、具有原创优势的科技资源、优秀的文化资源和重要的生态资源,在经济社会发展中发挥着重要作用。中医药地方性法规建设是贯彻落实依法治国基本方略、推动《中医药法》贯彻落实的重要举措。《条例》由上海市人大常委会于1998年9月22日发布,同年11月1日起施行,至今已有20年时间。《条例》的颁布实施,为上海市中医药事业的发展提供了法律保障,发挥了重要的促进作用。但随着中医药发展环境的深刻变化,特别是《中医药法》的颁布实施,《条例》中的部分内容在适用性、有效性等方面已呈现明显不足,亟需加以修订。

一、主要成效

(一) 政策机制逐步健全,政府投入不断增加

自1998年颁布《条例》以来,上海市一直十分重视促进中医药发展的政策法规建设。特别是

第一作者:程勇,男,研究员,上海市中医文献馆主任。
作者单位:上海市中医文献馆(程勇、石云、蔡轶明)。

近10年来，上海市陆续出台了有关学科建设、服务能力提升、中医药传承、人才培养等方面的扶持政策，制订并颁布了《上海市人民政府关于进一步加快中医药事业发展的意见》(沪府发〔2010〕22号)、《上海市中医药服务贸易发展规划纲要(2014—2018年)》(沪卫计委中医〔2013〕006号)、《上海市中医药健康服务发展规划(2016—2020年)》(沪府办发〔2016〕36号)、《上海市中医药发展战略规划纲要(2018—2035年)》(沪府发〔2018〕39号)等相关文件，成立了上海市中医药事业发展领导小组，实施了三轮上海市进一步加快中医药事业发展三年行动计划。中医药事业已全面融入深化医改的工作内容中，不断推进了改革探索与实践，促进了政策机制的完善。

在市委市政府的领导下，上海各级财政对中医药事业的投入进一步加大。市级财政每年列支大量经费用于中医药机构的投入，"十五"期间对中医机构基础建设投入8.2亿元，"十一五"期间化解市级中医医院基建债务达到5.87亿元，三轮"进一步加快中医药事业发展三年行动计划"的经费投入共计8.016亿元。

浦东、嘉定、徐汇等区已设立中医药发展办公室，浦东新区建立了中医药事业发展联席会议制度，黄浦、徐汇、静安、普陀、虹口、金山、崇明等区单独或与医政、科教一起合并设置了中医科，制定了本区域中医药事业发展的中长期规划和行动计划。各区均加大了对中医的投入力度，或投入资金重建、改扩建区中医、中西医结合医院，或完成区属中医、中西医结合医院业务大楼的改造，或通过土地置换、整体搬迁方式扩大了区属中医医院的占地面积等。

(二) 中医医疗服务体系不断完善

上海市中医医疗服务体系不断得到完善，截至2017年底，中医、中西医结合医院共计27家，社会办中医医疗机构340余家。各区均设有公立中医医疗机构，个别区的公立中医医疗机构数超过1家。市级综合医院和部分专科医院均设有中医临床科室，所有社区卫生服务中心设有中医科。所有区均成功创建全国基层中医药工作先进单位，28家综合医院创建成为全国综合医院中医药工作示范单位。

全市医疗机构中医床位数共计12 329张，其中，中医类医院床位数从4 572张增长到10 135张。全市中医执业(含助理)医师数从5 399人增长到8 308人，社区卫生服务中心中医全科医师数占全科医师总数的比例达到20%。积极推进中医药融入基本公共卫生服务和家庭医生制度，"治未病"服务在全市普遍开展。

(三) 中医药服务能力显著提高

通过实施中医"三名"(名院、名科、名医)工程、"治未病"健康工程、基层中医药服务能力提升工程、国家中医药传承创新工程重点中医医院建设项目、国家区域中医诊疗中心、国家临床重点专科(中医)、国家中医药管理局"十二五"重点专科、上海市中医临床优势专科、全国中医药特色社区卫生服务示范区、全国基层中医药工作先进单位、全国综合医院中医药工作示范单位等的建设，有效加强了中医医疗机构的内涵建设，提升了中医药服务水平。至2017年，全市有国家区域中医诊疗中心9个，国家临床重点专科(中医)27个，国家中医药管理局"十二五"重点专科达75个。

全市各类医疗机构中医门急诊人次数从2007年的1 913.37万人次增加到2017年的4 567.65

万人次，占全市医疗机构门急诊人次的比例由14.48%增加到17.75%。全市各类医疗机构中医出院人数从2007年的16.89万人次增加到2017年的45.48万人次，占全市医疗机构出院人数的比例由9.47%增加到10.84%。全市由政府举办的中医类医院，医师人均日负担诊疗人次数从1998年的10.92人次增加到2016年的19.27人次，日均负担住院床日数从1.57日增加到1.96日。

（四）中医药继承和创新能力建设取得成效

20年来，上海市积极开展了名老中医药专家学术经验继承和海派中医流派传承研究等多项工作。第三至第六批全国老中医药专家学术经验继承工作中，被列为指导老师的名老中医药专家共有115人次，培养学术继承人共计228人；入选第一至第四批全国优秀中医临床人才研修项目55人。上海市在全国率先开展名老中医药专家工作室建设，共建设全国名老中医药专家传承工作室71个；在全国率先启动中医流派传承研究工程，建立15个海派中医流派传承研究基地，其中4个成为全国中医学术流派传承工作室。

初步构建以上海市中医药研究院为核心，以国家中医临床研究基地、研究型中医医院等为骨干，中医药研究机构和企业共同参与、医教研产协同创新的中医药科技创新体系。浦东新区国家中医药发展综合改革试验区建设取得了显著成效，搭建了国家中医药科技成果转化服务平台。取得了一批重大科技成果，1998年以来全市共获得国家科技进步奖二等奖10项，占全部中医类奖项总数的9.17%。全市中医药国家自然科学基金项目中标率逐年上升，上海中医药大学立项数连续数年位居全国中医药院校首位，该校获SCI收录的中医药论文数也明显领先于其他中医药院校。

（五）中医药人才队伍不断加强

20年来，上海市中医药院校教育得到快速发展。在第四轮全国学科评估中，上海中医药大学成为全国唯一拥有3个A^+学科的中医药大学，为高素质中医药人才的培养提供了良好条件。全市共有6位名老中医专家获得“国医大师”荣誉称号，3位名老中医专家获得“全国名中医”荣誉称号。自1995年起，上海市开展了四批“上海市名中医”评选，共计评选出了137位上海市名中医。全市中医药界至今共拥有中国工程院院士1名、中国科学院院士2名、中医药高等院校教学名师3名、“973”项目首席科学家5名、国家杰出青年科学基金获得者8名。

针对不同对象，上海市广泛开展了海上名医传承高级研修班、中医大师传承人才培养计划、名老中医药专家学术经验继承班、优秀中医临床人才研修项目、西医学习中医班、杏林新星人才培养计划、乡村医生中医大专班等多种形式的人才培养项目，探索实践现代中医师承模式，创新中医药领军人才培养模式。在全国率先开展中医住院医师和中医专科医师规范化培训，率先开展中医专家社区师带徒项目、基层非中医人员中医药知识与技能规范化培训，不断完善从院校教育、毕业后教育到继续教育的医教协同的中医临床人才培训体系。

（六）中医药文化得到长足发展

通过建设中医药文化宣传基地、中医药文化研究基地等，促进了中医药机构的文化建设。积

极开展中医药文化的宣传普及，不仅采用中医药进社区、进农村、进家庭、进学校等传统活动方式及报刊杂志、广播电视等传统媒介进行宣传，还充分利用各类新媒体、博物馆、主题公园、健康讲堂等平台，以群众喜闻乐见的形式广泛宣传了中医药文化。向全市780万户家庭发放了《上海市民中医养生保健知识读本》，《药里乾坤》等一批作品也在社会上取得积极影响。出版了中小学生系列中医药科普读物，在中小学建立了一批中医药科普基地。积极开展中医药非物质文化遗产保护工作，共有国家级中医药非物质文化遗产项目7项、上海市中医药非物质文化遗产项目17项。

（七）中医药国际化发展步伐加快

全市中医药对外教育和医疗、科技、产业方面的合作日益增多，成效显著。对外中医药教育取得较快发展，境外中药、护理等专业合作办学取得初步成效，在美国设立了中医孔子学院。不断加强中医援外医疗服务，不断扩展中医药对外科技合作在基础理论、临床研究、安全评价等领域的范围和深度。上海市还积极承担了国际标准化组织/中医药技术委员会秘书处工作和世界卫生组织传统医学国际疾病分类项目，国际标准化组织/中医药技术委员会至今已吸收37个成员国，正式发布31项中医药国际标准；国际疾病分类法第一次纳入由上海市为主承担制订的传统医学疾病分类内容。通过参与中医药国际标准化重大项目和国际组织工作，锻炼了中医人才队伍，积累了中医发展经验，取得了中医药事业的突出进展，上海市的中医药国际化和标准化“高地”效应日益显现，经国家中医药管理局批准成立了传统医学国际疾病分类研究与服务评价中心。上海中医药大学附属曙光医院建设的“中国—捷克中医中心”成为我国医疗卫生界落实国家“一带一路”战略的重要项目，与新加坡、泰国、马耳他等国的合作稳步推进。在全国率先搭建中医药国际服务贸易平台，发布了《上海市中医药服务贸易发展规划纲要(2014—2018年)》(沪卫计委中医〔2013〕006号)。

此外，全市中医药行业监管进一步加强，服务质量提高。进一步完善了中医药质量控制体系，通过10个质控组全面加强中医临床学科层面的质控精细化管理。进一步加强中药药事管理，组织全市中医医院开展中药药事规范建设，加强膏方和中药煎药服务规范，相关部门制定出台了《关于进一步加强医疗机构中药饮片煎药管理的通知》(沪卫计中管〔2014〕19号)，探索依托中药行业协会参与医疗机构中药饮片煎药管理。建立和完善中医药服务监管评价制度，在全国率先实施中医医院中医药服务的综合评价工作，强化常态化行业监管和引导。

二、主要问题

（一）《条例》的适用性、有效性问题

《条例》在适用性、有效性等方面同样存在一些突出问题。一是《条例》中的部分内容因机构、事务等发生改变，而不再适用。例如，《条例》中有关计划、医药等行政部门以及地段医院等机构名称，有关公费医疗、劳保医疗等事项，已不符合当前实际情况，需要进行调整。二是扩大《条例》涉及的领域。随着事业不断发展，中医医疗、保健、教育、科研、产业、文化“六位一体”发展的格局已经形成，由“中医药”代替“中医”作为行业进行表述已获得一致认可，《条例》需要相应扩大范

围。三是清理与上位法相冲突的内容。例如,《中医药法》对政府举办中医医疗机构的合并、撤销有明确规定,《条例》中的相应表述与之不相一致,对于此类内容需要在清理基础上进行调整。四是新的政策法规内容需要得到体现。例如支持社会办医、发展中医药预防保健、中医医疗广告管理、中医药服务的监督检查、中医药传统知识保护、中医养生保健服务、中医药文化宣传、政府部门法律责任等。

(二)中医药事业发展问题

当前,上海市中医药事业的发展与贯彻落实国家法律法规以及国家对上海市中医药"出经验、做表率、成示范"的要求相比存在着显著差距,与上海市"四个中心"和社会主义现代化国际大都市建设的要求相比还存在着明显不足,还不能满足人民群众日益增长的中医药健康服务需求,面临着许多新情况、新问题。

一是中医药事业发展政策和机制仍有待进一步完善。与不断发展的中医药事业和不断增长的中医药服务产出相比,市、区两级中医药管理力量还存在明显不足,中医药在规划、准入、监督、协调等方面的管理职能还需要进一步加强。中医药人才评审评价、中医药价格形成机制、中药制剂研发使用、中医药健康服务发展等方面的政策,也有待进一步完善。

二是中医药服务资源配置总量相对不足,结构不尽合理。由于常住人口快速增长等多方面因素的综合影响,全市每千人口中医医疗机构床位数、每千人口中医执业(助理)医师数均低于同类型城市,中医类医院数量与同类型城市相比也有很大差距。同时,优质中医医疗资源分布比较局限,各区之间中医药发展不够平衡,二级中医医院发展相对滞后,郊区人员配置缺口较大。

三是中医药特色优势发挥不足。中医药服务的劳务和技术价值尚未得到充分体现,鼓励中医医疗机构使用中医药的措施有待加强,中药饮片的管理还需要进一步完善,中医非药物疗法在临床中的作用没有得到充分发挥,中医药服务模式创新不足。中医药人才特别是领军人才、传统型中医药人才不足也影响了中医药特色优势发挥,中医药在基本医疗卫生服务中的作用还需要进一步加强。

四是中医药科技缺乏重大的突破。上海市中医药科技机构、人员、投入等方面资源比较丰富,但存在研究资源分散、创新体系不全等突出问题,近年来具有重大影响力的科技和产业化项目不多,缺乏重大科技成果,提高临床疗效、促进健康服务的中医药科技创新能力有待加强。迫切需要围绕若干重大目标,突破创新主体间的壁垒,汇聚各方创新资源和要素,深度合作、协同创新。

五是中医药健康服务潜力有待挖掘,中医药健康服务业有待加速发展。中医药健康服务业发展总体还处于起步阶段,需要在不断开拓创新、积极探索实践的基础上,实现跨越式发展。上海市中医药服务贸易的优势有待进一步充分发挥,中医适宜技术向服务产品转化有待加强,中医养生保健服务相关规范和标准有待完善,健康旅游、医养结合等中医健康服务模式有待创新,传统的中药产业有待振兴发展。

六是社会办医不适应发展要求。近年来鼓励社会资本举办中医医疗机构等方面政策的落实情况不尽人意,社会办中医的规模及服务数量、质量都存在明显不足。落实政策的"玻璃门""弹簧门”现象仍然存在，主要表现在准入资格、土地、财税，以及人事管理、职称晋升、学术地位等方面。对社会办中医医疗机构的监督管理，还缺乏行之有效的办法。

三、建议

《条例》修订是为了更好地贯彻落实《中医药法》，继承和发扬中医药学，扶持和促进上海市中医药发展，规范中医药服务，依法保障国家和上海市中医药工作的方针政策全面深入落实，依法保障上海中医药事业持续、稳定、健康发展。

《条例》修订应侧重体现上海贯彻落实《中医药法》的措施，体现上海市的特色和优势，扩大《条例》适用的范围，删除已不符合当前实际情况或与上位法相冲突的表述，纳入《中医药法》要求地方进行规定的相应内容和《中医药法》实施以后根据情况需要进一步规定的相关内容，将已有实践基础、取得成效的中医药政策以《条例》形式固定下来。既要将贯彻中医药扶持、促进政策与规范中医药服务相结合，又要侧重对《中医药法》的贯彻落实举措、突出上海市中医药事业发展高地的特点，同时要注重可操作性。

（一）框架结构

鉴于以“中医药”代替“中医”作为行业进行表述已获得一致认可，中医药立法也需要扶持、促进与规范结合，因此，原名《上海市发展中医条例》已不适用，建议调整为《上海市中医药条例》。

1. 按照分章的体例修订《条例》

按照分章的体例进行《条例》修订，建议分为总则、医疗机构与从业人员、中药与制剂、中医药人才培养与科学研究、中医药健康服务、中医药文化与对外交流合作、保障措施、法律责任、附则九章。

2. 重点突出医疗机构和从业人员

在进一步完善中医医疗机构与从业人员相关规定的基础上，对中医药服务的范围和监督管理等给予明确规定。

3. 设“中药与制剂”“中医药健康服务”独立章节

中药的管理具有特殊性，拟对中药与制剂专门进行规范，并设置独立的章节。

中医药健康服务事关中医药健康服务业发展，在服务经济社会发展大局中具有重要意义，拟设独立章节给予规定。

4. 人才培养与科学研究合并表述

包括中医药院校教育、师承教育、继续教育以及中医药传承、创新等方面内容。

5. 突出中医药文化与合作交流

增加中医药文化宣传、科学普及、中医药传统知识保护等方面内容，充实中医药对外交流与合作、国际传播和应用的内容。

6. 明确保障措施和法律责任

将管理体系、财政支持、医保政策等具体要求在《条例》中固化，明确政策部门和行为个体的

相应法律责任。

（二）拟重点调整的内容

1. 充实中医药服务内容

《中医药法》在支持社会办医、中医诊所备案制管理、医术确有专长人员的考核注册以及执业、广告、监督等方面都有新的规定内容，《条例》在贯彻实施中医药服务政策法规的举措方面需要进一步充实内容。

2. 增加中药方面的内容

中医、中药密不可分，促进中医、中药协调发展是近年来中医药工作的特点。《中医药法》包括了大量中药方面的内容，近年来部分省、市制定的地方性法规也都把名称定为“中医药条例”。因此，增加中药方面的内容是《条例》修订中的一大重点。

3. 体现中医药国际化发展高地的内容

中医药国际化发展是上海市社会主义现代化国际大都市建设的重要组成部分，具有良好的发展基础，是上海中医药事业发展的优势领域。《条例》修订要在中医药对外合作交流、中医药文化海外传播、中医药服务贸易等方面内容上，体现出更高标准和要求。

4. 增加中医药预防保健服务内容

对充分发挥中医药特色优势参与公共卫生服务，以及发展中医养生保健服务、促进中医药健康服务业发展等方面内容，进一步给予充实和完善。

5. 明确市、区两级中医药管理体制

《中医药法》对各级政府中医药管理体系有明确规定，上海市政府也在实施扶持中医药事业发展的保障措施中提出了建立市、区两级中医药管理体制的要求。为保障中医药事业发展政策的贯彻落实，市、区两级中医药管理体制需在《条例》中进一步明确。

6. 体现政府投入倾斜政策

《上海市人民政府关于进一步加快中医药事业发展的意见》（沪府发〔2010〕22号）明确了对中医药事业发展的投入倾斜政策，《条例》修订中要把扶持政策进一步明确、固化。

上海市卫生计生综合监管体系现状与对策

葛振兴　刘英涛　张震巍　陈晓玲

【导读】 本章对卫生计生综合监管体系的概念、特征及范畴进行了循证探讨，从改革完善卫生计生综合监管制度、建设健康上海，推进健康服务业高质量发展，加快建设一流医学中心城市战略角度，论证了建立健全综合监管体系对于提升国家治理能力、保障居民健康权益和促进健康服务业高质量发展的重要意义，从机构设置、职责分工、队伍建设、保障条件、工作机制等方面分析了上海市卫生计生综合监管体系现状和问题，并提出了建立健全上海市卫生计生综合监管体系的政策建议。

一、研究背景与意义

推进国家治理体系和治理能力现代化是国家全面深化改革的总目标[1]。党的十九大提出推进“放管服”、提升机关效能、建设服务型政府等重要论述。为贯彻落实党中央、国务院的决策部署，加快政府职能转变，深化商事制度改革，上海市率先开展“证照分离”改革试点，并不断改革完善卫生计生综合监管制度，实施健康上海战略，推进健康服务业高质量发展，加快建设一流医学中心城市。随着社会经济与医疗卫生事业蓬勃发展、卫生健康领域“放管服”改革持续深入推进以及事中事后监管要求不断升级，传统监管模式面临巨大挑战。综合监管体系作为治理手段现代化的关键载体，在提升国家治理能力、保障市民健康权益和促进健康服务业高质量发展等方面发挥重要作用。如何完善卫生计生综合监管体系是目前需要关注和研究的重点。

（一）卫生计生综合监管体系的概念提出

利用超星发现系统，以“综合监管”“综合监管体系”分别进行跨库精确检索，得到文献 2007 篇，主要集中在经济、环境科学、安全生产等领域，涉及医药卫生领域的仅 147 篇。傅江景在 1995 年发表《浅谈以海关为主加强对进料加工贸易货物的综合监管》，该文最早明确提出综合监管概念，但未明确综合监管内容。不同领域对于综合监管体系内涵和范畴的理解有差异，对于综合监

基金项目：上海市卫生和计划生育委员会卫生计生政策研究课题“上海市卫生计生综合监管体系研究”（课题编号：2018HP16）。
第一作者：葛振兴，男，主管医师。
作者单位：上海市浦东新区卫生和计划生育委员会监督所（葛振兴、陈晓玲），上海市卫生健康委员会（刘英涛、张震巍）。

管的职责划分办法不统一。如旅游市场综合监管体系强调政府、部门、企业和社会均有综合监管责任，并创新综合监管机制，明确了12个相关政府部门监管责任[2]；而安全生产综合监管相关文件则将综合监管主体设定为各级安全生产监管部门，将其他政府部门监管定义为行业监管，对10个行业管理部门职责进行了划分[3]。《国务院办公厅关于印发深化医药卫生体制改革2016年重点工作任务的通知》(国办发〔2016〕26号)是首个明确提及"综合监管体系"概念且对其任务内容进行详细说明的文件。《国务院办公厅关于改革完善医疗卫生行业综合监管制度的指导意见》(国办发〔2018〕63号)提出"健全机构自治、行业自律、政府监管、社会监督相结合的多元化综合监管体系，形成专业高效、统一规范、文明公正的卫生健康执法监督队伍"，首次将"综合监管体系"概念扩展到医疗卫生全行业。通过归纳总结，本文认为"卫生计生综合监管体系"是在卫生健康领域内，由行政相对人、行业组织、社会监督、政府监管机构，以及相关职责分工、队伍建设、保障条件(经费、房屋、车辆、设备、信息)、工作机制等各类监管要素按照一定秩序和内部联系组合而成的有机整体，是以物质为基础、以机制为纽带、由不同子系统组成的总系统。

(二)卫生计生综合监管体系的特征

通过梳理党中央、国务院和相关部委发布的政策文献资料发现，卫生计生综合监管具备3个特征。一是卫生计生综合监管是创新性的监管模式。卫生计生综合监管体系不同于综合执法、综合监督执法、卫生计生全行业综合监管等概念，在方法上采用多方共治，在职责分工上区分监督职责和管理职责，在范畴上涵盖卫生计生全领域[4-6]。二是法律法规是卫生计生综合监管体系的根本依据。卫生计生综合监管体系要在法律法规范畴内运行，卫生计生行政部门要坚持法定职责必须为、法无授权不可为，依法全面正确履职，在法律法规授予的职权范围内行使监督和管理权利，承担相应责任，杜绝不作为、乱作为，将法律法规作为卫生计生综合监管的根本依据[4,7]。三是多元治理是卫生计生综合监管体系的重要理念。卫生计生综合监管体系是对事中和事后监管体制机制的创新，在强调政府主导监管地位的同时，发挥社会力量的监管作用，实现多元治理。

(三)卫生计生综合监管体系的范畴

从监管条线和监管职责两个层面界定卫生计生综合监管体系的范畴。一是归纳概括卫生计生综合监管条线。依据相关法律法规将卫生计生综合监管条线分为公共卫生、医疗卫生、计划生育(母婴保健)等3类。其中公共卫生综合监管专业条线包括职业卫生、放射卫生、公共场所、学校卫生、饮水卫生、涉水产品、消毒产品、餐饮具集中消毒和传染病监控等。医疗卫生综合监管专业条线包括医疗机构、医师护士、中医服务、血液管理、精神卫生、大型医用设备、医疗技术临床应用、医疗广告、医疗质量等。计划生育(母婴保健)综合监管专业条线包括计划生育、母婴保健等。二是逐条梳理卫生计生监督管理职责。结合日常工作和专家意见，逐条梳理具体法条，明确卫生计生综合监管职责包括监督职责和管理职责两部分。监督职责又分为综合职责和执法职责两类，综合职责包括制订综合监督工作规划、计划、方案、管理规范、执法工作制度，管理执法队伍，规范执法行为，对下级监督所的指导、稽查、评估和考核，对法律法规落实情况的监督检查等；执法职责包括对行政相对人的监督检查、行政强制和行政处罚等。管理职责包括行政审批、行政规划、教育培训、行政指导、行政处分、行政征收、行政奖励、日常监测、评价评审、法律法规政策标准制定等。

（四）卫生计生综合监管体系建设的重要意义

1. 卫生计生综合监管体系建设是提升国家治理能力的重要举措

党的十八届三中全会首次提出“国家治理体系和治理能力现代化”的概念，并将“推进国家治理体系和治理能力现代化”与“完善和发展中国特色社会主义制度”一同作为全面深化改革的总目标；党的十九大再次明确了这一总目标[8]。国家治理能力现代化的核心内涵包括：在价值导向上体现人民性，在治理方式上坚持民主和法制，在治理手段上坚持多样性和协同化，在治理效果上活力与秩序并存[9]。医疗卫生制度是现代国家制度的重要构成，医疗卫生领域的管理彰显国家治理能力和水平[10]。改革完善医疗卫生行业综合监管制度，建立与经济社会发展水平相适应的综合监管体系，是全面建立中国特色基本医疗卫生制度、推进医疗卫生治理体系和治理能力现代化的重要举措。

2. 卫生计生综合监管体系建设是维护居民健康权益的重要手段

健康关乎国计民生，涉及个人切身利益，关系家庭平安福祉。维护居民健康是促进人的全面发展的必然要求。2016 年全国卫生与健康大会的召开，标志着我国卫生事业进入一个新时代，明确了新的卫生与健康工作方针，提出将健康融入所有政策[11]；《“健康中国 2030”规划纲要》提出要把人民健康放在优先发展的战略地位；《“健康上海 2030”规划纲要》进一步明确建立完善的全民健康服务体系、制度体系和治理体系，实现健康治理能力的现代化。卫生计生综合监管体系以维护居民健康权益为核心要义，维护宪法尊严，督促各方践行法律法规标准和规范要求，维护卫生健康领域秩序，是助力上海锻造健康之城的重要手段。

3. 卫生计生综合监管体系建设是促进健康服务业高质量发展的重要保障

健康服务业涵盖医疗服务、健康管理与促进、健康保险以及相关服务，涉及药品、医疗器械、保健用品、保健食品、健身产品等支撑产业，推进健康服务业高质量发展在打响“上海服务”品牌战略中发挥着重要作用。2018 年 7 月，上海市政府发布《关于推进健康服务业高质量发展 加快建设一流医学中心城市的若干意见》（以下简称“上海健康服务业 50 条”）。作为上海市医疗卫生政策史上开放度最高、改革力度最大的一项政策，“上海健康服务业 50 条”在健康医疗、服务、保险等方面有多项政策突破[12]。伴随着政策落地，可以预见诸如医师多点执业、公私合营非营利性医疗机构、社会办全科诊所、精准医疗服务、互联网医院、健康旅游产品、健康服务贸易等健康服务新业态、新情况将不断涌现，监管部门面临既要放得开又要管得住的双重压力。健康服务业的规范发展不仅需要依靠经营主体自我管理，更需要采取市场调节与政府监管相结合的综合监管方式进行适当干预。健康服务业作为国民经济和社会发展的支柱产业之一，政府有责任和义务为健康服务业优化生存环境，通过规范和监管健康服务行为，纠正市场激励不当导致的市场失灵现象，避免“劣币”驱逐“良币”。卫生计生综合监管体系作为城市治理体系的重要组成部分，在加快健康服务业“放管服”改革、加强健康服务业引导和支持中发挥重要作用，是健康服务业平稳运行和有序发展的重要保障。

二、上海市卫生计生综合监管体系现状和问题分析

加强卫生计生综合监管体系建设是改革完善卫生计生综合监管制度的重要内容。新一轮医改启动以来，特别是党的十八大以来，本市持续强化卫生计生综合监管职能，依法行政力度不断加大，行业监管能力不断增强，为促进卫生计生健康发展、维护人民群众健康权益作出了重要贡献。随着经济社会的发展和政府职能的转变，为适应健康领域可持续发展的保障要求，综合监管能力需进一步提高，综合监管体系需进一步完善。

为了解卫生计生综合监管体系现状，笔者运用文献分析、问卷调查和专家访谈等方法，对上海市卫生计生综合监管机构设置、职责分工、队伍建设、保障条件、工作机制等情况进行调查分析，为卫生计生综合监管体系建设提供有效信息。

(一) 机构设置不够合理，职责分工有待进一步明确

1. 卫生计生监督机构设置有待完善

一是本市卫生计生监督机构职能或性质调整前后，编制数均出现一定程度的缩减。如食品监管职能平移后较平移前编制缩减了25.0%；而参公后则较参公前编制缩减了7.9%。二是各区监督机构内设科室名称和职责分配不统一。虽然本市编办文件在数量上对各区科室设置进行了统一规范，但是实际各区科室设置名称和职能分配并不统一，且与市卫生计生监督机构部门职能不对口，不利于工作开展。三是卫生计生监督机构派出机构设置率不高。目前7个区设置了派出机构，占43.7%。未设置派出机构的主要原因包括编制紧张、管理难度大和执法成本高等。

2. 卫生计生行政部门外部存在职责分工不清现象

一是多头管理导致权力分散，部门协调困难。目前卫生计生监管是多头管理体制，监管职能分散于质监、检验检疫部门、食品药品监管部门、卫生计生行政部门、人力社保部门、物价部门、工商行政部门和劳动部门等地位平等、互无隶属关系的政府部门，导致权力分散，协调困难。二是监管职能界定不明晰，存在职责交叉或者缺漏。如：水源保护和水源保护区的监督与环保部门职责交叉；医疗废物在不同医疗机构间转运行为的监督与环保部门责任不清；打击医托、血头血霸与公安部门职责边界不清；医疗广告监管与市场监管部门职责边界不清；无证行医的医疗器械和药品查处与市场监管部门职责边界不清。部分场所监督执法职责不明，如控烟监督执法中，彩票点、移动厕所、小区楼道、企事业单位电梯等场所的监督执法职责不明；公共场所监督执法中，婴儿游泳场所、月子会所等场所的监督执法职责不明。

(二) 监督队伍力量薄弱，人才流失严重

1. 监督员按区域人口密度配备不足

目前上海市每万人口0.44名监督员，低于全国平均每万人口0.54人的水平[13]，低于北京市每万人口0.80名监督员[14]和青海省每万人口0.74名监督员的水平[15]，远低于每万人口配备1～1.5名的标准[16]。在满编满员情况下，仅达到每万人口0.59名监督员水平，缺编严重。

2. 监督队伍结构不合理

一是一线监督员数量比重较低。一线监督员(从事许可或监督人员)数量占比为73.3%。二是卫生监督员队伍年龄层次偏向老龄化。卫生监督员平均年龄为40.99岁,35岁以上监督员占72.6%。三是监督员专业结构不合理,参公后有加剧趋势。目前本市26.7%的一线监督员所学专业是与医疗、卫生或法律等无关的其他专业。参公后,监督员的招录参照公务员制度执行,2016年以来新补充的一线监督员中,60.2%所学专业是与医疗、卫生或法律等无关的其他专业,影响了卫生计生监督执法的专业性。

3. 卫生监督员职业前景不乐观,骨干持续流失

监督机构参公后的中层及以上职级数严重不足,缺乏职级晋升渠道,监督员职业发展前景不乐观,影响了监督员队伍的稳定性。机构人员连续五年(2012～2016年)呈现"净流出"状态,辞职人员具有中青年比例高、研究生学历及法学、医学专业背景人员流失多,业务骨干流失比例高。

(三) 保障条件存在短板,执法用车严重不足,信息化建设有待加强

1. 执法工作经费投入持续增加,但城郊经费投入不均衡

2017年财政拨款40 912.85万元,与历年比较看,财政拨款总数呈现逐年增加的良好趋势,经费基本满足需求;各监督机构之间的经费投入总量仍存在不平衡,部分远郊地区经费投入远小于平均水平。

2. 执法装备配备基本达到标准,但更新换代速度有待提升

目前全市17个卫生监督机构基本能够按照《卫生监督机构建设指导意见》(卫监督发〔2005〕76号)和《卫生监督机构装备标准(2011版)》(卫监督发〔2011〕88号)要求配备各类执法装备。但部分监督机构执法装备已相对老化,更新速度较慢,影响了工作效率。

3. 执法用车严重不足

目前本市17个卫生监督机构共计车辆125台,平均每9人1辆,未达到《卫生监督机构装备标准(2011版)》(卫监督发〔2011〕88号)中每4～8人配备1辆的要求。41.2%的监督机构反映目前执法车辆严重短缺。此外,全市仅3台现场检测车辆,82.35%的监督机构未配备现场检测车辆。由于《财政部关于抓紧开展地方党政机关执法执勤用车编制核定工作的通知》(财行〔2012〕3号)中,未将卫生计生行政部门列入可以配备执法执勤用车的部门,因此本市车改进程中,卫生计生监督机构执法用车多数被收缴,导致执法用车严重不足。

4. 信息化建设有待进一步加强

卫生监督机构自建门户网站率较低,目前全市17个卫生监督机构中,仅9个(52.9%)卫生监督机构建立了门户网站;自建门户网站中,有网络投诉举报处理功能的仅3个(33.3%);具备行政处罚和行政许可信息公示功能的分别为3个(33.3%)和6个(66.7%)。

(四) 综合监管法制建设不健全

本文分21个专业条线对现行法律法规的空白或不适应情况进行调查后发现,各个专业条线均存在法律法规不完善的现象。一是法律法规或标准滞后,不适应社会经济发展需求,造成操作困难或监管职责不清。如《医疗机构管理条例实施细则》中规定"超过登记的诊疗科目范围的诊

疗活动累计收入在三千元以上的，处罚款并吊证”，罚款金额明显不符合当前国情。再如《互联网医疗保健信息服务管理办法》(中华人民共和国卫生部令第 66 号)废止、《广告法》修订后造成互联网医疗保健信息的监管存在空白。二是处罚力度偏轻。如《学校卫生工作条例》中行政处罚均为警告，缺乏罚款等有力度的惩戒手段，无法形成威慑。三是卫生立法脚步落后于社会经济发展，导致新领域存在监管盲区和空白。如非法买卖卵子、非法代孕、月子会所、婴儿游泳池等经营活动尚无明确的法律法规作为执法依据。法律法规或标准的滞后或延迟，反映的是立法机制的不完善。因此，对于如何设置合理的法制健全机制应引起重视。

(五) 综合监管工作机制有待完善

本市各区卫生计生行政部门已初步建立综合监管相关机制，涉及政府监管、单位自我管理、行业自律、社会监督和诚信监管等方面。被调查的 16 个区(100.0%)均建立了专项整治、双随机一公开和投诉举报工作机制；15 个区(93.8%)建立了多部门联动机制；12 个区(75.0%)建立了不良行为记分机制；8 个区(50.0%)建立了稽查和绩效评估机制。16 个区(100.0%)均建立了单位自查机制。12 个区(75.0%)建立了行业组织指导机制和行业组织自律机制。16 个区(100.0%)均建立了信息公开工作机制；15 个区(93.8%)建立了舆论监测工作机制。13 个区(81.3%)建立了信用信息公开机制；9 个区(56.3%)建立了失信联合惩戒机制。

三、对策与建议

(一) 推进综合监管体制改革，明确监管职责，加强属地管理

解决监管体制问题是建设综合监管体系的重要任务之一。体制改革是卫生计生行政部门转变政府职能和卫生法制建设的要求，同时也是卫生事业持续健康发展的现实需要[17]。在现有机构设置、人员编制相对固定的情况下，一是要厘清综合监管体系监管职责，以依法行政为基本原则，梳理卫生计生法律法规，建立监督执法权力清单，依法落实卫生计生监督检查、行政强制和行政处罚等监督执法职责，法律法规或者规范性文件没有明确规定的，不应纳入卫生计生监督执法范畴；明确卫生计生行政部门内外部监督和管理职责分工，形成权责明确、分工合理、监督有效的权力运行体系。二是合理划分卫生计生行政部门和卫生监督所职责，建立良好的卫生监督运行机制。卫生计生行政部门以宏观管理为主，履行发展规划、政策指导、组织协调、审批督办等职能；卫生监督所主要承担具体行政事务的执行和监管职责，实现决策与执行的基本分离。三是进一步强化属地管理，不同所有制、投资主体、隶属关系和经营性质下的医疗卫生机构和公共卫生机构服务提供主体等都应由所在地卫生计生行政部门统一规划、统一准入、统一监管；同时加强内外部监管力量信息共享，建立信息资源共享机制，加强部门协同联动。

(二) 加强卫生监督队伍建设，提高行政执法能力

一是合理补充监督员编制和数量。充实基层卫生监督执法人员数量，综合考量辖区面积、人口数量、监管对象数量、任务工作量、保障条件等因素，建议各区前期可按照不低于每万常住人口 0.75 名卫生监督员的标准配备监督执法人员；后期逐步达到每万常住人口配备 1～1.5 名卫生

监督员的标准。同时重视专业人才选拔和人才梯队建设。二是建立和完善人才培养机制。完善卫生计生监督员资质认定管理办法，建立培训考核制度，定期开展岗前和岗中培训，提高监督员综合素质，建立健全首席监督员培养和选拔制度。三是建立职位分类管理制度。实行行政执法类公务员职位分级管理制度，稳定监督员队伍，提高监督员工作积极性。四是加强协管队伍建设。扩充协管员数量，加强协管员资质认定和培训考核，规范协管员着装和证件，发挥协管作用。

（三）加强物资投入和信息化建设，做好综合监管体系保障

各级政府要为综合监管体系建设提供必要的人力、物力和财力支持，将综合监管体系建设及运行所需物资开支纳入财政规划，确保综合监管体系建设的顺利推进。在保障日常工作经费持续增加的基础上，进一步加强城郊统筹，提高郊区卫生工作经费投入水平。为监督机构配备充足的执法车辆，严格按照相关标准为卫生计生监督机构配备现场检测仪、个人防护服、移动终端等执法装备，及时更新升级。加强综合监管信息化建设，以技术先进、安全可靠、兼容共享为原则，依托国家卫生计生监督业务平台和区域人口健康信息平台，构建能够覆盖国家、市、区三级业务应用的卫生计生监督和管理信息平台；健全卫生计生监督和管理信息平台管理机制，加强对大数据的抓取挖掘与分析利用，积极探索研究云平台、云计算、物联网和移动互联网等高新信息技术的应用，不断提高信息化水平。

（四）加快立法脚步，做好法制保障

一是加快卫生计生综合监管相关立法工作。努力推动基本医疗卫生与健康促进法出台，积极开展综合监管相关地方法规立法研究工作，深化体制机制改革，从法制层面提出卫生计生综合监管工作要求，明确综合监管体系的基本原则和任务，界定综合监管职能，明确政府责任和各部门职责分工，提出财政投入与保障要求。此外，还建议给予单位（个人）、行业组织、社会公众等不同责任主体在综合监管体系中的角色定位，明确各方职责，赋予不同主体在卫生计生综合监管中的合法地位，提出财政投入与保障要求。二是加强对现行的法律、法规、规章和规范性文件的梳理研究，从促进行业发展和提高监管力度出发，加强法制建设。针对健康领域新现象、新情况及时组织研究立法和标准制定，重点解决法制缺漏问题；针对不适应现实或经济社会发展需要及全面深化改革要求的法律、法规、规章和标准进行修订或废止，重点解决法制滞后问题；针对监督执法过程中遇到的具体情况加强法律适用的指导，重点解决法制不匹配的问题。

（五）创新综合监管手段，推进社会共治

积极探索，努力创新，转变职能，进一步加强卫生计生综合监管体系建设，构建以“一平台、双共享、六系统”为核心的卫生计生综合监管体系；完善卫生计生综合监督和管理信息平台，建立卫生计生系统内部和其他政府部门之间的监管力量信息资源共享机制，形成单位自治、政府监管、行业自律、社会监督、诚信管理、法制保障等六大系统。切实落实管理相对人主体责任，提高行政相对人主体责任意识，建立健全行政相对人自我管理机制；创新政府监管手段，建立专项整治机制、综合评价、不良行为记分、双随机一公开、执法全过程记录等工作制度，提高执法水平，规范执法行为，健全考核机制；充分发挥行业组织自律作用，做好行业组织培育、扶持和指导，引导

行业组织参与到政府监管工作中来，充分发挥行业组织自律作用；推进社会监督，强化信息公开、社会宣传力度，完善投诉举报机制；实施诚信监管，建立信用评价、公开与结果运用机制，实现“一处受罚、处处受限”的联合惩戒。通过机制手段创新，推动社会力量广泛参与综合监管，实现多元共治。

参考文献

[1] 中共中央. 关于全面深化改革若干重大问题的决定. 北京：人民出版社，2013.

[2] 国务院办公厅. 关于加强旅游市场综合监管的通知(国办发〔2016〕5 号). 2016.

[3] 国家安全生产监督管理总局. 关于贯彻落实国务院《通知》精神强化安全生产综合监管工作的指导意见(安监总管二〔2010〕203 号). 2010.

[4] 中共中央. 关于全面推进依法治国若干重大问题的决定. http://cpc.people.com.cn/n/2014/1029/c64387-25927606.html[2018-12-01].

[5] 国家卫生和计划生育委员会. 关于切实加强综合监督执法工作的指导意见(国卫监督发〔2013〕40 号). 2013.

[6] 中共中央，国务院. “健康中国 2030”规划纲要. http://www.xinhuanet.com//politics/2016-10/25/c_1119785867.htm[2018-12-01].

[7] 国家卫生和计划生育委员会. 关于全面加强卫生计生法治建设的指导意见(国卫法制发〔2015〕1 号). 2015.

[8] 滕明政. 习近平的国家治理现代化思想研究. 大连理工大学学报(社会科学版)，2018，39(1)：1-8.

[9] 屠静芬，马博. 人的现代化视阈下的国家治理体系和治理能力现代化. 理论导刊，2017，(6)：4-8.

[10] 乐虹，陶思羽，贾艳婷，等. 健康中国背景下构建医药卫生综合监管制度的思考. 中国医院管理，2016，36(11)：14-17.

[11] 李立明. 公共卫生在健康中国建设中的地位和作用. 中华流行病学杂志，2018，39(7)：867-862.

[12] 蔡江南，宁艳阳. 健康服务业：“上海 50 条”将如何搅动市场. 中国卫生，2018(10)：65-69.

[13] 国家卫生和计划生育委员会. 中国卫生和计划生育统计年鉴(2015). 北京：中国协和医科大学出版社，2016.

[14] 李健，王义，王本进，等. 北京市基层卫生监督机构人力资源配置公平性研究. 中国卫生法制，2014，22(1)：22-25.

[15] 柏银海，董剑秋. 青海省卫生监督机构及人力资源配置现状分析. 中国卫生监督杂志，2016，23(4)：359-363.

[16] 国家卫生部. 卫生部关于切实落实监督职责，进一步加强食品安全与卫生监督工作工作的意见(卫监督发〔2010〕103 号). 2010.

[17] 许艳明. 推进卫生监督体制改革加强卫生综合执法. 中国初级卫生保健，2006，20(9)：62-63.

上海市限制类医疗技术临床应用的监管模式探索

——以妇科内镜诊疗技术为例

蔡美玉　华克勤　卞志宏　张剑峰

【导读】 在国务院"放管服"改革大背景下，原国家卫生计生委和原市卫生计生委取消了第二、三类医疗技术的临床应用准入审批，对国家和上海限制类技术实施备案管理。在备案管理制度下，强化事中事后监管对于保障医疗技术特别是限制类医疗技术的质量与安全愈发重要。2018年新版《医疗技术临床应用管理办法》对医疗技术临床应用中，医疗机构及卫生行政部门的职责提出更高要求。文章以妇科内镜诊疗技术为例，探索制订限制类医疗技术临床应用的管理制度与流程，用以指导医疗机构内部管理，同时构建卫生行政部门与行业组织通力合作、人员管理与技术管理齐头并进、信息化监管与传统监管有机结合的监管模式，建立限制类医疗技术闭环管理机制，为上海市限制类医疗技术管理政策制定提供参考。

"限制类医疗技术"主要指难度大、风险高，对医疗机构的服务能力、人员水平有较高专业要求而需要设置限定条件的医疗技术，以及需要消耗稀缺资源的、涉及重大伦理风险的，或存在不合理临床应用需要重点管理的医疗技术。由于限制类医疗技术的高操作难度与高风险性，强化其临床应用管理对于保障医疗质量与患者安全显得尤为重要。文章以妇科内镜诊疗技术为例，分析上海市限制类医疗技术应用与监管现状，以探索建立上海市限制类医疗技术监管模式。

一、研究背景和意义

（一）医疗技术管理改革概述

1. 限制类医疗技术的起源

根据原《医疗技术临床应用管理办法(2009年版)》，医疗技术实行分类、分级管理，分为第一、二、三类医疗技术，其中第二、三类技术实行准入审批制，临床应用前必须由第三方技术审核

基金项目：上海市卫生和计划生育委员会卫生计生政策研究课题"备案管理制度下的限制临床应用医疗技术监管模式研究——以妇科内镜诊疗技术为例"(课题编号：2018HP59)。
第一作者：蔡美玉，女，研究实习员。
通讯作者：张剑峰，男，副主任医师，上海市妇科临床质控中心秘书，复旦大学附属妇产科医院质控科科长。
作者单位：上海市妇科临床质控中心、复旦大学附属妇产科医院(蔡美玉、华克勤、卞志宏、张剑峰)。

机构(一般为医学会)进行临床技术应用能力审核，审核通过后分别由省级卫生行政部门及国家卫生计生委会进行审定是否通过。

2015年，为进一步贯彻落实党中央国务院“放管服”改革的精神与要求，国务院及国家卫生计生委相继颁发了《国务院关于取消非行政许可审批事项的决定》(国发〔2015〕27号)及《国家卫生计生委关于取消第三类医疗技术临床应用准入审批有关工作的通知》，取消了第三类医疗技术的准入审批，开始实施对《限制临床应用的医疗技术(2015版)》中在列技术进行备案管理。此后，各省市也纷纷取消地方的第二类医疗技术准入审批，根据辖区内医疗技术应用与管理情况制定了各省市的《限制临床应用医疗技术》目录，并对目录中的技术实施备案管理。在此情况下，原第二、三类医疗技术准入审批制度彻底取消，由限制类医疗技术备案制进行替代。限制类医疗技术的备案管理由各省级卫生行政部门负责实施。

限制类医疗技术包括国家限制类技术和省级限制类技术，主要对应原第三类医疗技术及第二类医疗技术。国家限制类技术目前实施《限制临床应用的医疗技术(2015版)》目录，包括造血干细胞移植，质子和重离子加速器放射治疗技术，放射性粒子植入治疗技术，肿瘤深部热疗和全身热疗技术，肿瘤消融治疗技术，心室辅助技术，颅颌面畸形颅面外科矫治技术，口腔颌面部肿瘤颅颌联合根治技术，人工智能辅助诊断、治疗技术及同种胰岛移植技术，同种异体组织移植治疗技术，性别重置技术等15项医疗技术。而由于地区之间的医疗技术能力、应用程度及管理需求的差异，各省市限制类技术目录之间略有差别，如《北京限制临床应用技术目录(2016版)》包括16项医疗技术，《江苏省限制临床应用的医疗技术目录(2017版)》包括53项医疗技术，《浙江省省级限制临床应用医疗技术目录(2017版)》及重点监控医疗技术目录包括9项医疗技术，而《上海市限制类医疗技术目录(2015版)》则包括35项医疗技术。上海市限制类医疗技术主要包括各专业介入诊疗技术、内镜诊疗技术及其他难度大、风险高的诊疗操作技术如髋膝关节置换、高压氧治疗、基因芯片诊断技术等。其中，妇科内镜诊疗技术(主要包括腹腔镜与宫腔镜技术)均位列北京市、江苏省、上海市限制类医疗技术目录。

2. 备案制下限制类医疗技术的管理要求

在新备案管理制度下，我国医疗技术管理特别是限制类医疗技术面临着从重审批(即事先管理)的分级分类管理向重监管(即事中事后管理)转型的调整和机遇。未来医疗技术管理将强化医疗机构的完全主体责任以及行政部门的监管责任，而卫生行政部门管理职责也正在从过去的重审批向重监管转化。科学、规范和公开透明的监管对于促进医疗技术的健康发展及保障安全、有效应用具有关键作用。在此形势下，进一步规范和加强医疗技术特别是限制类临床应用技术的管理，构建覆盖医疗技术临床应用全过程的监管体系，明确并落实各层级监管的部门及其职责，充分发挥医疗技术评估、信息化手段在医疗技术管理路径中的作用，对于保障医疗技术应用的质量与安全就显得尤为迫切[1-3]。

(二)《医疗技术临床应用管理办法(2018版)》的新要求

为应对医疗技术管理改革后带来的新的管理需求，2018年9月，国家卫生健康委发布了修订后的《医疗技术临床应用管理办法》，为医疗技术临床应用管理建立了顶层框架，明确了医疗机构的主体责任与卫生行政部门的监管责任，并建立了医疗技术临床应用“负面清单管理”制度、限制类医疗技术临床应用备案制度、医疗技术应用质量管理与控制制度、医疗技术临床应用规范化培训制度及信息公开制度。然而,在新版《医疗技术临床应用管理办法》的基础上,进一步明确限制类医疗技术监管中的一些细节项目,如质量管理制度的具体要求、各环节涉及的相关部门(管理或培训)的具体指向与职责权限授予、各部门间的共享互通机制等,对于加强限制类医疗技术监管仍非常必要。

二、上海市限制类医疗技术应用与监管现状及问题

上海市整体经济发达,医疗资源丰富,技术水平较高,均居全国前列。较高的卫生投入与高技术水平促进了医疗技术特别是先进医疗技术在临床的广泛应用。本研究分析后有以下发现。

(一) 限制类医疗技术应用较广泛

1. 限制类医疗技术应用情况

根据上海市卫生行政部门医疗技术管理资料显示,限制类医疗技术在上海市医疗机构中应用较广泛。截至 2018 年 10 月,开展国家限制类医疗技术中肿瘤消融治疗技术、肿瘤深部热疗和全身热疗技术、放射性粒子植入治疗术及造血干细胞移植技术的医疗机构较多,各有 40 家、28 家、21 家、16 家医疗机构进行了备案。而上海市限制类医疗技术目录中的技术开展更加广泛,如口腔种植诊疗技术(405 家)、临床基因扩增检验及分子诊断技术(134 家)、心血管介入(66 家)、神经血管介入(38 家)等,特别是妇科、外科、儿科、耳鼻咽喉科等内镜诊疗技术开展亦较广泛。以妇科内镜诊疗技术为例,全市已进行妇科内镜诊疗技术备案的医疗机构共计 169 家,可开展四级妇科内镜诊疗技术医疗机构 51 家(无民营医院),全市具有四级妇科内镜诊疗技术的临床医师共 269 人,已建立一支较庞大的妇科内镜专业队伍,内镜技术在妇科诊疗中已得到广泛应用。

2. 妇科内镜诊疗技术应用情况

对全市 85 家设立妇科病房的公立医院进行调研,研究显示,截至 2017 年底,74 家(87.06%)医院具有妇科独立病房,各医院均开展妇科腹腔镜技术,79 家(92.94%)医院开展宫腔镜技术,实际开展四级妇科内镜诊疗技术的医院有 54 家(63.53%);具有妇科内镜手术资质医师 898 名,占全部妇科医师比例为 51.91%,腹腔镜医师比例为 48.61%,宫腔镜医师比例为 44.34%;2017 年共开展妇科手术 187 397 例,其中内镜手术比例为 57.34%(表 1)。

表 1 2017 年上海市 85 家二、三级公立医院妇科内镜医师及内镜手术开展情况

项目	二级医院	三级医院	合计
妇科内镜医师比例(%)	51.07	52.48	51.91
腹腔镜医师比例(%)	48.08	48.98	48.61
宫腔镜医师比例(%)	47.65	42.06	44.34
妇科手术例数(次)	57 311	130 086	187 397
内镜手术例数(次)	26 739	80 715	107 454
内镜手术比例(%)	46.66	62.05	57.34

此外，研究显示：妇科内镜手术在妇科常见病手术病例中应用比例较高，2017 年三大妇科恶性肿瘤中，除卵巢恶性肿瘤外，宫颈恶性肿瘤及子宫恶性肿瘤妇科内镜手术比例均超 50%，子宫肌瘤、卵巢良性囊肿、子宫腺肌症等良性疾病中内镜手术比例更高，其中卵巢良性囊肿内镜手术（主要为腹腔镜）比例高达 92.38%（表 2）。

表 2　2017 年上海市 85 家二、三级公立医院妇科常见病种内镜手术比例

病种	二级医院	三级医院	二、三级公立医院(整体)
卵巢良性囊肿(%)	88.27	93.97	92.38
子宫肌瘤(%)	74.35	78.98	77.96
子宫腺肌症(%)	62.54	71.75	69.09
子宫恶性肿瘤(%)	46.22	62.59	61.00
宫颈恶性肿瘤(%)	20.79	53.70	51.93
卵巢恶性肿瘤(%)	13.07	21.82	21.34

（二）限制类医疗技术应用与监管存在的问题

根据问卷调研及现场调研显示，在妇科内镜诊疗技术应用与管理中仍存在下述问题，通过文献查阅、专家咨询结果显示，这些问题在其他限制类医疗技术应用与管理中也可能存在。

1. 管理制度要求不明确

以妇科内镜诊疗技术为例，现场调研的 26 家上海医院中 8 家医院无妇科内镜诊疗技术或限制类医疗技术的随访制度，医院随访制度中也未明确相关要求；大部分医院也未建立妇科内镜诊疗技术质量指标监测体系。根据资料显示，在其他限制类医疗技术医疗机构内部管理中，部分医疗机构也可能存在相似问题，对限制类医疗技术进行随访、质量安全监测、动态管理等要求不够明确。

2. 管理制度落实不到位

部分医疗机构在妇科内镜技术管理还存在制度落实不到位的问题，如未定期实施限制类医疗技术质量监测与评价、监测流于形式、监测结果未得到有效应用（如人员权限的动态管理）、限制类技术分级管理不规范等。妇科内镜诊疗技术分级管理依据为原国家卫计委发布的《妇科内镜诊疗技术管理规范（2013 版）》中的妇科内镜手术分级管理目录，然而调研发现仍有部分医院妇科内镜诊疗技术分级目录不规范，由于各种可能的原因将应为三级手术的升级为四级手术管理或四级手术按三级手术管理。

3. 技术过程管理不到位

限制类技术开展的质量与安全需要由操作的规范性来保障，技术人员及管理人员按相关规范及标准对技术开展关键环节或高风险点进行监控。部分医疗机构内部对限制类医疗技术管理重视不足、临床科室管理欠缺、信息化管理欠缺等导致过程管理不到位，可能存在安全隐患。以妇科内镜诊疗技术为例，对 26 家医院妇科内镜手术病例评估发现，6 家医院存在过程管理不规范情况，如手术谈话或术前告知不规范、手术方案制订过程不规范（非有资质人员制订）、记录手术名称与术中描述不符、出院诊断与术中诊断不符等。

4. 技术动态管理不到位

由于限制类技术的操作难度与安全风险大，为保障质量与安全，限制类技术管理规范中对于技术应用开展的机构资质及人员资质一般都有一定的要求。在医疗机构及人员不符合条件的情况下或在技术人员等条件发生改变条件不符后医疗机构与技术人员应及时停止相关技术开展。课题组调研发现 52 家实际开展四级妇科内镜手术的医院中有 2 家未及时进行备案，还有个别开展四级妇科内镜手术医师未获得四级妇科内镜诊疗技术资质，医院内部对人员资质管理不到位。

5. 内涵质量监管不到位

2016 年后医疗技术管理已由准入审批改为备案制，但限制类医疗技术的监管模式仍待进一步完善。尽管上海市有相关规定要求医疗机构在限制类医疗技术备案登记后的每年 2 月底前必须向卫生行政部门和相关专业质控中心上报前一年医疗技术临床应用情况，卫生监督部门在督查中也对技术开展情况进行监管，对于部分风险较高的限制类技术(如心脏介入技术)会联合专业质控组织进行督查。然而，由于限制类医疗技术的广泛性、专业性、复杂性，及卫生监督人员专业知识局限性，单纯的卫生监督执法类督查无法深入医疗技术的内涵质量管理，而卫生监督部门与专业质控组织联合性督查目前也还未覆盖所有的限制类医疗技术，部分限制类技术尚未纳入专业质控范畴，导致限制类技术的临床应用监管特别是内涵质量监管存在较大空缺；各部门之间沟通联系缺乏，信息无法及时互通，监管也存在较大的时间滞后性[4,5]。此外，由于技术的发展与政策的改变，原有的技术管理规范对于目前的技术管理很可能已不适用。因此，及时修订限制类医疗技术的管理规范/标准、明确外部监管分工及标准对于强化事中事后管理尤为迫切。

三、上海市限制类医疗技术临床应用监管模式建设基本思路及政策建议

(一) 基本思路

限制类医疗技术的监管模式构建以《医疗技术临床应用管理办法》(国家卫生健康委员会令第 1 号)为基本准则，对医疗技术管理实施全过程标准化管理，进行机构自我评估后备案，以制度、标准、流程建设指导医疗机构内部管理，构建卫生行政部门与行业组织通力合作、人员管理与技术管理齐头并进、信息化监管与传统监管有机结合的监管模式，充分发挥卫生行业组织在限制类医疗技术临床应用中的管理功能，建立限制类医疗技术闭环管理机制。

(二) 限制类医疗技术监管模式的建设重点与政策建议

1. 以制度、标准、流程建设指导医疗机构内部管理

备案管理制下，医疗机构对于限制类医疗技术管理将承担完全主体责任，限制类医疗技术临床应用前的备案、临床应用过程中的按规范开展及过程质量控制、临床应用后的质量安全评价都需要以明确的制度、标准、流程来指导实施。建立完善本机构的限制类医疗技术的目录管理制度、档案管理制度、手术分级制度、医师授权制度、培训制度、质量控制制度及动态管理制度并落实到实处。医疗机构内部整个限制类技术管理流程，包括“备案前(医院资质与个人资质权限管

理)—临床技术应用(过程规范化管理)—临床应用后(质量、效果评价与反馈管理)”,要做到管理有标准可依、有迹可循,保障技术过程的科学性以保障结果的可靠性[6]。同时,要厘清医疗机构内部部门间(包括医疗技术临床应用管理的专门组织、医务、质控、院感、临床医技科室等)在限制类医疗技术管理整个流程中的职责分工,强化科室管理,做到科学分工、有效合作,整个流程中实现无间断监控。

2. 信息化监管与传统监管要有机结合

目前,限制类医疗技术的监管主要为传统监管,主要包括医疗机构内部行政部门事后监管、外部卫生行政部门及行业组织对医疗机构上报资料的评估监管及专家人员现场监管,可通过个案分析等形式深入评估技术开展规范性与质量安全,但也存在时间滞后性、监管范围有限等局限性。信息化监管可有效弥补传统监管的局限性,提高效率与扩大监管覆盖面。信息化监管的形式可以包括:一是医院内部过程管理的信息化,完善限制类技术应用流程的关键环节监控,以信息化实现真正的过程管理;二是备案的信息化,将限制类技术的备案流程(医疗机构自评报告提交—卫生行政部门备案—备案结果对医疗机构及第三方的反馈)信息化;三是传统监管的信息化,统一的标准、及时的监管结果上传有利于保障监管的公平透明,同时建立监管结果数据库可实现监管的持续性;四是智能监管信息化,利用上海市现有病案管理平台、医疗质量安全监控系统等平台信息实时监测限制类技术人员资质、机构资质及质量安全信息[7]。建立限制类医疗技术信息监管平台,实现平台间信息有效联通,提供卫生行政部门、行业组织、医疗机构三方之间的沟通反馈机制,保障信息传导的及时性与准确性,联通限制类医疗技术管理整个流程,实现闭环管理。

3. 卫生行政部门与行业组织要通力合作

根据《医疗技术临床应用管理办法》,卫生行政部门在医疗技术管理中承担监管责任。卫生行政部门由于其行政管理属性,其直接的监管将主要集中在行政流程监管层面。因此,充分发挥行业组织的专业力量与质控机制,将技术管理标准制定及临床应用监管深入技术内涵管理层面,承担起标准流程制定职责(包括技术临床应用操作规范与管理流程标准、质量安全监测关键环节与指标及培训基地管理、组织人员技术培训等职责)。此外,卫生行政部门与行业组织间要建立沟通合作机制,有效、及时互通信息,将行业监管的结果纳入医疗机构考核体系,明确奖惩机制,同时建立共同督查队伍,保障监管的行政效力的同时保障监管的专业性。

4. 人员管理与技术管理要齐头并进

限制类技术的监管一方面包括技术本身的监管,主要监管评价该技术在全市范围内的应用情况及对患者是否安全有效;另外一方面是医疗机构及人员的监管,监管整个医疗机构资质情况、技术开展条件及技术实际开展情况,同时技术监管单位应落实到个人,建立人员技术档案(包括培训考核、资质获取、权限授予及技术开展情况、质量安全情况等档案信息),对医疗机构及人员资质实施动态管理,有效实行条件不符退出机制。另外,在目前医师多点执业的大形势下,医师存在主要执业机构与非主要执业医疗机构,限制类技术的开展需要同时满足医疗机构资质与个人资质;而人员的监管则需要整合其在各执业地点技术开展情况,并将技术监管结果纳入其个人执业信用管理与技术资质管理。

（三）监管模式建设的保障措施

1. 赋予行业组织更多权限与职责

在未来限制类医疗技术监管中，行业组织将更多地承担起限制类医疗技术临床应用内涵监管的责任。《医疗技术临床应用管理办法》中已提出要充分发挥专业组织在技术规范/标准制定、规范化培训、临床应用质量控制、技术评估等方面的作用。因此，卫生行政部门赋予行业组织在限制类医疗技术监管中的权限与职责，可以更有效的强化限制类医疗技术的临床应用内涵监管，保障临床应用质量与安全。上海市妇科临床质控中心于 2018 年已试行探索将妇科内镜诊疗技术监管与常规质控督察及妇科重点病种质量监测结合，有效地发现了妇科内镜诊疗技术开展及管理中存在的问题，有效促进了妇科内镜诊疗技术的质量安全。

2. 责任落实要到位

一方面，监管责任要落实到位，在各层级监管中，监管责任要落实到部门，落实到个人，确保监管各环节的有效实施；另一方面，监管结果的责任也要落实到位，监管结果的反馈要反馈至责任机构、责任个人，监管的结果要查有所用，与医疗机构考核、院长考核、医师考核等考评体系挂钩。

3. 信息化手段的应用

常态化的监管需要信息化手段的支持，限制类医疗技术信息化监管平台的建设涉及多部门、多平台的有机合作，大数据在限制类医疗技术监管中的应用与共享值得进一步探索，这些都需要卫生行政部门的牵头，以打破部门间的合作障碍以及提供充足的资金支持。

参考文献

[1] 李颖. 我国卫生技术管理的现状分析及对策研究. 当代医学，2017，23(3)：25－26.

[2] 王海银，陈珉惺，何江江，等. 医院技术评估的应用价值及在我国的发展策略. 中国卫生资源，2018，21(2)：83－85.

[3] 吕兰婷，付荣华. 我国医疗技术管理中引入医疗技术评估的路径探讨. 中国医院管理，2016，36(12)：12－15.

[4] 韩琳，颜世杰，贾怡蓓，等. 上海市医疗技术临床应用管理实践与探索. 中国卫生资源，2014，17(3)：169－171.

[5] 盛颖，顾怡勤. 上海市某区第二、三类医疗技术应用管理中存在的问题及对策. 医学理论与实践，2014，27(6)：839－840.

[6] ACOG Committee on Patient Safety and Quality Improvement. Guiding principles for privileging of innovative procedures in gynecologic surgery. Obstec Gynecol，2016，128(9)：678－679.

[7] 马其波，郭银树，张颖，等. 妇科内镜培训基地质量管理的探索与思考. 中国农村卫生事业管理，2018，38(5)：583－585.

上海市处方药费用十年时间序列分析

林 海 胡晓静 宋 捷 蒋璐伊

【导读】 我国药品过度消费是众所周知的严重问题,而供需关系的"不平衡、不充分"如何表现,"供给侧改革"应该如何切入,国内少见相关学术文献。文章以上海市为例,分析处方药费用的水平、趋势和结构,弥补知行鸿沟。本章提取市药品集中采购平台2008～2017年十年销售排前90%的药品,采用解剖—治疗—化学的药物分类系统/限定日剂量(anatomic therapeutic and chemical/defined daily dose, ATC/DDD)体系药物编码,层层分解处方药费用,与经济合作发展组织(organisation for economic co-operation and development, OECD)国家作对标分析。研究发现,上海处方药费用近十年年均增速12.5%,约6年翻一番。2017年人均处方药费用约315美元,估算人均药品费约350美元,接近并将迅速达到OECD国家中位数水平(515美元,2013年)。分析处方药费用的结构及变动趋势提示,资源不足与浪费并存:中成药稳定占近25%,基层高达40%;抗菌药从占18%至2011年起降至占10%,并保持稳定;肿瘤药比例在10%左右,大大低于OECD国家约为30%的水平;普药市场仿制药替代原研趋势明显;创新药市场治疗肿瘤的单抗2017年国产药比例为3%,蛋白激酶抑制剂为24%,总体依赖进口;医师处方行为倾向使用定价较昂贵的注射剂型、个别适应证较宽泛的品种、营养和辅助用药。2017年数据提示了一些正面趋势。文章认为,使用政府日益积累的行政数据和大数据分析技术,监测和评价药物利用已具技术可行性;药品消费结构升级应有证据支持和产业政策引导;我国药政体系正发生重大变革,需要有力的研究给以证据支持,走向知证决策。

我国药品费用占卫生总费用的40%或者国内生产总值(gross domestic product, GDP)的2%[1],高于大部分同等经济发展水平的国家,给社会带来沉重负担。中等偏高收入和高收入国家的药品占卫生总费用的比例大多数在10%～30%范围内,中位数是20%;药品占GDP的比例在0.6%～2.7%范围内,中位数是1.3%[2]。上海市的药品占本地区卫生总费用的30%[3,4],而人均药品费用约为全国的两倍。

以人均GDP为考量指标,目前我国的经济社会发展阶段正从8 000美元迈向10 000美元的

基金项目:上海市科学技术委员会软科学研究课题(2017～2018年度)"上海市医疗机构药品消费的大数据分析:促进药品产业与卫生保健协调发展的实证研究"(课题编号:17692105900)。
第一作者:林海,男,管理学博士。
作者单位:上海市卫生和健康发展研究中心(上海市医学科学技术情报研究所)(林海、胡晓静、宋捷、蒋璐伊)。

水平。上海市早在2012年人均GDP就达到了1.35万美元，达到了世界银行确定的高收入国家的水平。随后北京市、天津市也跨过了这一门槛。中心城市的社会治理水平的提高应该走在全国的前列，为国家全面提升做出表率。

医疗行业的典型特征是诊疗手段和结果的不确定性，以及医、患、保三方掌握的信息具有不对称性[5]。医师作为患者代理人负责用药决策，处方权全在医师"一支笔"。患者作为实际的市场中的支付方，对处方药的决策权十分有限。国内多个实证研究支持，供方因素是主导合理用药的主要方面[6,7]。代理人(医)在缺乏制约的条件下，有风险损害委托人(患)利益和保险方(保)利益。另外，研究在纠正医、患、保三方信息不对称的同时，还应该给药业以正确的信号。生产和研发应该有正确的导向，供给侧应该以人民的用药需要为准绳。

结合现有国内外学术文献报道的结果，笔者对宏观形势有如下基本判断：① 我国已经实现了疾病谱的转换，现接近发达国家的水平，慢性非传染性疾病为主要疾病负担[8]；② 我国的医药卫生体制改革已经将控制医药总费用的过快、不合理的增长作为目标之一，但"以药补医"可谓根深蒂固；③ 我国在医院发生的药品费用(下简称"处方药费用")的高增速主要与不合理的药物处方行为有关，而不是价格较为昂贵的专利药投入使用；④ 现有的药物利用的结构性问题，已知突出存在于抗菌药注射剂、质子泵抑制剂、中药注射剂、营养类、免疫增强类药物的不合理使用；⑤ 各省市的药品资源利用现状可能既有共性问题，也有较大差异性；⑥ 准入、定价、报销和临床规范四大环节是造成药品资源浪费的深层次原因，控制不合理用药，调节药品消费结构将是我国药政管理工作的重要主题之一。

一、研究方法

本研究以上海市为例，分析处方药费用，描述处方药费用的水平、趋势和结构，弥补知行鸿沟。

本研究具体完成以下目标：① 使用标准化药品编码体系，盘点本市2008～2017年医疗机构药品消费的总量和结构以及变化的趋势；② 与经济合作发展组织国家的药品消费现状作比较，比较描述结构性的差异。

研究的指导性方法为"药物利用研究"(drug utilization research, DUR)，这是方法学发展较为完善的学科[9]。世界卫生组织(World Health Organization, WHO)将其定义为"研究药物在社会群体中的开发、规范、营销、配送、处方、配药和使用的学科，尤其重视其对医学、社会和经济的影响"[10,11]；广义的定义还包括评价药物利用合理性研究以及干预评价研究[12]。

世界卫生组织在挪威设立的药品编码和统计合作中心开发的药品解剖、治疗和化学(anatomic therapeutic and chemical, ATC)编码是研究药品消费(货币为单位)和利用[限定日剂量(defined daily dose, DDD)用量单位]的公认的国际金标准。

上海市药品集中采购事务管理所(以下简称"市药事所")的数据从2008年开始已经覆盖了本市提供95%以上医疗服务量的机构，仅个别军队、武警医院某些年份未参加全市平台，2012年后还纳入了社会办医。这为药品消费的大数据分析提供了较理想的数据源。本研究提取2008～2017年市药事所的数据平台，按销售量和通用名将药品排序，取每年销售排前90%的药品,每年约1 000个通用名。采用WHO/ATC编码和DDDs计量体系对药品进行标识和定量分析。

二、研究结果

国内各省市医疗机构仍为销售药品的主渠道,相对于零售药房和第三方的药品零售渠道,医疗机构发生的药品费用占总量近七成,上海市近八成[3,4]。两者的结构不同,前者绝大部分是处方药,后者绝大部分是非处方药以及部分医保药品。零售药房和第三方零售终端的药品消费结构不在本研究的范畴之内。

(一)总量

上海市医疗机构药品采购总额从2008年的178.3亿元增长至2017年的515.4亿元,十年的年均增长率为12.5%,约每6年翻一倍,低于同期上海市卫生总费用增速(13.9%),高于同期GDP的年均增速(10.0%)。药品消费总量的增速仍处于较高水平。

上海市人均处方药消费的水平如表1所示,2012年超过了人均200美元,2016年已超过了人均300美元。2017年处方药人均费用为315美元,考虑到零售药房的销售额与医院药费的比例约1∶4,以及外来就医人口消耗约不到1/6的药品费用[13,14],2017年上海市的人均药品费估算在350美元左右。按照上海市目前的处方药费用的增速,约5年人均药品消费就可达到人均600美元以上。OECD国家2015年的人均药品消费中位数为515美元。

表1　2008～2017年上海市人均处方药消费水平

	2008年	2009年	2010年	2011年	2012年	2013年	2014年*	2015年*	2016年	2017年
上海市处方药采购总额(亿元)	178	217	245	266	332	357	318	274	490	515
本市年末常住人口数(万)	2 140	2 210	2 301	2 348	2 380	2 415	2 426	2 415	2 420	2 420
年中平均常住人口数(万)	2 102	2 176	2 257	2 325	2 364	2 398	2 420	2 420	2 418	2 420
人均处方药消费(元)	848	996	1 084	1 144	1 404	1 489	1 314	1 132	2 025	2 132
当年平均美元汇率	6.95	6.83	6.77	6.46	6.31	6.20	6.14	6.23	6.64	6.76
人均处方药消费(美元)	122	146	160	177	223	240	213	181	305	315

*2014年12月～2015年6月,因市药事所系统更新缺失7个月数据;人口数据来自上海市统计局网站;汇率数据来自世界银行网站。

国别间比较数据可见,OECD国家的人均药品费用静态水平相差近十倍,治理较好的国家的人均药品费用控制在400～600美元。人均药品费用与经济发达程度呈现弱相关关系,经济发展水平仅能解释人均药品费用的16.4%的差异性。相似经济发展水平的国家,人均药品消费相差可达2倍以上。以丹麦、荷兰、英国、瑞典、德国五国2016年为例,经济发展水平近似,人均GDP都在4万～5万美元,但是人均药品费用为339、399、480、520、762美元。卫生体系的特征对人均药品费用的影响更为明显(图1,图2)。

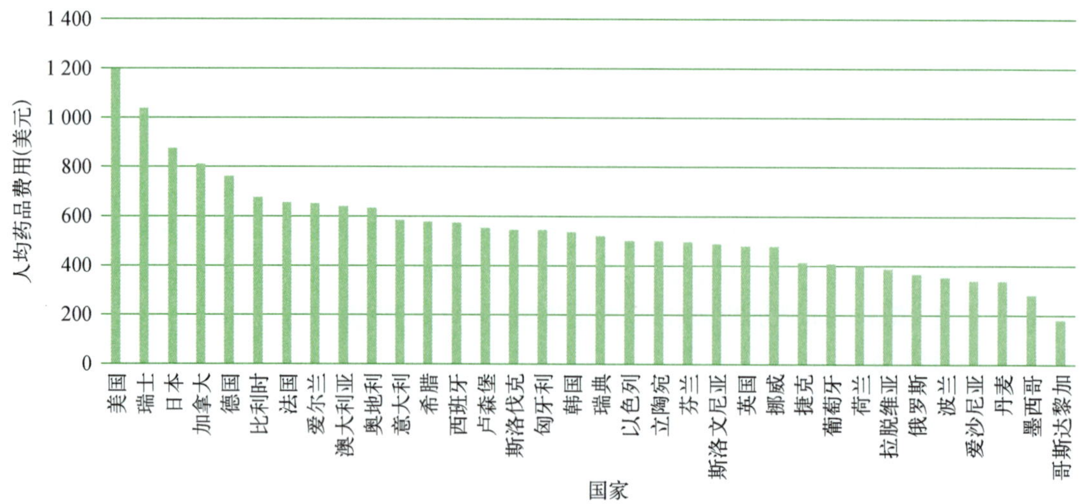

图 1　经济合作发展组织国家人均药品费用(2016 年)

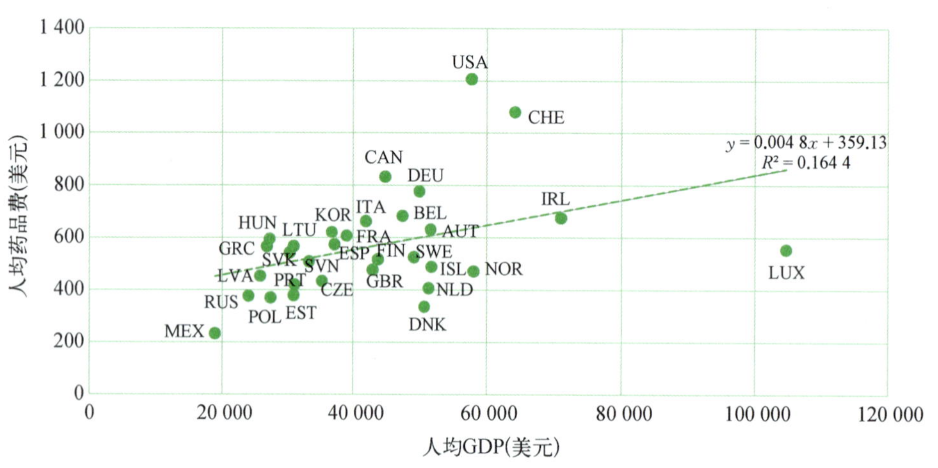

图 2　经济合作发展组织国家人均药品费与人均国内生产总值的相关关系(2016 年)

各国标签采用 ISO 编码标注。USA 美国，CHE 瑞士，CAN 加拿大，DEU 德国，BEL 比利时，IRL 爱尔兰，FRA 法国，AUT 澳大利亚，ESP 西班牙，ITA 意大利，GRC 希腊，KOR 韩国，HUN 匈牙利，SVK 斯洛伐克，LUX 卢森堡，LTU 立陶宛，SWE 瑞典，FIN 芬兰，SVN 斯洛文尼亚，ISL 以色列，GBR 英国，NOR 挪威，LVA 拉脱维亚，CZE 捷克，PRT 葡萄牙，NLD 荷兰，EST 爱沙尼亚，RUS 俄罗斯，POL 波兰，DNK 丹麦，MEX 墨西哥

(二) 结构

ATC 编码使不同国家和地区的药品消费具有可比性。比较研究有助于发现和甄别真实存在的问题，有助于发现药品消费的规律。分析 OECD 国家的药品消费结构可见，药品费用控制较弱的国家未能编入 ATC 编码的“灰色条带”部分较长，“灰色条带”在控费较弱的国家可达 25%～33%(图 3)。亚洲近邻韩国和日本均有较长的“灰色条带”，传统医药作为东亚文化的组成之一，仍有市场[15-17]。

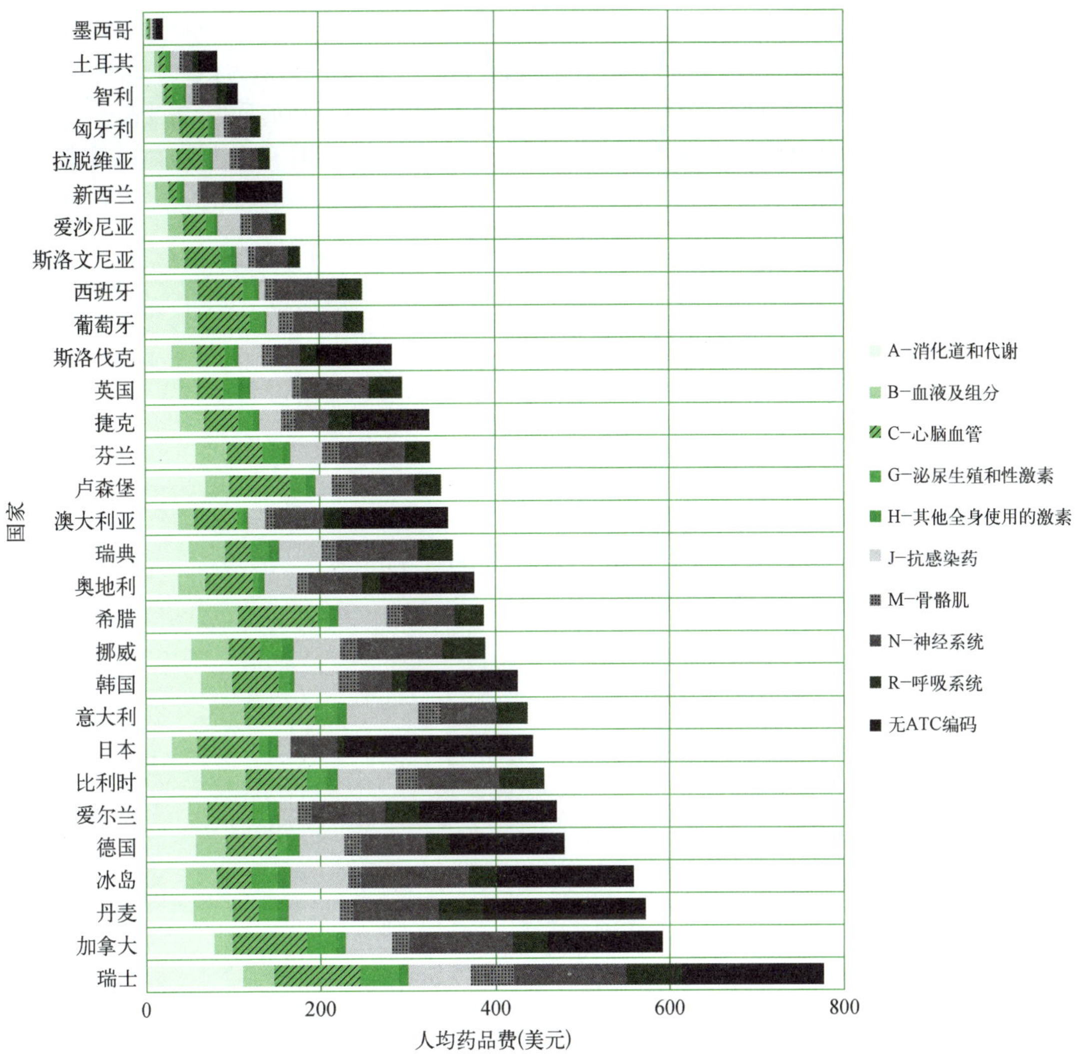

图 3　部分经济合作发展组织国家人均药品费及结构(2015 年)

剔除了方法学存在差异,数据序列不完整的国家。经济合作发展组织数据库未提供 L 大类“肿瘤和免疫调节”药的数据,这部分平均占销售总额的三分之一[18]

人均药品费用快速增长的同时,调整药品消费结构,使之更接近发达国家中“善治”者的药品消费模式是合理使用卫生资源的客观要求。社会期待药品消费中的浪费应该得到切实控制。

表 2,图 4,图 5 分析可见:上海市的药品消费结构中中成药与西药的比例稳定在 1∶3。某些类别药品的走势和构成似与发达国家的报道有所区别。将主要的 ATC 大类列出,可见各级医疗机构的药品消费占比展现了与总体构成较大的差异性。具体体现在:① 中成药在药品消费总量的四分之一上下波动。进入医保药品目录的中成药中,中成药注射剂占其金额的 23%(约药品总采购金额的 5%),其余为口服用药(40%)和局部用药等(36%)。② 其他种类的药品中,增速较快的还有 C 类心血管用药,其中主要是高血压药和调血脂药;A 类消化道和代谢药,其中主

要是降糖药和制酸剂；L类肿瘤和免疫调节用药；N类神经精神类用药，主要包括抗抑郁药和神经营养药。③ J类抗感染药主要是抗生素，2011年经过强有力的管控后较为稳定。2009年抗菌药占总采购金额的18%，2014年降至11%。2015年以后开始出现局部的反弹，主要品种是碳青霉烯类、喹诺酮类的注射剂型。④ 在同一类药品中，上海市的构成也具有特殊性，如神经精神类用药中神经营养药销售靠前，其中有些已经被某些省市定义为“辅助用药”。

表2　2008～2017年上海市处方药费用的结构

	2008年	2009年	2010年	2011年	2012年	2013年	2014年*	2015年*	2016年	2017年
A-消化代谢(%)	10.7	11.0	11.1	11.7	10.5	11.6	12.2	11.9	12.5	12.9
B-血液及组分(%)	7.4	7.7	8.0	8.0	7.0	7.1	7.0	7.8	7.7	8.2
C-心脑血管(%)	11.1	11.8	12.9	13.2	12.1	13.5	14.6	13.2	13.9	13.8
D-皮肤(%)	1.7	1.3	1.0	0.9	0.7	0.7	0.7	0.7	0.7	0.8
G-泌尿生殖和性激素(%)	1.4	1.3	1.3	1.3	1.1	1.8	1.3	1.2	1.2	1.1
H-除性激素和胰岛素外的系统用激素类(%)	1.0	1.0	0.9	0.9	0.8	0.8	0.9	0.9	0.9	1.0
J-系统用抗感染药(%)	18.9	19.2	18.4	15.9	14.2	13.0	13.2	12.5	12.4	12.5
L-肿瘤和免疫调节药(%)	9.5	8.9	10.3	10.0	10.9	10.3	9.5	10.7	10.0	11.1
M-肌肉骨骼(%)	2.3	2.3	2.5	2.7	2.4	2.5	2.8	2.7	2.5	2.5
N-神经系统(%)	4.4	4.5	4.6	5.1	4.8	5.5	6.0	6.7	7.0	7.1
P-抗寄生虫药(%)	0.0	0.0	0.0	0.0	0.0	0.0	0.1	0.1	0.1	0.1
R-呼吸系统(%)	3.2	3.3	3.5	3.4	3.0	3.0	3.1	3.4	3.5	3.5
S-感觉器官(%)	0.3	0.3	0.3	0.4	0.4	0.6	0.7	1.0	0.8	0.9
V-其他(%)	2.7	2.9	3.0	3.5	4.9	4.0	4.0	4.1	3.9	3.6
中成药(%)	25.4	24.3	22.3	23.1	25.8	24.1	24.1	23.1	23.0	20.9

注：每年销售额排前90%的药品计算。
* 2014年12月～2015年6月，因信息系统更新缺失7个月数据。

2017年11月14日，上海市卫生计生委发布《进一步加强本市医疗机构重点监控药品管理的通知》(沪卫计药政〔2017〕8号)，要求各医疗机构精简药品目录，建立重点药品监控目录。本研究将综合目前国内九个省市的“辅助用药目录”，取有三或三个以上的省市都纳入“辅助用药目录”的品种，遴选出一个共性的“辅助用药目录”，共55个品种，测算上海市目前的“辅助用药”消费相对水平，如图6所示。2015年最高点为8.6%，后呈下降趋势。2017年为6.8%。

其中销售排前十名的主要品种为：前列地尔注射剂、奥美拉唑注射剂、注射用丹参多酚酸盐、银杏叶注射制剂、丹红注射液、动物骨多肽注射制剂、康艾注射液、疏血通注射液、三七皂苷注射制剂、鼠神经生长因子。一半是中成药注射剂，一半是西药，包括适应证不明确，或具有营养作用的药品和质子泵抑制剂。

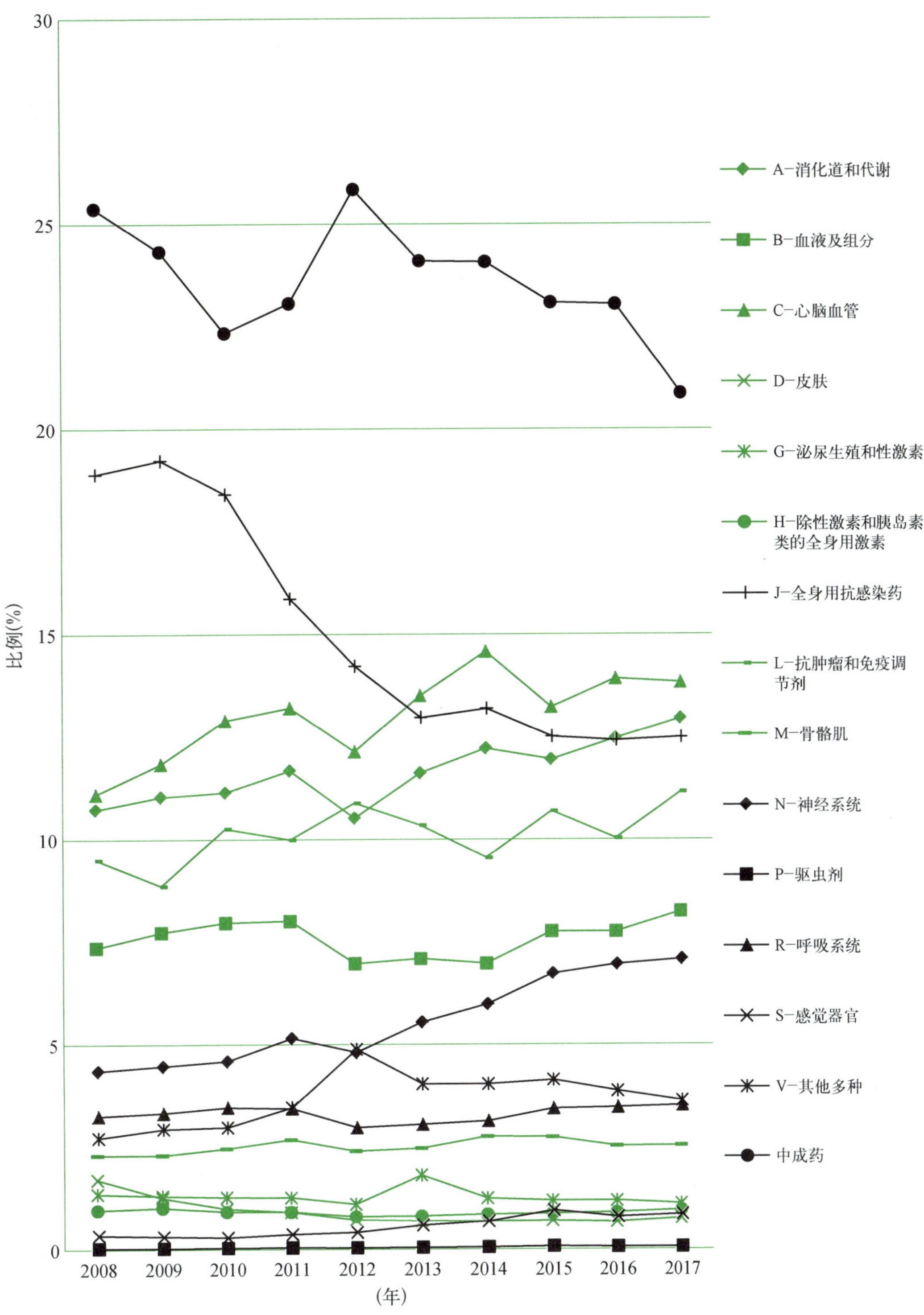

图 4　2008～2017 年上海市处方药费用构成

每年销售额排前 90%的药品计算。2014 年 12 月～2015 年 6 月，因信息系统更新缺失 7 个月数据

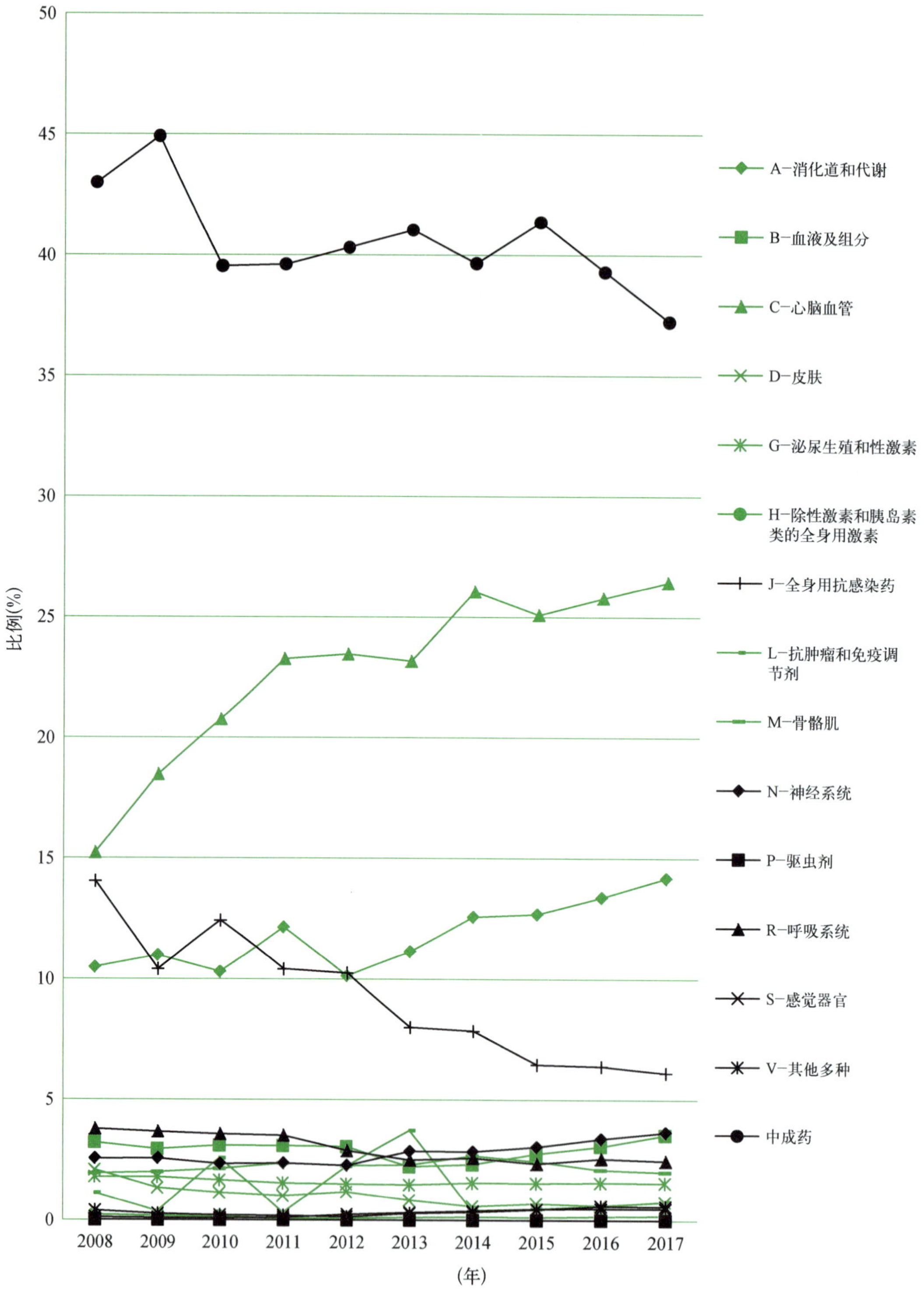

图 5　2008～2017 年上海市社区卫生服务机构处方药费用的构成

每年销售额排前 90%的药品计算。2014 年 12 月～2015 年 6 月，因信息系统更新缺失 7 个月数据

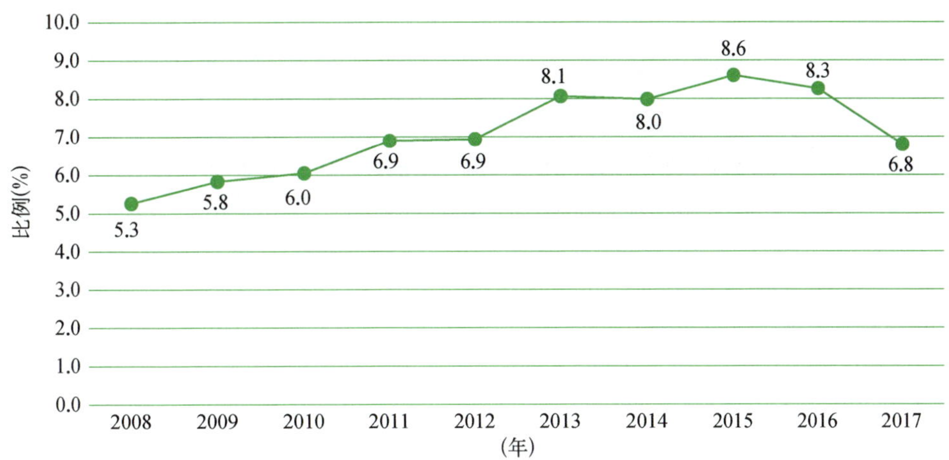

图 6　2008～2017 年上海市处方药市场"辅助用药"占总金额的比重

有些品种因只有 1～2 个省市纳入"辅助用药目录",未计入上海市的"辅助用药"基线范畴。但是性质与目录内的品种近似。如更高端、新型的质子泵抑制剂注射剂,同样应该引起重视。"辅助用药"的遴选应该是一个动态的过程。

本研究进一步剖析了处方药费用的构成,并完成了主要销售品种的原研药和仿制药的价格变动趋势。限于篇幅,不在此展示。下文仅以单克隆抗体类药物(下简称"单抗药")和酪氨酸激酶抑制剂两类药物为例,说明近期发生的变化。这两类药主要用于治疗肿瘤和类风湿性关节炎等自身免疫性疾病,多数在专利期内,部分专利已经或即将过期,价格昂贵,是我国药品价格国家谈判主要的覆盖品种。

截至 2017 年,上海市处方药市场进入销售前 90%的单抗药有五个是治疗肿瘤的,除了尼妥珠单抗为国产,其他的四个全部为进口药或者合作企业生产,罗氏制药占了七成以上的市场份额。

2017 年销售量的拉升明显,唯一例外的是国产的尼妥珠单抗。这五个单抗中,国家谈判药品有四个,仅西妥昔单抗 2017 年未谈判成功,但也发生了销售量的拉升(图 7)。

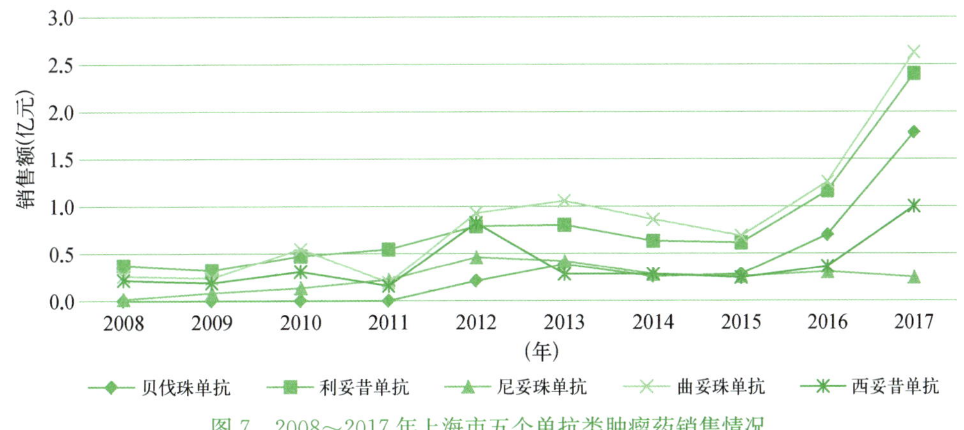

图 7　2008～2017 年上海市五个单抗类肿瘤药销售情况

2014 年 12 月～2015 年 6 月,因信息系统更新缺失 7 个月数据

四个单抗药物的销售增量的原因是用量的拉动，单价(表观单价：总采购金额除以当年总用量)存在一定降幅。单抗药在国家价格谈判后进入保险目录，有可能提高了药品的可负担性(表3)。

表3　2017年上海市肿瘤单抗药销售变化的原因分解

	销售环比增加(%)	用量环比增加(%)	单价环比变化(%)
贝伐珠单抗	155.2	240.3	−25.0
利妥昔单抗	107.1	155.3	−18.9
尼妥珠单抗	−19.5	−10.5	−10.0
曲妥珠单抗	109.1	214.3	−33.5
西妥昔单抗	176.7	227.2	−15.4

蛋白激酶抑制剂是当前国际、国内药品市场发展最快的肿瘤新药类型。第一个获得美国食品药品监督管理局(Food and Drug Administration，FDA)批准(2001年)的药品就是商品名为格列卫(Gleevac)。此后蛋白激酶抑制剂类抗肿瘤药成为各国制药企业和科研机构的研究热点。截至2017年年底，在国内的处方药市场主要有七个品种，厄洛替尼的销售近十年出现了一定的波动性(图8)。

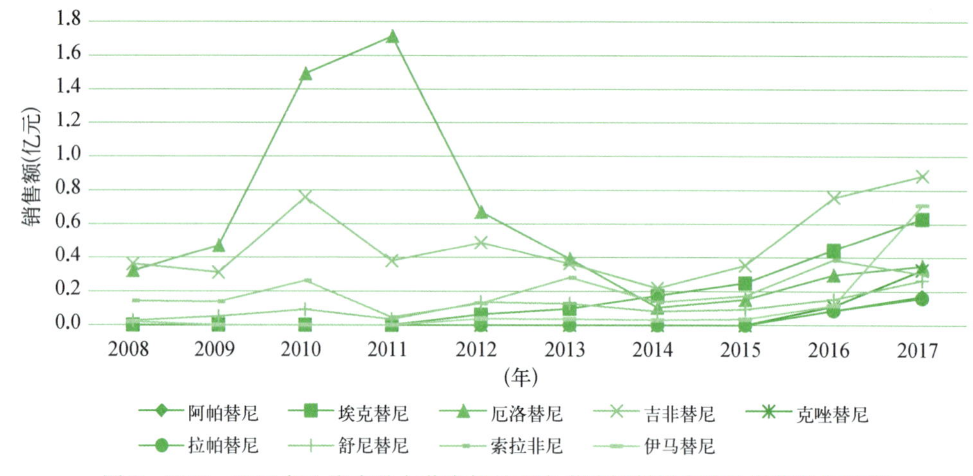

图8　2008～2017年上海市处方药市场的蛋白激酶抑制剂类的肿瘤药销售情况

2014年12月～2015年6月，因信息系统更新缺失7个月数据

厄洛替尼被批准用于治疗“既往接受过至少一个化疗方案失败后的局部晚期或转移的非小细胞肺癌(nonsmall-cell lung cancer，NSCLC)”(药品说明书)，并且限EGFR基因敏感突变的晚期非小细胞肺癌。2012年EGFR基因突变检测已普遍作为临床使用厄洛替尼的前置条件。2010年与2011年的厄洛替尼销售额大幅拉升至1.5亿和1.7亿，且集中在一家三级医院，有不规范应用的嫌疑。

伊马替尼的销售在2017年出现了大幅拉升，与2016年环比发现，进口药的销售增长了四倍，用量增长了五倍，表观价格下降了15.7%。国产仿制药(正大天晴和江苏豪森)第一年进入

市场就占了 16%的市场份额。

国产药除了伊马替尼的仿制药外，还包括 2012 年开始销售的埃克替尼（浙江贝达）和 2017 年开始销售的阿帕替尼（江苏恒瑞），2014 年以后国产化的市场份额迅速达到了 24%的比例（图 9）。

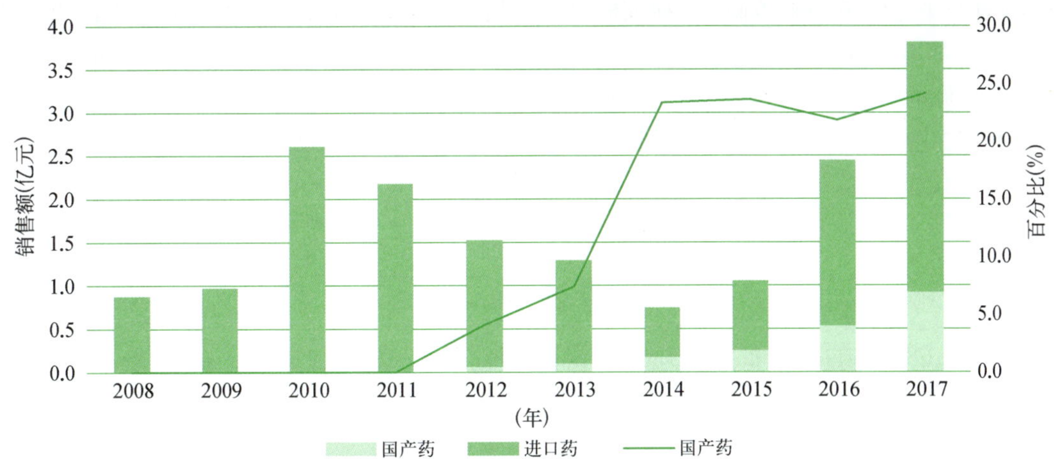

图 9　2008～2017 年上海市处方药市场蛋白激酶抑制剂的供应商分布和国产化比例

2014 年 12 月～2015 年 6 月，因信息系统更新缺失 7 个月数据

2017 年，有四个蛋白激酶抑制剂（厄洛替尼、索拉菲尼、拉帕替尼、阿帕替尼）成功通过国家药价谈判，进入新版的医保目录。可望对患者用得起药产生进一步的保障。长期效果有待观察。

三、研究结论

上海市的处方药费用 2008～2017 年平均增速为 12.5%，约六年翻一倍。2017 年全市人均处方药药品费用为 315 美元，加上零售药房的销售，再刨除外地来沪就医人群消费，2017 年上海市人均药品费用约为 350 美元。如保持目前的增速，五年内即可接近或者超过 OECD 国家人均药品费用的水平。

从处方药的消费结构来看，上海市的中成药占处方药费用总额的约四分之一。而肿瘤药和免疫抑制剂只占 10%，大大低于 OECD 国家约 30%的水平。抗菌药占比在 2011 年发生了显著的下降，从占 18%降至 10%，并保持稳定。心脑血管药物和消化系统用药各占略高于 10%，神经系统用药略高于 5%。

社区卫生服务中心的中成药占处方药费用的比例高达 40%以上。近十年可见以高血压药和糖尿病药向基层医疗机构转移的趋势。

上海市“辅助用药”的水平以九省市共性的 55 种“辅助用药目录”来衡量，在 2015 年达到处方药费用总量的 8.6%，此后呈现下降趋势，主要构成以前十名为例，含质子泵抑制剂注射剂（1 个）、神经血管营养药（3 个）和中成药注射剂（6 个）。

创新药的销售在 2017 年开始出现了降价和增销同时出现的正面趋势，与国家专利药品价格谈判出现的时间相重合。

主要结论：① 我国药政管理在2008～2017年出现了较大的体系改革，并将继续延续下去。② 采用政府积累的行政数据和大数据分析手段研究处方药的费用分布和变动趋势，时机已到，且理论和方法成熟，不存在技术上的难度。③ 应该鼓励有条件的省市把这部分数据交给研究机构，加强政策分析，改善政策制定。研究机构应组成网络，加强横向交流协作。④ 处方药费用研究既有必要，又切实可行。这是对存量资源的盘整，与药物经济学等优化增量的手段相结合，可为药品资源的"腾笼换鸟"，将有限的资源用于"救命药"而不是可有可无的辅助用药、注射剂型，安全性存在隐患的中成药注射剂，这将成为药政工作的思路和重点之一。⑤ 卫生部门和医保部门应携手共进。

参考文献

[1] Lizheng Shi, Heidi Y. Yang, Gang Cheng, et al. Time trends and determinants of pharmaceutical expenditure in China (1990 - 2009). Pharmacoeconomics, 2014, 32(3): 257 - 264.

[2] Ye Lu, Patricia Hernandez, Dele Abegunde, et al. The world medicines situation 2011: medicine expenditures. Geneva: WHO Publishing House, 2011.

[3] 荆丽梅，金春林，何江江，等. 2002—2009年上海市药品费用测算与分析. 中国卫生资源，2011, 14(5): 287 - 289.

[4] 张崖冰，荆丽梅，林海，等. 上海市药品费用构成分析. 中国卫生政策研究，2010, 3(1): 34 - 38.

[5] Kenneth J. Arrow. Uncertainty and the welfare economics of medical care. Bulletin of The World Health Organization, 2004, 82(2): 141 - 149.

[6] Qiang Sun, Oliver J. Dyar, Lingbo Zhao, et al. Overuse of antibiotics for the common cold-attitudes and behaviors among doctors in rural areas of Shandong province, China. BMC Pharmacol Toxicol, 2015, 16(1): 6.

[7] Janet Currie, Wanchuan Lin, Wei Zhang. Patient knowledge and antibiotic abuse: Evidence from an audit study in China. Journal of Health Economics, 2011, 30(5): 933 - 949.

[8] Gonghuan Yang, Yu Wang, Yixin Zeng, et al. Rapid health transition in China, 1990 - 2010: findings from the global burden of disease study 2010. The Lancet, 2013, 381(9882): 1987 - 2015.

[9] Monique Elseviers, Björn Wettermark, Anna Birna Almarsdóttir, et al. Drug utilization research: methods and applications. Willey Blackwell, 2016.

[10] WHO. The selection and use of essential medicines: report of the WHO Expert Committee, 2005 (including the 14th Model List of Essential Medicines). World Health Organization, 2006.

[11] WHO. Introduction to drug utilization research. Geneva: World Health Organization, 2003.

[12] Abraham G. Hartzema, Hugh Hanna Tilson, K. Arnold Chan. Pharmacoepidemiology: and therapeutic risk management. Harvey Whitney Books Company, 2008.

[13] Chunlin Jin, Linan Wang, Shanlian Hu, et al. The study on the process and impact of external-care-seeking behavior in Shanghai. Open Journal of Preventive Medicine, 2015, 5(3): 103.

[14] 李芬，金春林，王力男，等. 上海市外来就医现状及对医疗服务体系的影响分析. 中国卫生经济，2012,31(12)：42－45.

[15] Wenjun Yu, Mingyue Ma, Xuemei Chen, et al. Traditional Chinese medicine and constitutional medicine in China, Japan and Korea: A comparative study. The American Journal of Chinese Medicine, 2017, 45(1): 1－12.

[16] Hyeun-Kyoo Shin, Soo-Jin Jeong, Dae Sun Huang, et al. Usage patterns and adverse experiences in traditional Korean medicine: results of a survey in South Korea. BMC Complementary and Alternative Medicine, 2013, 13(1): 340.

[17] L C Chen, Chen Zhengxin, Laike Yang, et al. Drug utilization pattern of antiepileptic drugs and traditional Chinese medicines in a general hospital in Taiwan — a pharmaco-epidemiologic study. Journal of Clinical Pharmacy and Therapeutics, 2000, 25(2): 125－129.

[18] Annalisa Belloni, David Morgan, Valérie Paris. Pharmaceutical expenditure and policies. OECD Health Working Papers. Paris: OECD Publishing, 2016.

大数据背景下患者隐私保护的研究

——基于上海市市级医院患者的实证研究

唐 燕 奚益群 周 萍 杨红荣

【导读】 大数据热潮推动了医疗机构信息化的快速发展。医疗数据的应用对临床研究、生物科技及个体化医学的发展具有巨大的推动作用，同时给患者隐私保护带来了巨大的挑战。文章通过对医院、相关信息化公司、医务人员和患者进行问卷调查以及专家访谈等方法，分析了当前医疗数据在应用过程中患者对隐私保护的诉求，以及实际应用过程中存在的问题。研究结果显示：医疗数据的分析和利用是医院信息化建设的必然趋势，但患者隐私信息相关的概念、原则和要求尚需进一步明确，亟须建立标准化的患者隐私保护要求。基于此研究结果，文章进一步提出了支撑医疗数据应用的患者隐私保护制度框架建议。

大数据[1,2]是需要新处理模式才能具有更强的决策力、洞察力和流程优化能力的海量、高增长率和多样化的信息资产，它能够将琐碎的个人信息迅速汇聚起来。大数据背景下的医疗数据是新的卫生资源和工具[3]。近年来，随着各种信息系统在医疗机构的广泛应用和医疗设备、仪器的高度数字化，医疗机构以患者为核心，积累了包括诊疗、检验、影像等在内的海量的患者医疗数据[4,5]。国务院办公厅指出，健康医疗大数据是国家重要的基础性战略资源[6]。对患者医疗数据的深入挖掘和分析利用，极大地推动了临床诊疗、科学研究及生物科技等的发展，但同时也使得患者的隐私保护面临着巨大的挑战。

文章选取部分上海市市级医院，调查分析在当前大数据背景下患者隐私保护的现状，提出了针对加强患者隐私保护的对策建议。

一、资料与方法

本研究采用半结构式调查问卷，开展了对医院、患者、医务人员、商业公司、商业公司员工的问卷调查。问卷内容包括：患者、医务人员、商业公司员工 3 类不同人群对患者隐私保护的认

基金项目：上海申康医院发展中心临床科技创新项目“大数据背景下医疗信息应用的患者隐私保护与保密的研究”（项目编号：SHDC2015643）。

第一作者：唐燕，女，副研究员，上海市儿童医院伦理委员会秘书。
通讯作者：奚益群，女，研究员，上海市儿童医院副院长、上海市医学会医学研究伦理专科分会主任委员。
作者单位：上海市儿童医院（唐燕、奚益群、杨红荣），复旦大学公共卫生学院（周萍）。

知、对患者隐私信息范围的界定和对患者隐私保护现状的评价；患者和医务人员对医疗数据应用的态度；医院的信息化建设情况、患者信息可能泄露的途径、患者隐私保护的制度建设和培训情况，以及医务人员对医院患者隐私保护措施的认知和执行情况；商业公司的患者隐私保护制度的建设和培训情况，以及公司员工对公司患者隐私保护措施的执行情况。同时，笔者邀请来自法学、医学伦理学、卫生行政主管部门和信息主管部门的 6 名专家，围绕数字化医院建设现状评价、医疗数据的应用价值、医疗数据应用中存在的患者隐私保护问题、患者隐私保护的立法现状评价、促进医疗数据应用的患者隐私保护策略 5 个方面开展了专家访谈。

鉴于篇幅的原因，本文主要将各类调查结果进行了梳理，归纳总结与提炼，略去了较大篇幅调查数据的呈现。

二、结果与分析

本次问卷调查有效回收患者问卷 1 305 份，有效回收率为 96.67%；有效回收医务人员问卷 325 份，有效回收率为 97.01%；有效回收商业公司员工问卷 237 份，有效回收率为 98.75%；25 所医院和 23 家商业公司的调查问卷均有效回收，有效回收率为 100.00%。

1. 医疗大数据的合理挖掘和利用需求显著，各利益相关方对此均持迫切态度

医疗数据是指医生对患者进行诊疗过程中基于计算机、通信和现代技术等电子化技术所产生的数据总和，包括患者基本信息数据、电子病历、诊疗数据、医学影像数据、医学管理、经济数据、医疗设备和仪器数据等[7,8]。医疗数据的应用可满足患者、医务人员、医院、保险、行业主管部门和商业公司各方的需求。于患者，可以满足临床诊疗活动连续性和可追溯性的需求，实现患者健康的全过程管理。于医务人员，可以支持提供精准诊疗，也为其开展科学研究、教学等提供必要的数据支持。于医院，在完成医疗活动、提升医疗服务质量的同时，能准确把握医院运营情况，是医院完善运行管理、定位发展目标、实现更好更快发展的重要支持。于行业主管部门，医疗数据的采集、处理和分析，是履行行业监管职责的基本手段之一，既能有效监控公众健康，也能为卫生相关政策的出台提供决策依据，还能促进培育新业态，形成新的社会经济发展增长点。于商业公司，大数据在医疗卫生领域的广泛应用是一个极大的市场利好或潜在市场，如医药企业，能从中获取更多的商业决策依据，制定更为有效的营销策略。医疗数据的应用得到了各方的积极支持，针对患者和医务人员的调查显示，88%的患者和 93%的医务人员对医疗数据的应用持积极支持的态度。

在支持医疗数据应用的同时，患者、医务人员和商业公司员工也表达了对患者隐私保护的担忧。调查显示，61%的患者、81%的医务人员和 86%的商业公司员工非常担忧医疗数据应用中的患者隐私保护问题，迫切希望建立和完善支撑医疗数据应用的患者隐私保护体系。医疗数据的应用是医院信息化建设发展的必然趋势，如何保障医疗数据合理、适宜的应用，是当前亟须解决的问题。

2. 患者医疗隐私信息的界定模糊，缺乏权威性规范化的范围界定，各方对患者医疗隐私信息的认知不一

患者在就医过程中产生的医疗数据是多样的，包括但不限于姓名、性别、出生日期、身份证号码、民族、婚姻状况、家庭地址、联系电话、单位名称、社保卡/就诊卡号等个人基本数据；X 线摄

影、计算机断层扫描(computed tomography, CT)、PET－CT(positron emission tomography-computed tomography, PET－CT)、磁共振成像(magnetic resonance imaging, MRI)、血液和其他化验报告等医疗设备和仪器获取的数据;病况评估、诊疗计划、用药情况等诊疗数据;家族遗传病史、残疾、同性恋、吸毒史、性生活史等具有社会属性的数据。要在医疗数据应用中切实保护患者隐私,首先要明确上述一系列数据中哪些属于患者隐私的范畴。以此为基础,再建立明确的管理要求。

围绕数据安全,我国近年来陆续颁布实施了一系列指南、标准。继 2013 年 2 月发布实施《信息安全技术公共及商用服务信息系统个人信息保护指南》后,又相继发布了《信息安全技术个人信息安全规范》等 23 项国家标准,这些指南、标准阐明了个人信息安全保护领域的诸多重要问题,如个人信息的基本定义,个人信息安全的基本要求,个人信息收集、保存、使用以及委托处理、共享、转让、公开披露等各个业务环节的具体操作要求以及应遵守的准则等。上述指南、标准的出台有效填补了我国关于个人数据安全保护方面的规则空白,但这些规则仍集中在宏观层面,对于医疗卫生这一特定行业的患者医疗数据安全保护尚缺乏针对性的规则。调查结果显示,患者、医务人员和商业公司员工这三个不同群体间对患者隐私信息的判定略有差异,同一群体内的判定差异则较大。其中,患者间的判定意见最为分散,医务人员间的判定意见最为一致。47%的患者、99%的医务人员和 69%的商业公司员工判定“姓名、身份证号码、出生日期、家庭地址、联系电话、单位名称”等个人身份可识别信息为患者隐私信息,39%的患者、82%的医务人员和 60%的商业公司员工判定“与病情有关的其他信息,如家族遗传病史、残疾、同性恋、吸毒史、性生活史等”具有社会属性的数据为患者隐私信息。

3. 患者医疗隐私保护的政策制度标准化建设仍十分缺乏,利益相关方在医疗数据应用中患者隐私保护制度的实际执行情况参差不齐

临床诊疗是医疗数据应用的主要目的,除此之外,医疗数据还用于科研教学、医院管理、疾病监测、行业监管和政策制定等方面。医疗数据的广泛应用意味着患者隐私泄露风险的增加。关于患者隐私信息可能泄露途径的调查显示:“医院管理不当”“数据共享”“数据库的安全性”“医院信息系统开发和日常维护的外包”和“数据挖掘”是最可能泄露患者隐私的 5 大途径,而这 5 大途径又可归结为“制度管理”和“技术保障”两个方面。就现状而言,参与医疗数据应用的各方对患者隐私保护的重视程度不一,尚未形成标准化的隐私保护有效举措。

从医疗机构层面来看,现今的医院已建成了巨大的数据网络,不同岗位的工作人员身处不同的数据节点,可获得与其工作内容和工作性质相关的数据,他们基于医疗、科研等不同目的,须获取并共享相应的数据资料。调查结果显示:医院均已对医疗数据应用中的患者隐私保护给予了高度的关注,并在数据安全和网络安全等方面配置了相关的软硬件配套设施,但制度管理尚不完善。25 所医院均建立了相关的患者隐私保护制度,其中 3 所医院的制度建设较为完善,22 所医院尚未完全建立患者数据隐私保护制度、数据获取制度和第三方监督约束机制,对数据获取的管理和商业公司的监管缺乏有效机制。同时结果显示:医院对相关医务人员的隐私保密等专业培训有待进一步加强。25 所医院中有 15 所开展了患者隐私保护的培训,其中,涉及患者数据隐私保护的有 12 所。而商业公司也均制订了客户信息系统使用的相关管理及处罚制度,但对员工的培训也有待强化,参与问卷调查的 237 名员工中,有 39 名未参与过相关培训,占 16%。

从个体层面来看，患者作为其个人医疗数据的主体，隐私保护的意识仍非常淡薄。90%参与调查的患者认同个人隐私权的重要性，但仅 29%的患者非常了解隐私权，大部分患者对于什么是个人隐私、外界的哪些行为会侵犯个人隐私等知之不多。对患者的隐私保护更多要依赖于立法保障和数据使用者的主动保护。医务人员是患者医疗数据的主要获取者和使用者，但从调查结果来看，尽管医院均已建立了相应的管理制度，但因制度不完善、培训不到位等问题，89%的医务人员在出于非诊疗目的获取患者医疗数据时采用自行收集的方式，25%的医务人员在出于非诊疗目的获取患者可识别医疗数据时未认识到需获得患者的知情同意，医务人员使用患者医疗数据的行为存在随意性的情况。在商业公司员工中，有 60%的员工应医院医务人员的要求有调阅患者医疗数据的行为，这些员工以参与医院信息系统开发和维保的人员为主。

4. 医疗机构在数据安全与患者隐私保护方面应加强对合作公司监管，避免监管薄弱而存在灰色地带

随着互联网、物联网、云计算等技术的飞速发展，我国各级各类医疗机构都在快速地推进信息化建设，但基本借助于商业公司的参与。参与调查的 25 所市级医院均已建立了与之运营需求相适应的信息系统，并配置有一定的保障数据安全和网络安全的软硬件设施，但仅 1 所医院实现自主开发和日常维保。随着商业公司深度参与医院信息化建设，医院关于患者隐私的保护在加强内部管理的同时，也面临着如何做好对外部商业公司监管的新挑战。25 所医院中有 13 所与第三方签订了获取医院数据信息的约束条款，有 14 所实施了第三方获取数据的权限管理，其中 13 所对所有第三方实施相同的权限管理，1 所对不同的第三方实施不同的权限管理。

三、对策建议

在当前我国尚未就个人数据安全保护建立相应的规范标准的情况下，以促进医疗数据合理、适宜的应用，切实保障患者隐私为目标，本研究调查分析大数据背景下医疗机构患者隐私保护现状，借鉴欧盟《一般数据保护条例》(general data protection regulation, GDPR)[9]、美国《健康保险携带和责任法案》(health insurance portability and accountability Act/1996, HIPAA)[10]和经济合作组织(organization for economic co-operation and development, OECD)《隐私保护与个人资料跨国流通指针》[11]的相关规定，并在征求专家意见的基础上，提出支撑医疗数据应用的患者隐私保护制度框架建议。

(一) 患者隐私保护范围的界定

“隐私”是一个受时间和文化制约的概念，不同时代背景、不同地域文化、不同生活习惯的个体对隐私的界定存在差异。在大数据背景下，可被关联起来用以锁定某一特定个人，或将其确定在一个极小的人群范围之内的与其相关的文字、图片、视频等数据，被视为隐私。

如前所述，患者在就医过程中会被医疗机构及医务人员获取其较为全面的个人信息，并以数据形式进行存储，但其中仅部分个人基本信息可直接锁定某一特定人，如患者的身份证号码、家庭地址、联系电话、社保卡/就诊卡号等，其余信息均需与这些信息关联后才能锁定某一特定人，包括公众较为敏感的家族遗传病史、残疾、同性恋、吸毒史、性生活史等。基于此，应对患者医疗数据实行分级管理，将数据细分为个人可识别和不可识别两种。个人可识别数据能够单独识别

特定的自然人，不可识别数据需通过与可识别数据结合识别特定的自然人。

此外，医疗数据在应用于临床诊疗、科研教学、医院管理、疾病监测、行业监管和政策制定等不同目的时，所需收集处理的数据范围是不同的。因此，应基于不同应用目的对患者的隐私保护范围予以分类界定。基于临床诊疗目的，所有数据均需开放，但需对开放对象予以限定；基于科研教学、医院管理、行业监管和政策制定目的，仅开放不可识别数据和经处理后的数据；基于疾病监测目的，仅在特定条件下开放患者的可识别数据，如流行病学跟踪等。

（二）患者隐私保护的原则[12]

医疗数据应用中的患者隐私保护，既要基于隐私权的法律规范，坚持个人隐私保护的一般原则，也要充分考虑医疗卫生行业的特殊性。因此，以《信息安全技术个人信息安全规范》的相关要求为基础，医疗数据应用中的患者隐私保护应遵循以下原则。

1. 权责一致原则

医疗机构、商业公司、行业主管部门及相关专业机构依法依职具有在一定范围、一定条件下处理患者医疗数据的权利，但在处理过程中应当建立健全管理制度，对数据处理的关键节点实施风险控制。包括行业主管部门、医疗机构、商业公司、相关从业人员在内，在对患者医疗数据处理过程中对患者合法权益造成损害的，应当承担相应责任。

2. 安全限度原则

应建立健全数据安全管理体系，制定数据共享及各类应用的分类保护目录和分级授权利用规范。在对患者医疗数据的获取和使用中，必须坚持“合理必要的限度”。

3. 主体参与原则

医疗机构及其从业人员在非诊疗目的获取患者可识别数据的过程中，应以明确、易懂和合理的方式公开处理数据的目的、方式、范围、规则等，征求其授权同意，并接受外部监督。患者享有自由决定是否同意的权利。患者有权在合理的时间范围内、以合理的方式了解个人可识别数据收集、处理、利用的情况，并有权要求进行删除、修改、完善或补正。

4. 伦理审查原则

在当前相关法律法规尚不完善的情况下，非临床诊疗目的使用患者可识别数据可引入伦理审查机制。使用者向伦理委员会提出申请，伦理委员会从是否符合伦理原则、是否损害患者权益等方面开展伦理审查，做出同意与否的决定。

5. 患者隐私保护例外原则

允许在为防止患者个体隐私对他人或社会的危害时，一定形式的信息公开是医疗机构及其医护人员遵守保密义务的例外，也是患者个人隐私保护履行知情同意的例外。此外，响应执法机关要求，政府机构应法定依据提出的要求和保护患者免受严重人身伤害等情况也允许医疗机构无须经过患者同意即可披露患者医疗数据。

（三）医疗数据应用中患者隐私信息保护的制度框架

本文从政府、行业主管部门、医疗机构和商业公司 4 个维度，提出医疗数据应用中患者隐私保护的制度框架。

1. 政府

在医疗数据应用中承担宏观管理职责，应从技术、管理等方面，面向大数据的各个相关方，建立通用管理规范和标准，并以此为基础，聚焦医疗卫生行业的特殊性，面向行业主管部门、医疗机构、商业公司等医疗数据的相关方提出医疗数据应用中患者个人隐私保护的特殊管理规范和要求。

2. 行业主管部门

基于疾病监测、行业监管和政策制定等目的，行业主管部门既是患者医疗数据的使用者，又对患者医疗数据的合理使用发挥着监管作用。作为使用者，行业主管部门通过与各级医院信息平台的接口对接所获取的患者医疗数据，包括可识别数据和经医院处理过的不可识别数据。获取可识别数据的目的基本为流行病学跟踪、传染病监测等，以预防为目的，可能会涉及患者个人信息的披露，则对于信息的披露应有一个明确的界定，经由法律授权或者其他合理事由许可，以确保披露范围的适当。作为监管者，应以国家相关法律、法规、规范、指南、标准等为依据，负责督促、检查和指导医院、商业公司在医疗数据应用中的患者隐私保护工作，明确行业主管部门、医院、患者、商业公司各方在医疗数据应用中的权利和义务，同时制定医疗数据应用的患者隐私保护规则，包括技术规则和管理要求。

3. 医疗机构

是患者医疗数据的直接获取者，也是医疗数据的管理者，是患者隐私保护的责任主体。既承担患者隐私保护之责，又对其医务人员和合作的商业公司负有患者隐私保护的监管之责。应根据行业主管部门关于患者隐私保护规则的要求，从制度、技术 2 个层面，网络安全、系统安全、信息安全、分类使用管理、信息分级管理、用户授权管理、数据获取管理、知情同意、伦理审查、隐私保护、培训、商业公司监管 12 个维度，建立大数据背景下的患者隐私保护体系。

4. 商业公司

基于业务发展的需要，商业公司在为合作医疗机构提供信息系统开发与维保服务的同时，也存在向潜在合作单位展示其医疗信息系统产品的开发与维保能力的可能。因此，商业公司对患者隐私的保护包括了数据获取和数据展示两个方面。公司在严格遵守合作单位相关制度的同时，要从制度层面加强自身的患者隐私保护工作。具体见表 1。

表 1　医疗数据应用中患者隐私信息保护的制度框架

维度	一般框架	具体框架要点
政　府	法规、规范	1. 建立患者隐私保护的通用管理规范和标准 2. 提出医疗数据应用中患者个人隐私保护的特殊管理规范和要求 2.1　对行业主管部门的要求 2.2　对医疗机构的要求 2.3　对商业公司的要求
行业主管部门	制定医疗数据应用中患者隐私保护规则	1. 明确医疗数据应用中行业主管部门的权利和义务 2. 明确医疗数据应用中医疗机构的权利和义务 3. 明确医疗数据应用中患者的权利和义务 4. 明确医疗数据应用中商业公司的权利和义务 5. 制定医疗数据患者隐私保护规则 5.1　技术规则 5.2　管理要求

续 表

维度	一般框架	具体框架要点
医疗机构	建立大数据背景下的患者隐私保护体系	1. 技术 1.1 网络安全措施 1.2 信息系统安全措施 1.3 患者信息安全措施 2. 制度 2.1 患者隐私保护制度 2.2 患者数据分类使用管理制度 2.3 患者数据分级管理制度 2.4 患者数据调阅用户授权制度 2.5 患者数据获取管理制度 2.6 患者数据使用知情同意制度 2.7 患者数据使用伦理审查制度 2.8 从业人员培训制度 2.9 商业公司监管制度 2.10 患者隐私泄露的应急处理机制和报告制度
商业公司	建立患者隐私保护管理体系	1. 建立完善的公司内部管控制度 2. 建立完善的员工培训制度

参考文献

[1] 杨旭. 数据科学导论. 北京：北京理工大学出版社，2014.

[2] 袁梦倩. 被遗忘权之争：大数据时代的数字化记忆与隐私边界. 学海，2015，(4)：55-61.

[3] 刘辉，丛亚丽. 临床医学大数据的伦理问题初探. 医学与哲学，2016，37(10A)：32-36.

[4] Eric Topol. The creative destruction of medicine：How the digital revolution will create better health care. New York：Basic Books，2012.

[5] 洪雪，卢广，张纯. 大数据时代人体临床研究的伦理管理探讨. 中华医学科研管理杂志，2018，31(3)：167-169.

[6] 国务院办公厅. 关于促进和规范健康医疗大数据应用发展的指导意见. http://www.cac.gov.cn/2016-06/24/c_1119109041.htm[2018-08-20].

[7] 陈素琼，王惠来，向天雨. 医疗大数据应用现状研究. 中国数字医学，2017，12(9)：30-31.

[8] 邓昆鹏，高珊，张宇清. 我国医疗电子数据的安全隐患及其应对. 医学与法学，2018，10(2)：82-86.

[9] European Parliament and Council of the European Union. General data protection regulation. https://en.wikipedia.org/wiki/General_Data_Protection_Regulation[2016-04-14].

[10] U. S. Department of Health & Human Service. Health insurance portability and accountability act of 1996 (HIPAA). https://www.hhs.gov/hipaa/for-professionals/index.html[1996-08-21].

[11] 刘小燕，贾森，齐爱民. OECD《关于隐私保护与个人资料跨国流通的指针的建议》. 广西政法管理干部学院学报，2005，20(1)：51-52.

[12] 赵蓉. 医疗大数据中个人隐私的保护. 上海：上海交通大学出版社，2016.

上海市医疗废物全流程监管规范研究

李传华 葛燕萍 周晓梅 徐卫表
张震巍 钟江平 葛振兴 张红霞

【导读】 医疗废物属于危险废物，为积极响应《“健康上海2030”规划纲要》，形成比较完善的全民健康服务体系、制度体系、治理体系的精神，文章通过文献分析、问卷调查、现场调研等方法，系统梳理了上海市医疗废物管理从产生到处置的现状并分析存在的问题，从医疗废物全流程监管的角度，对规范医疗废物源头管理、收集运输、末端处置等环节提出了改进建议，为政府部门制订和完善医疗废物全流程监管政策奠定了基础。

一、研究背景

党的十八大以来，以习近平同志为核心的党中央高度重视生态环境保护，坚持绿色发展理念，把生态文明建设纳入中国特色社会主义“五位一体”总体布局，做出一系列顶层设计、制度安排和决策部署，着力夯实我国经济社会持续健康发展的生态环境基础。党的十九大紧扣我国社会主要矛盾变化，对决胜全面建成小康社会、打好污染防治攻坚战做出重大决策部署。《“健康上海2030”规划纲要》提出了普及健康生活、优化健康服务、完善健康保障、完善健康环境、发展健康产业5个方面战略举措。在建设健康环境方面，《“健康上海2030”规划纲要》指出，要加强影响健康的环境问题治理，包括强化危险废物源头管控和全过程监管，完善危险废物收运和处置体系。医疗废物是指医疗卫生机构在医疗、预防、保健以及其他相关活动中产生的具有直接或者间接感染性、毒性以及其他危害性的废物。医疗废物属于危险废物，它的全过程规范化监管是建设健康环境的重要环节。

近年来上海市医疗卫生机构数量和诊疗人次均有大幅增加。2007～2017年，上海市医疗卫生机构数量由2 646家增加至5 014家(图1)，诊疗总人次由13 217.93万人次/年增加至27 342.32万人次/年[1]。医疗卫生机构数量和诊疗人次的增加使得上海市医疗废物产生量也大幅增加。上海市医疗废物集中收运处置单位统计数据显示：2017年上海市医疗废物集中收运处置量为4.96万吨，较2007年的0.93万吨增加4倍(图2)，年平均增长率近12%。上海市医疗废物产生量的快速增加，对上海市医疗废物管理工作提出了更高要求。

第一作者：李传华，男，高级工程师，全国注册安全工程师，上海市固体废物处置有限公司总经理。
通讯作者：钟江平，女，工程师，上海市固体废物处置有限公司合规管控部经理。
作者单位：上海市固体废物处置有限公司(李传华、徐卫表、钟江平、张红霞)，上海市卫生健康委员会(葛燕萍、周晓梅、张震巍、葛振兴)。

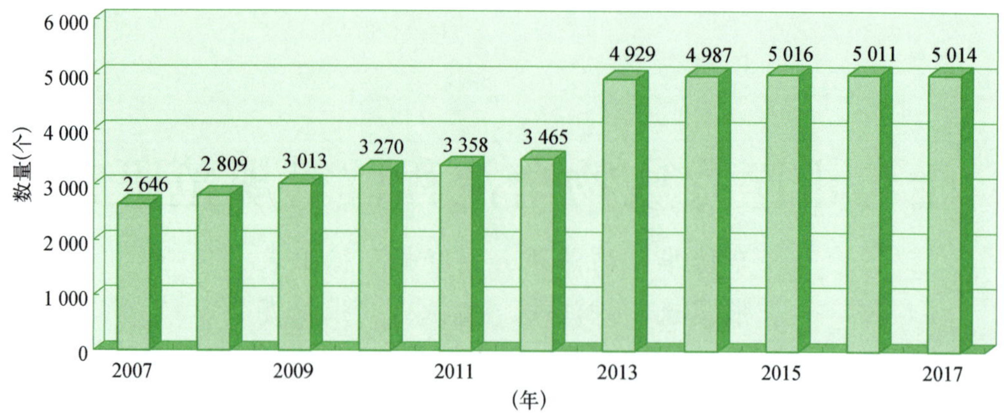

图 1 2007～2017 年上海市医疗卫生机构数量

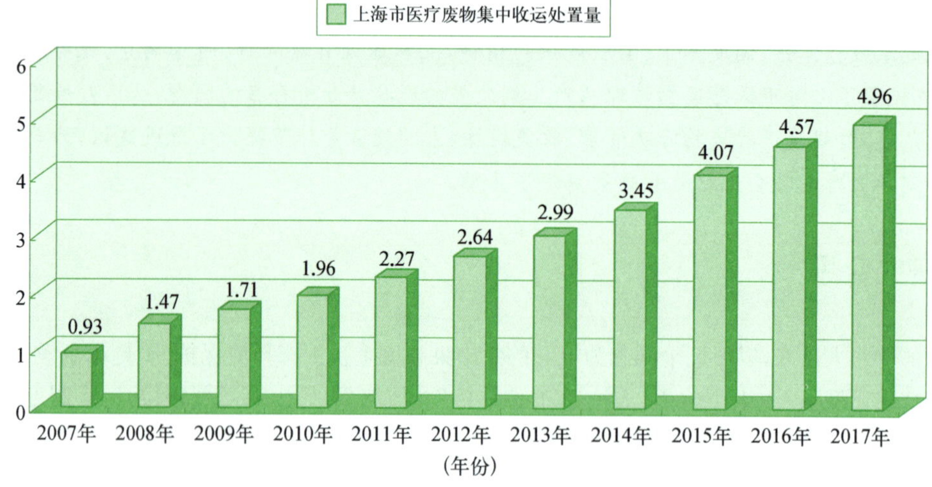

图 2 2007～2017 年上海市医疗废物集中收运处置量

二、上海市医疗废物管理现状调查

本文对上海市医疗废物从产生到处置全过程的管理情况的调查，主要基于文献调查、问卷调查和现场调研。

(一) 相关政策指导情况

2003 年“非典型肺炎”发生以后，我国的医疗废物管理问题受到广泛关注，国家层面陆续颁布了一系列法规规章和标准规范，国家、省、市、县初步形成了政府牵头、部门分工合作的医疗废物管理体系。上海市自 2005 年来陆续出台了《上海市医疗废物处理环境污染防治规定》(上海市人民政府令第 65 号)、《上海市医疗废物卫生管理规范》(沪卫监督〔2007〕6 号)、《上海市危险废物转移联单(医疗废物专用)操作规程》(沪环保控〔2007〕115 号)等医疗废物规范化管理文件，多年来较好地指导了上海医疗废物的管理过程。

（二）相关人员认知情况

笔者对上海市8家医疗卫生机构的1 188名医务人员和447名就诊患者及其家属、1家医疗废物收运处置单位的95名从业人员展开医疗废物管理认知情况问卷调查。调查结果显示，接受问卷调查的人员对医疗废物管理的认知情况整体较好，但也发现少数医务人员和医疗废物收运处置从业人员对医疗废物分类要求不完全清楚，患者及家属对医疗废物分类收集认知不太清楚、分类收集意识还不够强，部分患者及家属和少数医务人员对院外诊疗过程中产生的医疗废物回收要求不够清楚，少数医务人员和医疗废物收运处置从业人员对医疗废物暂存要求认知不太清楚，少数医疗废物收运处置从业人员对医疗废物消毒要求不完全清楚等问题。具体调查情况如下。

1. 对医疗废物管理的关心程度

在接受问卷调查的447名患者及其家属中，50.6%表示对医疗废物管理情况“非常关心”，39.8%表示“比较关心”，9.6%表示“不太关心”；在接受问卷调查的1 188名医务人员中，57.0%表示对医疗废物管理情况“非常关心”，39.3%表示“比较关心”，3.7%表示“不太关心”。

2. 关于医疗废物分类收集方面

(1) 医疗废物分类要求：在接受问卷调查的1 188名医务人员中，81.6%表示“很清楚”，17.3%表示“一般了解”，1.1%表示“不清楚”；在接受问卷调查的95名医疗废物收运处置从业人员中，67.4%表示“清楚”，28.4%表示“一般了解”，4.2%表示“不清楚”。

(2) 医疗废物包装要求：在接受问卷调查的1 188名医务人员中，74.4%表示“很清楚”，23.1%表示“一般了解”，2.5%表示“不清楚”。

(3) 验血后产生的棉球(签)分类收集：在接受问卷调查的447名患者及其家属中，81.9%选择“将其投入配有黄色袋子的垃圾桶”，2.9%选择“将其投入配有黑色袋子的垃圾桶”，13.4%选择“将其投入就近垃圾桶、未注意袋子和垃圾桶颜色”，剩余1.8%未涉及验血环节。

(4) 家里诊疗过程中使用过的注射器回收：在接受问卷调查的447名患者及其家属中，51.9%表示未产生过，22.1%表示被医生收集带走，17.2%表示自己或家人及时带到医院，8.7%表示将它放入生活垃圾中。

(5) 院外诊疗过程中医疗废物回收：在接受问卷调查的1 188名医务人员中，47.4%表示在开展家庭病床或医疗服务点等院外诊疗过程中回收医疗废物，5.4%表示没有回收，还有47.2%表示未开展家庭病床或医疗服务点等院外诊疗。

3. 关于医疗废物暂时储存方面

关于医疗废物暂时储存设施、设备和暂存时间等医疗废物暂存要求方面，在接受问卷调查的1 188名医务人员中，65.4%表示“很清楚”，30.8%表示“一般了解”，还有3.8%表示“不清楚”；在接受问卷调查的95名医疗废物收运处置从业人员中，72.6%表示“清楚”，22.1%表示“一般了解”，还有5.3%表示“不清楚”。

4. 收运处置

关于医疗废物收运车辆、周转箱的消毒要求方面，在接受问卷调查的95名医疗废物收运处置从业人员中，81.1%表示“清楚”，16.8%表示“一般了解”，另有2.1%表示“不清楚”。

（三）上海市医疗卫生机构医疗废物管理情况

笔者采用网络问卷调查和现场调研相结合的方式，对上海市医疗卫生机构医疗废物管理情况进行调查研究。对上海市791家医疗卫生机构网络问卷调查和11家医疗卫生机构现场调研结果显示，上海市医疗卫生机构医疗废物管理情况整体较好，相关人员医疗废物管理认知情况和医疗卫生机构医疗废物整体管理情况均较好。

1. 网络问卷调查情况

笔者对上海市791家医疗卫生机构医疗废物管理情况进行了网络问卷调查。在被调查医疗卫生机构中，社区卫生服务机构(26.5%)、门诊部(25.8%)、医院(21.9%)、诊所(18.5%)这4种类型的医疗卫生机构为本次分析的重点，共计占比92.7%，剩余7.3%的医疗卫生机构为妇幼保健院(2.5%)、采供血机构(1.1%)、急救中心(1.5%)和疾控机构(2.1%)。

问卷内容主要包括医疗卫生机构的基本情况、医疗废物管理部门建设情况、医疗废物全流程管理情况(医疗废物产生、分类收集、院内运送、暂时储存、交接与处置)等。调查结果显示：上海市医疗卫生机构医疗废物整体管理情况较好，但普遍存在医疗废物信息化管理程度低、少数医疗废物暂时储存设施不具备病理性废物所需的低温或者防腐条件、转交医疗废物时间路线不固定等问题。网络调查中主要发现以下问题。

(1) 院内运送：在问卷调查的医疗卫生机构中，绝大多数表示不接收非本单位产生的医疗废物，个别表示接收本单位分支机构产生的医疗废物，少数表示本单位和非本单位产生的医疗废物都接收。

(2) 暂时储存：在问卷调查的医疗卫生机构中，86.7%表示不产生病理性废物，9.7%表示具备暂时储存病理性废物所需的低温或者防腐条件，3.6%表示不具备储存条件。

(3) 交接与处置：在问卷调查的医疗卫生机构中，98.0%的医疗卫生机构表示将医疗废物直接交给有资质的集中处置单位，1.7%表示转交其他医疗卫生机构，剩余0.3%自行处置。关于医疗废物集中处置单位赴医疗卫生机构收运医疗废物的时间和交接地点，大多数医疗卫生机构表示收运时间和交接地点固定，少数医疗卫生机构表示收运时间和交接地点不固定，80.3%的医疗卫生机构和医疗废物集中处置单位在院内的医疗废物暂时储存地点进行交接，11.1%的医疗卫生机构和医疗废物集中处置单位在院外的路边进行交接，7.0%的医疗卫生机构和医疗废物集中处置单位在院内的非医疗废物暂时储存地点进行交接，1.3%的医疗卫生机构在其他地点和医疗废物集中处置单位进行交接，0.3%未交给集中处置单位而是自行处置。

(4) 医疗废物信息化管理系统使用情况及使用意向：被调查医疗卫生机构中，16.7%已经使用医疗废物信息化管理系统，83.3%未使用；在未使用医疗废物信息化管理系统的机构中，有67.5%的医疗卫生服务机构有意向使用医疗废物信息化管理系统，其中社区卫生服务机构的意向性最高(75.5%)，其次是医院，再次是门诊部。

2. 现场调研情况

笔者于2018年5～6月对11家医疗卫生机构展开现场调研，包括三级医院1家、二级医院3家、社区卫生服务中心2家、未定级5家(政府办医院1家、社会办医院2家、医学检验所1家、个体诊所1家)。现场调查发现：医疗卫生机构医疗废物整体管理情况较好，基本上符合《上海市

医疗废物卫生管理规范》(沪卫监督〔2007〕6 号)要求。11 家医疗卫生机构均制订了相应医疗废物管理制度;均设置了医疗废物(监控)管理人员;均能按照法律法规要求,做到医疗废物分类收集、院内转运、暂存、联单交接、人员培训与卫生防护等工作;均设立有医疗废物暂存间,医疗废物院内暂存时间小于 2 天;医疗废物均交由有资质的集中处置单位处置,交接登记保存 3 年。现场调查核实,网络调查中发现的问题与实际情况基本一致。此外,现场调研中还发现个别医疗卫生机构存在医疗废物混入生活垃圾桶、医疗废物暂存点不规范、医疗废物收运不及时、化学性废物缺乏处置渠道、部分废物分类标准不明确等问题。

(四) 上海市医疗废物集中收运处置单位医疗废物管理情况

笔者于 2018 年 6 月对上海市唯一的医疗废物集中收运处置单位(崇明区除外,因上海市唯一的医疗废物集中收运处置单位是上海市固体废物处置有限公司,该公司不负责崇明区医疗废物的集中收运处置)开展了网络问卷调查和现场调研,调查结果显示:该收运处置单位整体运行情况较好,基本符合《上海市医疗废物处理环境污染防治规定》(上海市人民政府令第 65 号)、《上海市医疗废物卫生管理规范》(沪卫监督〔2007〕6 号)等规章和文件要求,但存在如下主要问题。

1. 收运管理

该收运处置单位对于全市一级及以上医疗卫生机构能够达到每 48 小时收运 1 次,但对于小型医疗卫生机构收运频次超过 48 小时,主要是通过电话预约方式进行收运。

此外,在上海交通大整治的形势下,因部分医疗卫生机构处于道路黄线区域、货车禁行区域等原因,每年医疗废物收运车辆收到“违反货运车通行禁令标志”“违章停车”“改变车辆外形”等交通违章告知书逾百起。

2. 处理处置

该医疗废物收运处置单位的处置能力(122 吨/天)无法满足全上海医疗废物的处置需求,有时需到生活垃圾焚烧设施处进行应急处置,医疗废物的处置能力亟须增强。

此外,历年来,在医疗废物的焚烧处置过程中发生过多起医疗废物焚烧线的进料系统爆燃和医疗废物焚烧、废水汞超标等安全、环保事故,原因疑似为医疗废物中混有不适宜焚烧处置的汞温度计、化学性废物。

3. 信息化系统建设

该医疗废物收运处置单位正在开展医疗废物信息系统建设,目前仅与少量医疗卫生机构进行了系统的对接调试,暂未实现数据共享,也未能纳入整个上海市的医疗废物信息监管系统。

三、上海市医疗废物全流程管理建议

(一) 完善医疗废物全过程管理教育培训体系

政府部门应从普及健康生活、加强健康教育角度,将医疗废物的全过程管理融入《“健康上海2030”规划纲要》的实施过程中。一是借助全市各级医疗卫生机构、养老机构、学校建设健康教育室(角)、社区设立健康教育咨询点、工作场所健康教育点;二是利用新媒体拓展医疗废物全过程管理教育新渠道;三是建立全社会参与医疗废物全过程管理的工作机制,充分发挥医疗卫生机构、收运处置单位、学术团体、医务人员、媒体在医疗废物全过程科普中的重要作用。

（二）强化医疗卫生机构医疗废物源头管理主体责任

医疗卫生机构应落实医疗废物产生、分类、收集及暂存环节的主体责任，加强对医务人员医疗废物规范化管理的检查与考核，做好医疗废物管理人员职业的健康防护，不断完善医疗废物收集与暂存点的建设，主动配合医疗废物收运单位做好收运车辆停放协调，积极推进医疗废物管理信息系统建设，并及时将医疗废物管理过程中存在的困难和问题反馈至政府部门。

（三）探索构建医疗废物分级收运管理体系

持续深化“放管服”改革，政府主管部门、医疗废物集中收运单位等应探索构建医疗废物分级收运管理体系。一是建议卫生行政主管部门探索推进村卫生室、医疗站点等小型医疗卫生机构医疗废物上送至有隶属关系的医疗卫生机构的工作；二是建议生态环境主管部门设立医疗废物收运车辆区域收集点；三是建议医疗废物集中收运单位通过建立物流信息系统、增配收运人员与车辆等方式提升运能，借助医疗废物上送、定时定点收集等模式逐步解决小型医疗卫生机构医疗废物收运不及时的问题。

（四）提升医疗废物集中处置能力

政府部门应加快推进本市新的医疗废物集中处置项目建设，尽快填补上海市医疗废物处置能力不足的短板，彻底化解医疗废物常态化应急困难。建议生态环境主管部门根据医疗废物特性建立分类收集处置机制，针对医疗废物中的化学性废物进一步明确暂存要求与处置去向。

（五）提升医疗废物全流程监管水平

政府部门应加快推进“上海市医疗废物信息监管平台”建设，明确要求医疗卫生机构、收运处置单位建立医疗废物信息管理系统并接入“上海市医疗废物信息监管平台”，逐步实现医疗废物从产生、收集、转运、暂存、运输、处置的全过程监管。卫生行政主管部门、生态环境主管部门应加强互动，联合开展医疗废物监管专项行动，打通医疗废物全流程监管环节，加强监管信息共享，提升医疗废物全流程监管水平。

参考文献

[1] 上海市卫生和计划生育委员会. 2007—2017 年上海市卫生计生数据. http://www.wsjsw.gov.cn/tjsj2/index.html[2018-09-06].

上海市医疗投诉管理资源配置现状研究

何 达 周佳卉 丛鹂萱 孙 辉 张 帆 张天晔 金春林

【导读】 文章通过调查上海市各级卫生计生委投诉管理科和公立医疗机构投诉管理办等科室，结合对医疗投诉管理行政人员、医院管理者和参加投诉管理工作人员的定性访谈，对投诉管理机构的机构设置情况、资源配置水平、工作内容、工作模式等情况进行分析，研究认为上海市医疗人力资源和硬件资源配置水平均有待提高，并针对性地提出了改善现状的建议。

医疗投诉管理工作是新时期党和政府高度重视的工作之一，是各级党委和卫生健康委工作的重要组成部分，是联系患者的重要渠道，也是为患者排忧解难、构建社会主义和谐社会的基础性工作。加强和改进医疗投诉管理工作，对于解决患者的实际问题，保护广大患者的利益，促进医改的深入和经济的发展具有重要意义。

2016 年，国家卫生计生委在北京召开的全国卫生计生办公室工作暨信访工作会议上，提出要不断提高信访工作水平，为实现“十三五”规划目标、确保医改其他工作的顺利开展，推进健康中国建设作出应有贡献。除国家层面，地方上各个层面的政策都要求医疗投诉管理工作应改进工作模式，实行更加科学的管理。基于此，本文整理和分析了目前上海市医疗投诉管理资源配置情况，总结了医疗投诉管理工作存在的主要问题，为改进上海市医疗投诉管理工作提出建议。

一、资料与方法

（一）问卷调查

通过问卷调查的方式，针对上海市各级卫生计生委信访科和委属单位（发放 30 份）、医疗机构（发放 45 份）发放调查问卷，主要调查 2016 年各级卫生计生委信访科和委属单位以及医疗机构的人员现状、部门设置和房屋配置情况、设备现状、工作内容、工作模式等情况。共回收问卷 59 份，有效问卷 38 份，其中各级卫生计生委信访科和委属单位有效问卷 19 份，医疗机构有效问

基金项目：上海市卫生和计划生育委员会卫生计生政策研究课题“大数据背景下的卫生计生信访工作新模式研究”（课题编号：2017HP11）。

第一作者：何达，女，助理研究员，上海市卫生和健康发展研究中心（上海市医学科学技术情报研究所）健康科技创新发展部副主任。
通讯作者：金春林，男，研究员，上海市卫生和健康发展研究中心（上海市医学科学技术情报研究所）主任。
作者单位：上海市卫生和健康发展研究中心（上海市医学科学技术情报研究所）（何达、周佳卉、丛鹂萱、孙辉、金春林），上海市卫生健康委员会（张帆、张天晔）。

卷19份。调查实施时间为2017年6月～8月。

（二）定性访谈

通过定性访谈的方式，访谈具有代表性的三级、二级医院医疗投诉管理行政人员、医院管理者、医院投诉管理科和参加投诉管理工作的相关人员，找出目前医疗投诉管理工作在工作模式方面存在的主要问题，以及解决途径或办法。

邀请医疗行政部门相关负责人，对整理出的医疗投诉管理工作存在的主要问题及接访机制对工作机构、人力资源、组织体系、工作机制等方面的要求等，进行聚焦讨论，重点了解改善现状的可能途径及影响因素。

二、上海市医疗投诉管理资源配置情况

（一）人员状况

1. 区卫生计生委和委属单位投诉管理工作人员概况

区卫生计生委和委属单位的投诉管理部门工作人员的文化程度以本科（77%）为主，其次是硕士及以上（15%）、大专（8%）。从性别分布来看，女性占较大比例（67%）。工作人员的专业较为分散，法律专业（24%）比例最高，其次是护理（20%）、临床（12%）、管理（12%）、公共卫生（8%）、其他（24%，主要集中在临床和管理专业）。其中，仅有4%的工作人员获得了心理咨询师资格（图1）。

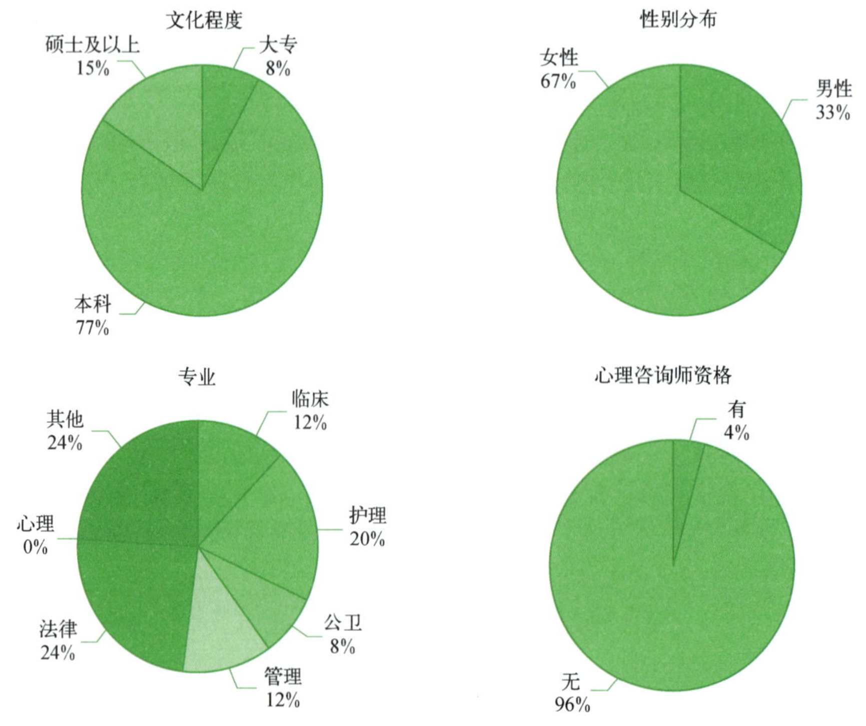

图1 区卫生计生委和委属单位的投诉管理工作人员概况（截至2017年8月）

2. 医疗机构投诉管理工作人员概况

医疗机构投诉管理部门工作人员文化程度以本科(68%)为主,其次是硕士(17%)、大专(15%)。工作人员的职称以中级职称(49%)居多,其次是初级职称(29%),高级职称较少(副高级职称 10%,高级职称 3%),另有 9%没有职称。工作人员专业较为分散,临床专业(32%)比例最高,其次是护理(25%)和管理(15%),较少的是公卫(7%)、法律(4%)和心理(2%),其他专业(15%)。约 1/3 的工作人员为非在编人员(28%),并有 32%为兼职工作人员(图 2)。

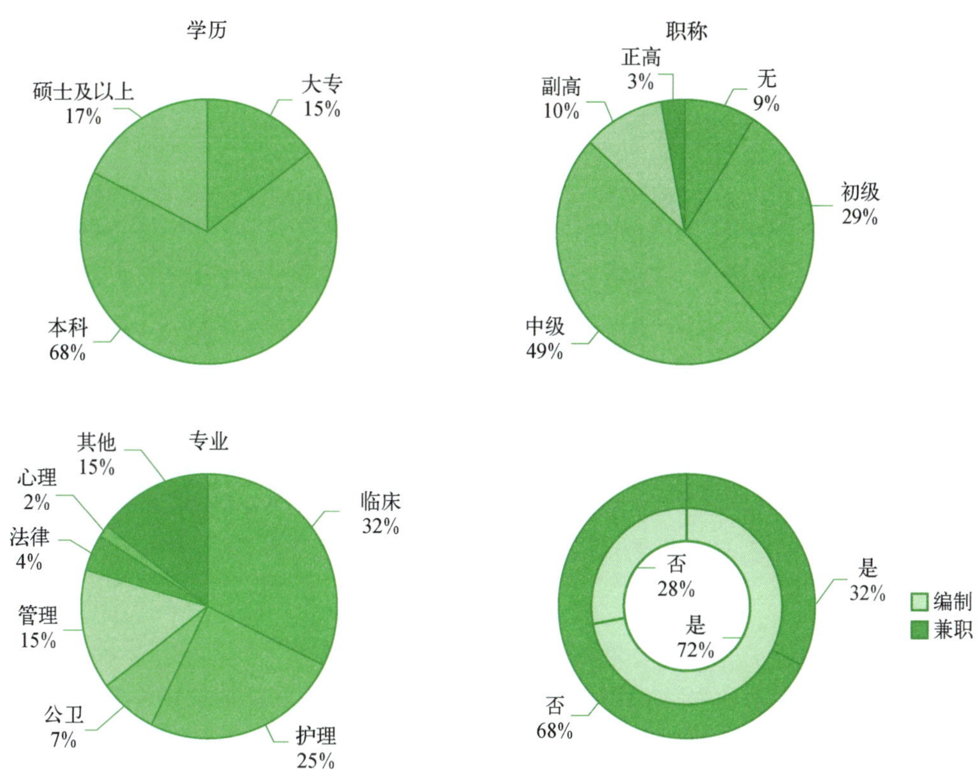

图 2　医疗机构投诉管理工作人员概况(截至 2017 年 8 月)

(二) 部门设置和房屋配置情况

1. 区卫生计生委和委属单位部门设置和办公室状况

区卫生计生委和委属单位投诉管理部门均非独立部门,其主要挂靠在行政办公室、党委办公室等部门。投诉管理部门中,占用了单位 1 间办公室的占 63%,2 间办公室的占 21%,没有办公室的占 16%;设置独立接待室的机构仅占 56%,有 44%的机构没有设置独立接待室(图 3)。

2. 医疗机构投诉管理部门房屋概况

在医疗机构投诉管理部门中,74%的部门设立了独立的接待室,其中 53%的部门只有 1 间接待室(图 4)。

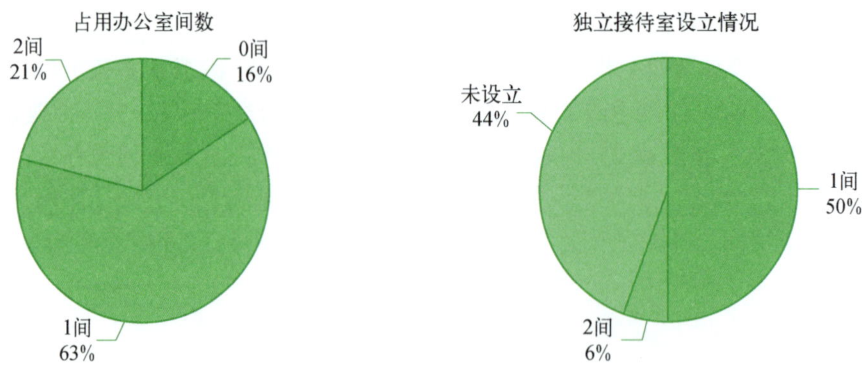

图 3　区卫生计生委和委属单位投诉管理部门房屋概况(截至 2017 年 8 月)

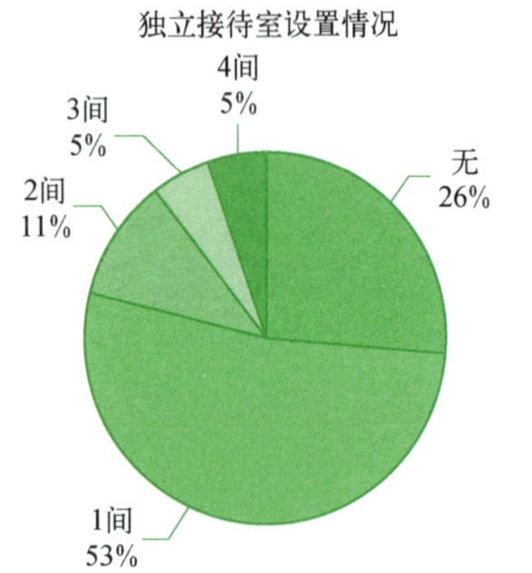

图 4　医疗机构投诉管理部门房屋概况(截至 2017 年 8 月)

(三) 设备现状

区卫生计生委信访科和委属单位按照国家规定配置录音录像设备的占 43%,医疗机构按照国家规定配置录音录像设备的占 83%。接待室设置的设施方面,则与国家规定差距很大,沙发、木凳/椅、桌子/茶几、饮用水、面巾纸等资源配置不全情况普遍。

(四) 工作人员待遇情况

区卫生计生委信访科和委属单位接待部门中,工作人员没有专项接待工作津贴的占 88%,在编全职员工享受津贴而非编或兼职员工无津贴的占 12%。相比之下,医疗机构工作人员享有专项接待工作津贴的仅占 23%,在编全职员工享受津贴而非编或兼职员工无津贴的占 12%,工作人员均没有接待工作津贴的占 65%。

三、上海市医疗投诉管理工作存在的主要问题

(一) 机构设置不合理,硬件资源配置不到位

医疗投诉管理工作与医改政策执行效果以及人民群众利益紧密相关,但从各类投诉管理部

门的机构设置和硬件水平上却看不到相应的考虑和资源配置。

首先，从各类投诉管理部门的机构设置上看，在医患矛盾最前沿的医疗机构投诉管理部门中，仍有许多不是独立部门，需要挂靠在其他部门。部门挂靠直接导致部门工作人员的兼职比例升高，工作人员的存在感、归属感和荣誉感也不强，不利于投诉管理工作顺利进行。

其次，从硬件资源配置上看，仍存在较高比例的工作空间配置不足问题，一定程度上影响了医疗投诉接待工作的执行及效果。合理、适当的工作场所是投诉管理工作开展的必要条件，过小、设施不完备或者没有接待室均不利于投诉管理工作的顺利开展。

（二）人员配置数量不足、待遇偏低

首先，无论是在区卫生计生委和委属单位还是在医疗机构，投诉管理工作遇到的主要问题中，人手不足、工作负荷过重都排在前列。在现有的工作人员中，全职做投诉管理工作的人员比例偏低，兼职人员比例偏高。部门工作人员较高的兼职比例，为部门的凝聚力和正规化建设均带来了负面影响。

其次，投诉管理工作人员待遇水平偏低。待遇水平偏低的问题主要体现在委属单位，在医疗机构中该问题并非特别明显。此外，鉴于投诉管理工作的特殊工作属性，需要单位领导或主管单位在增加对接访人员人身安全保护的同时，增加对工作人员的人文关怀，组织有效的心理疏导，从“以人为本”的角度，完善员工的工作环境，提供必要的身心关怀，才能提高员工归属感、价值感和工作积极性，从而从根本上提高投诉管理工作整体的效果。

（三）业务培训较为缺乏

业务培训的缺乏将导致投诉管理工作人员即便有很大的工作热情但因为缺乏工作技巧而事倍功半。正如“首因效应”所描述，患者对医院以及公立医院身后政府的认知主要产生在与医生和投诉管理工作人员的第一次见面过程中，更加凸显了及时、专业的业务培训的必要性。问卷调查结果提示：无论是在委属单位还是在医疗机构，投诉管理工作人员对接待技巧、医疗专业技能、相关法律法规和政策、心理疏导、人文知识等培训均有极高比例的需求，反映出目前上海市医疗投诉管理工作人员各类相关培训均较为缺乏的现状。

同时，如果能建立运转良好的工作人员交流平台，也将对投诉管理工作人员的心理疏导、业务素质提升有所帮助，但这样的平台目前还没有建立起来。

四、改进上海市医疗投诉管理工作的政策建议

（一）加大投诉管理工作相关资源配置

研究结果提示：在当前的资源配置条件下，很多工作无法顺利完成。医疗投诉管理工作人员配置不足、兼职比例过高、硬件设施不到位、投诉管理培训缺失、人员待遇偏低、缺乏心理疏导等问题，均阻碍了医疗投诉管理工作的改革，而这些问题均可通过加大资源配置来解决。

建议各医疗机构尽可能将投诉管理部门独立出来，并配备独立的办公室和设施齐全的接待室；增加医疗投诉管理工作全职工作人员数量，降低兼职员工比例；强化医疗投诉管理工作能力

培训，通过论坛、沙龙等形式设立医疗投诉管理工作人员交流平台；补充投诉管理工作人员的心理咨询、体育活动，提高医疗投诉管理工作人员待遇水平。

（二）设立专门的患者抱怨组织

根据国外健康领域投诉管理的经验，建议设立专门的患者抱怨组织。成立专门的患者抱怨组织可以带来以下3点益处：第一，可以让患者更加便捷地获得专业的医疗咨询和法律咨询，改变医患双方信息不对称的现状，重塑患者通过正规渠道维权的信心；第二，为患者及家属提供一种情感交流的媒介，为那些“同病相怜”的人提供倾诉和沟通的机会，避免某些患者因情感无处宣泄而陷入极端或产生报复社会的心理；第三，发挥抱怨组织的优势，通过汇总这些大数据获得民间对医疗体系的不满或肯定，以这种灵活的方式广纳民智，为国家有关法律政策的讨论和修改贡献力量。

建议在医学会或医院管理协会下设立患者抱怨管理分会，为各机构的患者投诉管理者搭建沟通平台。不同于医疗纠纷调解委员会，患者抱怨组织的工作目的是通过为患者提供更加适宜的投诉或沟通渠道，早期介入，从而减少和减轻医疗投诉等级，减少医疗纠纷。同时，也鼓励成立独立的第三方社会组织，对患者抱怨或投诉进行调解[1,2]。

（三）将投诉管理与考核评价挂钩

建议对相关机构和人员的投诉与主管单位对其考核与管理相关联，形成“投诉→记录→处理→结果评估→纳入考核”的投诉信息利用机制。在此机制下，患者对医生、医疗机构或相关行政机构的投诉均被完整记录，处理结果也被录入数据管理平台，管理机构定期对投诉记录进行汇总、提炼和分析，对投诉或抱怨数量、投诉发生频率、重复投诉比例等指标进行综合评估，并在全市进行排名，对投诉或抱怨数量多、投诉发生频率高、重复投诉比例高的医生、医疗机构或相关行政机构，进行重点标记。从正、负两个角度对相关机构和人员进行激励和督促，让医务工作者和医院重视抱怨和投诉相关问题，将问题防患于未然，加强问题防范、强化患者沟通，最终实现医疗服务水平得到提升、医疗安全得到更好保障、医疗服务质量得到改善、患者抱怨和投诉数量降低的目标。

（四）强化医疗机构内部的投诉接待管理

研究结果提示：目前上海市医疗投诉管理工作最主要的内容为患者投诉，且医疗投诉在所有投诉管理工作中的占比不断提升，因此如何改善医疗投诉接待的效果成为当前阶段医疗投诉管理工作的重点。

医院是患者产生投诉的源头，也是最容易化解和解决问题的机构。投诉是每一个医疗机构都会遇到的问题，它是患者对医院管理和服务不满的表达方式，但同时也是医院有价值的信息来源，它为医院及时改进自身问题提供了巨大的帮助。如果利用处理患者投诉的时机而赢得患者的信任，把患者的不满转化为患者满意，维护医院的声誉和形象，将对医院的发展大有裨益。因此，建立健全医院内部投诉接待管理制度是医院投诉管理工作的关键。完善医院投诉管理机制，不仅可以改善医患关系，解决患者抱怨和投诉，同时也是医院在竞争中处于不败之地的关键。建

议借鉴国外发达国家做法[3,4]，研制和发布判定抱怨等级管理规范，将不合理的抱怨直接驳回，合理的抱怨走正规途径解决，将问题在医疗机构解决。

参考文献

[1] 曹艳林，王将军，郑雪倩，等. 部分国家医疗纠纷第三方调解经验分析. 中国医院，2012，16(7)：8-10.

[2] 张麟，王松涛，王学东. 当前我国医疗纠纷原因及处理方式的探讨. 安徽医学，2014，35(10)：1457-1459.

[3] 艾尔肯. 发达国家医疗纠纷第三方调解机制对我国的启示与借鉴. 时代法学，2015，13(2)：3-12.

[4] 杨莉，裴丽昆. 借鉴澳大利亚维多利亚州卫生服务委员会的经验完善我国医院投诉系统. 中国医院，2006，10(2)：67-69.

医院内控信息化平台建设研究

陈志军

【导读】 党的十九大报告提出"实施健康中国战略",并对建立现代医院管理制度提出了明确要求,促使医院不断提升服务能力,借助信息化建设加强精细化管理水平。文章对国内近百家三级医院的预算内控信息化建设情况进行了调研,借鉴国内具有代表性的3家大型公立医院的信息化建设经验,建立以预算控制为核心的事前、事中、事后控制相衔接的内控信息化闭环式平台。通过医院各信息功能模块的有机结合,实现信息整合和数据共享,并达到"业财融合"的实施效果。使用信息化平台在加强资产管理,降低运行成本,提升管理效率的同时,也在信息系统中留存管理痕迹,在内控方面具有防范经济风险和防腐倡廉的现实意义。医院内控信息化平台建设是提高预算执行率、强化内部流程控制、提升管理效率的必然举措,可促进医院健康发展。

党的十九大报告将"实施健康中国战略"纳入国家整体发展战略统筹推进,明确提出建立现代医院管理制度,健全财务资产管理制度和信息管理制度,强化医院信息系统标准化和规范化建设。行政事业单位内部控制规范也提出,单位应当充分运用现代科学技术手段加强内部控制,对信息系统建设实施归口管理,将经济活动及其内部控制流程嵌入单位信息系统中。

内控信息化建设是提高内控水平、防范化解运营风险的重要手段,也是医院建立新管控机制、规范和提高医院管理水平的重要机遇。预算管理表单化、流程化、一体化的特点,可以使医院的内控信息化平台实现整体考虑和整合设计,有效提高各管理控制措施之间的关联性和有效性。笔者认为,通过实现预算信息化审批和管理系统整合,可以有效提升医院管理效率,实现过程监控,全面强化医院内控管理。

一、当前医院内控信息化平台建设的突出问题

1. 内控信息化建设水平尚无法达到相关要求

当前公立医院信息系统建设水平参差不齐,内控信息系统建设起步更晚,尚无法达到相关要

基金项目:上海市卫生和计划生育委员会卫生计生政策研究课题"以医院预算管理为核心的内控信息化建设模式研究"(课题编号:2018HP01)。
第一作者:陈志军,女,高级会计师,上海申康医院发展中心总会计师。
作者单位:上海申康医院发展中心(陈志军)。
本文已发表于《新会计》2018年第11期。

求，甚至重点经济业务的内控制度、流程、关键控制点和控制措施等因医院信息化基础薄弱等原因，尚无法合理固化在信息系统中，与相关要求尚有较大差距。

2. 预算编制效率较低，缺乏预算实时管控

传统半手工预算管理通常使用电子表格作为预算编制、统计及分析工具，以手工签审作为预算审批方式。随着预算精细化管理要求不断提高，传统的半手工预算编制和管理的缺陷愈发突出，主要表现为：预算编制过程中，科室预算申报表从科室填写到数据统计、汇总、分类、下达等步骤工作量大、效率低，预算申报需经过多次测算，容易因人为因素导致预算表格被修改或破坏，预算数据的逻辑和准确性难以保证，且无法实时控制和分析反馈预算执行情况。

3. 管理系统整合度差，未实现数据共享

医院通常先后投入资金来建设满足不同管理需求的信息系统，但是这些系统之间相对独立，难以实现部门间的数据共享与实时监控，从不同系统调取的数据信息甚至存在不一致的现象，无法为医院管理层及时准确地提供信息支撑。现代医院精细化管理要求医院各系统无缝衔接，数据共享，实现内控指引下的医院预算管理信息化平台建设。

二、医院内控信息化平台建设的前期准备

1. 明确组织架构和职责

预算管理组织构架清晰、职责明确，是预算系统有序运行的基础和保障。对医院预算管理的决策层、管理层、执行层及监督层的权责进行明确，有助于在系统建设过程中识别不相容的岗位，确定各类人员的操作管理权限，保障预算内控有效执行。

2. 梳理内控流程

预算信息化建设主要就是将各类预算制度在表单化、流程化的基础上，通过信息管控程序提升数据的准确性和运行管控效率。由于预算性质和支出类别不同，系统设计人员不但需要根据支出授权审批制度了解审批流转过程中涉及的具体环节和人员，还需了解不同类别业务在内控流程上的区别。

3. 梳理现有管理系统

预算控制必须嵌入到医院整体内控信息化体系中，实现资源共享。梳理医院现行的管理系统及系统之间的衔接关系，包括账务核算系统、预算管理系统、成本核算系统、医院信息系统(hospital information system，HIS)收入核算系统、物资管理系统、资产管理系统、办公自动化(office automation，OA)廉洁风险防控平台、科研管理系统、人力资源管理系统等(图 1)，统筹考虑接口方案，才能最大限度地提高系统运行效率。

4. 调研国内同行预算内控信息系统建设情况

调研国内同行预算内控信息系统建设情况，主要采用问卷调查和实地调研相结合的方式，了解同行内控信息系统的框架逻辑、管控方式、系统整合方案、运行中存在的问题及建议等，借鉴经验并结合医院自身管理特点，量身设计预算内控信息系统。

(1) 问卷调查。在国家卫生健康行业经济管理全国领军班微信群中发放电子调研问卷，调查范围为全国范围内的三级医院，共回收 94 份电子问卷。调查对象包括总会计师或院级领导 18 人、财务或审计部门负责人 46 人、会计主管 13 人。从床位规模来看，参与调查的医院中有

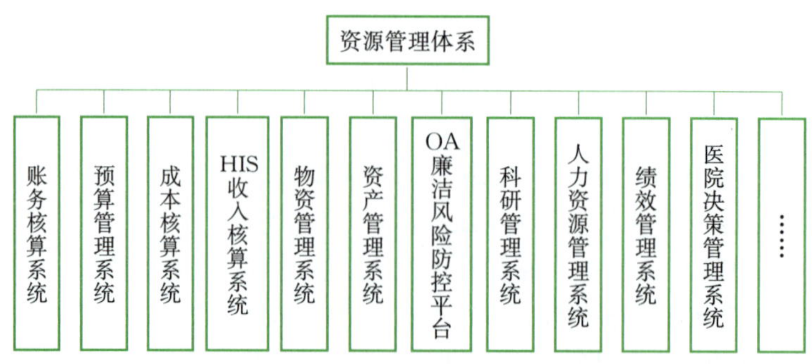

图1　医院现行的资源管理体系

2 001 张及以上床位的 30 家，有 1 001～2 000 张床位的 47 家，中、大型三级医院占比 81.91%。预算内控信息化建设工作由医院法人分管的 38 家、总会计师分管的 29 家、纪委书记分管的 8 家、其他领导分管的 19 家；具体工作实施由财务部门牵头的 76 家、审计部门牵头的 10 家、纪委部门牵头的 2 家、设立专职部门的 1 家、其他部门牵头的 5 家(图 2)。

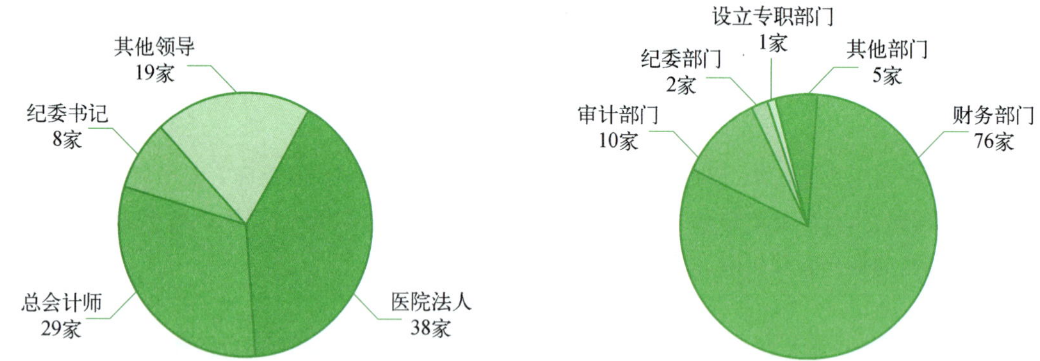

图2　内控分管领导与牵头部门分布

结果显示：国内大多数三级医院已建立全面预算管理体系，通过预算归口管理模式进行预算管控，采用支出授权方式进行支出审批，内控信息化建设切入点多为预算管理，但预算信息化程度不高，导致预算执行率低，内控流程实现信息化审批控制的占少数，以预算为核心的内控信息化建设尚处于初级阶段(图 3)。

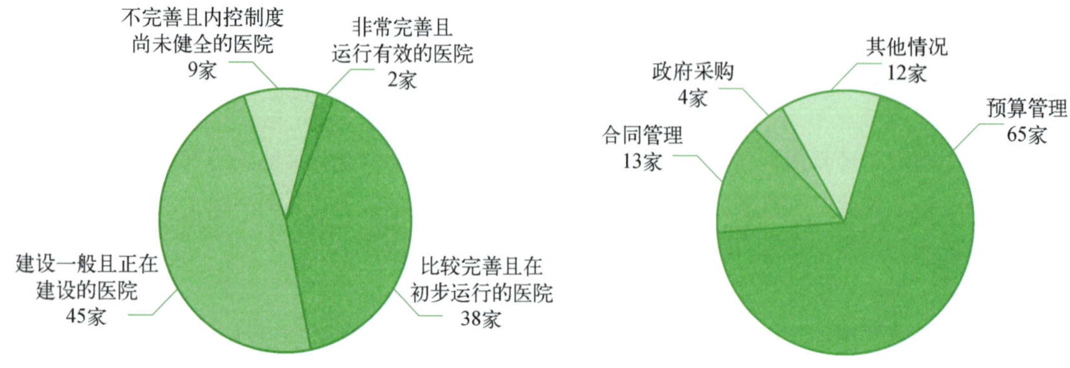

图3　国内大多数三级医院的内控体系运营现状与内控建设切入点情况

(2) 案例调研。调研的范围是国内在医院资源规划(hospital resource planning,HRP)建设方面具有代表性的3家大型综合三甲医院,通过实地考察了解其HRP系统建设模式、实施过程中遇到的困难和解决对策,借鉴医院预算内控信息系统建设过程中的管理经验。

结果显示:尽管3家医院处于我国医院行业领先地位,并且正持续推进预算内控信息化建设,但3家医院HRP系统建设模式相差较大。有整体投入模式,优点是整体框架设计完整,但成本高,建设磨合期长;也有管理软件接口模式,优点是成本投入少,实施效率高,但软件之间无法做到无缝链接。国内目前尚缺少预算内控信息化标准模式,内控实施效果不明显,部分管理模块之间仍存在数据无法共享的现象。

三、医院内控信息化平台的系统设计及实施

汲取国内现有HRP系统建设模式的经验,结合医院实际情况,完成以预算控制为核心的内控信息系统框架设计,主要包括预算事前、事中、事后控制三大模块。作为HRP所有业务系统的前提和基础,预算系统提供的预算编制、预算执行与调整、预算分析等功能,可为实现事前、事中和事后分析提供有力支持[1]。通过搭建以预算控制为核心的医院内控信息化体系(图4),将前端的资源获取体系、中端的流程审批体系、后端的统计分析体系整合,打通业务链各环节,全面实现集资金流、物流和信息流为一体的经济活动会计循环自动化,不同管理分析系统各有侧重,为不同管理对象提供差异化服务。

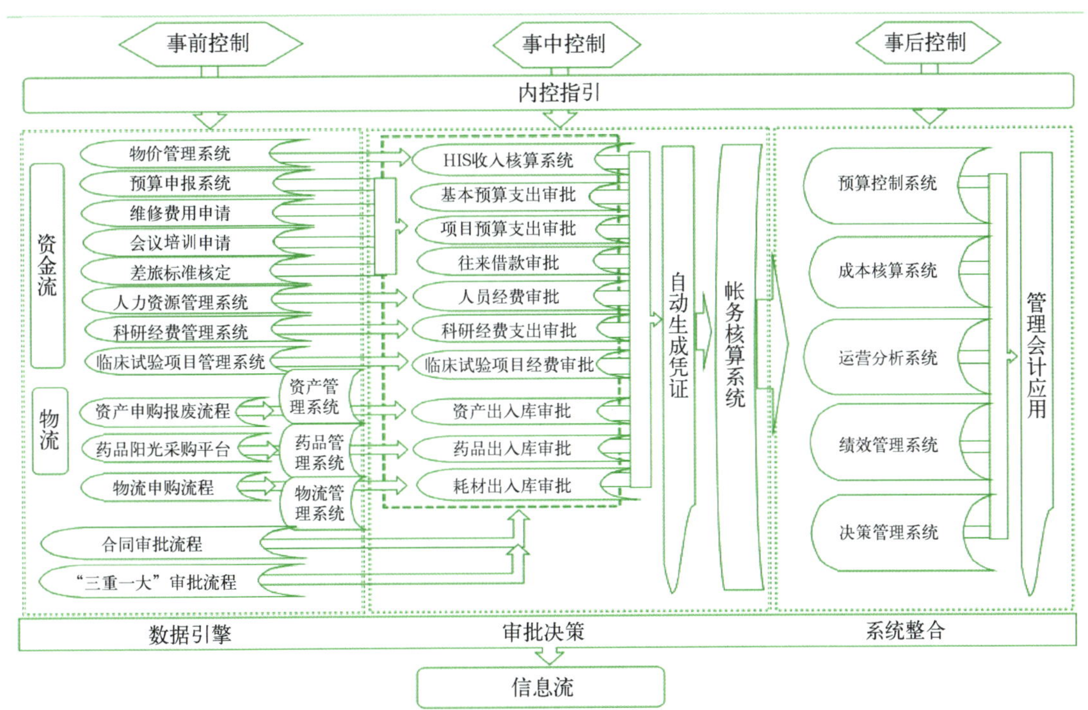

图4 以预算控制为核心的医院内控信息化体系

1. 事前控制模块

事前控制模块是资源获取体系，主要是对预算支出发生前的业务管控，包括“三重一大”审批流程、合同审批流程、培训申请流程、各类支出标准审核流程(如差旅费、出国费、汇率换算)、物资(固定资产)申购和报废流程、科研项目预算管理系统、人事考勤系统、基本预算编制申报、专项预算编制申报等，通过事前管控为预算支出提供前端引擎信息。

2. 事中控制模块

事中控制模块主要是对预算执行过程的管控，包括支出审批支出系统、人员经费支出审批系统、科研(项目)支出审批系统、专项支出审批系统、物资及固定资产采购支出审批系统、药品支出审批系统、其他往来项目支出审批系统。事中控制可以关联事前控制审批信息，同时可以自动链接预算控制模块，自动获取预算科目余额，便于判断决策，并自动扣减预算发生数，实时控制预算额度。

3. 事后控制模块

事后控制系统主要包括预算分析系统、支出审批项目凭证转化系统。通过OA廉洁风险防控平台，对预算执行数据统计反馈，与账务核算系统实时对接，按照支出审批系统审批通过的数据，从相应管理系统的调取接口自动获取数据并批量处理数据，实现自动生成会计凭证，产生后续预算分析报表。财务人员以审核为主，大大减少凭证编制人员的工作量，有效提高工作效率。同时实现系统数据共享，降低二次输入的差错率。实现预算控制系统与其他管理系统全面无缝链接，强化数据分析运用能力，提供医院管理决策信息。

四、医院内控信息化平台运作的主要效果

医院花费一年时间进行系统建设并投入运行，后续不断新增功能，完善原有流程。该系统以信息流的方式体现物流、资金流并进行管理，实现三流合一，提高医院经营管理和运作的整体效率[2]，内控信息化平台实施后效果明显。

1. 强化预算实时控制

系统能够记录预算编制、上报、批复、分配、执行、调整、考核的全过程，通过与OA审批平台的衔接，控制预算支出审批事项，实时反馈预算执行进度。预算管理报表分析模块能够随时反映医院预算执行的偏差，帮助管理部门及时采取管控措施。同时各类细化的预算执行率数据为预算调整和预算考核提供数据支持，有效提升预算执行效率。

2. 业务财务融合，发挥整合效应

内控的目的是通过制衡机制、流程再造和信息化手段，在医院日常预算管控中发挥作用，以预算控制为核心，执行事前、事中、事后共同控制。在医院的内控系统中，既可以实现资金、成本、预算横向一体化的封闭式管理，又可以将业务数据和财务数据比较对照。例如，在物资和设备的采购、消耗、折旧、处置等各个环节自动生成财务会计凭证，帮助医院厘清和优化从采购到消耗的整个业务流程，在财务和业务数据管理上实现联通[3]，发挥协同整合效应。

3. 管理会计分析提供决策支持

医院有效整合各类孤立的信息系统，通常这些信息系统不能实现信息联通，从而无法为管理者提供综合的、有价值的信息。内控信息系统运用科学的方法，实现医院内部管理系统的相互改

善和促进，从管理会计的角度出发，为不同的管理需求提供易于使用的管理模型和分析模块，协助医院在面对政策性变化时，对未来的影响进行预判，调整管理策略，制订应对措施，为医院运营提供分析决策支持。

4. 信息化建设推动医院发展

医院以会计核算为主线、以预算控制为核心、以物流及资产管理为基础，实现与其他业务或管理系统对接互通，实现各系统业务集成和数据共享，全面实现多系统整合的智慧财务内控信息化平台建设，为医院科、教、研全面发展提供支撑。

五、完善医院内控信息化建设的建议与思考

1. 注重前期调研设计

信息化本身不产生效益，但它作为一种现代化工具能为医院增收节支，创造效益。通过信息化建设降低运行成本，必须建立在科学合理的设计基础上。前期调研环节必须细致准确，充分考虑财务规定及业务实际操作之间的衔接，否则建设完成后很可能会调整现有程序的设计方案，导致建设成本增加，不符合“成本—效益”原则。

2. 信息部门应全程参与

信息模块建设过程中，医院信息部门通常仅起到牵线搭桥的作用，没有真正参与到实质性建设中。这导致初步运行阶段产生的技术问题及后续维护均需要依靠外部信息公司力量解决，很可能导致需求得不到及时回应，影响使用效率。在建设过程中，信息部门应参与项目实施流程中的每一个环节，逐渐接手整套系统的建设工作，具有替代供应商的维护能力，以便系统实施后能进行日常维护。

3. 平稳渡过磨合期

再科学的信息化体系建设实施时均存在磨合期，由于打破原有工作流程，且多需要进行系统初始数据录入和原始票据扫描录入，磨合期需要进行正面宣传和疏导。由于医院文化中的价值观、标准、理念都会影响到系统的实施，因此要加强培训。在增强员工对系统知识的了解及操作技能的基础上，更重要的是改变医院管理层、特别是中层管理人员的权力观念，规范管理人员的行为方式，形成新的文化理念，适应系统实施后新的组织结构和业务流程[4]。此外，还要缓解和疏导员工在磨合期内的抱怨和抵触情绪，最终实现全员配合，保证实施效果。

4. 平台功能需要持续改进

平台需要持续的功能开发和系统完善。在资产管理系统应用时，除提取工作量、收入等数据产出，还应提取维修维护等投入数据。针对维修状态展开动态跟踪标记，便于设备检修保养[5]。在物资管理模式中，医院将通过拓宽 HRP 系统的供应链范围，逐步实现内部供应链与外部供应链的连接，一方面可以提供更为精细化的物资管理模式，另一方面可进一步降低医院物资所耗费的成本。

5. 持续推进临床路径建设

强化临床路径管理对医疗费用预算控制和成本控制的作用。探讨单病种临床路径管理对患者费用的影响因素分析，结合医保支付制度改革的要求，努力降低医疗成本，将基于临床路径的

成本核算结果与预算管理、成本控制及绩效管理相结合，进一步促进以预算控制为核心的内控信息化体系建设。

6. 充分运用企业资源计划理论

在实践中充分运用企业资源计划(enterprise resource planning，ERP)理念。HRP 是医院引入 ERP 的成功管理思想和技术，融合现代化管理理念和流程，整合医院已有信息资源，创建支持医院整体运行管理的统一高效、互联互通、信息共享的系统化医院资源管理平台。当前越来越多的医院采用 HRP 系统进行运营管理，打造智慧型医院。HRP 提供的数据导航还可以引发医院管理的变革，通过全流程、全要素、实时可控的闭环管理，给医院管理决策带来质的变化[6]。

参考文献

[1] 周磊，姚刚. 医院报账管理系统的设计与应用. 中国数字医学，2017，12(9)：74-76.

[2] 卢程，周志刚. 基于医院一体化管理的 HRP 系统总体设计思想的探讨. 中国数字医学，2017，12(10)：106-108.

[3] 费云. HRP 在医院实施的效果. 中国管理信息化，2014，17(15)：48-49.

[4] 雷鸣. HRP 系统在医院推行之我见. 经济师，2016，(6)：250-251.

[5] 刘恺. 基于 HRP 建立医院资产精细化管理系统. 当代经济，2017，10(29)：88-89.

[6] 王洪军. HRP 在医院实施的影响因素分析. 石河子大学，2013.

上海市虹口区深化家庭医生制服务的实践

张伟胜　张建敏　史庭璋　汤　显
周志红　陈　翔　杨　柳　程子茜

【导读】 为切实做好"1+1+1"家庭医生签约服务工作，上海市虹口区以问题为导向，创新体制机制模式，于2017年将家庭医生签约服务工作纳入到社区共治公共服务平台，依托社区综合治理，合力探索可复制、可推广的虹口"365"家庭医生签约工作法。文章系统介绍了虹口区在深化家庭医生制服务过程中的实践研究内容，即坚持政府主导，借助街道社区党建优势载体，多方协作共同推进家庭医生签约服务工作的联动机制，做到资源整合、功能融合、工作联合，合力推进家庭医生签约服务工作。该工作法强调精准对接群众对健康生活的需求，重点推进分类人群精细化管理，引导签约服务从数量走向品质，并在提升家庭医生签约率、提高签约居民满意度与获得感等方面取得成效。

我国家庭医生签约服务在各地的大力推进下已经取得明显进展。据国家卫生计生委统计，截至2017年11月底，我国31个省(自治区、直辖市)已印发推进家庭医生签约服务的指导性文件或实施方案，95%以上的地市和县(区、市)开展了家庭医生签约服务工作[1]。本文系统介绍了上海市虹口区在深化家庭医生制服务过程中的实践，分析了其在发展过程中存在的问题，并在此基础上提出进一步深化家庭医生服务制的政策建议。

一、虹口区深化家庭医生服务制度的实践基础

虹口区位于上海市中心城区东北部，下辖8个街道，常住人口达79.90万，是上海市人口密度最高的区，其中户籍人口数74.42万，60岁以上的户籍老年人口占37.93%。2012年，虹口区卫生和计划生育委员会(原虹口区卫生局，以下简称"虹口区卫生计生委")与复旦大学公共卫生学院合作，设计符合虹口实际、体现虹口特色，以健康管理为主线的"11253"家庭医生制服务模式。同年，虹口在曲阳路街道试点，分层递进，逐步推广"11253"虹口家庭医生制服务模式，即由1

第一作者：张伟胜，男，上海市虹口区卫生和计划生育委员会主任。
作者单位：上海市虹口区卫生和计划生育委员会(张伟胜、张建敏、汤显、程子茜)，上海市虹口区卫生服务中心(史庭璋、周志红、陈翔、杨柳)。

名全科医生、1名专职护士组成一个家庭医生制服务工作小组，以签约形式服务2 500名社区居民，3个小组配1名公共卫生医生组成一个家庭医生单元，提供契约式健康管理服务，为签约居民及其家庭成员提供连续的健康服务。2013年，“11253”家庭医生制服务模式成功覆盖全区所有街道，建立了较为完善的社区卫生服务工作基础。通过实行医务人员能力培训、硬件设施升级改造、配套制度优化完善、探索家庭医生诊所“医药分开”、确定重点签约人群、落实分级诊疗就医模式、探索实施“医养结合”新模式等措施，有力地促进了社区基本诊疗服务和基本公共卫生服务的有机整合，实现了社区卫生服务人群从覆盖“户籍人口”为主向覆盖“全人口”转变，服务模式从“被动等待”向“主动提供”转变，服务过程从“不连贯的诊疗服务”向“全程健康管理”转变[2]。目前虹口区已建立了较完善的医疗卫生服务体系，经历了专科向全科服务内容的转变，尝试了全科服务团队向家庭医生团队的转变，在实践中探索了具有虹口特色的家庭医生发展路径[3]。

2015年，上海市启动了新一轮社区卫生服务综合改革，全面推行家庭医生“1＋1＋1”组合签约服务，即社区居民自主选择一家社区卫生服务中心、一家区级医院、一家市级医院进行签约，同时可享受全程健康管理、预约转诊、慢性病长处方和延伸处方等服务。有研究表明，“1＋1＋1”组合签约模式有助于提高居民的社区首诊意愿，进而促进有序就医格局的形成[4,5]。2016年1月，虹口区政府印发了《虹口区人民政府办公室关于印发〈虹口区深化社区卫生服务综合改革与发展实施方案(2015年—2020年)〉的通知》(虹府办发〔2016〕3号)，将通过全面深化社区卫生服务综合改革，进一步完善家庭医生制度，提升社区卫生服务水平，推动建立梯度有序的医疗卫生服务体系，满足居民基本健康需求。

但是，在全面推进“1＋1＋1”组合签约服务的进程中遭遇到了如下障碍：虹口区是居住大区，也是上海市老龄化程度最严重的区，区内人口老龄化严重，高龄化加速；签约实施主体单一，卫生部门“单兵突进”，签约、宣传工作力不从心；在全人群推进过程中遭遇“三不一有”瓶颈，即签约对象对签约服务不配合、不接受、不认可和有顾虑的情况。

二、虹口区推行“365”家庭医生签约工作法的实践

为了让更多居民享受到安全、便捷、可及、有效的卫生服务，针对推行“1＋1＋1”组合签约服务时遇到的障碍，虹口区以问题为导向，努力探索“符合虹口实际，具有虹口特点”的社区卫生工作模式，逐步形成了可复制、可推广的虹口“365”家庭医生签约工作法。2017年5月，虹口区选取欧阳街道作为试点，将家庭医生签约工作纳入街道社区综合治理范畴，依托基层居民区党建服务网格化网络，充分发挥居委干部“家底清、情况明”的优势，凝聚各方力量合力推进家庭医生签约服务，改变了社区卫生服务中心“单兵突进”的工作模式。在工作过程中，形成了虹口“365”家庭医生签约工作法，并于2017年9月全区推广覆盖。

“365”家庭医生签约工作法中，“3”是指把握签约过程中认知、服务与群众满意度这3个关键环节；“6”是指由家庭医生协同社区居委开展就诊、上门、集中、机构、电话、网络6种签约方式；“5”是指精准定位社区标杆人群、就诊人群、重点人群、特殊人群、其他人群共5类签约服务人群。“365”家庭医生签约工作法共有如下4项主要措施。

(一) 共治理念促签约

结合社区共治、居民共享平台，借助街道居委这个优势载体，打破了家庭医生单一工作模式，与社区居民委员会、街道社区卫生服务中心、街道党建办、派出所等多部门协作，形成签约联动机制，精准定位签约人群，做到了签约工作资源整合、功能融合、工作联合。

(二) 党群力量助签约

社区卫生服务中心党办直接与街道党建办对接，依托网格化服务片区、党员服务中心、楼组长、志愿者等开展签约服务宣传，将签约宣传落实到每幢居民住宿楼栋。签约过程中充分发挥基层党组织在社区工作中的战斗堡垒作用，将加强认知作为出发点、将提供服务作为发力点、将提升满意度作为落脚点，有序推进家庭医生签约。

(三) 提升服务推签约

一是持续加强家庭医生能力建设，依托高校资源与上海中医药大学合作共建 5 家中医药大学附属社区卫生服务中心，持续加强区内 4 家住培社区教学基地建设。二是设置个性化家庭医生签约服务包。以重点人群为对象，开展针对性签约服务。三是设立签约服务首席医师。定期收集整理签约信息，针对性提出解决方案，从而形成以问题为导向的目标管理机制。四是通过信息化定期推送社区总体签约现状、家庭医生个体签约情况等信息，精准助力签约，使签约工作开展分层次、有策略、明方向。

(四) 医防融合助签约

将社区卫生服务体系与本区脑血管病诊疗中心、糖尿病诊疗中心资源整合，建立区域“医防融合”的慢性病预防、诊治、救治和中西医结合康复服务网络体系。

通过“365”家庭医生服务签约工作法的实施，虹口区所辖居民的“1+1+1”签约工作已取得喜人的成效。首先，签约率快速提高。“365”家庭医生服务签约工作法实施前虹口区全人口总签约率为 12.79%，其中 60 岁以上居民签约率为 46.72%。自 2017 年 9 月“365”家庭医生签约工作法在全区推广实施后，截至 2017 年底，全区新增签约居民 65 615 人，签约率达到 21.63%，上升 8.84%，新增 60 岁以上老年人 46 984 人，签约率 72.20%，上升 25.48%。其次，宣传平台载体得到拓展。虹口区共 211 个居委，对应组成 211 个家庭医生组，多途径开展宣传“365”家庭医生签约服务工作。截至 2017 年底，共发放海报 4 059 张，张贴家庭医生信息楼栋数 7 605 栋，发放宣传手册 9.9 万本，发放宣传品 3.4 万份，市、区媒体报道 29 次，涉及微信公众号 14 类。最后，签约居民对签约服务的获得感增强。在签约工作开展中，始终将签约居民满意度作为签约服务的落脚点，强调签约是基础，服务是根本。充分利用新媒体，如医院微信公众号、家庭医生微信群、居委干部微信群(“三群”)，与签约居民建立密切联系。通过会商制度定期与居委会沟通协调，了解签约工作中居民反馈的主要问题，通过召开签约居民座谈会直接与居民进行面对面交流，居民对于“1+1+1”签约服务满意程度较高。

三、推行"365"家庭医生签约工作法(2.0版)的实践

2017年虹口区"365"家庭医生签约服务工作法完成试点探索和全面推进,"365"家庭医生签约服务工作法运行至2018年3月,在提升家庭医生签约率、提高签约居民满意度与获得感等方面取得显著成效。为精准对接群众对健康生活的需求,重点推进分类人群精细化管理,引导签约服务从数量走向品质,虹口区探索制定了"365"家庭医生服务签约工作法(2.0版)。相对于1.0版,"365"家庭医生签约工作法(2.0版)有了更加丰富的内涵,共有以下三项主要任务。

(一)提升服务能力,精准匹配需求

1. 设立签约服务首席医师

由社区卫生服务中心在家庭医生诊所聘任具有良好沟通协调能力及数据分析能力的一线资深家庭医生担任签约服务首席医师,主要负责定期收集整理签约信息,定期公布每位家庭医生签约数量及服务质量,不断完善家庭医生签约服务制度,从而形成以问题为导向的目标管理机制。

2. 设立居民签约服务中心

各社区卫生服务中心设立居民签约服务中心,开设家庭医生签约服务咨询热线电话和家庭医生组群微信公众号,落实专人专时负责,主要受理居民提出的各类家庭医生服务申请和医疗咨询,宣传推广家庭医生签约服务政策,负责反馈居民签约服务体验,规范化开展签约服务满意度考核。

3. 设置"基础包+个性包"签约服务清单

根据不同的居民类型,提供"基础包+个性包"签约服务清单,其中对60岁以上老年人、0~6岁儿童、孕产妇、糖尿病患者、高血压患者、脑卒中高危患者、残疾人等重点人群,除基础服务包10项服务内容外,还提供7类45项个性化签约服务项目。签约居民可视自身需求自愿选择签约一种或多种类型"服务包"。

4. 继续加强家庭医生能力建设

依托高校资源与上海中医药大学合作共建中医药大学附属社区卫生服务中心,持续加强现有住培社区教学基地、全科医师转岗培训基地建设,持续加强区域家庭医生能力建设。通过引进人才、规范化培训等多种途径充实社区家庭医生队伍,落实人力资源配置。

5. 满足签约居民合理用药需求

依据区域医联体内医疗机构用药目录动态调整,使常见病的基本口服药物以及长处方、延伸处方药物品种达到基本统一,各社区卫生服务中心之间常用基本药物供给达到同质化,有效避免各社区卫生服务中心之间由于药物品种差异较大导致患者不愿到所辖社区就诊或者不愿签约的现象。

6. 提升签约服务特色,打造服务品牌

根据各社区卫生服务中心实际情况,因地制宜,鼓励各中心根据所在街道的社区诊断主要疾病谱、辖区居民特征与需求,切实发展特色服务、打造中医康复保健、儿童康复等服务品牌,提高服务人群利用率。

7. 加大宣传力度，全方位提升居民知晓率

统一规范本区家庭医生服务标识，充分利用社区卫生服务中心微信公众号、微电影的多种现代传媒手段、结合主题宣传活动，突出宣传家庭医生签约服务便民、利民、惠民政策，打造多倍宣传效应。

（二）依托信息平台，助力精准签约

坚持“政策＋科技”方式，一是建立虹口区家庭医生服务支持平台，包含电子签约信息平台、预约转诊平台、延伸处方配送平台、老年人慢性病健康管理平台，有效满足签约居民就诊的便利性、用药的便捷性，提升健康管理效率。二是加强签约服务大数据分析，定期通过后台签约数据分析梳理，及时了解掌握签约工作进度和效果，提高签约数据利用，进一步扩大签约服务覆盖面。三是为家庭医生统一配备移动随访终端，通过加强诊疗设备保障，便捷服务操作流程，提高服务效率效能。

（三）依托区域功能型医联体资源，丰富签约服务内涵

一是推进医联体有效资源下沉。依托虹口区域内功能型医联体集团优势资源，充分发挥区域影像中心、心电诊断中心、检验中心等功能，推动优质医疗资源和居民就医“双下沉”，实现基层服务能力和医疗服务体系宏观效率“双提升”，使本区家庭医生业务能力和签约服务内涵得到进一步提升。二是推进医防融合健康管理。整合本区脑血管病诊疗中心、糖尿病诊疗中心资源与社区卫生服务网络，建立完善区域“医防融合”的脑血管病、糖尿病等重点慢性病预防、诊治、救治和康复服务网络，通过开展疾病诊疗康复和健康管理梯度服务，推进构建有序的分级诊疗体系。三是优化医疗资源布局。按照建设标准、硬件配置、软件设置、标牌标识、服务理念、绩效考核“六个统一”要求，继续推进完成标准化社区家庭医生诊所的布局建设，不断提高服务可及性和便利性，推动基本医疗卫生服务向“全人口、全周期”转变。

同时，为了保障“365”家庭医生服务签约工作法(2.0版)有效顺利开展，实施了如下3项保障措施：一是建立完善激励机制，实现签约服务可持续发展。加大政府投入力度，适时提高本区人均预防保健经费，积极发挥财政资金的正向引导作用。根据上海市部署，设立并实施家庭医生签约服务费，以目标为导向，加强家庭医生签约服务绩效考核，研究制定调动医务人员积极性的激励措施，探索完善社区卫生服务中心绩效工资制度[6]。二是建立科学督导体系，有力推进签约服务。建立第三方评估机制，形成以签约对象数量与构成、服务质量、居民满意度等为核心的签约服务评价考核指标体系，按考核结果设定激励控制系数，发挥投入机制的引导作用。各社区卫生服务中心根据本单位家庭医生团队签约考核结果落实绩效考核，充分调动家庭医生团队服务的积极性和主动性。三是建立定期会商制度，及时补足服务短板。积极完善多元协同家庭医生签约服务的机制，虹口区卫生计生委、各社区卫生服务中心定期与街道建立会商制度，定期通报签约工作进展，分析问题原因。各街道办事处加强对居委会参与签约工作的指导与考核，组织居委干部、楼组长等志愿者积极参与家庭医生签约工作。

“365”家庭医生签约工作法(2.0版)实施后，取得了许多成效。首先，签约形式趋于多样化，居民和家庭医生可通过多种形式进行签约，如门诊就诊签约、健康宣教签约、出诊上门签约、市民

驿站签约和党建服务中心签约。其次，签约率快速提高。截至2018年9月底，虹口区家庭医生"1+1+1"组合签约数达24.6万人，签约率35.81%，已位居全市第一；其中60岁以上签约数16.8万人，签约率86.02%，高于全市平均水平。最后，在签约工作开展中，始终将签约居民满意度作为签约服务的落脚点，强调签约是基础，服务是根本，使签约居民对签约服务获得感增强。

四、政策建议

虽然"365"家庭医生服务签约工作法(2.0版)在提升家庭医生签约率、提高签约居民满意度与获得感等方面取得显著成效，但是仍然存在提升改善空间。结合虹口区情况并借鉴国际先进经验，进一步深化家庭医生制服务探索可有如下3个方向。

一是进一步推行高效有序的社区首诊和分级诊疗制度，切实落实签约优惠政策，引导社区居民优先利用家庭医生诊疗服务。推动三级医疗机构和区域医疗中心向社区转诊工作，推行家庭医生与出院患者签约对接机制，开展社区康复与后续随访等健康管理工作。

二是结合市民驿站和区域化党建建设，完善区域家庭医生诊所布局，进一步提高社区居民获得基本医疗卫生服务的便利性，提升就医体验。根据社区卫生综合改革要求，结合各社区实际情况，积极探索拓展并丰富工作内涵，打造多元功能社区。

三是有效衔接医养结合服务。有研究显示，目前"医养结合"模式发展应将政策重点放在签约家庭医生形式，从老年人需求、经济与传统文化伦理角度来看，签约家庭医生形式是最好的"医养结合"形式[7]。虹口区将完善社区卫生服务中心这一医养结合工作的支持平台，创新医养结合服务供给方式，将家庭医生服务与养老服务体系进行有效衔接，为周边社区居民提供标准化基本医疗和公共卫生服务，也为养老机构内入住老年人提供医疗护理和卫生保健一体化服务。

参考文献

[1] 刘利群.推进家庭医生签约服务，加强分级诊疗制度建设.中国全科医学，2018，21(1)：1-4.

[2] 黄蛟灵，梁鸿，张宜民.家庭医生制度本土化困境与策略：以上海市虹口区为例.中国卫生政策研究，2016，9(8)：37-43.

[3] 邱宝华，黄蛟灵，梁鸿，等.家庭医生签约服务利用与满意度的比较研究.中国卫生政策研究，2016，9(8)：31-36.

[4] 宦红梅，范玉娟，杨架林，等."1+1+1"组合签约模式下家庭医生服务对社区糖尿病管理的效果研究.中国全科医学，2018，(9)：1075-1079.

[5] 戴慧敏，李娅玲，杜兆辉."1+1+1"签约下居民的社区首诊意愿及影响因素研究.中国全科医学，2018，(25)：3068-3072.

[6] 黄蛟灵，方帅，梁鸿，等.家庭医生签约服务协同改革对居民健康管理的影响.中国卫生资源，2018，21(4)：329-332，341.

[7] 谢文野."医养结合"养老的家庭医生服务模式的伦理优势、问题分析与对策.中国医学伦理学，2018，(4)：519-524.

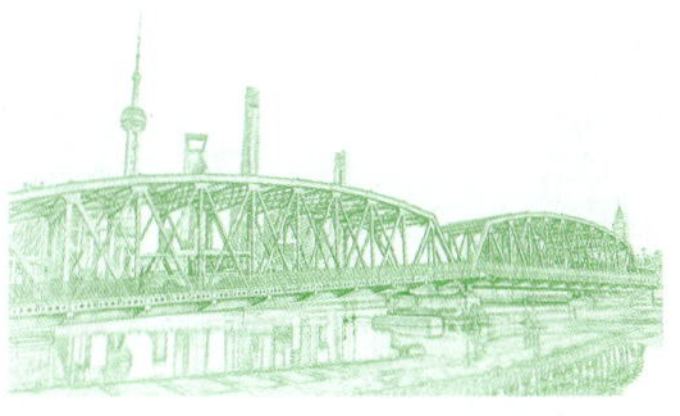

第八章

卫生投入与绩效

国家卫生健康委在2018年6月发布的《〈2017年我国卫生健康事业发展统计公报〉解读》中指出，“我国卫生资源配置不断优化，卫生筹资结构逐步趋向合理”，卫生系统绩效评价体系的完善有利于卫生资源利用效率的提高。本章主要围绕卫生费用、卫生体系绩效评价等重点专题展开。在卫生费用核算方面，本章介绍了2017年上海市卫生总费用核算报告，并针对性探讨了老龄化社会下较为热门的老年人治疗性卫生费用的核算结果及特点；此外，本章介绍了医用耗材的使用现状，为本市医用耗材的使用管理和费用控制提出建议。在卫生体系绩效评价方面，本章借鉴国际卫生体系绩效评价理论框架，构建了适用于我国超大城市的卫生体系绩效评价的指标体系；展示了京沪两地医疗服务提供绩效对比评价的实证分析。

2017 年上海市卫生总费用核算研究

金春林　王常颖　朱碧帆　王力男　李　芬

【导读】 2017 年上海市卫生总费用(来源法)总量为 2 087.09 亿元,占本市国内生产总值(gross domestic product, GDP)的比例为 6.81%,人均卫生总费用为 8 630.30 元。从筹资结构来看,仍以社会卫生支出为主,其中社会卫生支出、政府卫生支出及个人现金卫生支出(out of pocket, OOP)占卫生总费用的比重分别为 57.95%、21.55%及 20.50%。同期卫生总费用(机构法)总量为 2 218.08 亿元,其中医院占比最大,达 69.34%;其次为基层医疗卫生机构,占比为 12.82%;公共卫生机构费用占比为 3.90%。总体来说,2017 年上海市卫生总费用首次超过 2 000 亿元,卫生总费用占 GDP 比例持续升高。卫生总费用总量增长,个人现金卫生支出水平稳定下降,但费用机构分配欠合理,基层医疗卫生、公共卫生机构占比偏低,应建立充足、高效、公平、可持续的卫生筹资体系,运用大数据手段实施精准控费,减少不合理支出,深入推进公立医院综合改革和医联体建设。

上海市连续多年开展卫生总费用常规核算,已积累了 2001～2017 年的核算结果。卫生费用核算是一个国家、地区卫生筹资系统非常重要的监测和分析工具,是国民经济核算的组成部分之一,因而国际上也把卫生费用核算结果看作是反映一个国家、地区整个卫生事业发展的重要的宏观经济信息。

一、卫生筹资来源

在卫生费用来源法核算中,基于对我国卫生系统特点的考虑,采用三分法进行划分,即分为政府卫生支出、社会卫生支出、OOP 3 类[1];而在国际上,通用的分类方法为二分法,即分为广义政府卫生支出、私人卫生支出两类。本文分别采用三分法和二分法来描述 2001～2017 年上海市卫生费用核算结果。

(一) 筹资总量和结构(国内口径)

从筹资总量来看,2017 年上海市卫生总费用(Shanghai total expenditure of health, STEH)

第一作者:金春林,男,研究员,上海市卫生和健康发展研究中心(上海市医学科学技术情报研究所)主任。
作者单位:上海市卫生和健康发展研究中心(上海市医学科学技术情报研究所)(金春林、王常颖、朱碧帆、王力男、李芬)。

（来源法）总额为 2 087.09 亿元，占 GDP 的比重为 6.81%，首次突破 2 000 亿元（图 1）。2001～2017 年卫生总费用年均增长率（以实际值计算，下同）达 11.66%，高于同期 GDP 年均增长率（6.90%）。人均卫生筹资 8 630.30 元，较上年增加 1 034.32 元（表 1）。比较 2002～2017 年同期卫生总费用增速和 GDP 增速可以发现，前者普遍高于后者（图 2）。

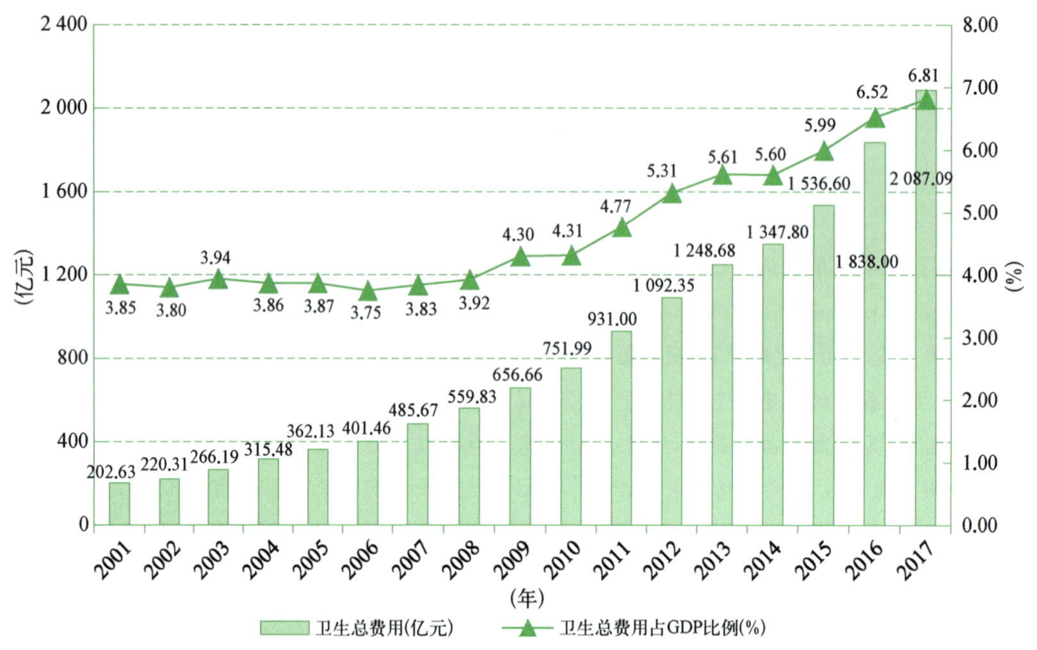

图 1　2001～2017 年上海市卫生总费用及其占 GDP 比例变化趋势

表 1　2001～2017 年上海市卫生总费用（来源法）

年份	上海市国内生产总值（GDP）		卫生总费用（STEH）		卫生总费用占 GDP 比例（%）	人均卫生总费用（元）	卫生消费弹性系数
	名义值	增长速度（GDP 调整后）	名义值	增长速度（GDP 调整后）			
2001	5 257.66	—	202.63	—	3.85	1 232.47	—
2002	5 795.02	11.40	220.31	9.89	3.80	1 356.01	0.9
2003	6 762.38	12.30	266.19	16.27	3.94	1 555.76	1.3
2004	8 165.38	14.30	315.48	12.19	3.86	1 810.87	0.9
2005	9 365.54	11.50	362.13	11.58	3.87	2 036.25	1.0
2006	10 718.04	12.80	401.46	9.27	3.75	2 211.80	0.7
2007	12 668.12	15.20	485.67	17.91	3.83	2 613.83	1.2
2008	14 275.80	9.70	559.83	12.21	3.92	2 964.48	1.3
2009	15 285.58	8.40	656.66	18.75	4.30	3 417.75	2.2
2010	17 433.21	10.20	751.99	10.65	4.31	3 265.74	1.0
2011	19 533.84	8.30	931.00	19.66	4.77	3 965.98	2.4
2012	20 553.52	7.50	1 092.35	19.87	5.31	4 588.86	2.6

续　表

年份	上海市国内生产总值(GDP)		卫生总费用(STEH)		卫生总费用占 GDP 比例(%)	人均卫生总费用(元)	卫生消费弹性系数
	名义值	增长速度(GDP 调整后)	名义值	增长速度(GDP 调整后)			
2013	22 257.66	7.70	1 248.68	13.79	5.61	5 170.21	1.8
2014	24 060.87	7.10	1 347.80	6.94	5.60	5 556.40	1.0
2015	25 643.47	7.00	1 536.60	14.46	5.99	6 362.02	2.1
2016	28 178.65	6.90	1 838.00	16.36	6.52	7 595.98	2.4
2017	30 632.99	6.90	2 087.09	11.66	6.81	8 630.30	1.7

注：2017 年起实施研发支出核算方法改革，对 GDP 历史数据进行了系统修订；卫生消费弹性系数反映卫生总费用增长速度与国内生产总值增长速度间的比例关系。

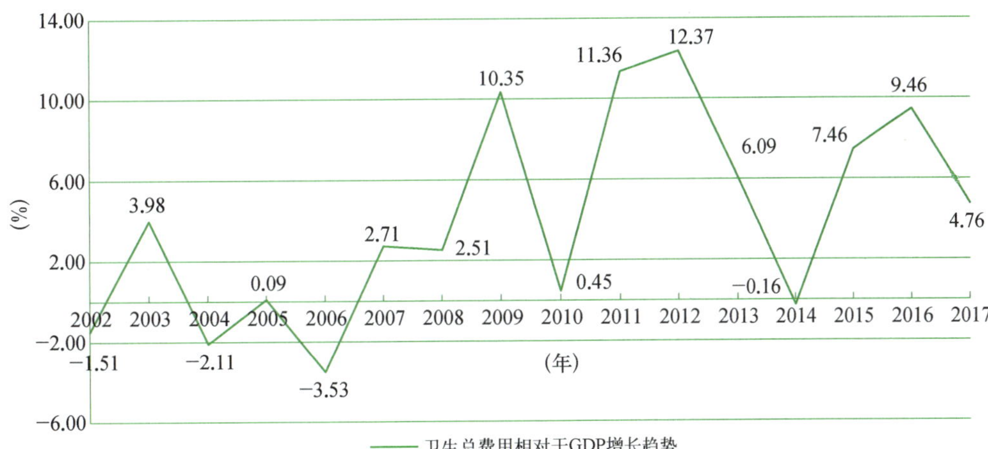

图 2　2002～2017 年上海市卫生总费用相对 GDP 增速

从筹资构成来看，社会卫生支出仍旧是上海市卫生费用最主要的筹资渠道。2017 年社会卫生支出占卫生费用的比重最高，达 57.95%，政府卫生支出、OOP 分别占 21.55%、20.50 %(图 3)。2001～2017 年，上海市卫生费用及其各筹资渠道均保持持续增长趋势(图 4)。

政府卫生支出方面，2017 年上海市政府卫生支出为 449.64 亿元，占财政总支出比重为 5.96%，略低于 2016 年的 6.23%；占 GDP 比重为 1.47%，基本与 2016 年的 1.53%持平(图 5)。其中，医疗卫生服务支出(246.02 亿元)占比最高，达 54.72%；其次为医疗保障与保险补助支出(166.74 亿元)，占比为 37.08%。

社会卫生支出方面，2017 年上海市社会卫生支出为 1 209.54 亿元。其中，社会医疗保障支出(984.12 亿元)占绝大部分，比重为 81.36%；其次为商业健康保险费(213.09 亿元)，2017 年总额首次突破 200 亿元，占比为 17.62%(图 6)。从上海市基本医疗保险来看，2017 年职工基本医疗保险参保人数达到 1 496.78 万人，较 2016 年增加 92.78 万人；基金收入 1 358.03 亿元(含财政补贴收入 3.94 亿元)，比 2016 年增加 490.44 亿元[2]。由于原参加小城镇社会保险的人员于 2017 年 4 月 1 日纳入职工基本医疗保险，基金收入增幅较大[3]；城乡居民基本医疗保险参保人数达到 344.63 万人(其中大学生参保人数 60.74 万人)，较 2016 年增加 6.6 万人，基金收入 63.98

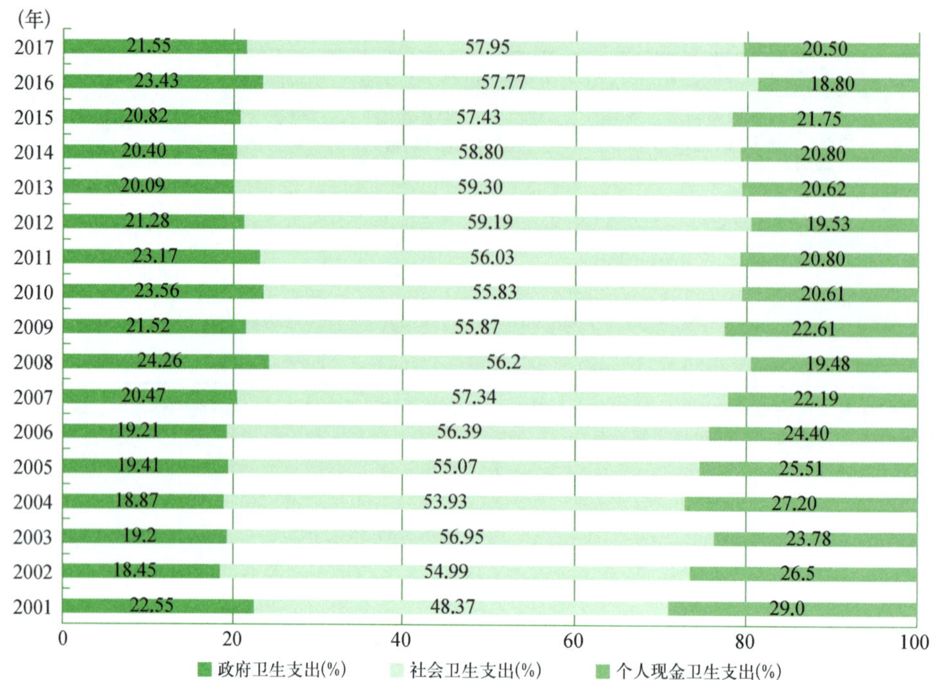

图 3　2001～2017 年上海市卫生总费用筹资构成(国内口径)

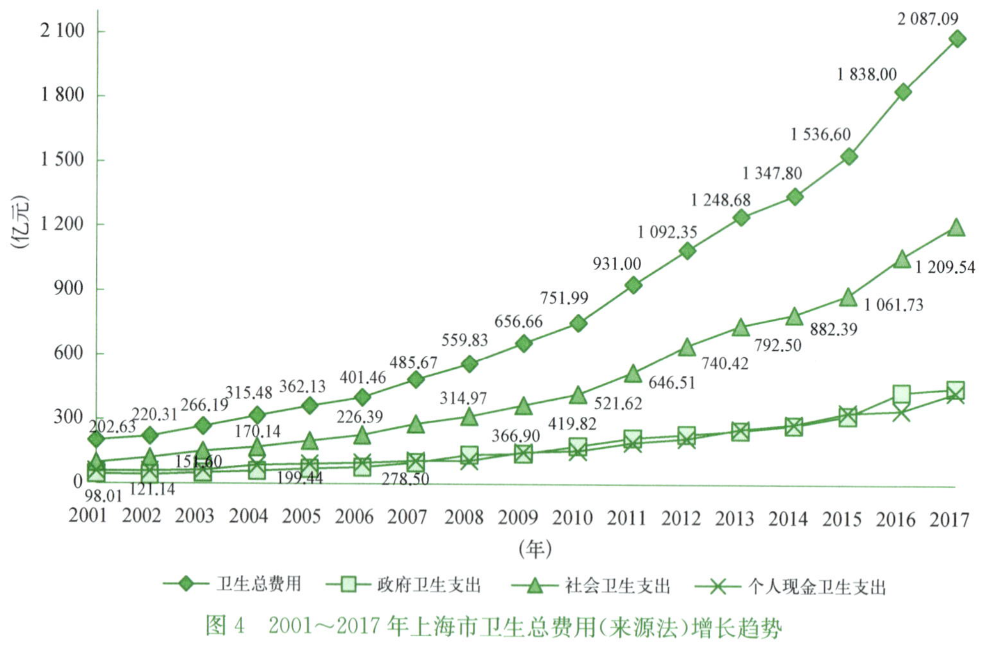

图 4　2001～2017 年上海市卫生总费用(来源法)增长趋势

亿元(含财政补贴收入 55.63 亿元),比 2016 年增加 10.19 亿元[2]。

OOP 方面,2017 年上海市居民 OOP 达 427.92 亿元,占卫生总费用比重为 20.50%,较 2016 年(18.80%)上升 1.70 个百分点。2001～2017 年 OOP 占卫生总费用的比例呈总体下降、略有波动的趋势,2017 年较 2001 年(29.08%)降低 8.58 个百分点。

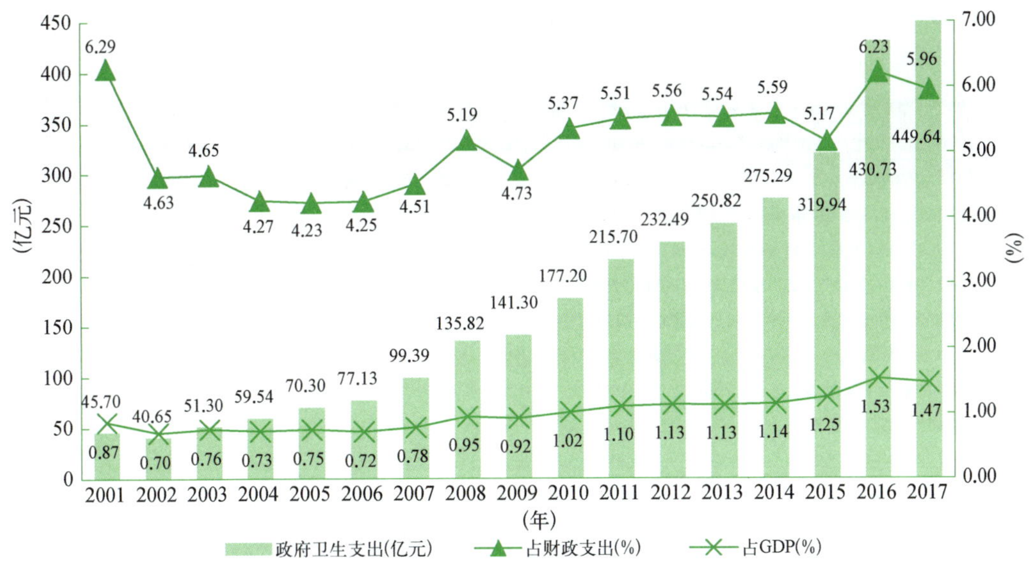

图 5　2001～2017 年上海市政府卫生支出占财政支出、GDP 比重变化趋势

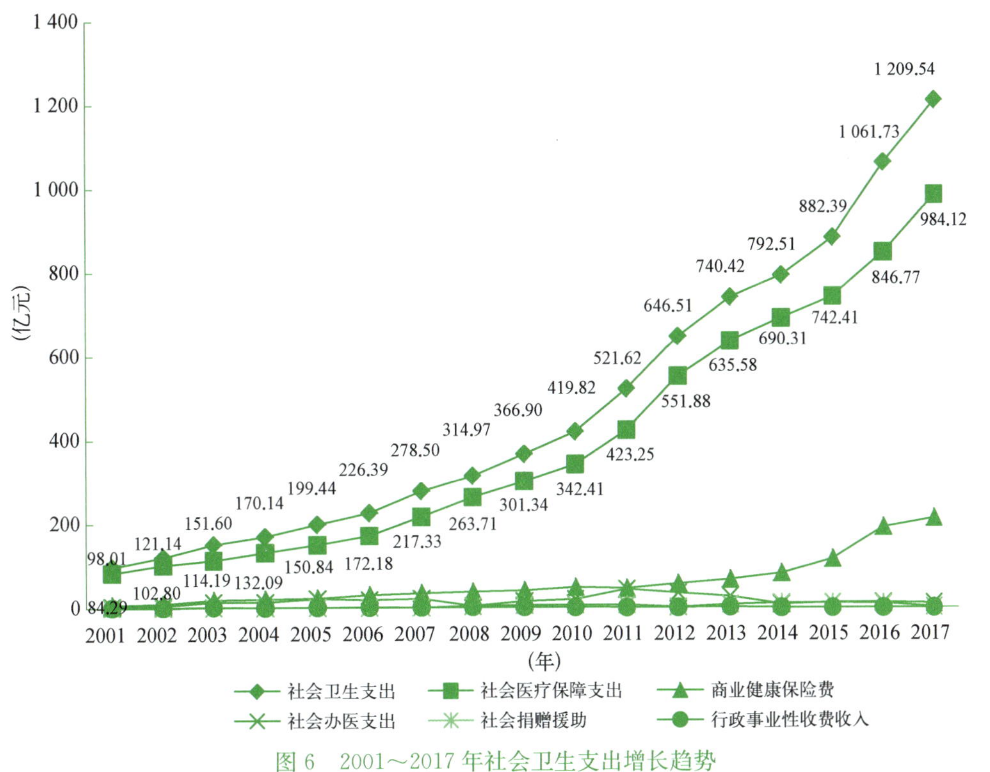

图 6　2001～2017 年社会卫生支出增长趋势

(二) 筹资结构(国际口径)

2017 年上海市广义政府卫生支出占卫生总费用的比例为 69.10%，私人卫生支出占比为 30.90%，较 2016 年(29.40%)增长了 1.50 个百分点。2001～2017 年，广义政府卫生支出在卫生

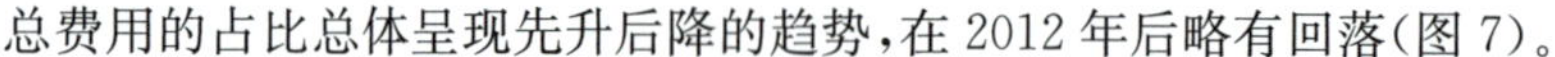

总费用的占比总体呈现先升后降的趋势，在 2012 年后略有回落(图 7)。

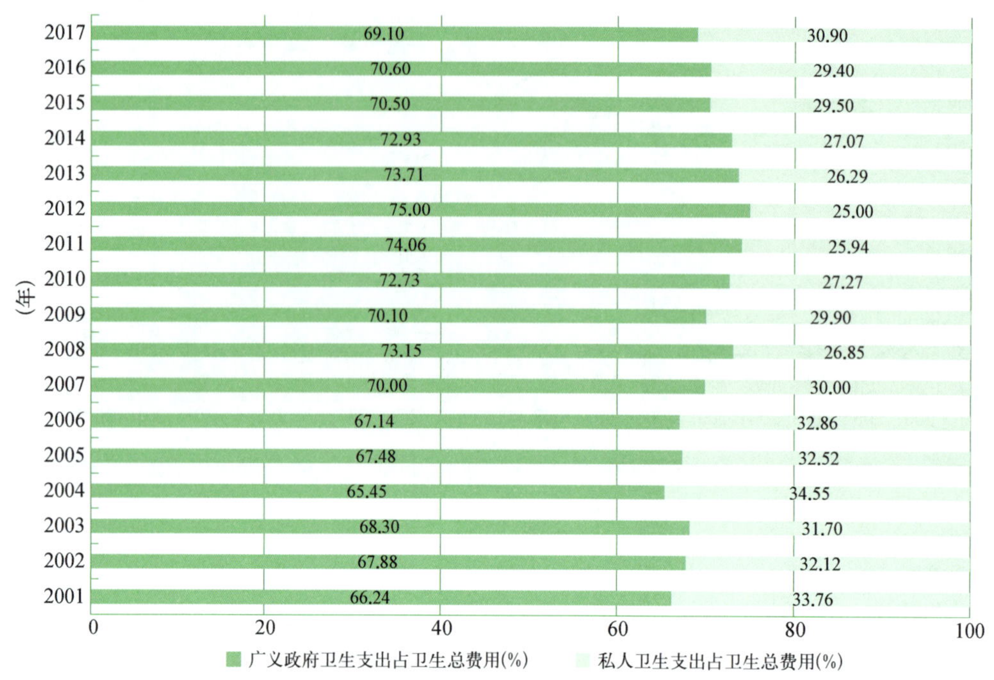

图 7 2001～2017 年上海市卫生总费用筹资构成(国际口径)

二、卫生费用机构分配

卫生费用在不同机构间的总量和结构反映了卫生系统中资金的分配情况。

(一) 分配总量

2017 年，上海市卫生总费用(机构法)总额为 2 218.08 亿元，较 2016 年(2 030.65 亿元)增长了 187.43 亿元(图 8)。其中，医院(1 538.13 亿元)占绝大部分，达 69.34%；其次为基层医疗卫生机构(284.27 亿元)，占比为 12.82%。

(二) 分配流向

2001～2017 年，上海市卫生总费用的分配流向呈现以医院为主的特点，医院费用占比始终保持在 62.00%以上，2015 年占比达到最高值 71.80%，近两年略有回落。2017 年，医院费用占卫生总费用比重(69.34%)较 2016 年(69.70%)下降 0.36 个百分点。与此同时，基层医疗机构费用占比(12.82%)较 2016 年(12.20%)略有升高，但较 2001 年(18.27%)减少了 5.45 个百分点。2017 年公共卫生机构费用占比(3.90%)较 2016 年(3.45%)略微上升(图 9)。

从医疗机构来看，卫生费用绝大部分发生在医院。2001～2017 年医院费用不断上升，2017 年占医疗机构费用比重为 84.40%，而同期基层医疗机构费用占比仅为 15.60%(图 10)。

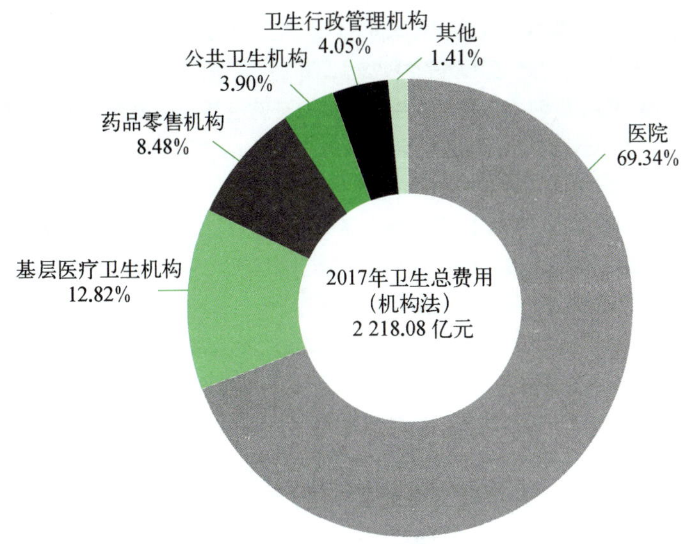

图 8 2017 年上海市卫生总费用(机构法)

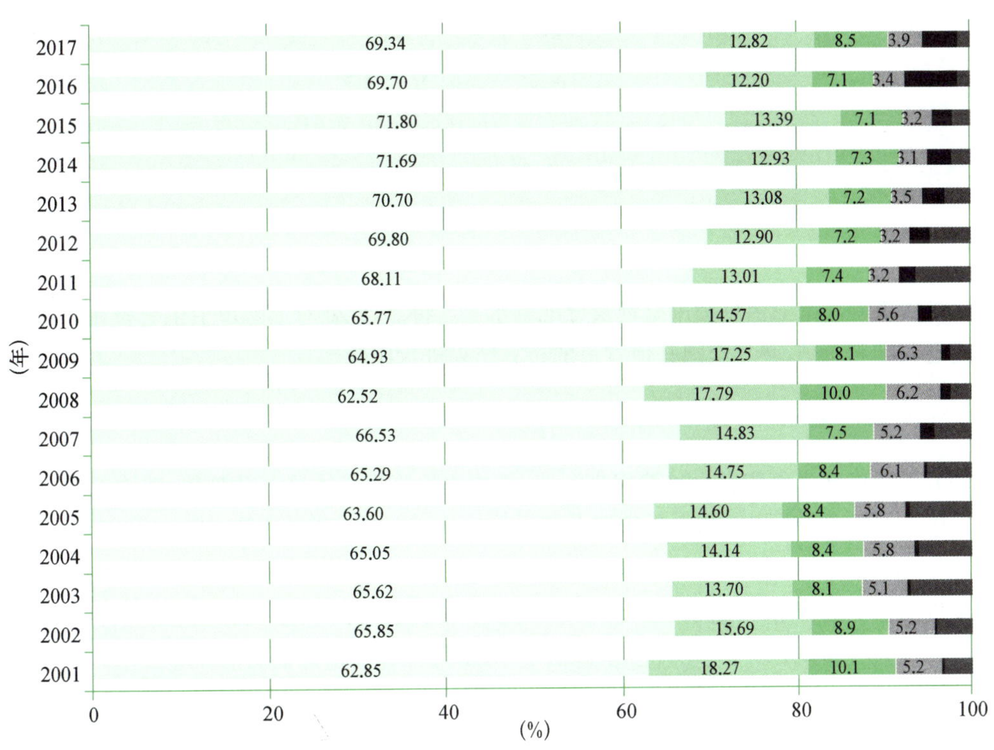

图 9 2001～2017 年上海市卫生总费用机构分配情况

2011 年起，部队医院数据纳入卫生总费用核算(机构法)

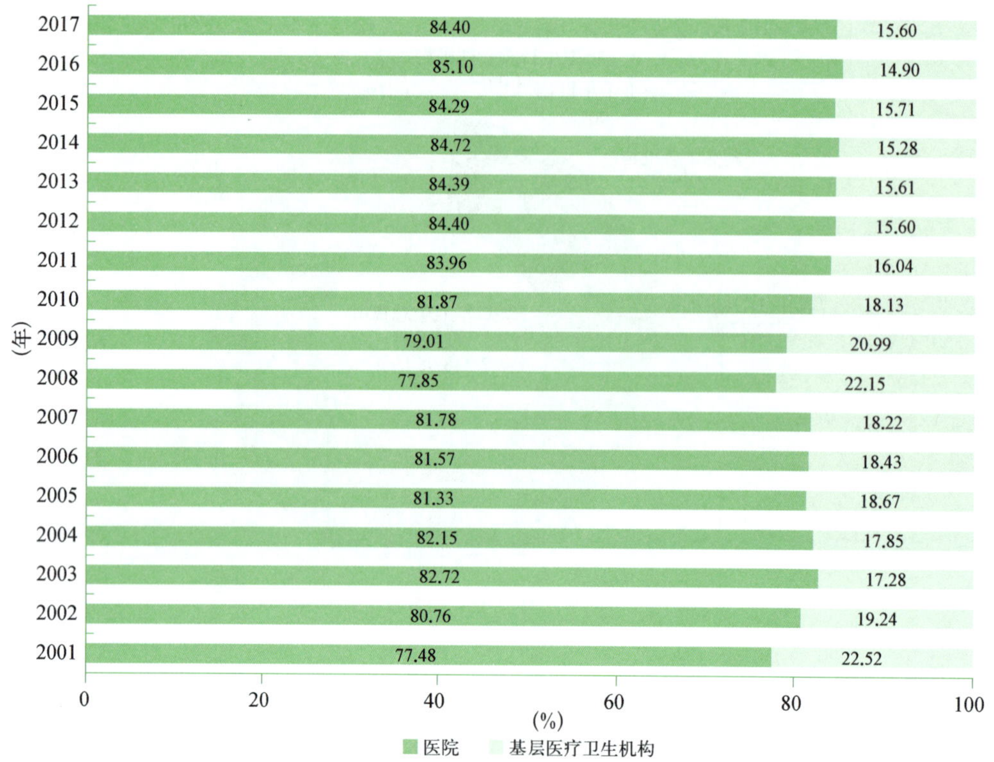

图 10　2001～2017 年上海市医疗机构卫生费用分配情况

三、比较分析

为了展现上海市卫生总费用筹资及分配的水平与特点，此处对上海市卫生总费用来源法、机构法进行归纳和总结，并与全国其他省市的核算结果进行比较。

（一）来源法与机构法差异

2001～2017 年上海市卫生总费用来源法、机构法的差值总体呈上升趋势，略有起落，即流向医疗卫生机构的费用高于同期卫生筹资总额。2014 年，差值达到最高值 193.08 亿元，之后呈现下降趋势（图 11）。初步分析，造成来源法与机构法差异的原因如下：① 外地来沪就医患者在医疗卫生机构发生的费用计入机构法，但在本市无对应筹资来源[4]；② 医保基金结余计入来源法，而未能在机构法核算结果中体现；③ 来源法中 OOP 可能存在被低估的情况[5]。

（二）与其他省（市）的比较

2017 年，北京、上海、天津人均卫生总费用分别位列全国前三。上海市卫生总费用占地区 GDP 的比重（6.81%）在全国范围内处于中等，略高于全国平均水平（6.36%），高于江苏（4.30%）、浙江（5.46%）、天津（4.65%）、广东（5.14%）、福建（4.36%）等东部沿海省（市），低于北京（7.83%）及部分西部省份，如贵州（7.65%）、云南（9.26%）、西藏（10.63%）、陕西（7.02%）、

甘肃(10.59%)、青海(10.46%)、宁夏(8.65%)及新疆(9.66%)等。究其原因,可能在于部分西部地区GDP总量水平偏低,受到中央财政对当地卫生事业的倾斜支持,因而卫生总费用占地区GDP的比重呈现较高水平(图12)。

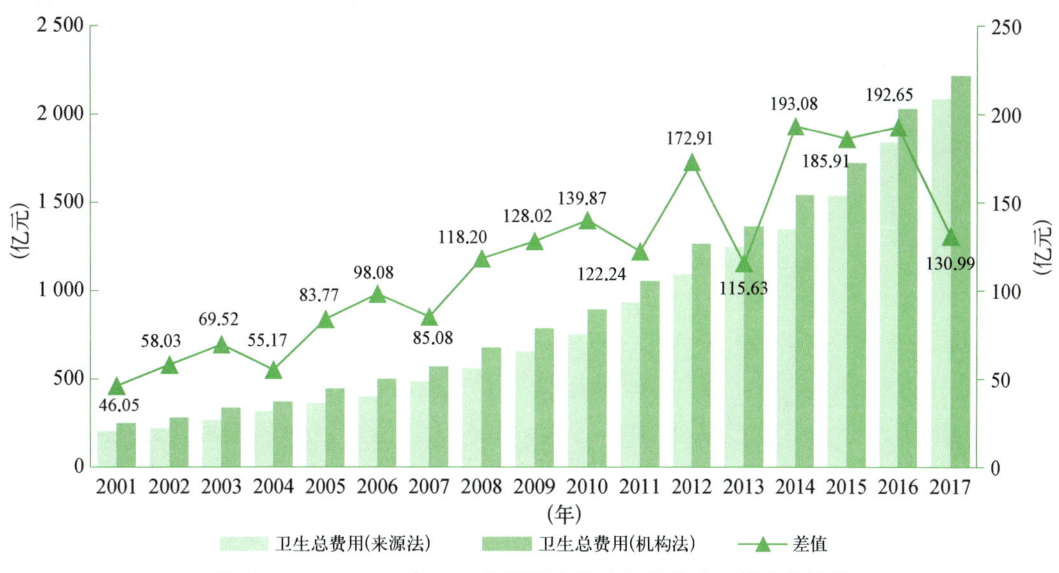

图11　2001~2017年卫生总费用来源法和机构法差值变化趋势

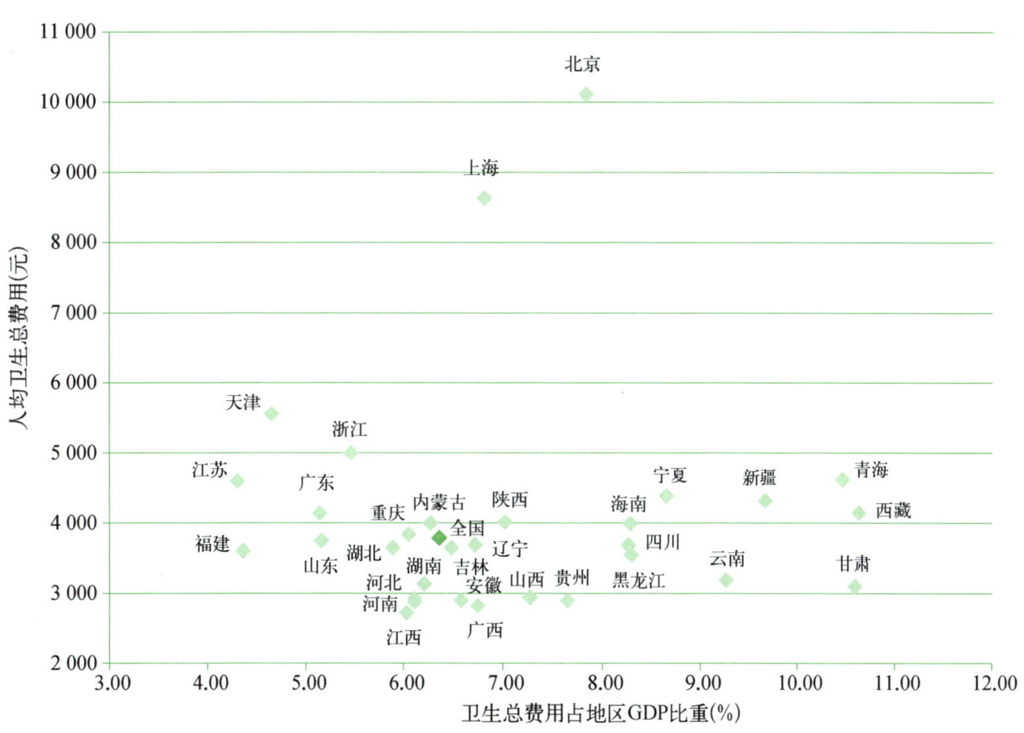

图12　2017年全国及各省(市)人均卫生总费用与卫生总费用占地区GDP比重

其他省市数据来源于《2018中国卫生总费用研究报告》[6]。

2017 年,我国人均卫生总费用和人均地区 GDP 前三位均为北京、上海与天津,可见人均 GDP 领先的省(市),其人均卫生总费用也处于较高水平。2017 年,全国人均卫生总费用为 3 783.83 元,与重庆(3 836.11 元)、湖北(3 642.58 元)、辽宁(3 685.31 元)等省(市)基本持平。部分西部省份人均 GDP 偏低,但人均卫生总费用高于全国水平,包括宁夏(4 383.74 元)、青海(4 618.15 元)、西藏(4 143.04 元)、新疆(4 316.12 元)等,可能也与中央财政的倾斜支持有关(图 13)。

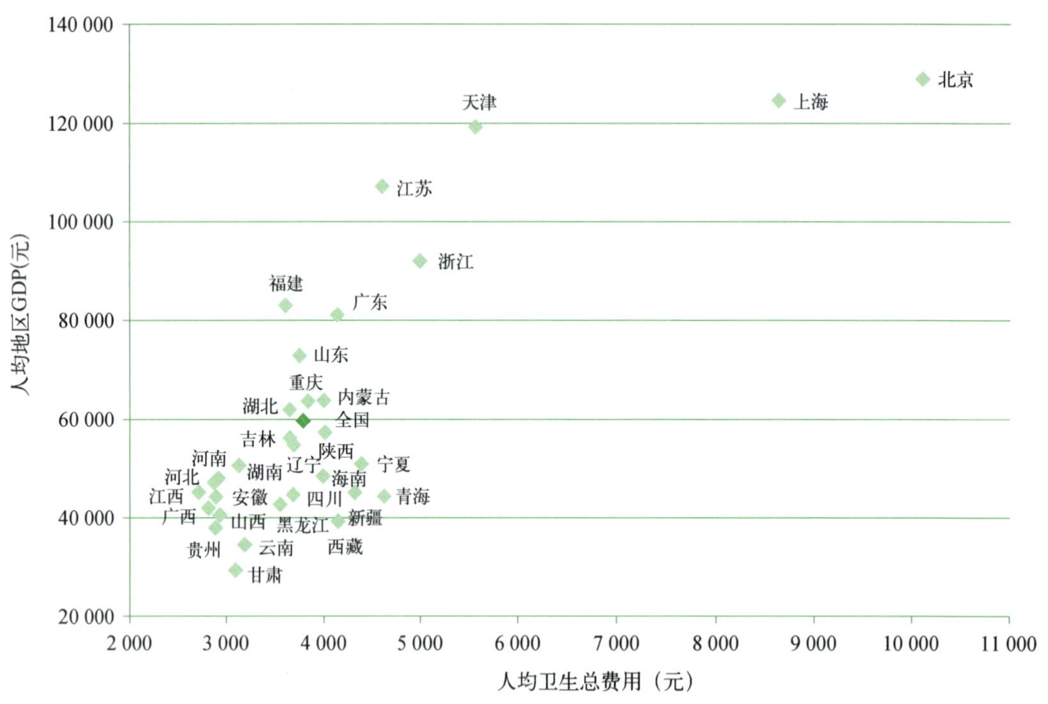

图 13 2017 年全国及各省(市)人均卫生总费用与人均地区 GDP

其他省市数据来源于《2018 中国卫生总费用研究报告》[6]。

四、上海市卫生总费用的主要特点

(一) 卫生费用总量增长,OOP 水平稳定下降

2017 年上海市卫生费用总额首次超过 2 000 亿元,卫生总费用占 GDP 比例持续升高。从增速来看,总体而言,卫生总费用的增长速度高于 GDP 的增长速度,其中,前者在 2009～2011 年达到相对较快的水平。特别是由于上海市开展郊区医院“5+3+1”建设,卫生总费用增长速度在 2011 年、2012 年达到 17 年内的最高水平,2012 年增速达 19.87%,而同期 GDP 增速仅为 7.50%。近年来,我国各地区经济增长速度出现了下降趋势,与之对应,上海市卫生费用总量在增长的同时,其增速也逐渐放缓。OOP 占卫生总费用的比重是医改中最受关注的指标之一。整体来看,上海市卫生总费用持续保持以社会卫生支出为主的格局,OOP 占比由 2001 年的 29.08%逐渐降至 2017 年的 20.50%。随着政府财政投入力度的增加和基本医疗保险的全面推

进，筹资结构逐步优化，这也是评价医改成效的关键循证依据。

（二）政府对卫生事业的投入力度持续增加，商业健康保险费用增长明显

2010～2017年政府卫生支出占财政支出的比例总体呈上升趋势，表明投入总量持续增加。同时，政府投入的结构和方向也在不断优化。一方面，重视需方，财政对医疗保障事业的投入逐年增长。2016年，上海市医保整合，新型农村合作医疗（以下简称“新农合”）与城镇居民医疗保险（以下简称“居保”）并轨，在筹资标准、报销比例等方面逐渐消除差异，促进了新农合和居保的协调统筹发展。另一方面，兼顾供方，对医疗卫生机构的支持力度加大。在实施郊区新建三级医院“5＋3＋1”工程的同时，加快部分二级医院功能转型，对康复、护理等短缺医疗资源进行扶持投入，不断提高人均基本公共卫生服务经费。近年来，商业健康保险费用呈现快速增长趋势，2017年总量首次超过200亿元（213.09亿元）。这与相关政策的鼓励引导有关，《国务院关于促进健康服务业发展的若干意见》（国发〔2013〕40号）、《国务院办公厅转发卫生计生委等部门关于推进医疗卫生与养老服务相结合指导意见的通知》（国办发〔2015〕84号）等文件均明确提出了要大力发展商业健康保险。商业健康保险的灵活性可以很好地发挥市场驱动作用，满足居民多样化的健康需求，促进多元化保险筹资模式日趋完善。

（三）费用机构分配欠合理，基层医疗卫生、公共卫生机构占比偏低

从上海市卫生费用机构分配来看，2017年医院费用仍占绝大部分，占比为69.34％，基层医疗卫生机构、公共卫生机构费用占比分别为12.82％、3.90％。其中，医院费用占比较2001年增长了6.49个百分点，而基层医疗卫生机构、公共卫生机构费用占比分别下降了5.45和1.3个百分点。上海市是区域性医疗中心，外地来沪看病就医人员较多，并且，由于外来就医人群多为疑难杂症和急重症患者，就医更加集聚在三级医院。2017年，外来就医费用占卫生总费用（机构法）总额的12.26％，剔除该部分费用后，上海市常住人口在医院费用的占比有所下降，基层医疗卫生机构的占比略有上升。在自由就诊的现实情况下，可以预见在未来一段时间内，医院将持续成为机构费用的最主要流向。在医改方针“保基本、强基层、建机制”的引导下，上海市通过一系列的惠民、便民措施，包括实施新一轮社区卫生服务综合改革、建立完善家庭医生制度、全面实施国家基本和重大公共卫生服务项目等，吸引居民下沉至基层就诊，推进社区卫生服务向社区综合健康管理模式转变。目前此类措施取得了部分成效，然而在卫生费用上的反映还不显著，基层医疗卫生、公共卫生机构的费用仍然存在提升的空间。

五、政策建议

（一）建立充足、高效、公平、可持续的卫生筹资体系

首先，建立完善稳定的筹资机制。目前对卫生事业的投入仍然有不够稳定的情况发生。特别是在地方上，会受到政策等因素的影响。建立筹资机制相关法律保障，对于固定卫生筹资的来源渠道及金额是十分重要的。其次，在稳定的筹资机制基础之上，需要完善卫生转移支付制度。从全国范围来看，上海市OOP占比偏低，居民就医负担相对较轻。但全市各区之间的差异仍然

较大，部分区依靠自身财力增加对卫生的投入相对困难，可加大对卫生的转移支付力度，以消除地区间的不平衡。再次，需要建立高效的、可持续的基本医疗保险筹资机制。从上海市卫生费用筹资的结构发展可知，未来的筹资越来越依赖于社会卫生支出。从基本医疗保险管理角度而言，应当对筹资方案、支付方式等进行更细致的调整，确保补偿能够真正满足居民看病就医的需要，能够降低居民看病就医的负担。此外，对于近年来发展势头较快的商业健康保险及社会办医领域，需要加强政策落地，鼓励企业投入卫生事业[7]，包括进行捐赠等。

（二）运用大数据手段实施精准控费，减少不合理支出

现阶段经济增长速度出现下降，政府财力、社保基金增速也在未来面临着较大的下行压力。而在全民医保体系逐渐完善、医疗费用不断攀升、人口老龄化趋势严峻等综合作用下，医保基金支付压力与日俱增。控费是节约资金的有效途径之一。控费不能抑制合理需求，而应当针对看病就医过程中不合理的需求及因素，包括药品耗材使用、诊疗手段、机构选择等方面来进行精准控费。医保数据规模庞大、信息繁杂、专业性强，传统的管理手段较为粗放，效率低，反馈周期长，导致控费效果不佳。基于此，部分地区开始探索通过运用大数据分析手段，包括案例推理、医疗行为模式分析、诊疗方案分析、医患网络扩散分析等方式，提升对医保基金的管理能力，确保医保费用使用报销的合理性[8]。这些实践证明，基于大数据的控费手段表现出了较大的优势，使传统的医保管理方式从“经验决策”逐渐转变为“数据决策”，提升了医保基金管理的科学性与合理性，同时减少了不合理支出，进一步保障了医保基金的可持续性[8]。

（三）深入推进公立医院综合改革和医联体建设

2017年，我国深化医药卫生体制改革继续攻坚克难，公立医院开展综合改革，取消了已实行60多年的药品加成政策。通过实施药品零差率、调整医疗服务价格、改革支付制度等多项措施，提升了医疗卫生费用的合理性。其中，松江区被国务院办公厅评为“2017年公立医院综合改革成效较为明显地区”[9]。同时，从《关于本市推进分级诊疗制度建设的实施意见》（沪府办发〔2016〕59号）和《关于本市推进医疗联合体建设和发展的实施意见》（沪府办发〔2017〕83号）等文件来看，利用三级公立医院优质资源集中的优势，通过技术帮扶、人才培养等手段，发挥对基层的技术辐射和带动作用，强化基层医疗卫生机构的居民健康“守门人”能力；同时以三级综合医院为核心，组建各种类型的医联体，对实现基层服务能力和医疗服务体系宏观效率“双提升”，以及推动优质医疗资源和居民就医“双下沉”具有非常重要的作用。未来，公立医院扩张垄断、虹吸基层资源、挤占社会办医空间等现象有望得到一定程度的遏制，对于卫生费用结构的合理化具有重要意义。

参考文献

[1] 张毓辉，陶四海，赵郁馨. 国内外政府卫生支出口径的异同及结果分析. 中国卫生经济，2006，25(3)：10－12.

[2] 上海市人力资源和社会保障局. 2017年度本市社会保险基本情况. http://www.12333sh.gov.

cn/201712333/xxgk/zdly/01/201806/t20180621_1283369. shtml[2018 - 6 - 8].

[3] 上海市人民政府. 市政府关于印发《上海市被征收农民集体所有土地农业人员就业和社会保障办法》的通知. http://www. 12333sh. gov. cn/201712333/xxgk/flfg/szfgz/01/201711/t20171103_1269844. shtml[2017 - 3 - 15].

[4] 王力男,陈雯,谢之辉,等. 上海市外来就医现状及对医疗服务体系的影响分析. 中国卫生经济,2012,31(12): 42 - 45.

[5] 金春林,王力男,李芬. 上海市卫生总费用来源法与机构法核算结果差异原因分析. 中国卫生经济,2013,32(8): 14 - 16.

[6] 国家卫生计生委卫生发展研究中心. 2018 中国卫生总费用研究报告. 北京: 国家卫生计生委卫生发展研究中心,2018.

[7] 李芬,金春林,王力男,等. 从筹资方案、收入和机构三个维度分析上海市卫生筹资状况. 中国卫生经济,2015,34(12): 57 - 59.

[8] 健康界. 新医改 10 年盘点医保控费发展历程的三大转变. https://www. cn-healthcare. com/article/20180511/content - 503217. html[2018 - 5 - 11].

[9] 东方网. 松江被国务院点赞,公立医院综合改革成效明显. http://city. eastday. com/gk/20180504/u1a13879187. html[2018 - 5 - 4].

上海市老年人治疗性卫生费用矩阵核算

李　芬　贺志敏　朱碧帆　王力男
王常颖　周文滔　丁玲玲　金春林

【导读】 老年人医疗需求和费用逐步上升，老龄化社会下需系统分析其医疗卫生服务资源和服务利用结构、筹资渠道和结构，为制定可持续发展的卫生筹资政策提供依据。文章按照 2011 版卫生费用核算框架(A System of Health Accounts 2011 Edition, SHA 2011)，从"功能—机构—筹资"三个维度系统分析了老年人的治疗性费用及矩阵费用核算结果，剖析了其卫生费用特点，提出了加强住院资源整合、盘活基层医疗资源以满足老年人医疗服务需求，提供筹资公平性并靶向减负、合理调整费用结构以控费等政策建议。

我国现已步入并将长期处于老龄化社会，上海是我国较早进入老龄化的省市之一，老龄化程度高于全国平均水平。《"健康中国 2030"规划纲要》提出，要实现健康老龄化，推进老年医疗卫生服务体系建设，为老年人提供治疗期住院、康复期护理、稳定期生活照料、安宁疗护一体化的健康和养老服务。由于老年人的健康状况普遍随年龄增长而每况愈下，其医疗需求和费用逐步上升，卫生政策制定者需通过了解老年人医疗卫生服务资源和服务利用结构、筹资渠道和结构，以及个人承受的疾病直接负担，为制定相关政策提供循证依据，确保老年人医疗卫生筹资可持续发展。

一、核算方法及数据来源

60 岁及以上老年人治疗性费用的核算范围，包括老年人所发生的门(急)诊、住院及其行政管理服务，零售药品及医疗用品、辅助医疗服务。各类医疗卫生服务中，门(急)诊、住院服务费用能够细分出年龄、医保类型和疾病类型等受益维度。各类治疗性费用的数据来源及核算方法如下。

基金项目：美国中华医学基金会"卫生体系研究与政策转化合作项目"(项目编号：CMB-CP 14-190)，上海市第四轮公共卫生三年行动计划重点学科建设项目"循证公共卫生与卫生经济学"(项目编号：15GWZK0901)

第一作者：李芬，女，助理研究员。
通讯作者：金春林，男，研究员，上海市卫生和健康发展研究中心(上海市医学科学技术情报研究所)主任。
作者单位：上海市卫生和健康发展研究中心(上海市医学科学技术情报研究所)(李芬、朱碧帆、王力男、王常颖、金春林)，中南大学公共卫生学院(贺志敏、周文滔、丁玲玲)。

本文已发表于《中国卫生资源》2018 年第 4 期。

(一) 医疗费用

医院门(急)诊费用数据来源于抽样调查。上海市医院调查分为市、区两级进行抽样,市级综合医院根据规模抽取1/3机构作为样本,各类专科医院各抽取1家。区级医院分两个阶段进行抽样,第一阶段抽取样本区(县),按照地理位置远近选取市区(2个)、近郊(2个)和远郊(1个)区。第二阶段抽取样本区(县)内的医疗卫生机构:对于医院,随机抽样各样本区(县)1/2的综合医院、1家中医医院及各类专科医院各1家;对于社区卫生服务机构,按1/3比例随机选取,对其医疗服务及基本公共卫生服务进行了标化和测量。住院费用及相关信息来源于上海市健康信息网病案首页数据。

(二) 零售药品费用

因缺少与零售药店的药品费用相关的年龄、医保类型和疾病类型等受益维度结构的信息,经专家咨询,零售药店与门(急)诊药品费用的结构最为接近,采用医疗机构门(急)诊药品费用受益维度结构作为参数对总量进行分摊。

(三) 辅助性医疗服务急救费用

目前仍无法获得与辅助性医疗服务急救费用相关的年龄、医保类型和疾病类型等受益维度结构的信息,经专家咨询,急救费用与各级医疗卫生机构门(急)诊人次结构最为接近,采用医疗卫生机构门(急)诊人次受益维度结构作为参数对急救费用总量进行分摊。

(四) 治疗相关的政府补助及行政管理费用

治疗相关的财政补助为基本支出补助,主要用于人员支出,弥补医疗服务价格与成本的差距,故直接计入治疗费用中;卫生行政部门、基本医保管理部门、商业医保管理部门的费用列为行政管理费用。这两部分费用以门(急)诊和住院服务量为参数进行分摊,住院与门(急)诊的工作量经专家论证按照10∶1的比例进行转换。

二、卫生费用核算结果

(一) 老年人经常性卫生费用基本情况

1. 经常性卫生费用总量

2014年上海市老年人的经常性卫生费用[包括门(急)诊、住院、零售药品及医疗用品、辅助医疗服务、行政管理费用,而预防费用因无法细分年龄组而未纳入,以下同]为619.57亿元,占上海市同期经常性卫生总费用的55.95%,是同期上海市60岁以下人群经常性卫生总费用的1.27倍。上海市老年人的人均经常性卫生费用为13 162.71元,是同期人均经常性卫生费用(4 584.59元)的2.87倍,是60岁以下人群人均卫生费用的5.25倍。

2. 功能维度构成

从服务功能看,2014年上海市老年人经常性卫生费用中,门(急)诊费用最高,为295.59亿元，占比 47.71%；其次是住院费用，为 247.62 亿元，占比 39.97%；门(急)诊、住院费用之和占 87.68%。零售药品及医疗用品、辅助性医疗服务、行政管理费用等分别为 65.51 亿元、0.73 亿元、10.11 亿元，分别占老年人经常性卫生费用的 10.57%、0.12%、1.63%。不同年龄段人群经常性卫生费用的服务功能比较，老年人住院费用占比为 39.97%，比 60 岁以下人群高 5.73 个百分点；而门(急)诊费用占比则低 6.55 个百分点(图 1)。

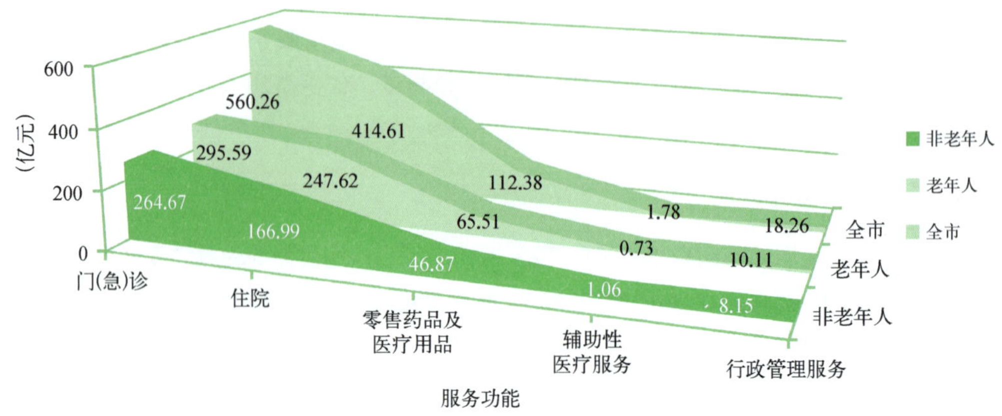

图 1　2014 年上海市不同年龄段人群经常性卫生费用的服务功能构成

3. 机构维度构成

从费用的机构流向来看，2014 年上海市老年人经常性卫生费用中，67.65% 发生在医院，16.21% 发生在基层医疗卫生机构，两者之和占 83.86%；发生在医疗用品提供机构、门(急)诊部、管理机构、辅助性医疗服务提供机构的费用占比分别为 10.57%、3.81%、1.63% 和 0.12%。不同年龄段比较，老年组基层医疗卫生机构、门(急)诊部费用占比相对较高，分别为 16.21% 和 5.58%，比 60 岁以下人群高 10.63% 和 2.40%；而老年组医院费用占比相对较低，为 67.65%，较 60 岁以下人群低 13.86 个百分点(图 2)。

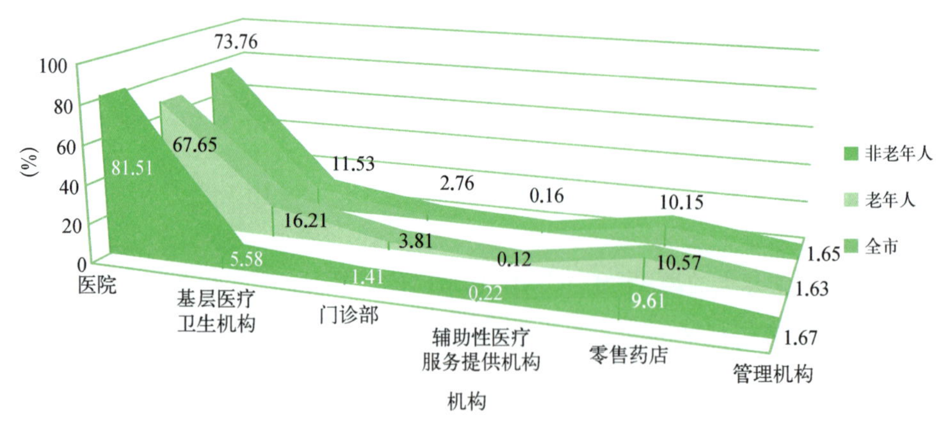

图 2　2014 年上海市不同年龄段人群治疗性卫生费用机构构成

4. 筹资维度构成

从筹资结构看，2014 年上海市老年人治疗性卫生费用中，公共筹资占比为 59.80%，其中社

会医疗保险占 51.78%；其次是 OOP，占比为 35.43%；自愿卫生筹资方案为 4.72%。不同年龄段比较，老年人 OOP 的比例比 60 岁以下人群低 8.68 个百分点，具体见图 3。

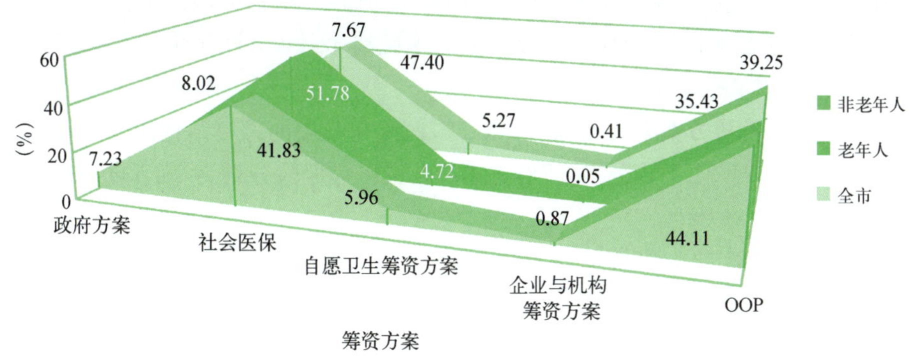

图 3　2014 年上海市不同年龄段人群治疗性卫生费用筹资构成

(二) 老年人治疗性卫生费用筹资矩阵分析

1. 服务功能与筹资方案矩阵分析

分析门(急)诊、住院的筹资情况，门(急)诊服务中，社会医疗保险支付为 70.37%，政府方案支付为 6.75%，两者之和(即公共筹资)达到 77.12%；OOP 占比为 19.83%。住院服务中，社会医疗保险支付为 45.56%，政府方案支付为 9.22%，两者之和为 54.78%；OOP 占比则较高，达 38.23%。

不同年龄段比较，老年人门(急)诊、住院治疗的公共筹资方案占比均相对较高，分别比非老年组高 19.12 个百分点、6.73 个百分点；而 OOP 比例则较非老年组分别低 17.78 个百分点和 2.28 个百分点，可见门(急)诊筹资方案结构差异较大(图 4)。

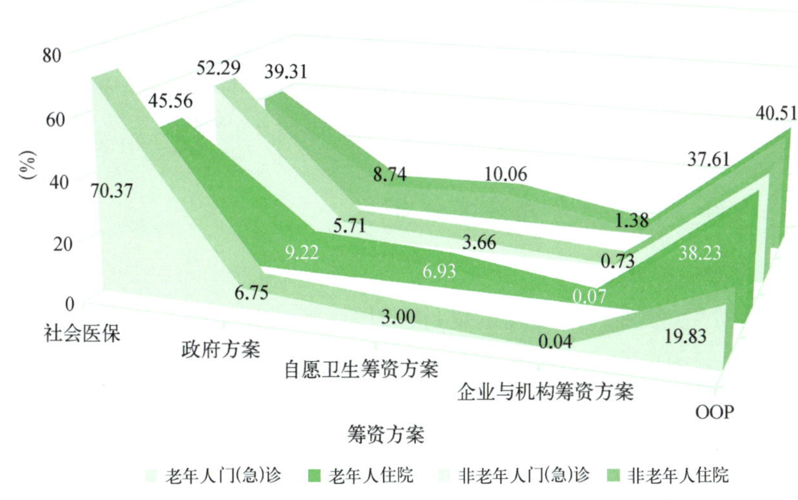

图 4　2014 年上海市不同年龄段人群门(急)诊、住院费用的筹资构成

2. 机构与服务功能矩阵分析

根据职能设置，不同机构在卫生服务提供中承担不同的任务。在医院中，老年人治疗费用主

要为门(急)诊及住院费用,分别占 43.17%、56.83%。区别于医院的功能配置,基层医疗卫生机构主要以门(急)诊服务为主,门(急)诊费用占比高达 90.61%,住院费用仅占 9.39%。各类医疗卫生机构中,老年人住院服务费用比重较高,在医院和基层医疗机构中,老年组分别比 60 岁以下人群高 12.82 个百分点和 7.12 个百分点,其中综合医院高 32.19 个百分点。

3. 机构与筹资方案矩阵分析

不同机构的卫生筹资方案有所不同。2014 年,医院与基层的筹资结构比较,基层的公共筹资方案比例比医院高 24.34 个百分点,政府方案和社会医疗保险分别为 13.53%和 70.60%,而同期医院为 5.91%和 53.88%。

不同年龄段比较,医院的筹资结构差异相对较大。60 岁以下人群公共筹资方案比例为 50.54%,比老年人低 9.25 个百分点;OOP 为 42.13%,比老年人高 7.74 个百分点。基层的筹资结构差异相对较小。具体见图 5。

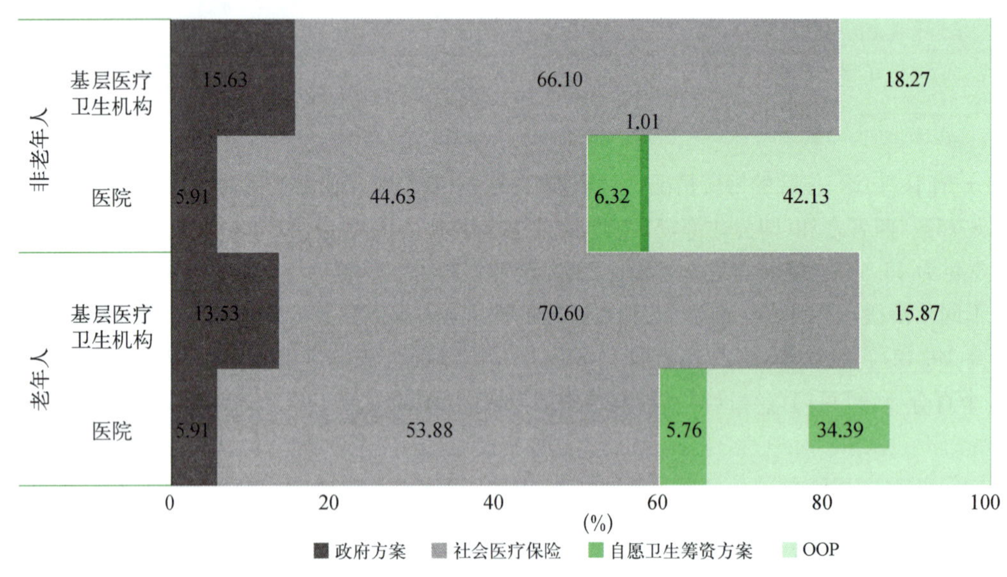

图 5 2014 年上海市不同机构的筹资方案矩阵

(三) 老年人经常性卫生费用疾病分布

1. 疾病卫生总费用前 10 位

将疾病治疗性费用(除外行政管理费用)按照国际疾病分类(international classification of diseases, ICD)(ICD-10)标准编码分类并按费用排序,结果显示上海市老年人循环系统疾病费用排在第一位,占比为 30.30%;其次是呼吸系统疾病费用,占 11.09%;肿瘤费用占比排第三位,为 9.40%;消化系统疾病和内分泌、营养和代谢疾病占比分别为 8.07%和 6.60%。这 5 种疾病费用占治疗性卫生费用的比例合计超过一半,达到 65.46%。前 10 位疾病费用占治疗性卫生费用的比例合计达 89.25%。

60 岁以下人群疾病治疗性费用前 5 位疾病构成略有不同,分别是呼吸系统疾病(12.09%)、消化系统疾病(10.16%)、肿瘤(9.01%)、循环系统疾病(8.99%)、泌尿生殖系统疾病(8.61%),

这5种疾病费用占治疗性卫生费用的比例合计占48.86%。从控制卫生费用增长的角度出发，对于上述老年人前5位重点疾病应给予重点关注和政策倾斜。

不同疾病类型对医疗服务的功能构成有差异。循环系统疾病、呼吸系统疾病和消化系统疾病的门(急)诊费用、住院费用构成顺位较为一致，说明老年人对门(急)诊、住院的需求较为均衡。肿瘤的门(急)诊费用构成比为4.01%，是第8顺位；住院费用构成比是15.83%，是第2顺位，说明肿瘤治疗以住院居多。相反的，内分泌、营养和代谢疾病，门(急)诊费用构成比是9.44%，为第3顺位；住院费用构成比是3.22%，说明该类疾病对门(急)诊需求更多。

2. 疾病别治疗费用—筹资方案矩阵

从不同疾病类别的筹资方案来看，卫生费用前5顺位疾病的个人负担占比分别是循环系统疾病(24.86%)，呼吸系统疾病(29.94%)，肿瘤(38.16%)，消化系统疾病(28.77%)，内分泌、营养和代谢疾病(18.69%)；个人负担占比较大的疾病是损伤和中毒(49.84%)、先天畸形等疾病(43.76%)、眼和附器疾病(42.89%)；个人负担占比较小的疾病是围产期疾病(4.77%)、精神和行为疾病(8.64%)、症状、体征和检验异常(16.89%)。具体见图6。

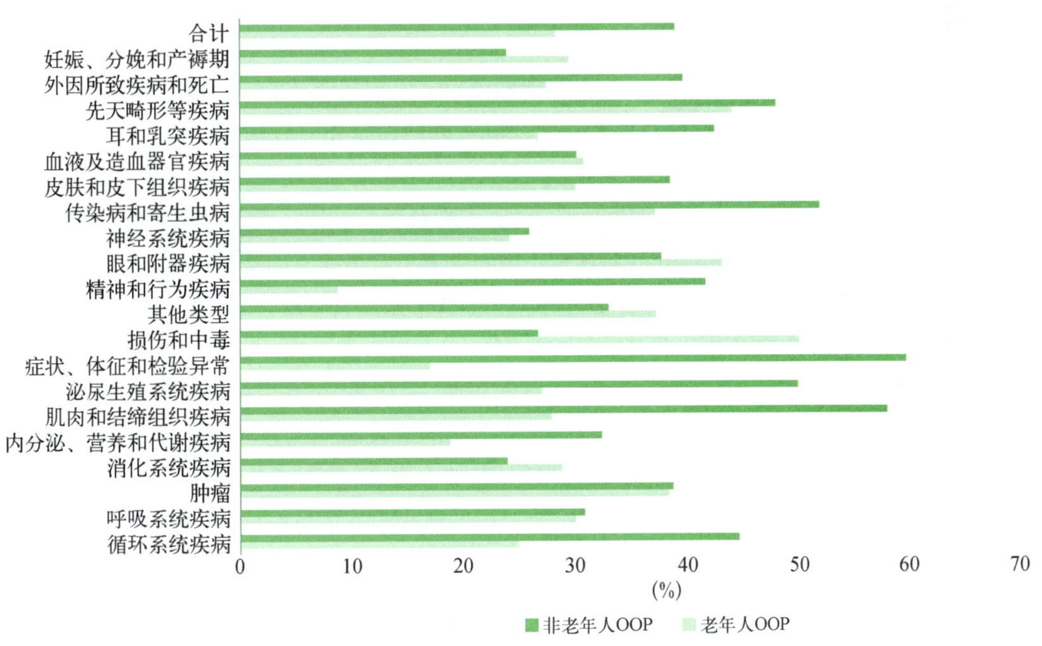

图6　2014年上海市不同类型疾病的OOP占比

不同类型疾病间OOP差异，一方面可能与药品、耗材等的医保范围内外构成有关，自费类药品、耗材较多的疾病类型OOP则较高，如肿瘤。另一方面，上海市实施大病保险，对重症尿毒症透析治疗、肾移植抗排异治疗、恶性肿瘤治疗(化学治疗、内分泌特异治疗、放射治疗、同位素治疗、介入治疗、中医治疗)、部分精神病病种治疗(精神分裂症、中重度抑郁症、躁狂症、强迫症、精神发育迟缓伴发精神障碍、癫痫伴发精神障碍、偏执性精神病)这4类疾病的个人自负部分再报销50%，会降低相应患者的OOP。

三、老年人卫生费用特点及政策启示

老年人口生理机能衰退，健康水平下降，各种慢性疾病发生率增高，导致老年人口对医疗服务需求较一般人群高。以慢性病为主、病程长是老年人口的主要患病特点。老年人口的医疗服务利用、费用水平较高，表现在两个方面：一是从总量上看，上海市常住人口中 19.49%为老年人，但卫生费用占上海市居民经常性卫生总费用的 55.95%，发生的门(急)诊费用占总量的 52.76%、住院费用占总量的 59.72%，医疗资源消耗大。二是从人均医疗服务费用来看，全市人均经常性卫生费用为 4 585 元，老年人为 13 162 元，是总体平均水平的 2.9 倍，老年人的人均治疗性费用是 60 岁以下人群的 5 倍多。老龄化将给卫生筹资带来一定挑战，卫生筹资政策既要满足医疗卫生服务所需，又要合理控费，降低社会和家庭的经济负担。卫生费用核算结果对于优化资源配置、合理控制医疗卫生费用有以下几点启示。

(一) 住院需求较高且具有疾病别差异，需加强住院资源整合并进行分类管理

从服务功能维度来看，老年人住院费用约占四成，比 60 岁以下人群高 5.73 个百分点；而门(急)诊费用构成低 6.55 个百分点，老年人对于住院服务的需求相对较高，总体需要增加住院资源的配置，并且要加强住院资源的分类管理。

首先，增加短缺住院资源总量。国际经验发现，护理及康复对住院服务有很大的补充替代作用，更对老龄患者的精神心理护理有远期裨益。国际上卫生费用核算的功能维度区分了康复、护理，高绩效国家康复、护理资源和服务呈上升趋势。而我国康复、护理功能的资源，还没有对其进行单独核算。2015 年，上海市千人口床位数 5.08 张，千人口康复医疗床位仅 0.13 张，千人口护理功能床位 1.08 张(其中，千人口护理院床位为 0.43 张)。康复、护理机构与疾病急性期治疗机构(主要为大型三级医院)的转诊机制不够健全，向下转诊不顺畅。因此，不仅要加大老年人的住院资源配置，并且要加强床位资源的分类、分层管理，加大康复、护理床位设置，逐步建立符合疾病急性期、稳定期、恢复期发展特点的分层次、分阶段的医疗服务体系。

其次，住院资源的增量是有限的，应加强机构间合作，采取适当的机制，减少住院的发生。老年人患病以慢性病为主，针对顺位靠前、顺位上升的疾病实行早防早治，降低住院需求。而机构服务的延伸可以实现“住院服务”的延伸。澳大利亚等国家在社区建立了家庭医院(hospital in the home, HIH)和护理院内设医院(hospital in the nursing home, HINH)服务体系，在患者家中提供医疗和护理服务，从而避免患者入院[1]。上海市社区卫生服务中心设置了家庭病床，既延伸了机构的住院服务，又让老人在熟悉的环境中接受治疗，也给行动不便的老人带来诊疗的便捷，应加强家庭病床资源设置，建立高效的上门(急)诊疗及与上级机构的转诊机制。

再次，并非所有疾病类型均对住院服务需求高，疾病类型对医疗服务需求的影响差异较大。循环系统疾病、呼吸系统疾病和消化系统疾病的门(急)诊费用、住院费用构成顺位基本一致，这类疾病对门(急)诊、住院的需求较为均衡。而肿瘤治疗以住院居多，内分泌、营养和代谢疾病对门(急)诊需求更多。在进行资源规划时，应差别化设置不同类型专科资源总量，并且合

理配置门(急)诊、住院资源。

(二) 机构费用基层相对较高但总量偏低,需进一步盘活资源并提升服务能力

相对 60 岁以下人群,老年人的基层就诊费用构成比相对较高,而医院相对较低,这种机构分布特点可能与上海市的基层医疗服务模式转型、医保支付的经济杠杆有关。在基层医疗服务模式上,一是社区卫生服务机构和家庭医生被定位为健康管理的守门人,服务内容包括老年人保健,对 65 岁及以上老年人进行健康危险因素调查和一般体格检查,提供疾病预防、自我保健及伤害预防、自救等健康指导;二是开展家庭医生签约制度,重点针对 60 岁及以上老年人及慢病患者进行签约,同时家庭医生开设慢病 1 个月的长期处方,解决慢病患者就诊频次高、反复开药的问题;三是实施"延伸处方",即大医院的药方延伸应用至社区,在社区就能配到大医院的药品,免去患病老人为开药而来回奔波。在医保支付上,不同级别机构的门(急)诊、住院报销比例设置了梯度,如 60~69 岁城镇职工医疗保险(以下简称"城保")参保人员在社区、二级医院、三级医院门(急)诊的报销比例分别是 80%、75%、70%,60 岁以上城乡居民医保参保人员上述机构的住院报销比例分别是 90%、80%和 70%。

但与卫生绩效高的国家和地区的"金字塔型"资源配置结构不同的是,上海老年人的医院费用占比达 67.65%,基层医疗机构费用总量仍很低,且以门(急)诊为主。提升基层对患者的吸引力,核心是提升诊疗水平,调动医务人员的内在积极性。基层诊疗对象以老年人为主,医务人员应持续培养全科医生,强化慢病管理、以老年人为中心的整体服务视角,提升为老年人提供综合性服务的能力。在资源配置方面,理论上应进一步增加基层医疗机构人员及床位,但上海市社区卫生服务机构布点已经基本完成,受地理位置、人员培养速度的限制,短期内无法实现资源的大幅增长。鼓励部分一、二级医院转型为老年护理院,鼓励综合医院开展老年护理床位转换;同时,以医养结合建设为契机,通过在养老机构内设医疗机构、护理机构与养老机构并设、医疗机构与周边养老机构对接等形式,满足机构养老人员的医疗需求。

(三) 公共筹资比例较高但部分人群负担较重,需提高筹资公平性并靶向减负

上海市老年人公共筹资构成比较 60 岁以下人群高 10.74 个百分点,而 OOP 低 8.68 个百分点,这得益于制度设计上的倾斜,起付线相对较低、报销比例相对较高。政府方案保障对象方面,老年人比例较高,互助帮困对象主要是返沪知青、异地安置退休人员等,医疗救助对象老年人占比为 51.14%。医保支付报销比例方面,城保老年人的门(急)诊、住院报销比例高达 90%、92%,分别比 60 岁以下人群高 15~30 个百分点及 7 个百分点。城乡居民医保老年人住院报销比例最高为 90%,比 60 岁以下人群高 5~10 个百分点。各项政策的综合效果是,相比 60 岁以下人群,老年人的政府筹资方案高 0.79 个百分点、社会医疗保险高 9.95 个百分点。

从医保支付的报销比例来看,老年人的报销比例已经很高,但 OOP 比例平均为 35.43%,这可能有 3 个方面原因:其一,医保支付设置了支付的封顶线,城保基金最高支付限额 2016 年为 42 万元,封顶线以上的符合规定医疗费用再报销 80%。新农合的封顶线是 12 万元,超过封顶线

不能再报销;医疗保障制度存在人群间差异。其二,部分医疗服务内容没有纳入医保支付范围,老年人住院服务的OOP占比远高于门(急)诊,其中近四成是自费费用。其三,老年人医疗费用的自付比例较低但绝对值较高,因为老年人慢性病多、共患疾病多,医疗服务需求的刚性使得OOP负担仍然较重。治疗性卫生费用前三顺位疾病类别分别是循环系统、恶性肿瘤、呼吸系统疾病,其个人负担比例在24.85%~38.16%之间;这3类疾病也是老年人患病率最高的病种[2],影响的人群面广。但仅有部分疗法的恶性肿瘤纳入大病保险的补充报销的范畴。

提高筹资公平性仍然是完善医保制度的重要议题。2016年起,上海市整合居保和新农合为城乡居民基本医疗保险,缩小了这两类参保人员的保障水平差距,但与城保的筹资水平与保障待遇方面仍存在差距,需进一步统筹完善基本医保制度,提高各制度间老年人医疗卫生服务的公平性。

对于个人总体负担较重的疾病。短期内,建议按照病情重、病程长、费用高的原则,逐步扩大病种范围,减轻重大疾病的OOP,特别是针对患重大疾病的老年人,实施"再减负"的措施。从长远来看,设立医疗费用自负封顶线,有效防止OOP负担过重,防范因病致贫和灾难性卫生支出。设置医保支付封顶线而不是参保人员自负封顶线,这一机制保护的是医保收支平衡的风险,而不是患者疾病的风险。这一制度造成的后果是低收入人群、罹患重大疾病的人群仍然看不起病,其应当享受的公共卫生资源被其他人群所利用。建议借鉴德国、日本、韩国等国家的经验,根据经济发展水平,划定自负封顶线的水平及收入水平线(底线公平),经审查后由统筹基金全额支付封顶线以上的医疗费用。

对于老年人的自费项目,建议选择成本—效果好、与社会经济水平发展相适应的服务项目、药物纳入报销范围;同时,加强自费项目的管控,重点管理老年人口、重点疾病类型的自费费用,利用大数据对各医疗机构的总体自费比例、重点疾病的自费项目和比例进行监测、公示[3]。

(四) 基层机构与门(急)诊服务的个人负担比重低,需调整费用结构以合理控费

筹资与功能维度的矩阵分析显示,门(急)诊服务的OOP比重较低。老年人门(急)诊服务OOP比重为19.83%,同期住院服务达38.23%;老年人与60岁以下人群门(急)诊服务的OOP比重差异大。鼓励老年人接受适当时期和适当内容的服务,减少老年人的不合理住院服务,避免或延缓入院,对于减轻筹资压力、降低老年人直接疾病负担具有重要意义。降低住院服务、减少门(急)诊服务不能以牺牲患者真实需要为代价,而要基于真实医疗需要评估。目前上海市医疗体系仍为自由就诊模式,对于患者的医疗需要缺乏有效指导和引导。不少发达国家,如英国、美国等,实时、准确地对老年人健康服务需要进行评估。英国对健康、医疗数据整合和知识管理平台的搭建,开发了多种风险预警工具,并在英国国家医疗服务体系(national health service, NHS)组织中得到广泛应用,如卡姆登地区的eFrailty Index(eFI)、伦敦西北区的护理评估体系、剑桥的"临终关怀计划工具"、牛津郡的风险分层工具[4,5]。上海市大数据平台日趋完善,医疗卫生机构的信息化水平逐步提高,下一步应将这些"信息孤岛"联结起来,利用平台数据开展决策分析,实现高风险群体有效管理、分类服务。

筹资与机构维度的矩阵分析显示,基层医疗卫生机构的个人医疗负担较低。2014年,基层

的公共筹资方案比例比医院高 24.35 个百分点，OOP 比例为 15.87%，个人负担比医院低一倍多。基层医疗卫生机构的门(急)诊、住院次均费用分别约为医院的 40%和 60%。在原来政策的基础上，上海市实行“1+1+1”医疗机构组合签约试点，居民可分别选择 1 家社区卫生服务中心、1 家区级医疗机构和 1 家市级医疗机构进行签约。该政策目标是从老年人口起步，优先满足本市 60 岁及以上老年人、慢性病居民的签约需求；通过渐进式的改革方式，使大部分人群都能进入分级诊疗体系，把常见病、初级保健留在社区。2015 年年初试点到 8 月，在社区卫生服务中心就诊的比例为 64.45%，还需进一步提高签约率和就诊“忠诚度”。在外部政策环境方面，应进一步加大不同级别医疗机构的医保报销比例和价格水平差异，利用经济杠杆软性促进就诊下沉基层。

参考文献

[1] Julia Crilly, Wendy Chaboyer, Marianne Wallis. A structure and process evaluation of an Australian hospital admission avoidance programme for aged care facility residents. Journal of Advanced Nursing, 2012, 68(2): 322 - 334.
[2] 上海市卫生和计划生育委员会. 2013 上海市卫生服务调查报告. 2014.
[3] 金春林，李芬，王力男，等. 居民卫生筹资与医疗费用负担实证分析：以上海为例. 中国卫生政策研究，2013，6(5)：32 - 36.
[4] 谢春艳，金春林，王贤吉. 英国整合型保健发展经验及启示. 中国卫生资源，2015，18(1)：71 - 74.
[5] Pramod Prabhakaran. SHDRC report: UK integrated care perspective (draft). 2017.

上海市医用耗材使用现状与对策研究

吴文辉　何江江　杨　燕　唐　密　叶子平
汤庆伟　王淑庆　戴秋霞　魏　馨　朱　晶

【导读】　医用耗材的不合理使用是导致医疗费用控制难的一个重要原因。文章利用上海市医疗机构医用耗材采购数据库，分析上海市各级医疗机构医用耗材的使用现状，并对重点医用耗材进行遴选，形成重点医用耗材管理目录。同时，根据文献研究和关键人物访谈识别出医用耗材使用管理中存在的问题，为上海市医疗机构医用耗材的使用管理与费用控制提出政策建议。

随着医疗技术的不断进步及医院感染管理标准的日益严格，医用耗材的使用量呈逐年上升趋势，且医用耗材收入在医院收入中占比很大，其不合理的增长无疑会增加患者的经济负担，加重我国看病贵问题。因此，从费用控制和合理使用角度，加强医疗机构医用耗材的使用管理均具有重要的现实意义。长期以来，如何实现医用耗材的合理使用和临床监控一直是政府相关部门以及各级医疗机构普遍存在的管理难题。本文对上海市医疗机构医用耗材使用现状进行描述性分析，进而对重点医用耗材遴选形成重点医用耗材管理目录；结合文献研究和关键人物访谈，了解上海市医用耗材使用管理中存在的问题，为上海市医疗机构医用耗材的使用管理与费用控制提出政策建议。

一、医疗机构医用耗材使用现状分析

本文基于 2017 年度上海市医疗机构医用耗材采购数据库，重点分析医用耗材的分类、品种、单价、采购金额等数据。结果显示，2017 年上海市各级医疗机构医用耗材的采购总金额为 144.84 亿元，包含 4 302 个品名，涉及 559 家医疗机构。从医用耗材的系统分类目录（一级和二级）、企业类型和医疗机构级别等维度展开分析，其中系统分类参照上海市医疗保险事业管理中心结算系统的分类标准。

基金项目：上海市卫生和计划生育委员会卫生计生政策研究课题“上海市高值医用耗材使用现状、问题和对策研究”（课题编号：2018HP09）。

第一作者：吴文辉，男，上海市卫生健康委员会药政管理处处长。
通讯作者：何江江，男，上海市卫生和健康发展研究中心（上海市医学科学技术情报研究所）卫生政策研究部主任。
作者单位：上海市卫生健康委员会（吴文辉、戴秋霞、魏馨、朱晶），上海市卫生和健康发展研究中心（上海市医学科学技术情报研究所）（何江江、杨燕、唐密），沈阳药科大学（叶子平），上海市医药集中招标采购事务管理所（汤庆伟、王淑庆）。

（一）一级目录

从一级目录看，植入型器材占主导地位。医疗机构一级目录下不同分类医用耗材的使用情况有所差别，植入型器材采购金额高达 69.50 亿元，占比 47.98%，其次是手术器材(29.73%)，其他类医用耗材占比最少(22.29%)(表 1)。

表 1　2017 年上海市各级医疗机构医用耗材一级目录下的使用情况

一级目录	采购金额(万元)	金额占比(%)
植入型器材	695 000.92	47.98
手术器材	430 560.56	29.73
其　他	322 810.60	22.29
合　计	1 448 372.08	100.00

（二）二级目录

从二级目录来看，固定材料的采购金额明显高于其他医用耗材。医疗机构医用耗材二级目录下固定材料医用耗材的采购金额最高，其次是血管介入手术器材，其他分类目录下医用耗材的采购金额占比均在 10%以下(表 2)。

表 2　2017 年上海市各级医疗机构医用耗材二级目录下的使用情况

二级目录	采购金额(万元)	金额占比(%)
固定材料	303 266.29	20.94
血管介入手术器材	179 240.59	12.38
支架	116 391.94	8.04
人工器官	110 159.79	7.61
吻合器及配件	92 002.14	6.35
输液器材	76 834.28	5.30
可吸收性止血防粘连材料	72 175.81	4.98
组织缺损修补材料	53 542.82	3.70
非 59 血管介入手术器材	47 822.59	3.30
器官辅助装置	47 435.83	3.28
栓塞器材	33 780.02	2.33
引流器材	31 550.40	2.18
内镜手术器材	27 026.19	1.87
消融器材	26 553.92	1.83
穿刺造瘘器材	24 617.13	1.70
监测器材	20 846.66	1.44

续 表

二级目录	采购金额(万元)	金额占比(%)
血管内导管	17 898.45	1.24
敷料	15 898.05	1.10
活检器材	15 823.91	1.09
气管导管	15 319.88	1.06
外固定器材	10 524.58	0.73
血液、体液处理器材	10 485.84	0.72
体外循环器材	10 347.19	0.71
夹子	9 613.02	0.66
种植体及配件	8 075.13	0.56
伤口灭菌护理液	7 981.43	0.55
麻醉、呼吸机相关器材	7 293.46	0.50
眼科手术器材	7 086.29	0.49
肠内营养器材	5 081.50	0.35
分流器材	4 644.39	0.32
一般手术器材	3 581.16	0.25
植入式注药器及配件	3 475.01	0.24
压迫止血器材	3 466.56	0.24
生物胶	2 937.95	0.20
麻醉器材	2 685.71	0.19
心脏固定器	2 336.93	0.16
注射器材	2 289.53	0.16
消化道诊断胶囊	2 057.58	0.14
遮覆剂	2 046.84	0.14
造口袋及配件	1 940.28	0.13
血管滤器	1 787.96	0.12
气管插管辅助器材	1 567.91	0.11
脑压监测器材	1 527.53	0.11
采血器材	1 499.04	0.10
妇产科手术器材	1 435.26	0.10
雾化吸入器材	1 430.79	0.10
口腔科器材	1 074.85	0.07
脑电监测器材	923.83	0.06

续 表

二级目录	采购金额(万元)	金额占比(%)
节育器	280.27	0.02
术后引流器材	227.78	0.02
心脏外科手术器材	209.84	0.01
手术导航仪相关器材	125.24	0.01
颅内电极	68.65	0.00
鼾症矫治器	33.92	0.00
打孔器	13.67	0.00
标记材料	10.76	0.00
眼内植入材料	7.82	0.00
软组织扩张器	6.07	0.00
节育环	3.79	0.00
合 计	1 448 372.05	100.00

(三) 企业类型

从企业类型看,外商独资企业占据领导地位。医疗机构在不同企业类型中医用耗材的采购情况中,外商独资企业的医用耗材采购金额最高,共 102.83 亿元,占比高达 71.00%;国产企业医用耗材采购金额仅为 24.68 亿元,占比 17.04%;中外合资、台港澳与境内合资、台港澳独资企业采购金额分别为 8.21 亿元、6.71 亿元和 1.04 亿元,占比均不足 6%(图 1)。

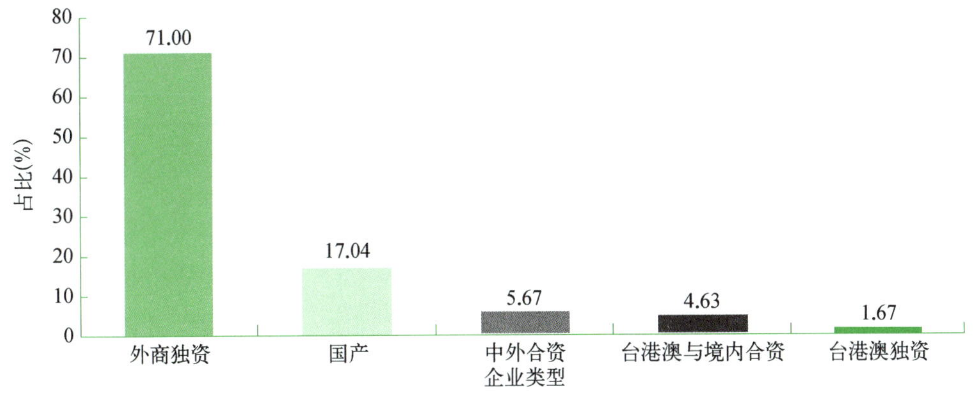

图 1 2017 年上海市各级医疗机构不同企业类型医用耗材的采购金额占比情况

(四) 医疗机构分布

从医疗机构级别看,医用耗材的采购主要集中在三级医院。对不同级别医疗机构医用耗材的采购金额情况进行分析可知,医用耗材的采购金额主要集中在二级、三级医疗机构,两者占比之和高达 97.41%(表 3)。

表 3　2017 年上海市不同级别医疗机构医用耗材采购金额情况

医疗机构级别	采购金额(万元)	金额占比(%)
三级	1 160 061.86	80.09
二级	250 812.35	17.32
一级	11 157.23	0.77
未定级	26 340.63	1.82
合　计	1 448 372.07	100.00

二、医疗机构重点医用耗材遴选

为保证医用耗材目录遴选的合理性与实际可操作性，经过专家咨询，本文主要选取 3 个重点医用耗材遴选指标，包括采购金额、采购价格和使用范围，最终选择采购金额高、采购价格高、使用范围广的医用耗材纳入重点自费医用耗材目录。采购金额作为衡量医用耗材使用量的指标，间接体现了该医用耗材使用数量的多少；医用耗材价格作为衡量医用耗材贵贱的指标，体现了患者的主观感受；使用范围作为衡量医用耗材使用广度的指标，体现了该医用耗材的临床重要性。

在采购金额指标方面，将采购总金额 90%范围内的医用耗材纳入遴选目录，共纳入 1 086 种医用耗材；在采购价格指标方面，将采购价格由低向高排列，选取 75%～100%段纳入遴选目录，纳入医用耗材 1 098 种；在使用范围方面，以在三级医院和二级医院(采购金额占比之和高达 97.41%)中的覆盖情况进行计算，选取覆盖医疗机构数量占比 10%以上的医用耗材纳入遴选目录，共纳入医用耗材 632 种。将 3 个指标纳入的医用耗材子目录进行归并，选择同时在 3 个子目录中出现的医用耗材，即采购金额高、采购价格高和使用程度高的医用耗材作为重点医用耗材管理目录，共 78 种医用耗材(表 4)。

表 4　重点医用耗材管理目录

一级目录	二级目录	品名
植入型器材	组织缺损修补材料	硬膜修补材料
		生物膜
		神经补片
		聚醚醚酮颅骨修补系统
		房间隔缺损封堵器
		补片
	支架	预装血管支架系统
		药物支架系统
		药物洗脱冠脉支架系统
		药物涂层支架系统(西罗莫司)
		血管重建装置和传送系统
		血管支架
		生物降解药物涂层冠脉支架系统

续表

一级目录	二级目录	品名
植入型器材	支架	神经血管重塑装置
		颈动脉支架(单轨型)
		冠脉西罗莫司洗脱钴基合金支架系统
		冠脉西罗莫司靶向洗脱支架系统
		带有推送系统的支架(TIPS 支架和静脉支架)
	血管滤器	腔静脉滤器
	栓塞器材	栓塞系统
		可解脱弹簧圈
		可解脱带纤维毛弹簧圈栓塞系统
		弹簧圈系统
		弹簧圈
	人工器官	膝关节假体
		生物型髋臼杯系统
		人造血管
		人工髋关节
		全膝系统
		全膝关节假体系统
		髋臼杯系统
		髋关节陶瓷球头
		髋关节假体组件-髋臼外杯及孔塞
		髋关节假体-陶瓷股骨头和衬垫
		髋关节假体-髋臼系统
		髋关节假体(非骨水泥型)-股骨柄
		髋关节假体
		股骨头
		股骨柄(内/外侧锥形股骨柄)
		股骨柄
		非骨水泥股骨柄
		单髁膝关节系统
		半髋关节假体组件
	器官辅助装置	植入式心脏起搏器
		植入式心律转复除颤器
	脑压监测器材	颅内压传感器
		颅内压测试仪(基本探头)
	固定材料	椎间融合器
		锁定型金属接骨板系统
		锁定型交锁髓内钉系统
		锁定金属接骨板
		锁定接骨板

续 表

一级目录	二级目录	品名
植入型器材	固定材料	髓内钉系统
		双固定螺钉
		上肢微型接骨板系统
		颅颌面接骨板
		颅颌面固定系统
		髋部联合加压交锁髓内钉系统
		金属锁定接骨板钉系统
		加压或保护型接骨板
	分流器材	脑脊液分流器及其组件
		脑脊液分流管及附件
手术器材	血管介入手术器材	紫杉醇释放冠脉球囊导管
		诊断/消融可调弯头端导管
		药物洗脱外周球囊扩张导管
		血栓保护系统
		星形磁电双定位标测导管
		射频消融导管
		磨头导管和推进器
		抗栓塞远端保护装置
		环形标测导管
		冠脉超声成像导管
		球囊导管
	消融器材	双极射频手术刀头
		射频消融导管
	非血管介入手术器材	椎体扩张球囊导管
		椎体成形成套手术器械
其他	血管内导管	主动脉内球囊反搏导管及附件

三、医疗机构医用耗材使用中的管理问题

(一) 尚无国家统一的医用耗材分类

国家层面医用耗材目录众多,多个部门的耗材目录各自为政,包括中国医学装备协会、国家卫生计生委卫生发展研究中心及中国工业和信息化部都建立了各自的医用耗材目录。上海市医疗保险结算系统也已经建立了医用耗材四级目录,但存在一码对应多种规格耗材的情况,且无法区分高值耗材和普通耗材。由于医用耗材编码尚未统一,国家编码和地方编码的对接存在较大困难。

(二) 医用耗材临床过度使用现象存在

多数研究发现医用耗材临床应用知识培训欠缺、超适应证使用、过度使用等不合理使用现象

频现[1,2]，同时有研究发现在治疗过程中常规治疗方式有较好的效果，可以大大节约费用，但临床通常偏好使用昂贵的高值耗材，甚至超范围使用[3]。此外，通过对 2017 年上海市医疗耗材的使用情况发现，整体医用耗材中进口耗材的采购金额占比高达 71%。进口耗材临床使用占比过高，给患者带来沉重的医疗费用负担。

（三）医用耗材临床使用监管困难

医生的专业水平和使用习惯对医用耗材的使用具有决定性作用，大医院科室主任或分管副院长对不同医用耗材的使用具有一票决定权。而目前临床医用耗材使用的合理性难以界定，且不同科室的各自特点在不同级别的医院之间也存在明显的差异，医用耗材的临床使用的统一监管难度较大。

四、政策建议

为促进医用耗材的临床合理使用，规范医用耗材的管理，控制医疗费用的不合理增长，针对上述问题，本文提出以下针对性建议。

（一）政策层面，完善医用耗材管理制度

一是统一医用耗材的编码规则。科学分类、统一编码是医用耗材乃至高值耗材临床使用管理的基础。建议从政策层面出台统一科学合理的医用耗材的编码规则，并继续探索医用耗材注册、采购、使用等环节规范编码的有效衔接，为医用耗材的临床使用管理打下坚实的基础。二是参照药品合理使用管理制度，规范医疗机构的医用耗材管理。借鉴目前较为成熟的药品合理使用管理经验，从医用耗材使用前、使用中和使用后三个阶段，加强医用耗材的质量管理和医生使用行为的管理，建立以循证医学和卫生技术评估技术为依托，以临床路径为基础的医用耗材临床使用规范。

（二）使用层面，促进医用耗材合理使用

一是形成医用耗材分类管理目录。部分治疗效果确切、无可替代、临床必须但价格昂贵的医用耗材，积极引进价格谈判和联合采购；部分临床效果差、有替代者、临床不必需的医用耗材，慢慢较少使用并使其逐步退出市场。二是推进国产医用耗材的使用。2018 年《国务院办公厅关于印发深化医药卫生体制改革 2018 年下半年重点工作任务的通知》（国办发〔2018〕83 号）中明确提到要推进医疗器械的国产化，促进创新产品应用推广[4]。在国家相关政策的扶持下，国产医用耗材需加大创新力度，使其能够代替进口耗材的临床使用。

（三）监管层面，注重医用耗材使用过程监管

一是重视以信息化为支撑的过程监管。强化信息化手段的运用，考虑不同医院的自身特点，利用现有大数据，建立具有病种特色的临床医用耗材使用全过程的管理策略，同时按照要求执行处方点评、超常预警、动态监测等制度，对于异常情况设置相应的处罚措施。二是关注重点医用

耗材监控。针对临床采购金额大、价格高及使用范围广泛的医用耗材定期监测其使用变化，加强采购使用预警管理，并对重点医用耗材目录进行动态调整。

参考文献

［1］刘平安. 医院控费应盯住高值耗材. 健康报，2011-10-25(2).

［2］陈伟伟. 南京市区属医院高值医用耗材使用管理现状调查与建议. 医疗卫生装备，2017(10)：139-141.

［3］张志辉，陈国喜，邱玉清. 全胸腔镜肺叶切除术中利用常规器械技术替代一次性高值材料的实践与体会. 广东医科大学学报，2012，30(2)：148-150.

［4］国务院办公厅. 国务院办公厅关于印发深化医药卫生体制改革2018年下半年重点工作任务的通知(国办发〔2018〕83号). http://www.gov.cn/zhengce/content/2018-08/28/content_5317165.htm[2018-10-31].

超大城市卫生体系绩效评价框架研究

张晓溪　宗　莲　王海银　金春林

【导读】 文章通过检索相关统计年鉴和国内外相关文件文献，归纳总结国际卫生体系绩效评价理论框架，在专家咨询的基础上，设计构建适用于我国超大城市的卫生体系绩效评价的四级指标体系。指标体系共设一级指标3个，包括“投入”“过程”“结果”；二级指标8个，包括卫生筹资(投入)、卫生人力(投入)、机构配置(投入)、医疗服务体系(过程)、公共卫生服务体系(过程)、医疗保障体系(过程)、人群健康状况(结果)、筹资风险保护(结果)；三级指标16个。超大城市卫生绩效比较研究是一项具有创新性和挑战性的工作。文章为系统开发超大城市卫生体系绩效评价分析框架和指标体系，为超大城市间医疗卫生服务发展的优劣势比较提供参考，为合理配置卫生资源、推进卫生体系建设提供依据。

卫生体系绩效评价是为了真实、全面地反映卫生体系运行情况，诊断定位地区卫生发展可能存在的问题，从而促进卫生体系更好地发挥其功能，提高卫生资源利用的效率，实现维护人群健康的目标[1]。在理想情况下，卫生体系绩效评价不仅能够描述卫生体系基本组成情况和不同模块之间的复杂关系及其运行机制，而且能够确定卫生体系每个组成部分所发挥的作用，分析政策干预措施对整个卫生体系绩效的影响[2]。有效的卫生体系绩效评价需要对复杂信息进行提炼抽象，对卫生体系的关键问题进行描述并分析相关不确定性[3]，并在综合考虑卫生体系内外部因素影响的基础上，对所反映出的问题进行归因分析。

与一般城市相比，超大城市具有人口数量多、资源分布密集的特点，并且要承担相对较大的区域治理的责任。在医疗卫生方面，超大城市是全国卫生资源的聚集地，也是国家医疗水平的高地，卫生需求也相对较高。同时，超大城市的卫生体系较为完善，评价指标选取应较一般城市评价指标体系的指标选取更全面，与国际指标体系应有更好的衔接度。

本文基于“结构—过程—结果”模型，构建了一套适用于以超大城市为代表的较高卫生发展水平的城市卫生体系绩效评价的框架，以期为超大城市卫生体系绩效对比提供依据。

第一作者：张晓溪，女，研究实习员。
通讯作者：金春林，男，研究员，上海市卫生和健康发展研究中心(上海市医学科学技术情报研究所)主任。
作者单位：上海市卫生和健康发展研究中心(上海市医学科学技术情报研究所)(张晓溪、王海银、金春林)，上海市宝山区疾病预防控制中心(宗莲)。
本文已发表于《中国卫生资源》2018年第2期。

一、卫生体系绩效评价研究进展

卫生绩效评价衡量现有资源基础上卫生体系目标的实现情况。卫生体系的绩效是相对的，其结果的差异与多种政策环境因素相关[4]。一个富裕地区的健康水平高于另一贫困地区，但相对于国家拥有的卫生体系资源，富裕地区的卫生体系绩效则不一定更高。不同地区社会发展的背景存在差异，人群健康预期及卫生体系目标也相应不同。高社会发展水平地区的卫生体系绩效评价侧重服务质量、公平可及和费用控制等，而中低发展水平地区则更加关注人群健康水平，包括死亡率和患病率等健康状况指标[5]。关于卫生体系结构的描述方式众多，包括功能、模块、控制把手、层级等，不同的描述方式之间存在着交叉与不同，但是基本的要素均包括管理、筹资、服务、资源和健康影响因素等[6]。

（一）国际卫生体系绩效评价框架体系

国际卫生体系绩效评价的框架主要包括世界卫生组织（World Health Organization, WHO）卫生体系绩效评价框架（framework for health systems performance assessment）、世界银行控制旋钮框架（World Bank control knob framework）、经济合作与发展组织（Organization for Economic Cooperation and Development, OECD）卫生体系和卫生保健质量评价框架（health care quality framework）、国际卫生伙伴关系和相关举措组织（International Health Partnership and related initiatives, IHP＋）框架、欧洲共同体健康指标方案（European core health indicators, ECHI）等。

WHO 于 2000 年从卫生行动和健康改善的角度提出了广义卫生体系的定义，认为卫生体系包括了所有改善人民健康状况的所有组织、机构和资源[7]。2007 年，WHO 提出卫生体系六模块框架，包括卫生管理、卫生筹资、人力资源、基本药物、信息系统和服务提供[8]（图 1）。2004 年世界银行（World Bank, WB）则从卫生关系角度定义了卫生体系概念，认为卫生体系各组成部分及

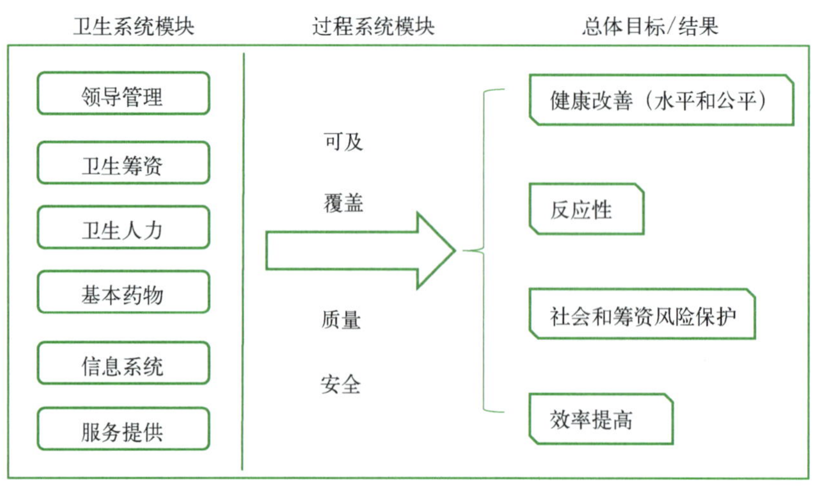

图 1 WHO 卫生体系绩效评价框架

其之间相互作用与卫生体系目标之间形成一系列关系[9]（图 2）。2006 年 OECD 从健康模型角度将卫生系统划分为健康、非医学健康影响因素、卫生保健系统绩效和卫生系统设计和特点四个层次（图 3）。

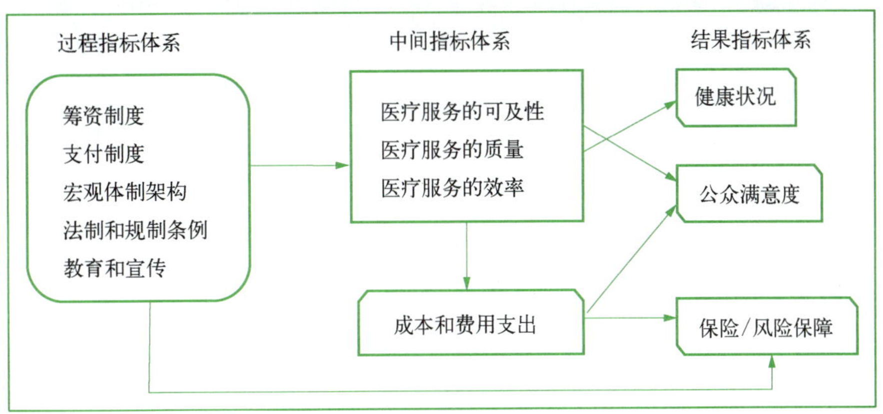

图 2　WB 卫生体系绩效评价框架

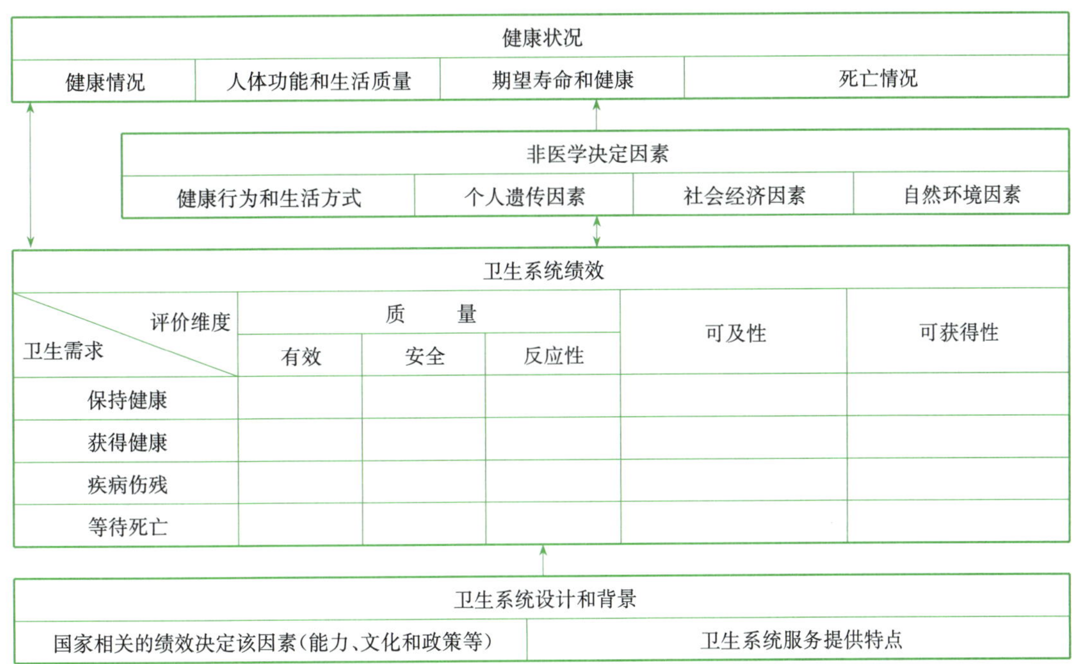

图 3　OECD 卫生体系绩效评价框架

卫生体系目标分为中间目标和最终目标。中间目标服务于最终目标，起到了连接卫生体系投入和结果的桥梁作用，意在通过对最终目标的评估反映卫生体系复杂的过程[10]。尽管各个评估框架对各维度的指标采纳有所不同，但对于卫生体系目标的内涵认识基本一致[1]。WHO 提出将健康促进、反应性和筹资风险保护作为卫生体系的最终目标，中间目标可包括质量、覆盖、可及和安全等维度。WB 将健康状况、公众满意度、风险保护作为卫生体系的最终目标，在最终目标环节更加突出患者满意度，将质量、可及、效率作为中间目标[11]。OECD 评价框架将健康状况、效率、公平作为最终目标，中间目标更突出成本和支出[12]（表 1）。

表 1　国际卫生体系绩效评价框架体系

框架	中间目标	最终目标	指标
WHO	质量、安全、可及、覆盖	健康改善、反应性、社会和筹资风险保护、效率提高	模块结构：① 服务提供；② 卫生人力；③ 基本药物；④ 卫生筹资；⑤ 信息系统；⑥ 领导管理
WB	可及性、质量、效率	健康状况、公众满意度、保险/风险保障	控制把手：① 筹资制度；② 支付制度；③ 宏观体制框架；④ 法制和桂枝条例；⑤ 教育和宣传
OECD	质量、效果、安全、以患者为中心、成本和费用、可及	健康状况、效率、公平	层级结构：① 健康状况；② 非医学决定因素；③ 卫生体系绩效；④ 卫生体系设计和背景

（二）国家卫生体系绩效评价框架体系

许多国家基于自身国情建立了适用于本国的卫生体系绩效评价指标体系，用于卫生体系绩效或改革效果的监测和评价。本文选取了不同体系下的典型发达国家，包括英国、美国、澳大利亚和荷兰，综合考虑国家、社会和个人层面在管理、筹资和服务等方面的不同表现及其绩效评价的发展情况，从绩效评价监管主体、绩效评价概念模型、绩效评价激励机制、绩效评价框架特点等方面进行比较分析[13]（表 2）。

表 2　不同国家卫生体系绩效评价框架比较

维度	英国	美国	澳大利亚	荷兰
监管主体	保健质量委员会、福斯特医生情报网、国家统计办公室[14]	卫生保健研究与质量局、医学研究所、卫生与人类服务部部门间工作组[15]	卫生和社会福利研究所、卫生保健安全和质量委员会、国家卫生绩效管理局、医院定价管理局[16]	卫生福利与体育部、国家公共卫生和环境研究所、利益相关者[17]
概念模型	平衡计分卡	健康促进系统模型、IOM 卫生质量框架	Lalonde 健康影响因素模型	平衡计分卡、Lalonde 健康影响因素模型
激励机制	① 评价结果用于机构排名 ② 监督检查评价结果以下的机构 ③ 奖励绩效基金 ④ 公布评价结果[18]	① 公开报告 ② 经济责任[19]	① 发布绩效和保健协议信息 ② 国家内部和国际比较 ③ 专业机构评审 ④ 卫生质量行动 ⑤ 流行病学分析 ⑥ 建设经济奖励[20]	① 评价结果用于决策资源配置规划 ② 问责出现问题的地区或机构
框架特点	① 追求公平可及 ② 关注服务质量 ③ 提高服务效率	① 政府指导 ② 社区参与 ③ 适时调整[21]	① 全面清晰 ② 强调公平 ③ 关注服务 ④ 指导框架 ⑤ 标杆分析	① 视角全面 ② 突出服务 ③ 支持决策 ④ 问责

1948 年英国建立国家卫生服务体系（national health system，NHS），2001 年建立星级评审制度，英国卫生体系的最终目标是健康促进，中间目标包括卫生服务的可及、公平、效率和质量[22]。美国的医疗体系较其他国家和地区更为多元化和分散化，注重追求医疗质量，主要是从有效性、安全性、患者中心性和服务及时性这几个维度来进行绩效评价[23]。1999 年澳大利亚成立国家卫生绩效委员会（The National Health Performance Committee，NHPC），开发并实施了国

家卫生系统绩效评价框架(national health performance framwork, NHPF),其中包涵了有效性、适当性、效率、响应性、可及性、安全性、连续性、能力、可持续性 9 个维度的评价内容[24]。荷兰的卫生体系在政府调控和自由竞争两重机制的影响下,形成供方、需方、支付方三足鼎立的立体锥形结构,将可及、质量和费用控制作为卫生体系的主要目标[25,26](表 3)。

表 3 不同国家卫生体系绩效评价指标比较

维度	英国	美国	澳大利亚	荷兰
可及性	√	√	√	√
及时性	√	√		
公平性	√	√	√	√
提供服务的能力			√	√
效率/有效性	√	√	√	√
患者为中心/反应性/可接受性	√	√	√	√
适用性	√	√	√	√
安全性		√	√	√
可持续性			√	

二、超大城市卫生体系绩效评价框架体系构建

(一) 理论依据

卫生体系的最终目标是满足人民群众的健康需求,卫生系统绩效评价应基于卫生服务的需求。在相近似的卫生需求下比较评价卫生体系的绩效才更具有现实意义。超大城市医疗卫生体系发展相对成熟,卫生需求不足的限制较小,卫生体系的产出更多地与卫生体系的投入和过程相关。本文以“结构—过程—结果”模型作为理论框架,用结果导向论的逆向思维,打开卫生系统投入与产出之间的黑匣子。

“结构—过程—结果”模型由美国医疗质量管理之父多那比第安(Avedis Donabedian)提出,以“结构—过程—结果”的三维内涵建立医疗质量评估范式[27]。该模型中,“结构”是指医疗机构中各类资源的静态配置关系与效率;“过程”是指医疗机构动态运行的质量与效率;“结果”是指医疗机构结构与运行最终质量的测度。从“结构—过程—结果”模型角度来看,卫生体系绩效评价框架模型应该包括卫生体系投入、卫生体系过程/机制和卫生体系产出 3 个方面[28,29]。

卫生体系投入主要指卫生体系结构特征,作为卫生体系的重要组成部分,为卫生服务的开展提供保障和基础,包括卫生政策与法规、卫生管理、信息系统和卫生资源(包括人力、财力和物力)等[28]。其中,卫生人力、财力和物力这 3 个方面通常是卫生体系投入比较的重要基础,而卫生政策与法规、卫生管理、信息系统评价等方面受不同地区的体制机制影响较大,相关指标的可量化性和可比性较弱。

卫生体系产出维度通常包括人群状况、卫生体系反应性/满意度和财务风险保护 3 个方面[29]。WHO 和 WB 的评价框架和其他典型国家的评价框架在卫生体系产出维度具有高度的相

似性，因此卫生体系产出维度通常是不同地区之间进行标杆比较的重要基础[6]。卫生体系产出维度下的指标包括复杂指标和简单指标两类。这两类指标具有各自的优劣势，在使用时需要相辅相成。复杂指标具有融合性，能够承载和反映多方面的信息，然而在变化时难以进行简单的归因。简单指标易于归因，但是其信息量相对较少，不适于综合评价。因此，可以通过复杂指标进行综合评价，然后结合简单指标进行诊断和归因[6]。

卫生服务过程维度主要包括卫生服务的有效性、可及性、安全性、适宜性、连续性和可接受性等[30]。卫生体系的过程指标不仅受到国家体制和卫生政策的影响，而且受到其信息收集来源和渠道的限制。尽管国际各个框架对卫生体系过程维度的涵盖范畴相似，但各自评价思路和指标内涵却不尽相同。

（二）构建过程

在框架体系、理论依据和构建原则确定的基础上，收集整理中国统计年报、中国卫生统计年报、中国卫生财务年报、卫生事业统计年报等政府公开资料，筛查选出具有代表性和反应性的指标，形成初步指标集，通过专家咨询和专家访谈进行相应的指标增添和删减，结合《“健康中国2030”规划纲要》增加兼具可操作性和时效性的指标，最终确定了指标体系。此外，在指标集确定的基础上，与需要进行的政策分析相结合，对部分指标进行细化和分类。如有些指标按针对人口为户籍人口或常住人口进行细化，对有些指标按涉及医疗机构的级别和性质进行分类等。

（三）指标体系

本文在“投入—过程—结果”链框架的基础上，结合分析框架，构建了适用于我国超大城市卫生体系绩效评价的指标体系(表 4)，该框架设置四级指标体系(表 5)。依据“投入—过程—结果”链理论建立一级指标；依据 WHO 卫生体系 6 模块框架及《全国医疗卫生服务体系规划纲要(2015—2020 年)》建立投入、过程指标下的二级指标，依据 WHO 卫生体系目标建立结果指标下的二级指标；依据文献检索汇编与专家咨询建立三、四级指标。此框架共设一级指标 3 个，二级指标 8 个，三级指标 16 个。

表 4　超大城市卫生体系绩效评价框架指标体系

一级指标	二级指标	三级指标
投入	卫生筹资	卫生筹资水平
		卫生筹资结构
	卫生人力	卫生人力数量
		卫生人力质量
		卫生人力薪酬
	机构配置	卫生机构
		卫生配置
过程	医疗服务体系	服务提供
		服务效率
		服务费用

续 表

一级指标	二级指标	三级指标
过程	公共卫生服务体系	疾病防控 妇幼保健 健康教育
	医疗保障体系	—
结果	人群健康状况	死亡指标 患病指标 综合指标
	筹资风险保护	—

表 5 超大城市卫生体系绩效评价框架四级指标列表

二级指标	三级指标	四级指标	来源及解释
卫生筹资	卫生筹资水平	卫生总费用总额(亿元) 卫生总费用年均增长率(%) 卫生总费用占国内生产总值的比例(%) 政府卫生支出占财政支出的比例(%) 人均卫生总费用(元)	统计年鉴,来源于《中国统计年鉴》及各地方统计年鉴
	卫生筹资结构	外来就医费用占卫生总费用的比例(%) 社会卫生支出占卫生总费用比例(%) 政府卫生支出占卫生总费用比例(%) 公共卫生支出占政府卫生支出的比例(%) 商业保险支出占社会卫生支出比例(%)	文献报告,来源于卫生总费用核算报告
卫生人力	卫生人力数量	每千人口卫生技术人员数量(人) 每千人口执业医师数量(人) 每千人口护士数量(人) 每千人口公共卫生机构卫生人员数量(人) 每万人口全科医师数量(人)	统计年鉴+手动计算,分母为常住人口数量
	卫生人力质量	卫生技术人员高级职称比例(%) 公共卫生机构人员高级职称比例(%) 注册护士大专及以上学历比例(%) 公共卫生机构技术人员本科及以上学历比例(%) 卫生监督机构人员中本科及以上学历比例(%)	统计年鉴+网页搜寻,高级职称指有高级职称任职资格的员工
	卫生人力薪酬	医院在职职工人均工资性收入(元) 基层医疗卫生机构在职职工人均工资性收入(元) 卫生计生机构在职职工人均工资性收入(行政、疾病预防控制、卫生监督、妇幼保健等)(元)	统计年鉴,来源于全国卫生财务年报
机构设置	卫生机构	医院数量 基层医疗机构数量 公共卫生机构量 社区卫生服务中心(站)床位数(万张) 每千人口社区卫生服务中心(站)床位数(张) 医疗卫生机构床位数(总数)(万张) 每千人口医疗卫生机构床位数(张) 每千人口综合床位数(张) 每千人口中医床位数(张) 每千人口中西医结合床位数(张) 康复床位总数(张) 精神卫生床位总数(张)	统计年鉴,来源于《中国卫生和计划生育统计年鉴》及地方统计年鉴 统计年鉴+手动计算,来源于《中国卫生和计划生育统计年鉴》及各地方统计年鉴,分母为常住人口数量

续 表

二级指标	三级指标	四级指标	来源及解释
机构设置	卫生配置	百万元以上大型医用设备总数 每千人口百万元以上大型医用设备数量 医院甲类大型设备数量(总数) 医院乙类大型设备(总数) 每百万人口计算机断层扫描(CT)数量 每百万人口磁共振成像(MRI)数量 每百万人口正电子发射计算机断层扫描(PET-CT)数量 国家级重点学科数量	统计年鉴+手动计算，来源于全国卫生财务年报，分母为常住人口数
医疗服务体系	服务效率	医疗机构诊疗总人次数(万人次) 医院诊疗总人次数(万人次) 三级医院诊疗总人次数(万人次) 二级医院诊疗总人次数(万人次) 一级医院诊疗总人次数(万人次) 社区卫生服务中心(站)诊疗总人次数(万人次) 出院人次数(万人次) 医院出院人次数(万人次) 三级医院出院人次数(万人次) 二级医院出院人次数(万人次) 一级医院出院人次数(万人次) 社区卫生服务中心(站)出院人次数(万人次)	统计年鉴+文献报告，来源于中国卫生财务年报及各地区卫生计生事业发展统计公报
		院前急救车次(万次) 住院患者手术人次数(万人次) 医师日均担负诊疗人次数(人次) 医师日均担负住院床日(天) 病床周转次数(次) 病床使用率(%) 公立医院病床使用率(%) 民营医院病床使用率(%) 出院者平均住院日(天) 公立医院出院者平均住院日(天) 民营医院出院者平均住院日(天)	统计年鉴，来源于《中国卫生和计划生育统计年鉴》 仅计算综合医院的医师日均担负诊疗人次和医师日均担负住院床日
	服务费用	财政补助占医院收入比例(%) 医疗机构费用占卫生总费用的比例(%) 基层医疗卫生机构费用占卫生总费用的比例(%) 门(急)诊患者次均医药费(元) 医院(不含区级医院)门(急)诊患者次均医药费(元) 城市医院门(急)诊患者次均医药费(元) 县级医院门(急)诊患者次均医药费(元) 基层医疗卫生机构门(急)诊患者次均医药费(元) 出院者人均医药费(元) 医院(不含区级医院)出院者人均医药费(元) 城市医院出院者人均医药费(元) 县级医院出院者人均医药费(元) 基层医疗卫生机构出院者人均医药费(元) 每床日平均费用(元)	统计年鉴+手动计算，来源于中国卫生财务年报 采用机构法计算医疗机构占卫生总费用的比例和基层医疗卫生机构费用占卫生总费用的比例

续表

二级指标	三级指标	四级指标	来源及解释
医疗服务体系	药品费用	药品收入占业务收入比例(%) 医院药品收入占业务收入比例(%) 基层医疗机构药品收入占业务收入比例(%) 药品收入占业务收入比例(%) 每门(急)诊人次平均药品费用(元) 每床日平均药品费用(元) 出院者平均药品费用(元) 药品加成率(%) 医院百元收入耗材率(%)	统计年鉴,来源于中国卫生财务年报
公共卫生服务体系	疾病防控	法定传染病报告率(%) 乳腺癌现患病例中生存期满5年的比例(%) 结核病的系统管理率(%) 高血压患者管理率(%) 糖尿病患者管理率(%) 脑卒中患者规范管理率(%) 重性精神疾病患者有效管理治疗率(%)	文献报告+数据导出,来源于中国疾病预防控制中心及各地区疾病预防控制中心事业报告及系统数据导出
	妇幼保健	孕产妇系统管理率(%) 产后访视率(%) 0~3岁(或7岁及以下)儿童系统管理率(%) 新生儿访视率(%)	统计年鉴,来源于《中国卫生和计划生育统计年鉴》及各地方统计年鉴
	健康教育	社区居民健康知识知晓率(%) 居民健康素养水平(《中国公民健康素养——基本知识与技能(2015年版)》)	文献报告
医疗保障体系		城保覆盖人数(万人) 居保覆盖人数(万人) 参加新农合人数(万人) 城保年筹资总额(亿元) 居保年筹资总额(亿元) 新农合年筹资总额(亿元) 城保政策范围内年实际补偿比例(%) 居保政策范围内年实际补偿比例(%) 新农合政策范围内年实际补偿比例(%) 城保年支出总额(亿元) 居保年支出总额(亿元) 新农合年支出总额(亿元) 城保当年结余总额(亿元) 居保当年结余总额(亿元) 新农合当年结余总额(亿元) 城保年人均筹资金额(元) 居保年人均筹资金额(元) 新农合年人均筹资金额(元) 城保住院医疗费用中基金次均支付金额(元) 居保住院医疗费用中基金次均支付金额(元) 新农合住院医疗费用中基金次均支付金额(元)	文献报告,来源于各地区社会保险事业发展情况报告

续 表

二级指标	三级指标	四级指标	来源及解释
人群健康状况	死亡指标	新生儿死亡率(‰) 婴儿死亡率(‰) 孕产妇死亡率(/10 万) 5 岁以下儿童死亡率(‰) 年龄标准化总死亡率(‰) 法定传染病死亡率(/10 万) 结核死亡率(/10 万) 乙型肝炎死亡率(/10 万) 艾滋病死亡率(/10 万) 心血管疾病死亡率(‰) 脑血管疾病死亡率(‰) 呼吸系统疾病死亡率(%) 恶性肿瘤死亡专病率(/万) 肺癌死亡率(%) 乳腺癌死亡率(%)	统计年鉴,来源于《中国卫生和计划生育统计年鉴》及各地方统计年鉴
	患病指标	法定传染病发病率(/10 万) 艾滋病发病率(/10 万) 乙肝发病率(/10 万) 结核病发病率(/10 万) 糖尿病患病率(%) 高血压患病率(%)	
	综合指标	平均期望寿命(岁) 男性平均期望寿命(岁) 女性平均期望寿命(岁)	
		城乡居民达到《国民体质测定标准》合格以上的人数比例(%) 青少年分年龄段平均身高 青少年分年龄段平均体质量 青少年分年龄段平均体质量指数(BMI)	文献报告,来源于国民体质监测公报和数据库中文献
筹资风险保护		OOP 占卫生总费用比例(%) 医疗救助支出占政府卫生支出的比例(%)	文献报告,来源于卫生总费用核算报告
		城保统筹基金封顶线(万元) 居保统筹基金封顶线(万元) 新农合统筹基金封顶线(万元)	文献报告+网页搜索

在投入指标中,我们借鉴了 WHO 系统模块框架,设置了“卫生筹资”“卫生人力”“机构配置”,但在卫生人力方面,除了计算了每千人口卫生人力数量,还考虑了卫生人力质量的比较,以发现在人才梯队方面的差别。在卫生配置部分,重点加入了大型设备的数量比较,以突显高科技医疗的发展;并囊括了超大城市卫生科技的发展,主要包括院士数量和国家级重点学科数量。在过程指标中,我们根据“新医改”的四梁八柱思路,同时借鉴了 WB 绩效评价框架的中间指标,将过程指标分为医疗服务体系、公共卫生体系、药品保障体系和医疗保障体系,并且在医疗服务部分分析了医疗服务的质量、效率和费用。在医疗服务方面,为了全面展现超大城市医疗体系的配置和结构,将部分指标按医疗机构级别(三级、二级、一级)、性质(公立、民营)、属别(城市、县级)等进行细化,使得结果更具有可比性。在公共卫生方面,依据中国慢性疾病中备受关注的癌症、高血压、糖尿病及脑卒中的管理率,更结合《“健康中国 2030”规划纲要》的发展目标,增添了社区

居民健康知识知晓率和居民健康素养这两项指标；在结果指标中，我们在借鉴 WHO 卫生系统目标中的“人群健康结果”和“筹资风险保护”的基础上，纳入了获得性免疫缺陷综合征（艾滋病）的相关指标，还依据中国国情增添了乙型肝炎的发病率和死亡率，同时还纳入了反映健康发育水平的综合指标，如青少年分年龄段平均体重、身高、身体质量指数（body mass index，BMI）。

三、讨论

（一）超大城市卫生绩效比较研究具有一定的创新性

首先，目前文献研究中，针对单个卫生服务提供者（如医疗机构、社区卫生服务中心等）或者单个卫生体系要素（如卫生投入、卫生支出等）的绩效研究的文献数量众多，如国家公共卫生服务绩效评价、公立医院绩效评价等。这些研究建立在服务对象或服务范围固定或有限、成本可计算、服务可量化的基础上，并没有从卫生体系的角度进行全面、系统、可重复的评价。

其次，卫生体系比较研究大多关注国家间的比较，如姚强等在《国家卫生体系绩效评价：经验及启示》一文中对国家卫生体系绩效评价核心过程进行梳理，比较英国、美国、澳大利亚、加拿大、荷兰等国的差异。而国家间比较的指标设计，因考虑到国家机制体制的差异，指标维度较为宏观，对现象进行深入剖析的效力有限。

我国不同城市，尤其是超大城市间卫生绩效比较的研究鲜有耳闻。超大城市卫生绩效评价需要考虑到城市间的社会差异，然而相对于国家间的比较来说，文化同源、社会发展水平相近的城市间具有更高的可比性，政策分析可达到的颗粒度更高。超大城市卫生绩效比较指标体系的建立，有利于诊断定位地区卫生发展存在的问题，及时揭示地区卫生发展问题的原因，对于优化城市间医疗卫生资源配置、提高资源利用效率、提高医疗服务水平具有重要的指导意义。

（二）超大城市卫生绩效比较指标体系的建立面临方法和操作上的挑战

笔者在进行卫生体系绩效评价时也遇到了诸多挑战。首先，不同地区或不同统计来源对指标内涵的定义不尽统一。如当前情况下，“康复床位数”在部分统计中是指承担康复功能的床位数，在有些统计中指康复机构中设置的床位数。此外，绩效评价指标的内涵一致性和口径可比性存在明显的缺陷。如由于历史原因，北京的军队医院、部属医院等不参与常规统计年鉴的统计，这为客观展现当地卫生体系的全貌带来了困难，也为与其他地区的比较分析带来了障碍。再如基层医疗机构的统计口径中，除社区卫生服务中心，卫生院、村卫生室和一级医疗机构在部分地区或统计来源中可能不参与统计，一级医疗机构与社区卫生服务中心的内涵在地区之间可能存在交叉，中药、中成药等药品相关指标在某些统计来源中单独统计。另外，地区基本医疗保险覆盖率指标也难以纳入对人口流动因素的考量，难以做到参保人数（分子）与应参保人数（分母）的口径匹配，对于常住超大城市照顾子女幼儿的已参加外地医保的老年人，是否计入当地参保人数（分子）或应参保人数（分母）存在分歧。

其次，统计指标以卫生机构系统上报为主，难以对上报数据的质量进行控制。目前在我国，卫生统计工作主要以卫生机构为单位进行，各机构将统计结果以报表的形式逐级呈报上级主管机构，辅助决策。这种方式获取数据的周期长，数据的利用率低，卫生信息系统的缺陷导致指标数据报告质量的存疑。一些统计口径的统一调整(如由于医改与上级部门口径调整,北京 2010 年起将卫生院全部纳入社区卫生服务中心统计),各地步伐不尽相同,为区域间比较带来较大困难。对于灾难性卫生支出、医务人员薪酬、艾滋病患病率等具有研究价值的敏感指标,报告数据与实际数据的偏差严重影响了数据的可用性。

此外,评价体系的部分维度上难以找到适宜的具有反映性的指标。在医师工作量的评价指标上,医师日均担负诊疗人次和住院床日只能反映医师在单位时间内提供的医疗服务量。然而,医务人员所付出的医疗保障、医学科研等工作任务,则难以用指标体现。在疾病管理控制方面,除了实现标准化管理的糖尿病、高血压等疾病之外,可以用于反映某种特定疾病管控水平的敏感指标尚缺。此外,从严格意义上说,某些常用指标需要经过统计学校正后才能得到正确的结论。以期望寿命为例,年龄和性别结构的差异及"来自不同人口健康状况自我报告数据"相关的可比性差异,可能引起指标数据分析时的偏倚。WHO 运用分层排序统计概率单位(hopit)模型,按照年龄和性别对地区真实健康流行情况进行评价。

四、建议

卫生体系是一个十分复杂的有机整体。卫生服务对健康结果的影响仅有 8%,环境、行为、遗传、教育等外部混杂因素也对卫生体系的绩效产生影响。狭义的卫生体系绩效评价将卫生体系视为一个独立整体,虽然这样的方法在科学性上遭受诟病,但却较易于对结果建立分析模型,对绩效的产生进行系统归因。广义的卫生体系绩效评价则纳入了对卫生体系之外的因素的考量,能够显示不同因素与健康结果之间复杂的相互作用关系,然而在满足科学性和完整性的同时,也给政策归因和干预措施的设计带来了挑战。目前,我国尚未建立起适用于我国实际情况的地区卫生绩效评价框架。基于本文研究结果,建议按照如下原则进一步开展构建城市间卫生绩效比较的研究。

一是全面性与代表性相结合。要综合评价卫生体系绩效,必须要求所选的指标涉及卫生体系绩效的各个方面,不偏重或忽视某一方面,力求全面反映卫生体系绩效[31],既无遗漏又无冗余,达到卫生体系绩效评价的全面性。然而卫生体系绩效评价的指标纷繁复杂,将其全部纳入不切实际,不仅在实际操作时还会浪费大量的人力、物力和财力,而且难以保证数据的可及性和内涵的一致性。本文在理论框架设计的基础上,筛选出能够反映客观实际情况、具有时效性、结合地域定位特色的指标集,有针对性地反映超大城市卫生体系绩效。

二是可及性和可比性相结合。选取的卫生体系绩效评价指标要考虑到实际数据的采集质量情况,数据收集的途径、方法、计算口径应统一,同时需要注意相关数据获得的可及性。指标涵义的界定要科学、具体、清晰,在设计时需要明确指标的内涵、指标获得途径、指标性质、指标的计算方法等内容。选择指标时应注意指标的来源是否合理、正确、标准。对于多年多地的比较,还需考虑到评价指标在时间和空间上的可比性。

三是定性和定量相结合。定量指标较为具体、直观,考核时可以计算实际数值,而且可以制定明确的考核标准,结果呈现直接清晰[32]。定性指标不仅可以用于评价难以量化的绩效评价维度,如政策实施效果、疾病控制效果等,还可以纠正由于过于强调量化对机构长远发展所带来的

负面影响。定量与定性的结合可以使考核指标更具导向性和现实意义[33]。笔者在定量指标全面搜集的基础上进行专家定性访谈，结合超大城市的城市定位和特点，立体化地全面反映城市卫生体系绩效。

参考文献

[1] 刘智勇，姚岚，徐玲，等. 中国卫生体系绩效评价指标体系构建. 中华医院管理杂志，2016，32(5)：339－342.

[2] 姚强，姚岚，刘朝杰，等. 国际卫生体系绩效评价框架及构建路径研究. 中华医院管理杂志，2016，32(5)：329－332.

[3] 刘岳. 中国中、西部县域卫生体系绩效及其评价研究. 武汉：华中科技大学，2009.

[4] 陈任. 区域性艾滋病综合防治绩效评价研究. 合肥：安徽医科大学，2015.

[5] 姚强. 国家卫生体系绩效评价经验及启示. 中国医院管理，2016，36(8)：78－80.

[6] 姚强. 国家卫生体系绩效评价模型——理论与方法研究. 武汉：华中科技大学，2015.

[7] WHO. The world health report 2000：healthsystem：improving performance. Geneva：World Health Organization，2000.

[8] WHO. Everybody's business：strengthening health system to improve health outcomes：WHO's framework for action. Geneva：World Health Organization，2007.

[9] Hsiao W C. What is a health system? why should we care?. Cambridge Massachussetts：Harvard School of Public Health，2003.

[10] Peter C. Smith，Irene Papanicolas. Health system performance comparison：an agenda forpolicy，information and research. Geneva：WHO Regional Office for Europe，2012.

[11] Roberts M J，William H，Peter B，et al. Getting health reform right. Oxford University Press，2004.

[12] 代涛. 卫生体系改革评价研究的进展与实践. 中国卫生政策研究，2013，6(4)：1－11.

[13] Cathy S U S. Health system performance：A national scorecard. Health Affairs，2006，25(9)：457－475.

[14] 兰天，孙纽云. 英国卫生体系绩效评价的循证研究及对我国的启示. 中国循证医学杂志，2012，36(5)：499－503.

[15] 孙纽云，梁铭会. 美国医疗服务绩效评价体系的循证研究及对我国的启示. 中国循证医学杂志，2012，12(4)：379－382.

[16] Peter C Smith，Anders Anell，Reinhard Busse，等. 七个发达国家卫生系统的领导与治理. 中国卫生政策研究，2012，5(11)：1－11.

[17] Van den Berg M J，Kringos D S，Marks L S，et al. The dutch health care performance report：Seven years of health care performance assessment in the Netherlands. Health Res policy Syst，2014，12：1.

[18] Lakhani A，Coles J，Eayres D，et al. Creative use of existing clinical and health outcomes data to assess NHS performance in England：Part 1 — performance indicators closely linked to clinical care. BMJ，2005，330(7505)：1426－1431.

[19] 马丽娟,秦侠,陈任,等. 美国高绩效卫生体系管理委员会的启示. 医学与社会,2012,25(9):25-27.

[20] 傅鸿鹏. 澳大利亚卫生体系绩效评价指标体系的特色及应用. 卫生经济研究,2009,(6):33-36.

[21] 苏海军,姚岚. 美国公共卫生绩效评价的发展及经验启示. 中国卫生经济,2010,29(11):376,377.

[22] Gould M. NHS star rating system is misleading, statisticians say. BMJ, 2003, 327(7422):1008.

[23] Institute of Medicine. Crossing the quality chasm: A new health system for the 21st century. Washington D. C.: National Academy, 2001.

[24] 裴丽昆. 澳大利亚卫生系统绩效评价框架. 中华医院管理杂志,2004,20(8):510-512.

[25] 孙菊,刘朝杰,姚强,等. 五国卫生系统绩效评价框架比较研究. 中华医院管理杂志,2016,32(5):333-335.

[26] 朱燕刚,郭永瑾,罗力,等. 国内外卫生系统绩效评价比较. 解放军医院管理杂志,2014,21(1):96-98.

[27] 梁婧. 医疗质量第三方评价的效果分析与对策研究. 武汉:华中科技大学,2011.

[28] 叶浩森,杨德华,夏挺松. 我国卫生资源宏观调控研究概述. 医学与社会,2004,17(1):15-18.

[29] 贺蕾,姚强,蔡敏. 医药卫生体制改革效果评估框架及指标体系研究. 中国卫生信息管理杂志,2014,(5):468-473.

[30] 汪云,陈霞,程勇. 区域社区卫生服务绩效评价构想. 卫生经济研究,2008,(2):22-23.

[31] 蒋雯静. 我国各省及直辖市卫生体系绩效评价的研究. 长沙:中南大学,2011.

[32] 朱迪. 医院高层管理人员岗位胜任力综合素质绩效评价要素指标体系的研究. 青岛:青岛大学,2008.

[33] 张丽君,石立宣,李凤祥,等. 数字化医院运营绩效评价指标体系的应用研究. 中国数字医学,2007,2(3):38-41.

京沪医疗服务提供绩效比较研究

张晓溪　王海银　李　芬　王力男　陈珉惺
杜学礼　何江江　王常颖　薛　佳　金春林

【导读】 文章旨在比较京沪两地医疗服务提供绩效，分析两地医疗服务提供的特点，分析医疗服务发展存在的短板和优势，为推进医疗卫生服务改革建设提供参考依据。采用检索相关统计年鉴和国内外相关文件文献的方法，基于理论提炼和专家咨询，建立地区间医疗服务提供对比评价的指标体系，以北京、上海为实证，对比分析京沪医疗服务提供的差异和特点。结果发现，京沪两地在医疗卫生发展的目标定位、分级诊疗的制度建设、管办分开的推进模式、医药分开的改革方案上都有所差异。北京医疗服务供需方构成复杂，管理难度颇大。两地诊疗结构无明显优化，资源错配持续。北京价格体系较旧而医疗费用较高，医疗服务效率较低。因此，应充分结合京沪两地现实特点，花大力气推进属地化、全行业管理，积极完善分级诊疗建设，并探索创新价格改革，提高医疗服务的整体效率。

对医疗卫生服务提供体系进行有效剖析，可为完善卫生体系结构、构建合理的诊疗制度提供参考。北京、上海是我国超大城市的代表。开展两地比较研究，及时揭示两地卫生发展差异的原因，对推行两地医疗服务供给侧改革的实施具有重要的指导意义。

一、研究方法

（一）指标体系研究

通过 Medline、CNKI、VIP、万方学位论文数据库等数据库全面收集相关学术论文。通过有关文件汇编、官方网站收集国家、北京市和上海市有关部门近年来出台的相关政策文件，设计初步体系框架(图 1)。

在框架体系、理论依据和构建原则确定的基础上，筛查选出具有代表性和敏感度的指标，形

基金项目：美国中华医学基金会卫生系统研究与政策转化合作项目(项目编号：CMB - CP 14 - 190)。
第一作者：张晓溪，女，研究实习员。
通讯作者：金春林，男，研究员，上海市卫生和健康发展研究中心(上海市医学科学技术情报研究所)主任。
作者单位：上海市卫生和健康发展研究中心(上海市医学科学技术情报研究所)(张晓溪、王海银、李芬、王力男、陈珉惺、杜学礼、何江江、王常颖、薛佳、金春林)
本文已发表于《中国卫生经济》2018 年第 5 期。

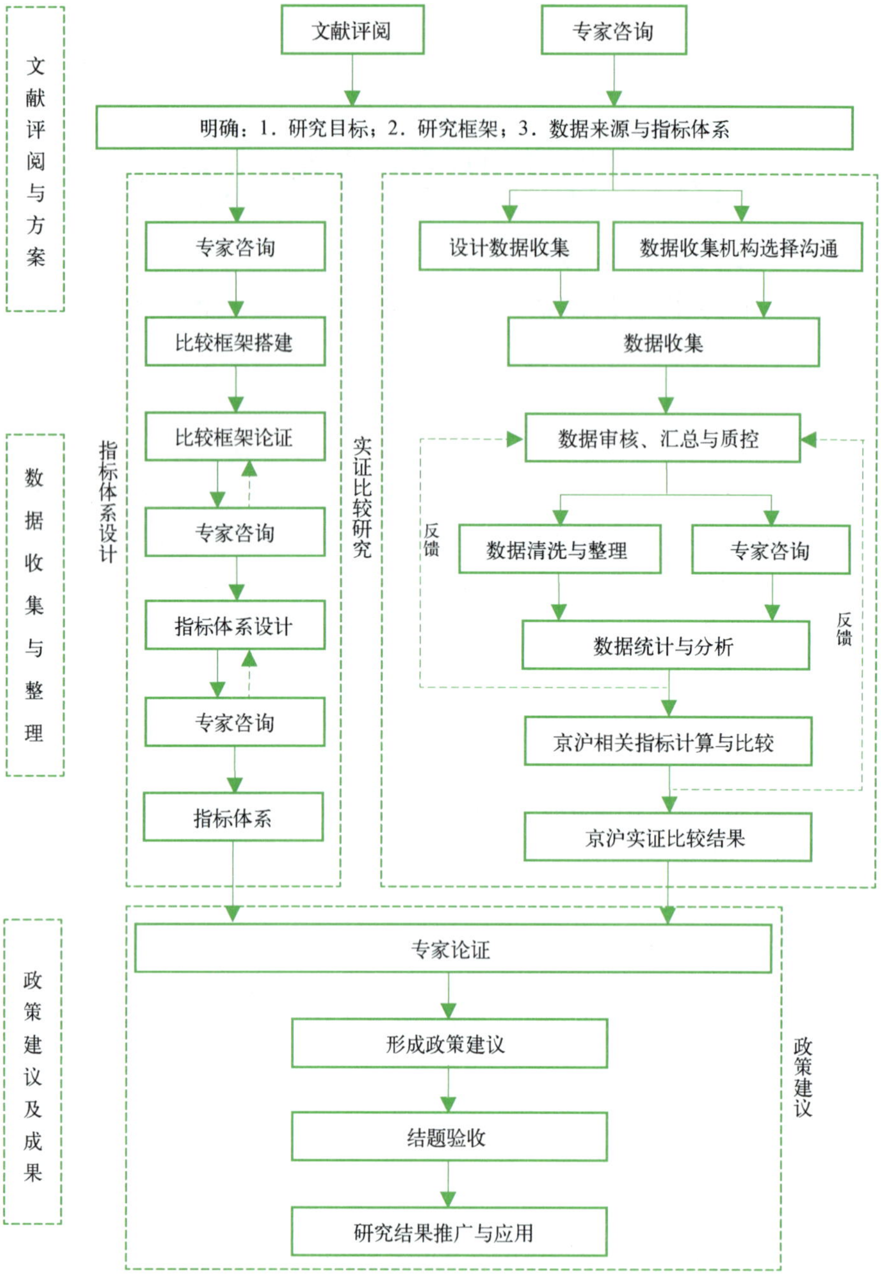

文献评阅与方案

文献评阅　专家咨询

明确：1. 研究目标；2. 研究框架；3. 数据来源与指标体系

数据收集与整理

指标体系设计：专家咨询 → 比较框架搭建 → 比较框架论证 ⇄ 专家咨询 → 指标体系设计 ⇄ 专家咨询 → 指标体系

实证比较研究：设计数据收集、数据收集机构选择沟通 → 数据收集 → 数据审核、汇总与质控 → 数据清洗与整理、专家咨询 → 数据统计与分析 → 京沪相关指标计算与比较 → 京沪实证比较结果（反馈　反馈）

政策建议及成果

政策建议：专家论证 → 形成政策建议 → 结题验收 → 研究结果推广与应用

图 1　地区间医疗服务提供绩效对比评价研究路线图

成初步指标集，通过专家咨询和专家访谈进行相应的指标增添和删减，增加兼具可操作性和时效性的指标，确定指标体系。此外，在指标集确定的基础上，与需要进行的政策分析相结合，对部分指标进行细化和分类。

（二）实证分析研究

本文利用建立的指标体系，采集定量数据和定性数据，并结合相关政策措施进行实证对比分析。定量数据采集来源力求官方权威、统计口径成熟、地区间一致性较强，主要包括2010～2016年中国卫生统计年鉴，中国统计年鉴，北京、上海统计年鉴，北京、上海卫生年鉴，北京统计直报网，上海统计网，北京市卫计委网站，上海市卫计委网站，北京市公共卫生信息中心网站，上海市卫计委信息中心网站，上海市、北京市第五次卫生服务调查数据。定性数据采集包括组织相关政府官员、医疗卫生机构人员、研究人员的关键知情者访谈、焦点组访谈等，并且根据访谈结果走访相关机构，进一步开展焦点组讨论。

二、研究结果

（一）指标体系构建

主要依据WHO卫生系统绩效评价框架、系统模块框架，结合全国、北京、上海“十二五”卫生发展纲要要求，综合考虑设计医疗服务提供三级指标框架(表1)。其中，设有一级指标5个，二级指标15个。

表1　2010～2016年医疗服务提供对比指标体系及来源

一级指标	二级指标	三级指标	来源及解释
卫生设施	机构数量	医院数量 基层医疗机构数量 公共卫生机构量	统计年鉴，来源于中国卫生和计划生育统计年鉴及地方统计年鉴
	床位数量	社区卫生服务中心(站)床位数(万张) 每千人口社区卫生服务中心床位数 医疗卫生机构床位数(总数)(万张) 每千人口医疗卫生机构床位数 每千人口综合床位数 每千人口中医床位数 每千人口中西医结合床位数 康复床位总数 精神卫生床位总数	统计年鉴＋手动计算，来源于中国卫生和计划生育统计年鉴及各地方统计年鉴，分母为常住人口数量
卫生设备	大型设备数量	百万元以上大型医用设备总数 每千人口百万元以上大型医用设备数量 医院甲类大型设备数量(总数) 医院乙类大型设备(总数) 每百万人口CT数量 每百万人口MRI数量 每百万人口PET-CT数量	统计年鉴＋手动计算，来源于全国卫生财务年报，分母为常住人口数量
服务提供	诊疗次数	医疗机构诊疗总次数(万人次) 医院 　三级医院 　二级医院 　一级医院 社区卫生服务中心(站)	统计年鉴＋文献报告，来源于中国卫生财务年报及各地区卫生计生事业发展统计公报
	出院人数	出院总人数(万人次) 医院 　三级医院 　二级医院 　一级医院 社区卫生服务中心(站)	

续 表

一级指标	二级指标	三级指标	来源及解释
服务提供	急救次数	院前急救车次(万次)	统计年鉴,来源于中国卫生和计划生育统计年鉴
	手术次数	住院病人手术次数(万人次)	
服务效率	医师工作负荷	医师日均担负诊疗人次 医师日均担负住院床日	医师日均担负诊疗人次和医师日均担负住院床日仅计算综合医院
	病床使用	病床周转次数(次) 病床使用率(%) 公立 民营	
	住院时间	出院者平均住院日(天) 公立 民营	
医药费用	总费用	财政补助占医院收入比例(%) 医疗机构占卫生总费用的比例(%) 基层医疗卫生机构费用占卫生总费用的比例(%)	统计年鉴+手动计算,来源于中国卫生财务年报 医疗机构占卫生总费用的比例和基层医疗卫生机构费用占卫生总费用采用机构法进行计算
	门急诊费用	门急诊病人次均医药费(元) 医院(不含区级医院) 城市医院 县级医院 基层医疗卫生机构	
	出院者费用	出院者人均医药费(元) 医院(不含区级医院)出院者人均医药费(元) 城市医院 县级医院 基层医疗卫生机构出院者人均医药费(元)	
	床日费用	每床日平均费用(元)	
	药品费用	药品收入占业务收入(%) 医院 基层医疗机构 药品收入占业务收入比重(%) 每门急诊人次平均药品费用(元) 每床日平均药品费用(元) 出院者平均药品费用(元) 药品加成率(%) 医院百元收入耗材率(%)	统计年鉴,来源于中国卫生财务年报

(二) 实证分析结果

1. 医疗服务提供对比

2010～2016 年,北京市三级医疗机构诊疗总次数(万人次)上升了 153.24%,从 2010 年的 4 946.1 万人次,上升到 2016 年 12 525.5 万人次。2010～2016 年,北京市社区卫生服务中心诊疗总次数(万人次)上升 72.89%,三级医疗机构诊疗总次数(万人次)上升 59.37%,社区卫生服务中心诊疗总次数(万人次)上升 18.14%。

从社区卫生服务中心服务总量的增长幅度来看,六年间北京市社区卫生服务的增幅为

72.89%，上海市的增幅为16.86%；从社区卫生服务中心服务总量来看，上海社区卫生服务总人次仍高于北京；从三级医院的服务总量来看，2010～2016年，两地区三级医院服务量呈现出逐年上升趋势，且北京总量增长幅度(153.24%)高于上海市的增长幅度(65.38%)(图2～图4)。

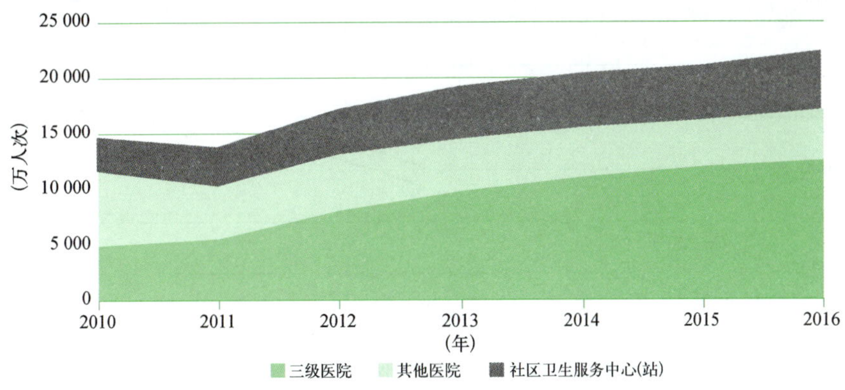

图2 2010～2016年北京市医疗机构诊疗总次数结构图

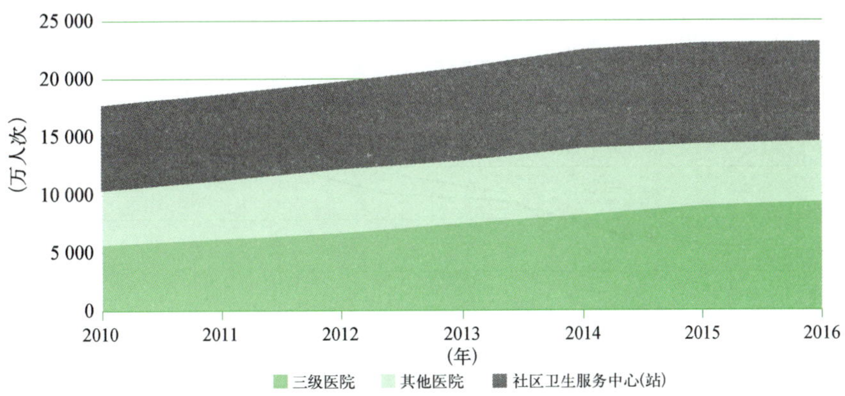

图3 2010～2016年上海市医疗机构诊疗总次数结构图

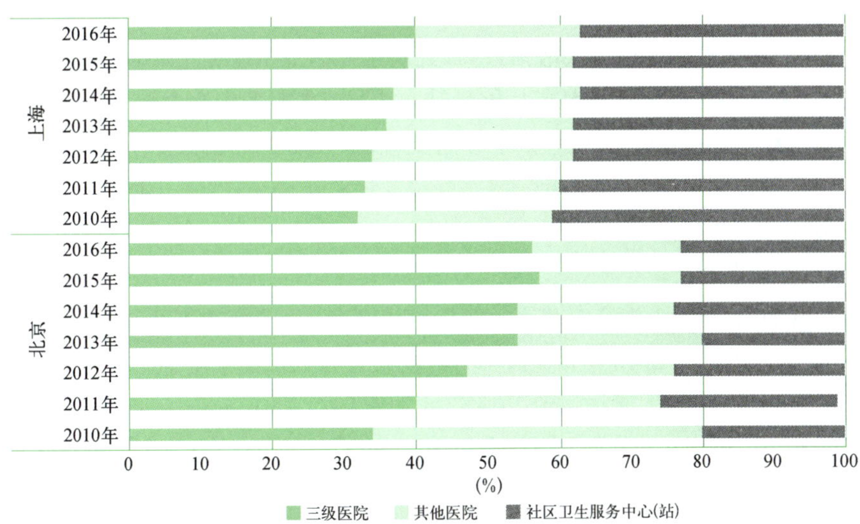

图4 2010～2016年京沪医疗机构诊疗结构对比图

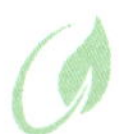

从人均服务量来看，2010～2016 年，京沪两地每千人口医疗机构诊疗总次数、每千人口出院人数均呈增加趋势，2012 年之后，两地人均服务量近似。2016 年，北京每千人口医疗机构诊疗总次数为 11 449 次，上海为 10 995 次。2016 年北京每千人口出院数为 170.19 人，上海为 153.03 人（图 5，图 6）。

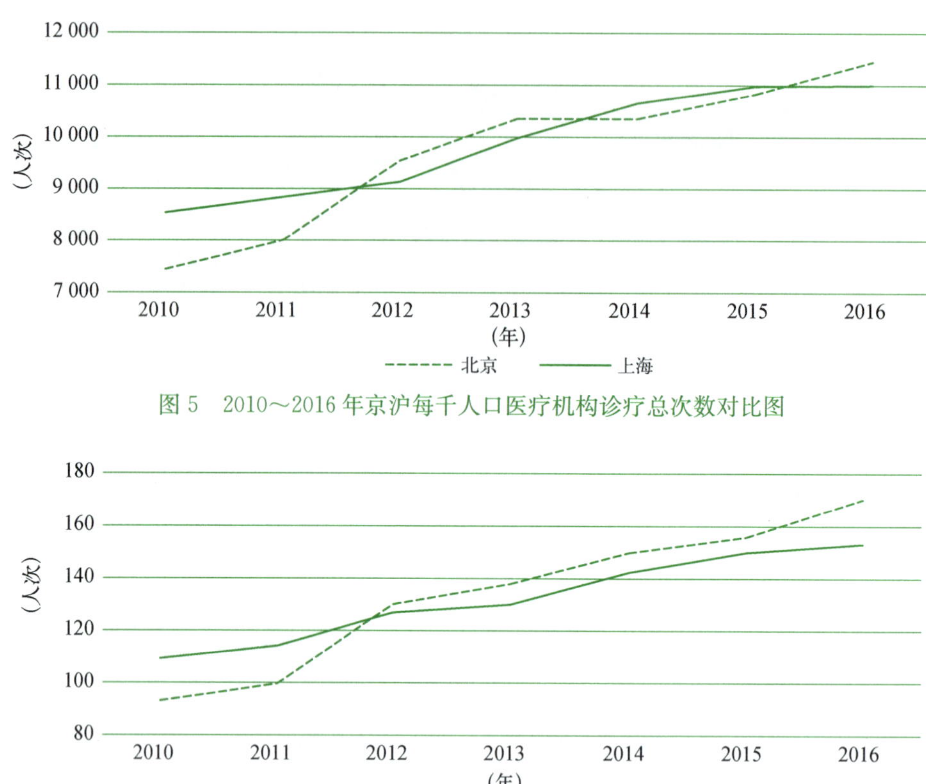

图 5　2010～2016 年京沪每千人口医疗机构诊疗总次数对比图

图 6　2010～2016 年京沪每千人口出院人数对比图

其中，北京三级医院诊疗总人次增幅最高，其次是社区卫生服务中心，二级医院逐年下降。2016 年较 2010 年三级医院诊疗总人次上升 153%，社区卫生服务中心上升 73%，二级医院降低 11%。而上海三级、二级和社区卫生服务中心同步增长，三级医院增幅最高，其次是社区卫生服务中心和二级医院。2016 年较 2010 年三级医院服务量上升 65%，社区卫生服务中心上升 17%，二级医院上升 12%（图 7）。

2. 医疗服务效率对比

从医师工作负荷来看，上海高于北京。2010～2015 年（2016 年数据暂缺），上海医师日均担负诊疗人次均高于北京，与 2010 年相比医师日均担负诊疗人次北京增加 1 人次，上海增加 2 人次，差距也由 2010 年的 3.8 人次增加到 2015 年的 4.8 人次。2010～2015 年（2016 年数据暂缺），上海医师日均担负住院床日均高于北京。与 2010 年相比，医师日均担负住院床日北京降低 0.1 床日，上海增加 0.4 床日，且两地区之间的差距在逐渐拉大，截至 2015 年底，两地的差距由 2010 年的 0.6 床日增加到 1.1 床日。

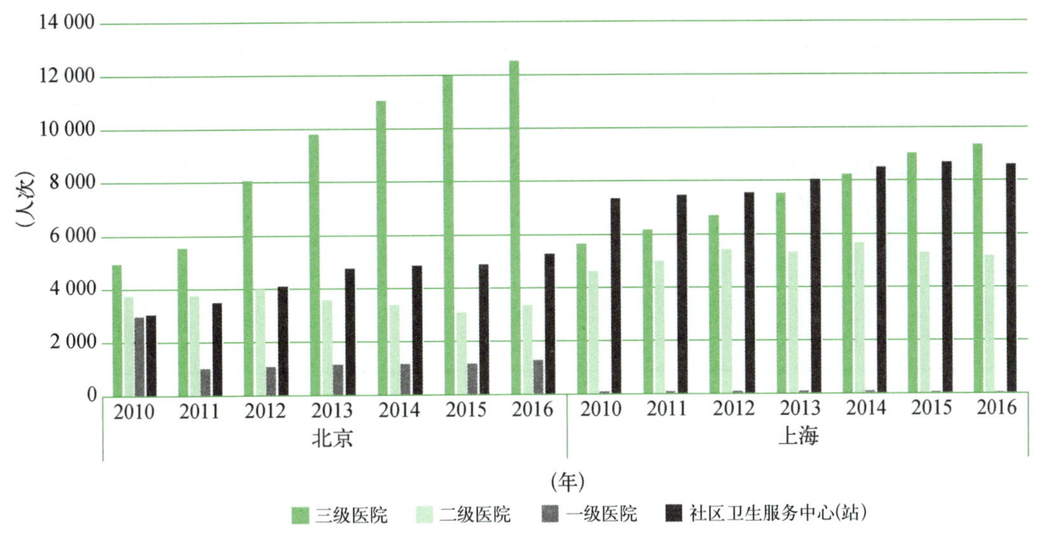

图 7　2010～2016 年京沪不同级别机构总诊疗人次数数量变化对比图

从病床使用效率来看，上海高于北京。平均住院日两地均明显下降，上海总体低于北京。病床使用率两地均呈下降趋势，上海总体高于北京。与 2010 年相比，2016 年病床使用率上海降低 4.0%，北京降低 2.6%。但从平均住院日来看，北京降幅较上海明显(表 2)。

表 2　2010～2016 年京沪两地医疗服务效率对比情况

年份	北京				上海			
	日均担负诊疗人次	日均担负住院床日(天)	出院者平均住院日(天)	病床使用率(%)	日均担负诊疗人次	日均担负住院床日(天)	出院者平均住院日(天)	病床使用率(%)
2010 年	9.3	1.5	16.2	84.6	13.1	2.1	14.2	98.0
2011 年	9.7	1.5	14.5	84.4	14.2	2.2	13.3	96.6
2012 年	10.6	1.4	12.8	84.3	15.2	2.2	12.2	98.4
2013 年	10.6	1.5	11.9	83.5	15.0	2.6	11.9	95.2
2014 年	10.7	1.5	11	83.2	15.2	2.5	11.7	97.1
2015 年	10.3	1.4	10.9	80.6	15.1	2.5	11.4	95.7
2016 年	10.8	1.1	9.7	82.0	暂缺	暂缺	10.9	94.0

注：数据来源于 2011～2017 年中国卫生(和计划生育)统计年鉴。

3. 医药费用对比

从公立医院财政补助占医院收入的比例来看，2011～2015 年，北京占比高于上海市。除 2011 年，北京与上海公立医院财政补助占医院收入比例为 0.72%，2011 年后北京与上海两者之间的差距逐步增加，2012 年，北京该项指标值为 15.30%，上海为 10.78%，相差 4.52%；2015 年，北京市的该指标值占 16.62%，上海为 11.91%，相差 4.71%(表 3)。

从医院门(急)诊人次均医药费来看，2011～2016 年，京沪两地医院门(急)诊人次均医药费总体呈现出逐年上升趋势，北京费用水平均高于上海，且两地差距在逐步拉大。2011 年，北京该

表 3　2010～2015 年京沪公立医院财政补助占医院收入比例(%)

年份	北京	上海
2010 年	9.36	11.69
2011 年	16.57	13.87
2012 年	15.95	15.23
2013 年	15.3	10.78
2014 年	14.77	11.65
2015 年	16.62	11.91

注：2016 年数据暂缺。

值为 322.27 元，上海为 239.02 元，相差 83.25 元；2016 年，北京相应值达到 390.50 元，上海为 287.90 元，相差 102.60 元。

从医院出院者人均医药费来看，2010～2016 年间，北京出院者人均医药费显著高于上海。六年间北京该项指标的呈波浪式变化，总体呈现上升趋势，而上海该项指标从 2011 年之后呈现出直线上升趋势，与北京的差距在逐渐缩小。与上海的增长幅度相比，北京出院者人均医药费的增幅相对较缓，上海的增速较快(图 8，图 9)。

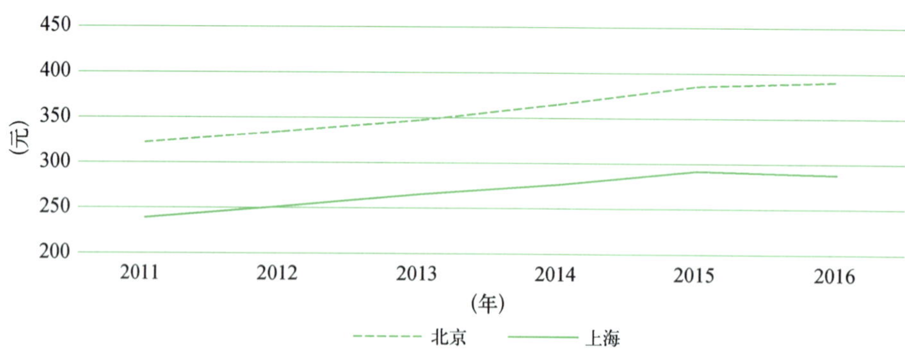

图 8　2011～2016 年京沪门(急)诊人均医药费对比图

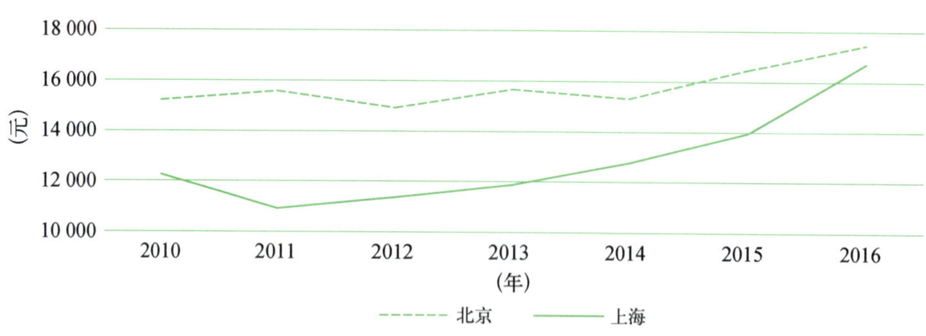

图 9　2010～2016 年京沪医院出院者人均医药费对比图

从出院者平均药费来看，北京的出院者平均药费高于上海。2010 年，北京、上海出院者平均药费分别是 5 166.63 元、4 165.09 元，相差 1 001.54 元；2016 年，北京、上海出院者平均药费分别

是 5 451.36 元、5 293.31 元，相差 158.05 元，两者的差距逐步缩小(图 10)。

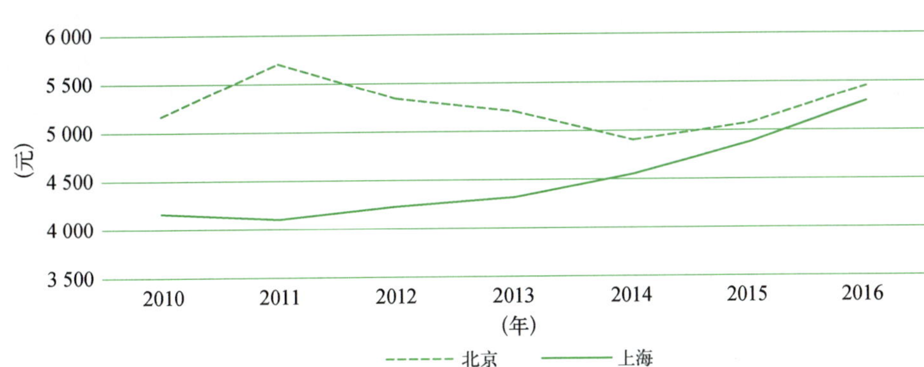

图 10　2010～2016 年京沪出院者平均药费对比图

从门(急)诊人次平均药费来看，北京的门(急)诊人次平均药费高于上海。2010 年北京、上海门急诊人次平均药费分别是 170.41 元、107.99 元，两者相差 62.42 元；2016 年北京、上海该费用分别是 233.58 元、150.70 元，两者相差 82.88 元，两者的差距在逐步拉大(图 11)。

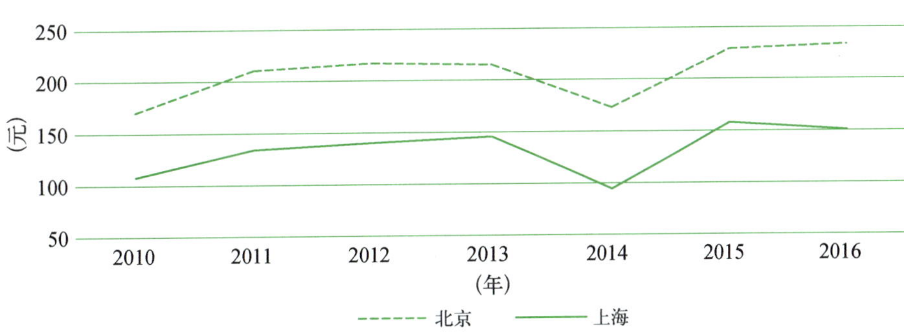

图 11　2010～2016 年京沪门(急)诊人次平均药费对比图

三、讨论

(一) 北京医疗服务供需方构成复杂，管理难度颇大

从供方来说，北京的医疗资源一直号称“八路大军”，包括市属、教育部属、央属、部队属、武警属、大型国企属、社会资属、私人资本属等，其隶属关系、管理体制十分复杂，改革中各资源条块分割，统筹难度巨大。从需方来说，北京作为全国首都，不仅承担着大量外来就医的任务，也承担着较多公费医疗特殊群体的医疗需求。北京地区推进属地化、全行业管理的难度，显著高于其他地区。在 2017 年 4 月进行的北京医改中，北京统一了“八路大军”，进行了历史性的医疗价格体系改革，足以见得北京进行医改的决心意志和周密有力的安排。

(二) 两地诊疗结构无明显优化，资源错配持续

京沪两地三级医疗机构占比均在上升，社区卫生服务中心占比变化不大，两地诊疗结构无明

显优化，北京三级医疗机构在较高占比的基础上仍然保持着明显增长态势。结合床位配置来看，京沪床位配置均呈现三级医疗机构高于二级医疗机构、二级医疗机构高于一级医疗机构的“倒三角”现象。以 2015 年为例，北京“倒三角”现象更加明显，其各级床位配置占比比例 57%、25%、18%（三级、二级、一级）与诊疗量结构比例 57%、20%、23%（三级、二级、一级）存在一定相似性，这提示资源错配可能是诊疗结构扭转困难的症结之一。

（三）北京医疗费用较高而医疗服务效率较低

从医院出院者人均医药费来看，北京持续高于上海；从药品收入占业务收入比例来看，北京高于上海；从医院门（急）诊人均医药费来看，北京持续高于上海。从病床使用率来看，上海持续高于北京逾 10 个百分点，反映出上海医疗服务运转效率较高。同时，从医师日均担负诊疗人次和住院床日来看，上海显著高于北京，体现出上海的医务人员劳动负荷偏大。与劳动负荷相对应的是，上海地区医务人员的薪酬待遇也较北京水平高。尽管一般而言，服务效率的提高意味着医疗卫生资源更有效的利用，然而，对于京沪这样的医疗水平发达地区，是否应进一步提升医疗服务运转效率，抑或是转而转向关注服务质量的提升，是一个应该探讨的问题。此外，北京卫生人力数量投入较高而待遇投入较低，北京对医疗卫生整体的高投入与卫生人力的低投入不相协调，薪酬对医务人员积极性的调动杠杆作用没有得到充分发挥。

四、建议

（一）花大力气推进属地化、全行业管理

针对我国现行医疗卫生管理体制存在条块分割，资源布局不合理，各类医疗与疾控机构之间不能有效联通等问题，推进属地化、全行业管理是我国医疗卫生行业管理的趋势所在。建议京沪两地大力落实《国务院关于印发“十三五”深化医药卫生体制改革规划的通知》（国发〔2016〕78号），实施属地化、全行业管理。“所有医疗卫生机构，不论所有制、投资主体、隶属关系和经营性质，均由所在地卫生行政部门实行统一规划、统一准入、统一监管”[1]。

（二）完善分级诊疗

京沪两地应落实《国务院办公厅关于推进分级诊疗制度建设的指导意见》（国办发〔2015〕70号），以强基层为重点完善分级诊疗服务体系，建立健全分级诊疗保障机制[2]。

对于北京来说，推进分级诊疗制度应重点从以下方面着手：一是继续推进医联体建设，做实上传下转的激励机制；二是结合北京特色，借鉴上海经验扎实推开家庭医生制度[3]，确保签约居民获得感；三是推进京津冀医疗服务一体化战略；四是严格控制大医院规模，统筹调整医疗资源配置。

对于上海来说，推进分级诊疗制度应重点从以下方面着手：一是继续推进家庭医生 2.0 版[4]，进一步增加人民对家庭医生服务的认同感；二是缓解医院医务人员工作负荷，大医院应谨慎对待业务量增长；三是探索医保基金结余使用机制，鼓励上级医院下转分流病患；四是探索商业医保和下级医院合作模式，促进下级医院业务量提升。

(三) 推进价格改革,提高服务效率

一是应理顺医疗服务价格体系,建立科学补偿机制。两地应继续按照"总量控制、结构调整、有升有降、逐步到位"[5]的原则,建立分类管理、动态调整、多方参与的价格形成机制。二是应落实各类机构功能定位,提高医疗服务的整体效率。建议借鉴深圳罗湖[6]、安徽天长等医联体[7]模式等经验,落实各类医疗机构功能定位,提升整体服务效率。三是应加强价格行为监管机制建设。建立基于病种、项目的价格项目使用行为监管平台,避免价格低、费用高的不合理行为产生。

参考文献

[1] 郝晓宁. 健康促进迈入"大卫生"时代. 中国卫生,2017,(4):32,33.

[2] 中国政府网. 国务院办公厅关于推进分级诊疗制度建设的指导意见. https://www.gov.cn/zhengce/content/2015-09/11/content_10158.htm[2018-1-5].

[3] 刘也良,宋琼芳. 签约服务上海经验有看点. 中国卫生,2017,(6):36-38.

[4] 邬惊雷. "1+1+1"签约分级诊疗上海之路. 中国卫生,2017,(7):38,39.

[5] 戴智敏,操礼庆,许坦,等. 公立医院医疗服务价格动态调整机制的构. 中国医院管理,2017,37(9):18-20.

[6] 夏俊杰,卢祖洵,王家骥,等."医保经费总额包干,节余奖励"框架下的罗湖医改模式. 中国全科医学,2017,20(19):2299-2302.

[7] 林伟龙,代涛,朱晓丽. 安徽省天长市县域医联体改革实践分析. 中国卫生经济,2017,36(4):74-77.

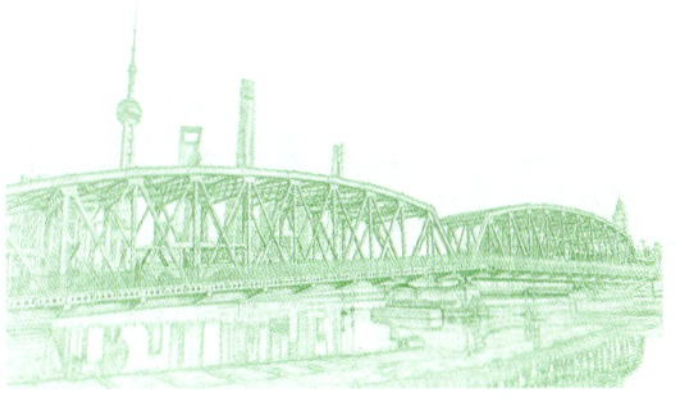

第九章

他山之石

他山之石,可以攻玉。发达国家在社会保障体系方面的探索较早,已累积了一定实践经验,对我国有重要的借鉴意义。本章围绕医院卫生技术评估、罕见病保障、DRG付费制度和国际新医药技术支付及定价政策4个热点话题,分别探讨了国际经验对我国开展相关工作的启示。我国卫生技术评估起步于20世纪90年代,欧盟国家的相关工作开展较早,因此本章介绍了欧盟医院卫生技术评估的开展情况,为我国启动与推进相关工作提供参考。近年来,“关爱罕见病”的呼声越来越高,本章对国内外罕见病的保障政策及做法进行梳理。此外,本章还介绍了美国DRG付费制度的改革经验,以及国际新医药技术支付及定价的相关政策,以期为上海市制定相关政策提供借鉴。

欧盟医院技术评估项目对中国的启示

何江江　耿劲松　何　达　任晓晓　杨　海
王海银　陈珉惺　金春林　胡善联

【导读】 欧盟在2012年正式从全欧洲的战略层面开展医院卫生技术评估专项研究工作，已经形成的医院卫生技术评估相关工作经验，非常值得中国借鉴。文章通过总结欧盟医院卫生技术评估项目的基本信息与开展情况，并通过分析全球18个国家31个案例的医院卫生技术评估实践经验，从学科发展与提升、国家政策制定、医院采购模式、利益相关者参与、创新技术转移和数据收集分析机制等层面提出了我国发展医院卫生技术评估的实施建议，为我国启动与推进医院卫生技术评估工作提供参考。

卫生技术评估是在特定环境中帮助决策者了解卫生技术价值的一门应用性学科。尽管卫生技术评估是国际、国家和区域上卫生决策过程的重要组成部分，但仍有一些高价值的创新技术因为各种原因不能及时应用到临床实践中，也有一些缺乏价值的卫生技术反而会应用到临床实践中。医院是新技术最主要的准入点，而医院往往缺乏相关的知识和工具来评估这些新的技术，导致医院很难科学遴选和使用这些新技术。因此，在医院层面上使用卫生技术评估，支持医院管理者和临床科室在新技术遴选、准入、使用等方面的决策越来越重要[1,2]。

为了解决上述问题，欧盟委员会于2012年在卫生领域第7项目框架下资助了欧盟医院卫生技术评估项目[adopting hospital-based health technology assessment in the European Union (grant agreement 305018), AdHopHTA]，旨在提供实用性信息、知识与工具，促进医院卫生技术评估的应用，推进建立一套"在医院使用"或"供医院参考"的欧洲卫生技术评估体系，帮助医院引进和使用那些已被证明有价值的卫生技术[3]。本文通过介绍欧盟AdHopHTA项目实施的主要目的、核心内容与产出，以及实施过程中的经验与教训，以期对中国开展医院卫生技术评估有所启示与参考。

基金项目：美国中华医学基金会卫生体系研究与政策转化合作项目(项目编号：CMB-CP 14-190)，上海市第四轮公共卫生体系建设三年行动计划(2015～2017)项目"基于大数据的卫生决策支持体系建设"(项目编号：GWIV-33)，上海市第四轮公共卫生体系建设三年行动计划重点学科建设项目"循证公共卫生与卫生经济学"(项目编号：15GWZK0901)。
第一作者：何江江，男，副研究员。
通讯作者：胡善联，男，教授，上海市卫生和健康发展研究中心(上海市医学科学技术情报研究所)首席顾问。
作者单位：上海市卫生和健康发展研究中心(上海市医学科学技术情报研究所)、复旦大学公共卫生学院(何江江、胡善联)，南通大学医学院(耿劲松)，上海市卫生和健康发展研究中心(上海市医学科学技术情报研究所)(何达、王海银、陈珉惺、金春林)，碧迪医疗器械(上海)有限公司(任晓晓)，上海交通大学附属第六人民医院(杨海)。
本文已发表于《中国卫生资源》2018年第21卷2期。

一、欧盟 AdHopHTA 项目简介

医院卫生技术评估(hospital-based health technology assessment，HB-HTA)是指专门基于特定的医院环境，为帮助医院对各类卫生技术作出管理决策而进行的卫生技术评估活动。HB-HTA 可以为医院管理者提供证据，判断和分析所在医院是否需要引进新技术，使医院避免引进不适宜技术或减少不必要使用，提高医院卫生资源的配置效率[3]。AdHopHTA 项目倡导在医院内引入 HB-HTA 的主要原因有以下 3 个方面：一是可以帮助回答医院内具体卫生技术使用决策的相关问题；二是可以让决策者更明智地作出投入决策；三是可以更好地支持医院预算的节约决策。

AdHopHTA 项目聚集了 9 个不同国家、10 个机构的工作人员参与到项目中，包括西班牙、丹麦、芬兰、瑞士、意大利、土耳其、爱沙尼亚 7 个国家的医院、挪威和奥地利 2 个国家的卫生技术评估机构，以及 1 家西班牙的商学院。该项目同时运用了多种方法进行研究，包括 6 个文献综述、107 个面对面调研、40 个专题研究、1 个大规模调研、1 个焦点组座谈、1 个德尔菲法访谈、1 个验证研讨会和若干专家咨询委员会会议[2]，来自 20 个国家的 385 位人员参与了合作研究并为项目产出做出了贡献。通过项目团队的努力，产生了一系列成果，包括 4 个 HB-HTA 组织模型、HB-HTA 方法学的新工具(mini-HTA 模板和评估 HB-HTA 报告质量清单)、医院决策者需要的信息列表、15 个组织与施行 HB-HTA 的最佳实践指导原则。这些成果最终以一本工作手册(帮助医院了解相关概念和建立 HB-HTA 机构)、一个工具包(基于最佳实践指导原则设计的，主要用于支持建立或改善 HB-HTA 机构)、一套数据库(包含联盟内合作者的 HB-HTA 产品)呈现出来[1]。

(一) AdHopHTA 工作手册

HB-HTA 通过收集卫生技术相关价值证据和其他相关且真实的信息，帮助医院管理者进行医院的卫生技术投入决策[4]，并且能够提升决策的科学性和质量[5]。实践表明，HB-HTA 对于发展中国家的公立医院同样具有可行性和适用性，HB-HTA 有助于优化医院的资源配置并且提升医院的运行效益[6]。AdHopHTA 工作手册[7]首次描述了欧洲医院开展 HTA 的最新方法与基本原理，为着手开展或改进 HB-HTA 的用户提供了必备的信息和知识，不仅能改善 HB-HTA 的质量、提升医院决策过程的效率和透明度，还能提升卫生系统的可持续性。

该工作手册聚焦于怎样通过开展 HB-HTA 改进医院新技术投入决策。HB-HTA 的首要原则是为医院决策者提供新技术效果和影响相关的全面、客观和可靠的信息。HB-HTA 提供的信息考虑了新技术引入的决策情境，为医院卫生技术管理提供信息和支持，支持以证据为基础和以知识为基础的决策过程，强调怎样建立和发展 HB-HTA 部门。首先是加强医院对于高质量 HTA 结果的运用，为组建及发展 HB-HTA 部门提供可用的信息和知识(来自研究和经验)；其次是呈现 HB-HTA 部门在管理医院卫生技术中的任务与组织特征，并提出相关战略依据。AdHopHTA 工作手册适用于开展新技术评估和负责新技术投入决策的任何利益相关者、新技术的用户和研发者，包括医院管理人员和医疗卫生行政部门，医疗卫生专业人员，HB-HTA 部门

和国家或地区 HTA 机构，创新技术的生产者，与医院服务、患者和公众相关的国际机构，全球 HTA 人员，以及欧洲委员会等。AdHopHTA 工作手册重点介绍了 4 个方面的内容，包括 HB-HTA 的理念与价值、评估过程与影响因素、部门操作原则和意识提高策略。

1. 理念与价值

公众对医疗卫生服务质量和可及性的期望越来越高，医院对于创新技术和昂贵医用设备、医疗器械的需求与时俱进，医院需要更有效率地管理现有的资源。同时，国家层面面临着如何应用创新卫生技术改善生活质量、延长预期寿命的压力。HB-HTA 已成为确定优先重点技术的工具，为医院决策者提供循证和全面的信息及技术准入决策所需的证据[8]。HB-HTA 被证实能够提升医院的技术应用效果、有效改进医院的预算管理和患者安全[9—11]。有关 HB-HTA 的理念与价值特征可以通过比较 HB-HTA 与国家或地区机构 HTA 的不同之处来体现(表 1)。

表 1　国家或地区层面卫生技术评估与基于医院的卫生评估的总体特征比较

特征		国家或地区机构	医院
评估过程	技术类型	药品 医用设备 医疗器械 诊断试验 组织技术	药品① 医用设备 医疗器械 诊断试验 组织技术
	对照范围	在国家广泛运用的“金标准”	在医院广泛使用的技术(常规医疗实践)
	信息要求	描述卫生技术及其特征 健康问题和技术的使用情况 临床效果 安全性方面 伦理、组织、社会和法律层面 成本和经济性评价 (从社会和医院角度)	健康问题和技术的使用情况 临床效果 安全性方面 组织方面 政治和战略层面 成本和经济性评价 (从医院角度)
	卫生经济学评价	从社会或医保支付方角度的成本效果，并且采用平均成本	从医院角度开展的成本分析、预算影响分析和成本效果分析(即医院的实际成本)
	主要采用对象	政策制定者、医保支付者	医院和临床管理者
	决策类型	支付、服务包纳入、报销、监管	配置/投入、研发合作、公私合作研究、撤资
	利益相关方	医保支付者、临床医生代表、患者	要求评估卫生技术的医生、管理者、护士②、生物工程师②和规划者②
	随访	很少	很少
	HTA 报告	报告全文、有时是快速评估报告	医院 HTA 报告(例如采用 mini-HTA 评估、快速评估和全面评估)
	评估时限	12～24 个月	1～6 个月(平均 3 个月)
	开展评估的人员	国家或区域 HTA 部门的学者 被委以评估任务的大学学者	HB-HTA 部门的学者 由 HB-HTA 部门的学者协助接受 HTA 培训的医生 为医院开展评估工作的国家或地区 HTA 机构学者 由大学学者协助接受 HTA 培训的临床医生

续 表

特征		国家或地区机构	医院
评估过程	领导	公务员或与国家或地区评估机构签订合同的专业人员，具有不同的经验或培训经历	与医院签订合同的全职或兼职专业人员，多数接受过 HTA 培训并且有长期的工作经验
	使命、愿景和价值观	为国家卫生服务的知证决策提供高质量证据	支持管理决策、为临床实践评估卫生技术
	被评估卫生技术的优先级设定	多数由国家(卫生部)或地方的政策制定者或医疗卫生支付方确定	由临床负责人和医院管理人员确定
	合作关系和网络	与国家或地区 HTA 机构以及国际组织成立合作网络并建立正式的合作关系	医院与当地、地区、国家和/或国际评估机构的非正式联系
资源	筹资	主要来自政府(国家或地区)	主要来自外部(如竞争性的资助申请、与其他机构签订合同) 很少来自内部(医院预算)
	资质和技能	临床医生 流行病学家 经济学家、统计学家 社会工作者、伦理学家	临床医生 流行病学家、公共卫生专家 经济学家
影响	满足地方需要的程度	有限(大范围调整来满足地方需要)	多数情况下都满足需要
	影响测量(益处/终端用户的结果)	经常使用终点指标(健康和社会影响) 要求有大量的资金成本高并且难以证实直接的因果关系	经常使用中间指标(例如对 HB－HTA 部门和评估工作的满意度、节省的净成本或采用/未采用卫生技术而避免的损失) 推荐卫生技术的影响评价 成本高并且难以证实直接的因果关系
	用户结果	采纳和运用推荐意见的程度	医院管理者和临床医生采纳和运用推荐意见的程度(对决策的有效性、对 HB－HTA 部门的满意度)
	社区健康	难以评价	难以评价

① 欧盟成员国的医院内有药品委员会负责分析医院的药品引进，故医院经常聚焦于其他卫生技术，不同国家的具体情况各异；② 可选择的一些信息，取决于国家或地区情况；HTA，卫生技术评估；HB－HTA，基于医院的卫生技术评估；表格引自参考文献[12]。

2. 评估过程与影响因素

欧洲医院采用新卫生技术的过程是由多方参与并且受到某些因素的影响，其阻碍因素和促进因素分析是非常重要的，也与技术采用过程相关的执行者、卫生行政部门的作用密切相关。HB－HTA 部门在决策过程中，需要实证分析成立 HB－HTA 部门的医院通过何种机制更好地管理卫生技术的采用或淘汰过程，如何开展机构和医疗/临床技能的评价，基于决策框架分析不同的机构属性对于决策模型的影响，并且为大型医用设备、医疗器械、操作流程和药品的管理决策提出建议。HB－HTA 部门的组织安排取决于数个变量，如部门的大小、部门的发展阶段、使命、愿景和定位、专业能力，以及与国家或地区的 HTA 机构的合作程度。欧洲现有的 HB－HTA 部门在形式、专业分工、机构协调和集权方面各有不同。医院决策者需要的信息包括待采用技术的临床有效性、预算影响、安全性、组织和战略等方面，深入了解医院决策者对于技术投入的信息需求，并确保信息质量是非常关键的。

3. 操作规范与原则

HB-HTA部门的规范操作原则是为准备开展或运用HTA的医院及想改进HB-HTA工作的人员提供的指导性原则(表2)。依据4个维度进行划分,维度1是为医院决策者提供情境化信息的评估过程;维度2描述了控制和推动评估过程的HB-HTA部门的领导力、战略和合作伙伴;维度3聚焦于保障HB-HTA部门运行的充足资源;维度4关于测定HB-HTA部门整体绩效的短期和长期影响。

表2 HB-HTA部门良好实践的规范操作原则

维度	指导原则
维度1:评估过程(为医院开展的HTA项目仅关注维度1即可)	1. HB-HTA报告:范围、医院环境和信息需求* HB-HTA报告清晰地陈述了其目标和范围、考虑了医院的环境和医院决策者的信息需求 2. HB-HTA报告:方法、工具和可复制性* 运用好的实践方法和适宜的工具系统完成HB-HTA报告,并且适用于其他医院(可复制性) 3. HB-HTA过程:独立、无偏倚、透明和利益相关者参与* 各利益相关方参与HB-HTA,以无偏倚和透明的方式开展并确保独立性
维度2:领导力、战略和合作	4. 使命、愿景、价值观和管理* 明确HB-HTA部门的使命、愿景和价值观,符合医院整体使命和战略,管理制度明晰 5. 领导力和沟通措施/策略* 在追求优效和推广有益的沟通措施/策略时,HB-HTA部门高层的领导力发挥示范作用 6. 选择和优先标准* 清晰表述了待评估技术的入选标准 7. 撤资过程 明确建立了潜在撤资技术的甄别和评估程序 8. 通过创新进行改善 愿意根据经验不断改善并有能力学习和创新 9. 知识和资源共享 具有明确的知识、信息和资源共享的政策和机制 10. 与HTA机构合作* HB-HTA部门与地区、国家和欧洲HTA机构合作 11. 与盟友和合作伙伴的联系 积极识别主要盟友和合作伙伴,加强其与HB-HTA部门员工、患者和其他利益相关者间的良性互动
维度3:资源	12. 熟练技能的人力资源以及其职业发展* 明确定义人员类型和技能要求,制定招聘政策和职业发展规划 13. 充足的资源* 经费足以支付运行成本和保证适宜的工作场所
维度4:影响	14. 测量短期和中期影响 测量和保持短期及中期影响 15. 测量长期影响 测量和保持长期影响

注:表格引自参考文献[12]。

*为核心准则,是根据重要性排序的HB-HTA部门设立与运行的核心要求;HTA,卫生技术评估;HB-HTA,基于医院的卫生技术评估。

4. 意识提高策略

欧盟HB-HTA意识提升方面,关键要了解与HTA相关的卫生政策、体系和举措的历史与现状,旨在提升将HB-HTA融入现有政策体系方面的意识。如支持建立欧洲HB-HTA网络,推动医院水平的 HTA 并且建立广泛的欧盟 HTA 生态系统，同时界定了 HB－HTA 网络的使命、愿景、价值观和目标。

（二）AdHopHTA 工具包

工具包提供了建立和运营 HB－HTA 部门的指导方法与操作工具，以促进 HB－HTA 部门按照最佳实践的指导原则进行应用和发展[13]，分为评估程序，领导力、战略与合作，资源和影响等 4 个维度，内含 15 个良好实践的指导性原则，在指导性原则下具体包括 34 个工具。在每个指导原则及相应的工具之后，均附录了实施这部分工作可能遇到的潜在问题及实用解决方案，诸多实际案例的详细信息为学习者提供了真实素材，具有极强的借鉴价值。所有维度和工具都基于医院 HB－HTA 部门进行设计，并服务于卫生体系和社会。

评估过程维度包含 4 个指导原则和 18 个工具，主要协助 HB－HTA 部门设计、管理、实施、评审和改进评估过程，并为医院决策者提供有价值的、量身定制的信息；确保评估报告是相关和可靠的，并是以无偏和透明的方式进行的，同时调动利益相关者的广泛参与，以及评估结果和建议以恰当的方式传达给医院利益相关者[14-20]。

领导力、战略与合作维度包含 7 个指导原则和 7 个工具，主要协助 HB－HTA 部门的领导人制定战略方案和工作蓝图，使其作为部门的价值观和道德观的范例；确保在医院和外部关键机构或组织之间建立适当的战略关系；制定政策和计划并且提供给医院进行战略使用，包括明确的机制，可以选择技术进行评估的权力，并将知识和资源共享；以及面对不断变化的环境有一个不断适应的积极态度[21,22]。

资源维度包含 2 个指导原则和 3 个工具，主要指导 HB－HTA 部门管理和评价他们的各种资源，以保证 HB－HTA 部门及其员工拥有足够的资源、能力和权力去支持 HB－HTA 策略和评估程序。

影响维度包含 2 个指导原则和 6 个工具，主要协助 HB－HTA 部门依据能够实现的主要目标，设定与其使命和行为相关的关键绩效指标，向他们的医院展示他们的价值，主要想解决的是在影响测量、后续程序、财务结果、患者满意度、员工满意度、及时性、外部影响等方面的问题[23-25]。

（三）AdHopHTA 数据库

AdHopHTA 数据库是 AdHopHTA 项目 3 大成果之一，建立项目数据库的目的是为 HB－HTA 产品信息提供一个在线资源平台，以便于合作医院获取和交换关于特定卫生技术的知识，促进合作交流[3]，同时可以避免重复性的工作，其提供的 HB－HTA 方案或产品，被区分为已经完成、进行中和筹划中 3 种状态[3]。共享 HB－HTA 报告，使互相学习更加方便、简单。目前，共纳入了 8 个国家和 219 项评估报告，包括治疗器械、诊断器械、药品和其他的卫生技术评估报告[26]。以帮助卫生专业人员更好地管理新技术，提高运营效率、最大化患者的收益[1,27]。

二、对中国发展医院卫生技术评估的启示

（一）欧盟医院卫生技术评估的实施经验总结

基于全球进行 HB－HTA 的 18 个国家 31 个案例的实践经验，阐释了开展 HB－HTA 若干

重要的成功推动因素和需要避免的障碍因素[28]。其中，11 大成功推动因素包括机构人员的能力和培训、过程的透明度和严谨性、机构的管理体制、多样性的团队、权威管理部门的认可、医务人员的参与度、研究者与管理者的合作、HB-HTA 机构的清晰定位和明确的方法学、报告的及时性、患者参与度、利益相关者与企业的互动；10 大障碍因素包括文化障碍、政治利益、信息障碍、评估卫生技术类型的限制、利益相关者全面参与的缺乏、资源的有限性、跨机构合作的缺乏、使用监管的缺失、内部使用的多变性、医院正式授权卫生技术评估的缺乏等。

此外，31 个案例的经验显示医院层面的卫生技术评估项目主要致力于支持临床或管理者在其所在机构内做决策，很少支持医院外决策。HB-HTA 为最优化管理过程和组织绩效提供支持，当引进或者淘汰一项医疗技术或者临床路径时，系统地使用卫生技术评估可能会对医疗质量、预算的可持续性、产能、过程的平稳性有较好的影响。

（二）对中国开展医院卫生技术评估的具体启示

欧盟 AdHopHTA 项目经验显示，HB-HTA 的最终目标是促成医院层面上卫生技术采纳的决策过程合理化，从而提升人群的医疗服务质量，AdHopHTA 项目对中国开展 HB-HTA 有如下启示。

一是学科发展与提升层面，HB-HTA 应该利用其独特的身份融入中国 HTA 活动的大家庭中，如对于创建中国 HB-HTA 工作网络给予支持，HB-HTA 关注问题的新颖性可以进一步得到 HTA 大家庭的承认。卫生行政部门和现有的学协会应在传播 HB-HTA 理念和方法方面发挥优势，这样有助于感兴趣的机构间建立联系和扩大网络活动的影响力。国家和地区的 HTA 机构应该对 HB-HTA 的学科发展提供指导与支持。HTA 机构可以为“HB-HTA 知识和最佳实践交流”充当组织协调和技术支持的角色。

二是国家政策制定层面，应通过制定法规和政策文件来支持成立 HB-HTA 部门，并强调 HB-HTA 在维持价格稳定和将创新技术转移到医院过程中的价值。最重要的一点是，应该呼吁将 HB-HTA 纳入“健康中国 2030”规划纲要的实施方案中，用于支持现代医院管理制度建设，优化健康服务体系[29]。国家相关预算安排方面，应该考虑与国家 HB-HTA 期望发展目标有相匹配的倾斜投入。

三是医院药械采购和新技术使用层面，应强化循证采购（纳）理念。对医院而言，HB-HTA 是决定是否投入创新技术和药械采购的信息工具。然而，目前大多数医院仍然不清楚如何将信息转化至采购流程。需要进一步结合中国实际，制定中国 HB-HTA 评估流程与指南，以指导医院在采购（纳）过程中明确证据以及其他类型的信息，界定不同类型证据的合理使用方式，产生务实的执行工具。

四是鼓励利益相关者参与层面，在整个 HB-HTA 评估过程中，应鼓励利益相关者（如医院采购人员、生物工程师、医生、业界、患者等）参与和发挥作用。大多数医院自主决定卫生技术采购，尤其是针对医用设备和医疗器械。虽然患者和公民才是医院当前和未来卫生技术的终端用户，但是他们几乎不参与评估过程。一般情况下，患者很少参与进 HTA 中，因此迫切需要增加患者的 HTA 参与度。在医院水平实施类似的举措将增进患者和 HB-HTA 部门之间的沟通交流，这也符合“以患者为中心”的医学理念[30]。同样地，医院采纳的决策类型影响了管理者和卫生专业人员的行为以及其职业发展，他们能够在 HB - HTA 过程中发挥积极作用。其他利益相关者方面，如医疗器械行业或制药业，让其更加了解 HB - HTA 部门的作用，会使得该群体更加积极地参与国家、地区或机构层面的 HB - HTA 活动。

五是医院创新技术开发层面，HB - HTA 支持医院层面的创新技术开发、转让或许可过程，这已经在一些国家开展，并在许多机构中兴起[31]。医院是创新卫生技术，特别是医疗器械和临床操作的主要发源地。HB - HTA 可以帮助医院的技术转让或创新部门识别具有潜在价值的创新技术，促进其价值增值和转让，并在技术的整个生命周期中证明其自身价值。可以由国家或地区 HTA 和 HB - HTA 代表提出对企业研发人员的早期科研建议，这一建议体现了 HB - HTA 的观点。通过使用 HB - HTA 来推动突破性创新卫生技术的方法和应用机制，包括确认并分析中国现有的催化机制或项目，并提出成功的技术转移模式。强化医院技术转移与业务发展部和 HB - HTA 部门的协同合作，产生一套有助于识别、评估和促进将医院层面产生的可持续创新理念/产品转移到社会的工具和流程。

六是数据收集和分析机制改进层面，国家/地区医疗服务监管机构和 HB - HTA 部门需要为想要进入市场的卫生技术进行评估提供真实世界数据(real world data，RWD)。然而，目前尚不清楚如何获得这些数据。此外，作为潜在的数据提供者，医院无法很好地完成这项任务。首先需要明确监管机构和 HB - HTA 部门需要什么样的信息，并审查医院当前信息系统(临床上和经济上)的局限性和潜力，从而找到克服 RWD 收集局限性的解决方案。

(三) 展望中国医院卫生技术评估的未来趋势

近年来，虽然 HB - HTA 一直处于发展阶段，但是对于医院里药品、器械、临床路径和项目的许多决策，卫生技术评估仍然没能有效开展和应用。究其原因，是因为缺乏足够的卫生技术评估技术和资源去支持这些决策。HB - HTA 人员需要持续创新，以弥补这些不足。如果我们能够跨越现有方法，继续创新，将 HB - HTA 推向下一个阶段的创新方式可能包括跨 HB - HTA 机构的全球和区域合作，优先主题的选择，同步考虑引进与淘汰技术，证据整合和数据分析自动化，扩大利益相关者和使用者的参与度，广泛证据的定义，上市后数据的评估，评估的早期参与，贯穿生命周期的反复评估，通过实际临床研究获取证据，卫生技术评估应用于采购，医院技术孵化和转让，卫生技术应用于区域研究事项，创新医院卫生技术发展模型，评估 HB - HTA 的影响等。期待 HB - HTA 在未来的进一步发展，成为“国际—国家—地区—医院”层面有效传递 HTA 结果和进行循证决策的桥梁，进而使人群健康水平进一步提升，患者体验进一步改善，医疗卫生人均成本进一步降低[6]。

参考文献

[1] Laura Sampietro-Colom. Final report summary: AdhopHTA (adopting hospital based health technology assessment in EU). http://cordis.europa.eu/result/rcn/184859_en.html[2017 - 3 - 20].

[2] AdHopHTA project. AdHopHTA: an European project on hospital based health technology

assessment. http://www. adhophta. eu/adhophta-european-project-hospital-based-health-technology-assessment[2017 - 3 - 20].

[3] AdHopHTA project. Introduction to HB - HTA and the AdHopHTA products. https://www. adhophta. eu/tags/materials[2017 - 3 - 20].

[4] Sampietro-Colom L, Lach K, Pasternack I, et al. Guiding principles for good practices in hospital-based health technology assessment units. Int J Technol Assess Health Care, 2015, 31(6): 457 - 465.

[5] Grenon X, Pinget C, Wasserfallen J B. Hospital-based health technology assessment (HB - HTA): a 10 year survey at one unit. Int J Technol Assess Health Care, 2016, 32(3): 116 - 121.

[6] Demirdjian G. A 10 year hospital-based health technology assessment program in a public hospital in Argentina. Int J Technol Assess Health Care, 2015, 31(1 - 2): 103 - 110.

[7] Sampietro-Colom L, Lach K, Haro I E, et al. The AdHopHTA handbook: a handbook of hospital-based health technology assessment (HB - HTA). https://www. adhophta. eu/sites/files/adhophta/media/adhophta_handbook_website. pdf[2017 - 7 - 15].

[8] Billaux M, Borget I, Prognon P, et al. Innovative medical devices and hospital decision making: a study comparing the views of hospital pharmacists and physicians. Aust Health Rev, 2016, 40(3): 257 - 261.

[9] Gagnon M P. Hospital-based health technology assessment: developments to date. Pharmaco Economics, 2014, 32(9): 819 - 824.

[10] Gagnon M P, Desmartis M, Poder T, et al. Effects and repercussions of local/hospital-based health technology assessment (HTA): a systematic review. Syst Rev, 2014, 3: 129.

[11] Martelli N, Billaux M, Borget I, et al. Introduction of innovative medical devices at French university hospitals: an overview of hospital-based health technology assessment initiatives. Int J Technol Assess Health Care, 2015, 31(1 - 2): 12 - 18.

[12] 欧盟 ADHOPHTA 项目组. 医院卫生技术评估：手册与工具. 何江江，王海银，译. 上海：上海交通大学出版社，2017.

[13] AdHopHTA. The AdHopHTA tool kit. http://www. adhophta. eu/adhophta-toolkit[2017 - 3 - 20].

[14] Sampietro-Colom L, Morilla-Bachs I, Gutierrez-Moreno S, et al. Development and test of a decision support tool for hospital health technology assessment. International Journal of Technology Assessment in Health Care, 2012, 28(4): 460 - 465.

[15] Lo B, Field M J. Principles for Identifying and Assessing Conflicts of Interest — Conflict of Interest in Medical Research, Education, and Practice - NCBI Bookshelf. Washington D. C.: National Academies Press, 2009.

[16] Rothaermel F T. Strategic management: concepts & cases. New York: McGraw-Hill Irwin, 2013.

[17] Abrahams J. The Mission statement book: 301 corporate mission statements from America's top companies. Berkeley: Ten Speed Press, 2004.

[18] Scott C, Jaffe D, Tobe G. Organizational vision, values and mission. Journal of the Society of

Dyers & Colourists, 1993, 56(11): 473, 474.

[19] Wright P, Kroll M J, Parnell J A. Strategic management: concepts and cases. Upper Saddle River: Prentice-Hall International, 1996.

[20] Boundless. An organizational vision should be made up of two fundamental components: a core ideology and an envisioned future. https://www.boundless.com/marketing/textbooks/boundless-marketing-textbook/marketing-strategies-and-planning-2/steps-to-creating-a-marketing-plan-28/define-the-vision-149-4149/[2017-5-13].

[21] Allio R. Leaders and leadership — many theories, but what advice is reliable?. Strategy & Leadership, 2012, 40(1): 4-14.

[22] Kouzes J M, Posner B Z. The leadership challenge: How to get extraordinary things done in organizations. San Francisco: Jossey-Bass, 2003.

[23] Chrabanski K. Economization of activities in the satisfaction survey process by means on-line electronic questionnaire systems. Oeconomia, 2014, 13(1): 19-28.

[24] Spector P E. Job satisfaction: Application, assessment, causes, and consequences. Thousand Oaks: Sage Publication, 1997.

[25] Locke E A. The nature and causes of job satisfaction. In: Dunnette, M. P., Ed., Handbook of Industrial and Organizational Psychology. Rand McNally, Chicago. 1976: 1297-1350.

[26] AdHopHTA project. AdHopHTA database. http://intranet.adhophta.eu/[2017-3-20].

[27] EC-CORDIS. Tools to help health professionals make better technological choices. http://cordis.europa.eu/news/rcn/124470_en.html[2017-3-20].

[28] Sampietro-Colom L, Martin J. Hospital-based health technology assessment. Cham: Springer International Publishing AG, 2016.

[29] 新华社. "健康中国 2030"规划纲要. http://www.gov.cn/zhengce/2016-10/25/content_5124174.htm[2017-6-23].

[30] Health technology assessment international. HTAi interest sub-group on patient and citizen involvement in HTA. http://www.htai.org/interestgroups/patient-andcitizen-involvement.html[2017-3-20].

[31] Mars excite. The value of excite. http://www.marsdd.com/systems-change/marsexcite/mars-excite[2017-3-20].

国内外罕见病保障政策

胡善联

【导读】 文章阐述了主要国家和地区罕见病患病率的标准及其发展趋势，孤儿药的遴选条件和价格制定的原则，以及导致孤儿药价格昂贵的原因，国际和国内对罕见病的主要保障政策；并以戈谢病为例，对青岛市、浙江省、上海市三地多方筹资补偿的实践做了简要介绍。

罕见病，顾名思义是指少见的疾病(rare disease)，往往是比较严重的慢性疾病，能发生进行性失能，并缩短期望寿命。80%的罕见病是由遗传引起的，通过显性、隐性遗传或突变而造成基因缺陷。根据报道，2016 年全球发现的罕见病有 6 084 种，涉及 3 715 个基因。每年增加罕见病约 30 种，50%以上为儿童患者[1]。治疗罕见病的药物称为孤儿药(orphan drug)。

一、罕见病患病率

各国对罕见病的确定标准各不相同。美国将罕见病定义为患病率小于 1/2 500，且患病人数少于 20 万人。美国每年有罕见病患者 2 500 万～3 000 万人，罕见病患者占总患者人数的 7%，相当于糖尿病的总患病人数。欧洲药品管理局(European Medicines Agency, EMA)对罕见病的定义是患病率少于 5/10 000(即 1/2 000)。英国国家卫生与临床优化研究所(National Institute for Health and Clinical Excellence, NICE)将部分患病率更低的罕见病称为超罕见病(ultra-rare disease)，一般是指患病率低于 1/50 000 的疾病。治疗超罕见病的相应孤儿药，称之为超孤儿药(ultra orphan drug)。日本对罕见病的定义是患病人数少于 5 万人。我国台湾地区的罕见病标准是患病率小于 1/10 000[2]。

由于我国人口基数很大，任何一种低患病率的罕见病，其患者数量都会很多。2010 年 9 月中华医学会医学遗传学分会提出，罕见病是指患病率低于 1/500 000，或者新生儿的发病率低于 1/10 000 的疾病。换言之，以 14 亿总人口计算，患病总人数在 2 800 人以下的疾病是罕见病(其实应属于超罕见病的范畴)。

尽管罕见病患病人数少，但罕见病的种类增长速度快。其主要原因是鉴于精准医学

第一作者：胡善联，男，教授，上海市卫生和健康发展研究中心(上海市医学科学技术情报研究所)首席顾问。
作者单位：上海市卫生和健康发展研究中心(上海市医学科学技术情报研究所)、复旦大学公共卫生学院(胡善联)。
本文系作者在 2018 年 2 月浙江省罕见病和重特大疾病社会解决方案研讨会暨第三届罕见病医疗与保障学术交流会上的发言。

(precision medicine)、分子生物学和基因学(genomics)技术的发展,有些疾病由于基因分组越分越细,变成了罕见病,如美国 85%的肺癌为非小细胞性肺癌(non-small cell lung cancer, NSCLC),40%~80%的患者具有表皮生长因子受体(epithelial growth factor receptor, EGFR)的变异,每年发生 75 000~150 000 例,因此,对孤儿药的需求增大。孤儿药中抗肿瘤药的比例占到 58%。这些药品大多价格昂贵,患者的经济负担很重。目前,仅 5%的罕见病有治疗药物,而且一般对应只有一种治疗药物,疗效只能与最好的支持疗法进行比较。

二、治疗罕见病的孤儿药价格高昂的原因

由于罕见病患者数量较少,孤儿药的用量很少,药企的期望收入较低,加上研发费用高和生产成本高,所以药企往往采用高价来弥补小众市场。比利时研究证明,血友病终身治疗,每位患者大约需要 4 700 万元。2011 年研究证明,28 种孤儿药的每日限定剂量(defined daily dose, DDD)的中位数价格为 138.56 欧元,而 16 种可比的非孤儿药中位数价格仅为 16.55 欧元,相差 8.4 倍。

美国孤儿药的数量仅占药品总数的 0.3%,但占药品总费用的 7.9%。到 2016 年,美国共批准 449 种孤儿药,其中 351 种为真正的孤儿药,另外 98 种既有孤儿药的性质,又有非孤儿药的性质。孤儿药定价时要考虑与非孤儿药的成本和治疗人数的比例比较。孤儿药临床研究设计困难,很难进行经济学评价,而且罕见病患者人数较少,一般为单臂试验或Ⅱ期临床试验,成本效果不确切或需外推。

为鼓励药企生产孤儿药,欧洲 EMA 于 1999 年制定法律。一是加快孤儿药上市审批时间,由 EMA 孤儿药委员会在 90 天内完成审批;二是罕见病治疗的药物在进行临床试验时可享有一些激励机制,包括援助协议、上市前得到 EMA 的科学指导、一旦上市可有 10 年的市场独占期(儿科用药还可再延长 2 年)。到 2015 年,89 种孤儿药由 EMA 授权进入市场,其他 123 个药物也获得欧洲市场营销授权。

孤儿药的研发成本到底是高是低,目前还有争议。有人认为孤儿药的成本仅为非孤儿药的 26.9%,而且由于患者人数不多,Ⅲ期临床试验的成本也较低;但由于药企追求超额利润,导致孤儿药价格高昂,患者用药的可及性差。加上医疗保险方支付意愿差,报销的机会成本太高,同时政府也面临政治压力,从当前孤儿药各方面政策来看是不满意的。

三、国外罕见病的保障政策

国外对罕见病的保障政策,包括欧盟等国家或地区主要是制定罕见病或孤儿药上市的法案,加速孤儿药上市的评审和审批。孤儿药的定价一般采用参考定价,如土耳其参考法国、希腊、意大利、葡萄牙、西班牙五国的同类产品价格。由于不同国家卫生政策不同,药品价格可以由药厂自定,或固定价格或谈判价格[3]。药厂根据研发成本、预测患者人数及利润、临床绩效、经济评价、对比其他已有治疗方法的成本、国际价格比较和创新程度来制定价格[4]。另外,孤儿药上市后,每个欧盟国家均需与药企进行价格和补偿的谈判,而且每年要对孤儿药价格进行评估。

2015年，比利时、荷兰两个国家联合与药企谈判孤儿药的价格。2016年，欧盟开展试点项目，卢森堡、比利时、荷兰3国联合与药企进行孤儿药价格的谈判，其他国家也纷纷表示有兴趣参加。各国交换患者信息、协调卫生技术评价方法，最后使孤儿药的价格降低到可承受范围内。这样的合作具有3个方面的利益：有利于卫生系统的持续性发展，有利于药企扩大市场规模，有利于罕见病患者早日得到治疗。

随着孤儿药的不断研发和应用，卫生系统和医疗保险的负担不断增加，孤儿药的补偿问题一直饱受争议。有的国家对孤儿药提高最高意愿支付的阈度，或者只有降价80%左右才能获得报销；也有国家对孤儿药实行特殊政策（国家全额支付，患者无需个人自付）。

美国是最早建立罕见病和罕见病用药管理制度的国家。1983年美国通过了世界上第一个孤儿药法案（Orphan Drug Act，ODA），1988年进行了修订；2002年签署了罕见病法案（Rare Diseases Act of 2002，RDA）；之后，各州陆续建立了罕见病相关法案，但内容有所差异。2010年美国参议院提出了《2010年创建希望法案》（Creating Hope Act of 2010），鼓励儿童罕见病用药的开发。

欧盟于1996年制定《孤儿药品条例》，由欧洲议会审核通过，于2000年4月实行。2004年1月，欧洲委员会公共卫生理事会拨款成立罕见病工作组（The Rare Diseases Task Force，RDTF），主要目的是建议和帮助欧洲委员会公共卫生理事促进欧洲罕见病的最佳预防、诊断及治疗，并成立了欧盟罕见病专家委员会。

四、国内罕见病的保障政策

我国已开始重视对罕见病的防治，重点是可治性罕见病。2016年《中国罕见病参考名录》明确我国罕见病为147种。2017年，上海儿童医学中心、上海市罕见病防治基金会联合编写《可治性罕见病》，共收录117种可明确诊断、有治疗方案的罕见病。

2017年，《关于深化审评审批制度改革鼓励药品医疗器械创新的意见》（厅字〔2017〕42号）明确指出"支持罕见病治疗药品医疗器械研发"，并公布了罕见病目录，建立罕见病患者登记制度。罕见病治疗药品医疗器械注册申请人可提出减免临床试验的申请。对境外已批准上市的罕见病治疗药品医疗器械，可附带条件批准上市，企业应制定风险管控计划，按要求开展研究[5]。此外，《中华人民共和国基本医疗卫生与健康促进法（草案）》的意见稿提到："建立以临床需求为导向的药品审评审批制度，支持临床急需药品、儿童专科药、罕见病用药、重大疾病防控用药等药品的研发、生产，满足疾病防控和公民多层次、多样化用药需求。"

罕见病的医保报销方面，不同地区根据医疗保险基金的情况，将一些罕见病列入大病保险特药报销的目录，通过价格谈判列入基本医疗保险用药目录，或者通过药企慈善捐赠和患者援助计划获得救助。

在全国范围内开展了罕见病的协同研究工作，包括罕见病流行病学调查研究。目前已将重点放在血友病、皮肤黏膜淋巴综合征、21-三体综合征、阵发性睡眠血红蛋白尿症、肝豆状核变性、重症肌无力、慢性血栓栓塞性肺动脉高压（chronic thromboembolic pulmonary hypertension，CTEPH）、遗传性小脑型共济失调症（spinocerebellar ataxia，SCA），建立了罕见病病例注册登记平台。迄今，注册登记的病种已超过 50 种。此外，还有地方的罕见病注册登记平台和全国罕见病研究协作网络。2016 年，国家卫生计生委成立了国家级罕见病诊疗与保障专家委员会。现将国内几个省市的主要做法介绍如下。

（一）青岛

青岛市是我国最早报销罕见病用药的城市，采用城镇大病医疗救助，对罕见病特药、特材及精准诊疗项目进行大额保障。以戈谢病为例，通过补充医疗保险报销 80%，不设起付线，20%自负部分的起付线为 5 万元，超过 5 万元再报销 70%，最高报销 20 万元[6]；民政对低于低保标准家庭实施困难救助和医疗救助，全年不超过 2 万元；学生参照中低收入家庭成员，每人每年累计救助金额不超过 13 万元；慈善总会向社会募款，以药品形式资助戈谢病患者，一年内享受 8 个月；除了以上保障待遇，药企赠送其余 4 个月的药量，逐年循环运行。经验表明，实际药品费用中，医疗保障部分占 92%、个人自负部分占 8%左右，患者年均自负 10.47 万元。

（二）浙江

2015 年，浙江省建立罕见病保障机制，在全国率先实行罕见病目录遴选和药品谈判，将甲磺酸伊马替尼胶囊等 15 种药品纳入大病保险支付范围。2016 年，浙江省将戈谢病、肌萎缩侧索硬化（渐冻症的一种）、苯丙酮尿症等 3 种罕见病纳入基本医疗、大病保险和医疗救助的三重保障体系。浙江省将基本医疗保险参保人员统一纳入大病保险制度范围，实行市级统筹。以戈谢病为例，参保对象为参加浙江省基本医疗保险，获浙江省户籍满 5 年[7]的人口。

（三）上海

上海于 2011 年成立了上海市少儿住院互助基金，把戈谢病、法布里病、糖原贮积症Ⅱ型和黏多糖贮积症纳入支付范围，在新华医院、儿童医院和瑞金医院这 3 个定点医院的专科门诊进行治疗，其特殊药物报销参照大病报销程序，暂不设起付标准，限额为每人每学年 10 万元。同时，针对苯丙酮尿症、支链酮酸尿症、酪氨酸血症、甲基丙二酸血症、多种羧化酶缺陷症、高氨血症、肝豆状核变性、先天性耳聋、戈谢病、法布里病、糖原贮积症Ⅱ型和黏多糖贮积症 12 种可防可治的遗传性罕见病，上海市成立了专门的保障基金，由医保、民政和红十字会共同筹资并管理；同年，市科委把 10 种罕见遗传性疾病的防治研究列入“科技创新行动计划”重大科技项目。

五、结论

我国将部分罕见病孤儿药纳入医疗保险报销范围，这体现了政府的责任，也是保障健康权、公平性的社会主义价值观的体现。罕见病存在很多诊断和管理上的困难及障碍因素，如缺乏立法保障、终生服药费用高、资源有限、缺乏财政激励等。需要用包容的态度，通过多部门的协同和合作，使罕见病防治“不留下任何人”。

参 考 文 献

[1] Quintiles IMS Institute. Orphan Drugs in the United States：Providing context for use and Cost. 2017.

[2] T Richter，S Nestlel-Parr，R Balela，et al. Rare disease terminology and definitions：A systematic global review Report of the ISPOR rare disease special interest group，Value in Health，2015,1816)：906－914.

[3] Henrard S，Francis A F. Negotiating prices of drugs for rare diseases. Bulletin of the World Health Organization，2016，94(10)：779－781.

[4] Hu S L，Yang Y，He J J，et al. The selective conditions of orphan drugs by using multiple criteria decision analysis in China. Abstract accepted by 23th ISPOR，2018.

[5] 中共中央办公厅，国务院办公厅.关于深化审评审批制度改革鼓励药品医疗器械创新的意见(厅字〔2017〕42号).2017.

[6] 青岛市人民政府.关于建立补充医疗保险制度的实施意见(青政发〔2016〕35号).2016.

[7] 浙江省人力资源和社会保障厅等五部门.关于进一步完善大病保险制度的通知(浙人社发〔2017〕135号).2017.

美国DRG付费制度改革经验及启示

彭　颖　金春林　王贺男

【导读】 美国是世界上最早开发和应用DRG付费制度的国家，在推动世界医疗保险付费方式改革的进程中起到了开拓和引领的作用。因此，美国的DRG付费制度也成了许多国家学习的对象。文章详细介绍了美国DRG付费制度的发展历程及核心内容，通过对美国DRG付费制度的设计和实施效果进行回顾与分析，总结其经验和教训，为我国DRG付费制度顺利实施提出相关建议。

一、美国DRG付费制度的发展历程

（一）开发引入

为了方便医院管理，使医院的行为可以测量和评估，1969年耶鲁大学开始尝试按照病人分组来测量医院产出，由此开发出一套完整的病例分组系统——按疾病诊断相关分组（diagnosis related groups，DRG）。DRG基于"产品"的概念，因其能够对医疗服务领域的产出进行清晰界定和测量，研发过程得到了美国社会保障部门的资金支持[1]。

医疗保险（medicare）建立之初，采用的是按服务项目付费的事后补偿方式，但是这种补偿方式带来了医疗保险支出的连年急剧上涨，从1967年的年度30亿美元上涨到1983年的年度370亿美元[2]，平均每年增长17%，医疗保险开始出现偿付危机。在这种情况下，美国政府开始实施基于DRG的预付费制度（propective payment system，PPS），以向医疗服务"产品"付费的预付制度代替了向医疗服务项目付费的后付制度，对同一诊断组中的每个住院病例按固定偿付额（flat rate）支付，由医疗照护与医疗救助服务中心（Centers for Medicare & Medicaid Services，CMS）负责实施[3]。由此，美国成为世界上第一个实行DRG付费制度的国家。

基金项目：第四轮公共卫生三年行动计划重点学科建设计划"循证公共卫生与卫生经济"（项目编号：15GWZK0901），中国卫生经济学会第十八批招标课题"以成本为基础的按病种收付费标准研究"（课题编号：CHEA1718040303），上海市加强公共卫生体系建设三年行动计划（2015年～2017年）"基于大数据的上海市卫生决策支持体系构建"（项目编号：GWIV-33）。
第一作者：彭颖，女，助理研究员。
通讯作者：王贺男，女，研究实习员。
作者单位：上海市卫生和健康发展研究中心（上海市医学科学技术情报研究所）（彭颖、金春林），国家卫生计生委卫生发展研究中心（王贺男）。
本文已发表于《中国卫生经济》2018年第37卷第7期。

（二）推进实施

为了给医院留出调整和适应的时间，减小改革阻力，美国 DRG 付费制度采用了按医院财政年度逐步引入的方式，用 4 年时间实现了付费方式的完全转变。前 3 年采取组合费率，即由个体医院成本、区域费率和国家费率 3 部分组成，第 1 年组合费率主要由医院实际的医疗成本组成，逐步过渡至第 3 年费率主要由区域和国家费率的组成，第 4 年（1987 年）实现全部为国家费率（表 1）[4]。

表 1　美国 DRG 付费制度的推进计划

年份	推进计划
第 1 年(1984)	75%个体医院成本＋25%区域 DRG 费率
第 2 年(1985)	50%个体医院成本＋37.5%区域 DRG 费率＋12.5%国家 DRG 费率
第 3 年(1986)	25%个体医院成本＋37.5 区域 DRG 费率＋37.5 国家 DRG 费率
第 4 年(1987)[5]	100%国家 DRG 费率

（三）改革与更新

在保证医疗服务可及性的同时，为使医院能够得到合理补偿，美国 CMS 每年对 DRG 的分组及相对权重进行更新，并于 1986 年成立专门的付费制度评估委员会（Prospective Payment Assessment Commission, ProPAC）为 DRG 分组及费率更新提供建议。首先，由 CMS 委任专业公司对 DRG 分组进行更新，被委托公司通过对同一个 DRG 组中病例资源消耗及临床特征相似程度进行分析，确定是否需要对 DRG 分组进行修改。修改之后，进行两年的持续跟踪，以确定修改是否合理。对 DRG 分组完成更新之后，CMS 内部再按照“预算中立”的原则对 DRG 相关权重进行校正，即要求对医院某一服务的预计支付费用与 1984 年相比，变化幅度不得超过 25%[3]。在整个过程中需要考虑通货膨胀及医院生产效率、医学技术、治疗方式等其他因素的变化对医院资源消耗可能带来的影响。

1983 年美国第一版 DRG 包含 23 个主要诊断分类（major diagnostic category, MDC），470 个 DRG 组[6]。2008 年 CMS 对 DRG 付费制度做了重要的修订，将疾病的严重程度纳入到 DRG 分组与定价中，使 DRG 分组的数量成倍增长，2017 年美国 DRG 包含 25 个 MDC，757 个 DRG 组[7]。

二、美国 DRG 付费制度的核心内容

（一）分组过程

美国进行 DRG 分组时主要考虑以下 5 个因素：主要诊断、次要诊断、治疗手段、病例的人口学特征、出院时的状况。首先根据疾病主要诊断将病例分到 25 个 MDC 之中；然后根据治疗过程是否有手术操作，将病例分到手术 DRG 与内科 DRG 两个组别之中；最后结合次要诊断、患者的年龄和性别、患者出院时的状况确定病例所属的最终 DRG 组别。其中，次要诊断主要是指合并症与并发症，共 24 种。由于次要诊断直接影响治疗内容和住院天数，2008 年之后 CMS 结合次要诊断对

疾病严重程度进行了三级划分：第一级指有重要的合并症或(和)并发症(Major Complication/Comorbidity, MCC)，第二级指有合并症或(和)并发症(Complication/Comorbidity, CC)，第三级指无合并症或并发症(Non-Complication/Comorbidity, Non-CC)。

(二) 相对权重

相对权重指各组DRG病例的平均资源耗费相对于全部DRG病例的平均资源耗费程度。2008年以前，病例的资源消耗通过住院费用来衡量，数据来自于医院向国会提交的年度成本报告。基于住院费用计算相关权重隐含的假设就是，费用和成本是相互关联的。但是后来很多研究发现，受竞争激烈程度、多方付费主体及成本分摊方法等多种因素的影响，医院对不同DRG病例及不同医院对同种DRG病例的收费行为是不一样的，用费用代替成本来反映不同病例的资源消耗并不恰当。因此，2008年开始引入成本费用比(cost-to-charge ratios, CCRs)，假设各成本中心(cost center)的成本费用比固定[8,9]，按照这个比值将病例费用转化为病例成本，用来计算相关权重。由此，相对权重的计算由基于收费转向基于成本。近年来，成本费用比在不断向精细化改进，以解释不同类型服务之间成本费用比的差异[10]。

CMS用各医院的病例费用计算相对权重之前，首先要对费用进行标准化处理：排除不同劳动力市场工资水平的差异、不同医院住院医师培训活动频次与规模的差异、不同医院治疗的低收入患者比例的差异。通过标准化处理，使得不同医院的病例费用具有可比性。然后基于成本费用比将费用转化为成本。最后计算出各DRG组及全国DRG病例的平均成本，两者比值即为相对权重[7,11]。各个DRG组的平均成本计算过程中都剔除了治疗费用极高病例(仅指统计意义上的极端值)的影响。

(三) 定价与支付

医疗保险(Medicare)对医院的运营成本及资本成本均通过DRG打包付费的方式进行补偿，包括患者住院期间的费用、患者入院当天费用，以及住院前3天在入住医院门诊部门所接受的诊断服务和非诊断服务产生的费用。

1. 基础费率和基础价格

DRG的基础价格是权重与基础费率的乘积。基础费率受区域地理因素和市场条件的影响，分成运营基础费率和资本基础费率两个部分单独计算。调整后的运营基础费率＝(工资指数×劳动相关基础费率)＋(非劳动相关基础费率×地区生活成本指数)，调整后的资本基础费率＝资本基础费率×工资指数×地区生活成本指数。① 运营基础费率分为劳动相关和劳动无关两部分，劳动相关部分受工资指数(wage index, WI)调节，以反映不同地区劳动成本的差异；当WI>1时，劳动相关部分占联邦运营基础费率的69.6%；当WI≤1时，劳动相关基础部分占联邦运营基础费率的62.0%。劳动无关部分受地区生活成本因素调节，除了阿拉斯加和夏威夷，2016年美国其他各地区的生活费用津贴(cost of living adjustment, COLA)都为1。② 资本基础费率内部没有进一步划分，整体受地区工资指数与COLA的调整[7]。

2. 政策性补偿支付

在实际对医院进行补偿时，除了区域地理因素，CMS还综合其他影响医院成本的因素，制定

了一些特殊的补偿政策对基础价格进行调节。一是对于教学医院，考虑到它们因承担教学任务可能有更多的间接成本支出(如房屋、材料等)，CMS会根据医院承担教学任务的强度增加对医院的报销费用；二是对于收治的低收入患者比例过高的医院，CMS会根据这一比例高出联邦基准比例的程度分档提高对医院的报销费用；三是对于使用某些特定新治疗技术的病例，即使这些新技术本身可能会带来高昂的医疗成本，但若经过论证后发现这些新技术的使用能够在很大程度上改善患者的临床治疗效果，CMS会对使用新技术的病例增加报销费用以补偿额外成本[7]。

3. 线外病例与转诊病例的支付

为了提高一些严重患者对高质量医疗服务的可及性，对于住院床日数过长、治疗成本过高的线外病例，医院通过申请之后，超过合理住院天数的或超过临界值的线外实际成本都可以得到一定程度的补偿[3]；对于住院日过短及转诊到其他急诊医院或者护理机构的病例，CMS则会相应降低付费标准[7]。

4. 质量调整方案

为了能够有效保证医疗服务提供的质量，CMS在实行DRG付费制度之后引入了多种质量调整方案，其中包括：① 医院获得性疾病削减计划(hospital-acquired condition reduction program，HAC)[11]，该计划根据患者入院后的安全性及是否有特定疾病感染情况，对医院进行评估打分，规定对在风险调整质量评估中表现最差的25%的医院降低1%的医疗保险付费总额，旨在激励医院减少患者入院后获得的疾病状况；② 医疗服务价值购买计划(value-based purchasing program，VBP)[12]，该计划从所有参与医院的医保补偿额中提取一部分作为基金，然后从医院的安全性、临床护理表现、效率及医疗成本降低情况、患者就医体验与医患沟通4个方面对医院服务质量及质量改进情况打分并综合排序，根据排序情况将预先提取的医保费用按照相应比例重新分配给相应医院，鼓励医院提高医疗服务质量；③ 再入院减少计划(hospital readmissions reduction program，HRRP)[13]，该计划对于特定的如心力衰竭、急性心肌梗死、肺炎等疾病的再入院率进行控制，当医院这些疾病的30天内再入院率超过Medicare规定的再入院率时，Medicare会采取降低报销费率的措施作为惩罚，以减少医院的投机行为，提高医疗服务质量。

(四) 监督与审查

为确保医疗服务以一种合理、必要且具有成本效果比的最优方式提供，美国成立了专门的同行审查组织(peer review organizations，PROs)和卫生与人力资源服务部(department of health and human services，HHS)，共同监管DRG付费制度的实施。同行审查组织的审查职能包括：① 医院提供的诊断信息的有效性；② 医疗服务提供的完整性、适当性、质量；③ 入院与出院的合理性；④ Medicare额外支付的线外病例的合理性。同行审查组织针对医院的不合理行为有权拒绝向医院支付报销费用，并向卫生与人力资源服务部报告要求进一步的强制措施。

三、美国DRG付费制度的影响以及制度设计存在问题

引入DRG付费制度后，固定的补偿费率迫使医院改进管理行为，降低医疗服务成本，提高成本效果。Medicare实现了医疗费用降低、住院床日数缩短、医疗服务质量改进等目标[1,5]。2015

年联邦运营费率仅增加了1.1%，远低于1967～1983年年均17%的增长率[10]。但与此同时DRG付费制度也带来一些负面影响，一是许多医院开始专注于治疗能够从DRG获利的患者[4]；二是不稳定健康状态出院的情况越来越多[15]；三是医院将部分任务和治疗过程转嫁给不受DRG付费体系限制的医疗机构；四是医生有意识地过度编码[16]；五是由于美国商业医疗保险发达，各家医院往往有多个保险付费方，医院可以将医疗成本转嫁到至DRG付费范围之外的患者身上，危害了其他患者及私人保险方的利益[17]。

目前美国DRG付费制度得到了世界上很多国家的学习和效仿，但相对于后起国家，它的制度设计存在一些不足之处。一是未建立统一的成本核算体系，病例成本通过统一的成本费用比转化而来，费用来自于3年前搜集的数据，成本核算的粗放性及数据的滞后性会影响相对权重计算，进而影响补偿费率的准确性。二是DRG分组相对较少，疾病严重程度只有三级划分，使得DRG组内病例资源消耗及临床特征的同质性相对较差[18]。

四、对我国的启示

（一）完善病例首页信息，搭建统一的信息管理平台

完整的病例信息和标准统一的临床数据是实施DRG分组及付费的重要支撑。美国实施DRG付费制度之初，面临的一个重要问题就是病例信息的不完整和录入标准的不统一，不同的数据库之间不能实现无障碍的数据传递[4]。为此，2002年起，美国通过联邦法规强制所有医院采用国家统一的数据标准。在我国，病例首页信息的不完整与质量低下已经是一个困扰医疗卫生领域改革推动者与学术研究者多年的问题，在推进DRG付费方式改革的趋势下，提高病例信息数据质量势在必行。如果能够搭建全国统一的信息管理平台，将各医院病例信息、成本数据直接上传至统一的数据库，将会更便于病例成本与相对权重的计算。

（二）充分考虑区域地理因素，科学确定费率标准

费率的确定是推进DRG改革的关键所在。费率制定过低，医院因为得不到合理的补偿，可能会采取减少服务的方式降低成本，危害医疗服务质量；费率制定过高，则可能会造成医疗卫生资源的浪费。美国借助工资指数及地区生活成本指数来弥合不同地区因为劳动力成本及生活成本差异造成的医疗成本差异。我国各地区之间、城乡之间发展水平差距很大，在劳动力市场、消费市场上的差异要比发达国家更加显著，这种情况下不同医院提供医疗服务花费成本也大不相同。为了确保不同地区的医院都能够得到合理的补偿，应该充分考虑区域地理因素，合理确定不同地区DRG费率标准。

（三）建立专门评估机构与审查机构，确保DRG付费制度合理运行

1986年美国国会成立了专门的DRG ProPAC，对DRG付费制度的实施效果进行评价，并对其更新方案提出建议，如因为医疗技术进步或通货膨胀需要提高费率，或因生产力的提高需要降低费率等[10]。此外还有专门的同行审查组织，对入院的必要性、入院的合理性、分组准确性、医疗服务的完整性与恰当性，以及转诊病例和线外病例进行重点关注。评估与审查是确保DRG付

费制度实现预期改革效果的重要保证，中国的国情并不例外，同样需要设立专门的机构，以保证DRG付费制度合理运行和及时更新，同时对DRG付费制度的评估与审查予以制度化。

（四）将医疗服务质量作为对医院补偿的影响因素之一

DRG付费制度下，固定补偿费率的方式较其他医保付费方式更易造成医疗服务质量削弱。近年来美国先后实施了HAC、VBP、HRRP等一系列计划，对服务质量高的医院进行奖励，对服务质量低的医院进行惩罚。我国既可以学习美国的方式，在DRG付费制度之外，制定其他质量控制计划来弥补DRG付费制度的不足；也可以考虑采用一种系统化的方式将质量因素引入DRG付费制度之中，从而直接影响补偿费率。

参考文献

[1] Fetter R B. Diagnosis related groups：understanding hospital performance. Interfaces，1991，21(1)：6－26.

[2] Centers for Medicare & Medicaid Services. Medicare：estimated hospital insurance disbursements calendar year 1966 － 2000，Center for Medicare & Medicaid Services，Office of the Actuary，2000.

[3] Office of Inspector General，Office of Evaluation and Inspections. Medicare hospital prospective payment system：How DRG rates are calculated and updated. http://oig.hhs.gov/oei/reports/oei－09－00－00200.pdf[2017－10－19].

[4] Scott S J. The medicare prospective payment system. http://ajot.aota.org/on 09/05/2017 [2017－10－19].

[5] Coffery R M. Casemix information in the United States：Fifteen years of management and clinical experience. CASEMIX Quarterly，1999，1(1).

[6] 郎婧婧，江芹，王珊，等. 典型国家DRG分组的比较研究与启示. 中国卫生经济，2017，36(4)：50－53.

[7] Centers for Medicare & Medicaid Services. Acute care hospital inpatient prospective payment System. https://www.cms.gov/Outreach-and-Education/Medicare-Learning-Network-MLN/MLNProducts/downloads/AcutePaymtSysfctsht.pdf[2017－10－19].

[8] Wynn B O，Scott M. Evaluation of alternative methods to establish DRG relative weights. https://www.rand.org/content/dam/rand/pubs/working-papers/2008/RAND_WR560.pdf [2017－10－19].

[9] 周韵砚，江芹，江振忠. 欧美国家DRG相对权重计算方法分析. 中国卫生经济，2016，35(5)：94－96.

[10] Rimler S B，Gale B D，et al. Diagnosis related groups and hospital inpatient federal reimbursement. Radio Graphics，2015，35(6)：1825－1834.

[11] Baker，Judith J. Medicare payment system for hospital inpatients：Diagnosis-related groups. Journal of Health Care Finance，2002，28(3)：1－13.

[12] Centers for Medicare & Medicaid Services. Hospital-acquired condition reduction program (HACRP). https://www.cms.gov/Medicare/Medicare-Fee-for-Service-Payment/Acute Inpatient PPS/HAC-Reduction-Program.html[2017-9-21].

[13] Centers for Medicare & Medicaid Services. Hospital value-based purchasing. https://www.cms.gov/Outreach-and-Education/Medicare-Learning-Network-MLN/MLNProducts/downloads/Hospital_HRRPurchasing_Fact_Sheet_ICN907664.pdf[2017-9-21].

[14] Centers for Medicare & Medicaid Services. Readmissions reduction program (HRRP). https://www.cms.gov/Medicare/Medicare-Fee-for-ServicePayment/AcuteInpatientPPS/Readmissions-Reduction-Program.html[2017-9-21].

[15] Rand Corporation. Effects of medicare's prospective payment system on the quality of hospital care. https://www.rand.org/content/dam/rand/pubs/research_briefs/2006/RAND_RB4519-1.pdf[2017-10-19].

[16] 朱翔，胡汉辉. 美国医院市场的规制制度与竞争. 数量经济技术经济研究，2003，(11)：97-101.

[17] Mistichelli J. Diagnosis related groups(DRGs) and the prospective payment system: forecasting social implications. https://repository.library.Georgetown.edu/bitstream/handle/10822/556896/sn4.pdf? sequence=1[2017-10-19].

[18] Quentin W, Scheller-Kreinsen D, Blumel M, et al. Hospital payment based on diagnosis-related groups differs in Europe and holds lessons for the United States. Health Affairs, 2012, 32(4): 713-723.

国际创新卫生技术支付及定价政策进展与启示

王海银　金春林

【导读】 创新卫生技术是促进我国卫生事业发展的重要支撑，但同时也是卫生费用增长的重要影响因素，建立具有激励和约束的创新卫生技术支付和定价是重要议题。文章从支付和定价两个方面，系统梳理了国际相关发展策略及进展，旨在为推进我国制定科学适宜的创新卫生技术支付和定价政策提供理论指导和参考依据。

创新卫生技术是指能够明显提升治疗效果、提高患者生活质量及社会效益的新医药技术（包括新的药品、设备、诊断、治疗方案等）[1]，主要包括革命性创新（疗效显著提高）及一般创新（疗效有一定提升）两类[2]。近年来，创新卫生技术发展迅速，有力地促进了医疗卫生事业的发展。但从我国的发展来看，在鼓励和应用创新卫生技术方面尚存在一些瓶颈。如我国药品目录动态调整周期时间较长，专利药、原研药等创新药品很难及时进入医保目录并被广泛使用[3,4]；我国医疗服务价格动态调整机制尚待建设完善，创新医疗技术审批缓慢，导致部分技术未能及时在临床应用[5]。另外，我国大力推进以按病种付费为主的医保支付方式的改革[6-8]，创新卫生技术将可能被打包收费。在我国控制费用增长的背景下，创新卫生技术的发展面临一系列新的挑战，建立既能鼓励卫生技术创新又能够控制卫生费用增长的发展策略是值得深入研究的重要议题。本文基于国际视角，从支付和定价两方面梳理国际创新卫生技术的改革进展和经验，以期为我国推进创新卫生技术发展提供支撑依据。

一、国际创新卫生技术医保支付策略及进展

国际上医保支付包括正面清单和负面清单两种。创新卫生技术是否可以纳入医保支付清单，取决于其是否具有疗效改善及成本效果等。当前，卫生技术评估、准入协议及按病种付费下

基金项目：上海市医药卫生体制改革“循证决策与政策转化”（项目编号：CMB－CP－11061），上海市第四轮公共卫生体系建设三年行动计划重点学科建设“循证公共卫生与卫生经济学”（项目编号：15GWZK0901）。
第一作者：王海银，男，副研究员。
通讯作者：金春林，男，研究员，上海市卫生和健康发展研究中心（上海市医学科学技术情报研究所）主任。
作者单位：上海市卫生和健康发展研究中心（上海市医学科学技术情报研究所）（王海银、金春林）。
本文已发表于《中国卫生经济》2018 年 37 卷 9 期。

的单独支付等方法是国际广泛应用的支付策略，下面分别做简要介绍。

（一）基于卫生技术评估的支付准入策略

卫生技术评估(health technology assessment，HTA)是指从短期和长期角度对卫生技术的安全性、有效性、经济性及社会适应性等进行综合评价的一套政策评估方法[9]。2015 年世界卫生组织呼吁各国在全球健康覆盖建设中采用卫生技术评估。一项全球 HTA 应用进展调查发现，约 64%的高收入国家和约 85%的中等收入国家将 HTA 用于卫生规划和预算。其中，高收入国家主要将其用于医保支付决策[10]。

从实际使用情况来看，多数国家并非对全部创新卫生技术进行评估，而是选择部分有重要影响、高价值的创新卫生技术进行评估。从方法上来看，基于 HTA 的医保支付决策主要采用相对功效或效果、成本效果分析、预算影响分析等，通过增量成本效果比[如每质量调整寿命年(quality-adjusted life years，QALYs)下增量成本][11]、创新程度分类(如重大、中等、较弱、无附加效益等)[12]来决定该卫生技术是否推荐进入医保目录。澳大利亚是国际上最早将 HTA 用于医保支付决策的国家。以新药为例，其通过澳大利亚药品管理局(Therapeutic Goods Administration，TGA)审批后，企业需要根据评价指南和有关要求向药品报销咨询委员会(pharmaceutical benefits advisory committee，PBAC)提交纳入医保支付申请，申请资料包括新药品及对照药品基本信息、效果评估、经济学评估、预算影响及其他信息等。PBAC 组织独立评审专家对提交资料进行评估，并将评审结果提交给 PBAC 下的经济学专业委员会(evaluation sub-committee，ESC)和药品使用专业委员会(drug utilization sub-committee，DUSC)进行审核。PBAC 基于反馈结果向卫生部提出推荐或者拒绝纳入的支付建议[13]。

HTA 在医保支付决策应用中也面临一些挑战，如难以设定合理的支付阈值、需要大量人力和物力投入、方法学发展困难(如当地数据采集、结果的外部真实性和可转化性)、评估时间周期长等[14]。其中支付周期过长是当前 HTA 需要优化解决的重要问题，一项调查发现 14 个欧洲国家的平均纳入支付周期为 88～392 天。近年来，各国不断优化卫生技术评估流程，以应对存在的问题。英国 2017 年优化了创新技术的评估流程和方法，如将增量成本效果比(incremental cost-effectiveness ratio，ICER)低于 10 000 英镑的新技术引入快速通道，可节约 3 个月的评估时间；调整针对罕见疾病新技术的 ICER 阈值，为英国标准阈值的 5 倍[16]，有力地促进了创新卫生技术的应用和发展。

（二）准入协议策略

随着 HTA 在全球的广泛应用，各国对创新卫生技术的临床效果、成本效果及预算影响的证据正逐步重视。但创新卫生技术初入市场时往往缺乏相关数据，尤其缺乏慢性病诊疗新技术的长期数据。当临床试验数据不能很好替代时，创新卫生技术的医保支付和临床应用可能被延迟，这已成为各国需要处理的一个重要问题[17]。

准入协议(managed entry agreements，MEA)是指在一定限制条件下为某一创新卫生技术提供医保支付的制度安排，通常是开展额外的研究或降价。MEA 近年来已在英国、意大利、波兰、比利时等国家采用，成为各国应对创新卫生技术缺乏证据的解决方案。准入协议主要包括基于结果的协议，如基于证据的有条件支付（coverage with evidence development，CED）、风险分摊计划（risk-sharing schemes，RSS）等；也包括非基于结果的协议，如量价挂钩协议（price-volume agreements）、应用量控制（utilization caps）等[18]。以CED为例，美国联邦医疗保险和医疗补助服务中心（Centers for Medicare & Medicaid Services，CMS）于2005年制定了CED指南，使得一些可能具有成本效果的创新卫生技术得到有条件的使用，同时采集到相关的证据。澳大利亚医疗服务咨询委员会（medical service advisory committee，MSAC）通过建立一个共识性的研究框架，以建立医疗器械设备医保支付所需的证据[19]。2015年法国修订了准入协议，设备企业可以独自或联合公立医院申请CED项目，并建立了明确的流程处理时间。准入协议由法国医疗保险管理局筹资完成，有利地促进了法国创新卫生技术发展和应用[20]。英国实施患者取得计划（patient access scheme，PAS）鼓励非显著疗效的创新药品应用发展，如采用疗效导向协议，基于药品实际疗效或提高生活质量情况确定支付政策，或通过经济导向协议，采用折扣、利润返还、固定价格、赠药协议等形式控制药品费用，取得了较好的效果[21]。

各国在实施准入协议策略时也面临着一些挑战，如各方对数据采集和研究设计较难达成一致意见；时间周期长，应尽可能短以应对创新技术更新换代；小企业研究人力和经费投入困难；独立的第三方开展相关数据采集和分析，以及新的证据快速纳入医保新证据决策机制（decision with further evidence，DFE）等。

（三）按病种付费下创新卫生技术支付策略

疾病诊断相关分类（diagnosis related groups，DRGs）是当前国际医院住院的主要支付方式，由于各组定额下包含了各类医疗技术的费用，如果其支付标准不能有效涵盖创新卫生技术，将对创新卫生技术的应用形成挑战。一项针对12个欧洲国家的调查发现，DRGs下创新卫生技术处理策略主要有两类：一类是在DRGs外给予单独支付，如设立新的医疗服务项目、对创新技术成本进行单独协商支付等，该类国家有英国、法国、德国、西班牙及爱尔兰等；另一类是在DRGs系统内，采用短期补充支付，如排除一些高成本新技术，在支付标准之上根据报告成本进行协商支付，实施这种策略的国家包括英国、法国、德国、荷兰及波兰等；或是长期进行调整患者分组，建立新的DRGs组及调整费率等[22]。

从实际应用来看，在DRGs系统外进行单独支付是最常用的策略，其次是补充支付。调整分组或费率等长期调整方法依赖于DRGs的调整周期，通常在数据采集上会有些延迟。以法国为例，其主要采用单独支付、额外支付的短期策略，虽然有力地促进了创新卫生技术的应用，但卫生费用增长迅速，2007年较2005年增长了37%，凸显了短期支付策略的不足。

二、国际创新卫生技术定价策略及进展

国际上创新卫生技术的定价方式主要包括自由定价、政府定价、利润控制、采购定价、价值定价及参考定价等。一般情况下，非报销卫生技术或非处方药是自由定价，政府定价主要是针对报销的卫生技术。利润控制是指政府限定企业的利润水平，主要在英国及法国等国实施。采购定价在全球多地实施，通常与谈判议价相结合。价值定价主要用于新卫生技术，逐步被已建立卫生

技术评估机制的国家和地区使用。参考定价广泛应用于各国。下面对近年来国际发展迅速且应用广泛的价值定价和参考定价进行简要介绍。

（一）基于价值的定价策略

价值定价（value-based pricing）是指设定创新卫生技术的价格主要基于其产生的价值大小[23]。近年来，英国、瑞士、加拿大和澳大利亚等国家已逐步实施这种定价方法[24]。价值定价的基本原理是测算创新卫生技术的增量成本和增量效果，单位QALY下增量成本包括了创新技术的价值和其他成本，基于支付意愿值（成本效果阈值）可以测算该创新卫生技术的价格区间。以英国引入价值定价为例，2007年英国公平交易办公室一份报告显示，英国在控制成本和鼓励创新方面存在不足，建议转变现有价格控制到基于收益的定价系统。2009年，英国国立卫生与临床优化研究院（National Institution of Health and Clinical Excellence，NICE）提高了治疗终末期疾病的成本效果阈值，2011年英国政府同意对新药实施价值定价，2013年英国发布价值定价的新指导框架，2014年英国正式开始实施价值定价策略。近年来，英国价值定价实践中除基于单位QALY下增量成本阈值外，将同步纳入社会疾病负担、是否解决未满足的需求及社会效益等因素[25]。如按照30 000英镑的阈值，如果其增加了非卫生系统成本和降低了就业，那么即便是符合每QALY增加30 000英镑，也会被NICE拒绝。

（二）参考定价策略

参考定价包括外部参考定价和内部参考定价两种。其中，外部参考定价一般应用在专利药等创新卫生技术上，内部参考定价一般应用在仿制药等一般卫生技术上。一项调查显示，欧盟27个国家中有24个国家采用外部参考定价。其操作原理：首先选择一些国家组成“参考篮子”，其次建立参考价格的计算依据，如平均价格、最低价格、中位价格等[26]。以法国为例，其以临床疗效改善程度作为创新卫生技术的分类标准，将创新卫生技术分为5类，其中第1～3类属于创新卫生技术，可以通过绿色通道快速进入医保目录。定价方式主要基于欧洲四国的参考价格，同时综合其他因素（如实际或预期销售量和使用量等），对创新卫生技术进行协商定价，并在75天内确定价格。

外部参考定价仍面临一些问题，主要包括3点：一是参考价格不同于实际价格，一般各国会通过秘密协议对价格进行折扣和利润返还；二是参考价格的变异大，主要由于各国的“参考篮子”及计算方法不同导致；三是各地对价格数据的解读可能不同，如不同卫生技术的品种、规格和型号等[27]。

三、国际新医药技术对我国创新卫生技术支付及定价的启示

总体来看，国际各国建立了基于证据的支付和定价决策体系，形成了卫生技术评估下医保准入和价值定价、参考定价等发展策略，通过采用卫生技术评估、准入协议等方法促进创新卫生技术评估支付和应用，并结合支付方式形成短期和长期的创新技术支付策略。在定价中强调技术价值，价值定价成为未来的发展趋势。

近年来，我国出台了一系列鼓励创新卫生技术发展的政策和措施，如2015年国家发展和改革委员会（以下简称"国家发展改革委"）等部门发布的《关于印发推进药品价格改革意见的通知》（发改价格〔2015〕904号），对专利药品、独家生产药品建立公开透明、多方参与的谈判机制形成价格；2015年《国家发展改革委关于加快新增医疗服务项目价格项目受理审核工作有关问题的通知》（发改价格〔2015〕3095号），要求加快审核新技术项目。各地也通过放开新项目价格、开展谈判定价等，促进创新卫生技术支付及应用。但总体来看，我国创新卫生技术支付和定价机制仍面临一些突出的瓶颈，表现如下：一是缺乏基于循证决策下的支付和定价机制，表现为医保支付目录制定及项目定价过程中缺乏卫生技术评估支撑；二是支付和定价中尚没有引入价值理念，表现为项目付费下的被动采购和创新技术定价缺乏分层；三是支付方式改革中缺乏对创新卫生技术的协调策略，表现为各地按病种收付费改革中没有建立相应创新卫生技术规则。下面结合我国发展的现实环境及国际发展的态势和经验，提出下一步优化我国创新卫生技术的政策建议。

（一）在创新卫生技术支付和价格谈判机制中加快卫生技术评估建设，提升循证决策水平

从我国卫生技术评估建设来看，在管理体制、人力建设、技术发展及任务环境方面尚有待加强[28]。从我国价格谈判机制建设来看，在创新卫生技术定量证据收集和应用方面尚较薄弱，需要进一步拓展提升[29]。结合国际HTA的发展态势，建议我国有重点、分层次地加强卫生技术评估建设，整合当前卫生技术评估资源，针对国家谈判的创新药品及医疗技术，针对性地开展卫生技术评估研究，形成规范的卫生技术评估报告。以此为契机，建立我国卫生技术评估指南及管理规范，以及同相关需求方的管理机制，将其有序常态化。在此基础上，逐步拓展卫生技术评估应用范畴，推进各地卫生技术评估机制建设，并逐步在政策程序中纳入。

（二）逐步构建基于价值分类下的支付和定价机制，形成价值购买战略

我国对创新卫生技术的支付购买仍然属于被动购买。由于未对支付及定价进行分层和优化，我国有突出的资源浪费现象。为解决这个问题，我国需要优化创新购买和定价机制。建议借鉴国际经验，逐步建立基于价值的购买策略。具体而言，在卫生技术评估未能全面展开的情况下，可以先基于创新卫生技术的疗效进行分层（如法国、德国等），对创新卫生技术进行分类，对不同类别建立分层的支付和定价策略，以体现和鼓励创新技术。

（三）拓展创新卫生技术支付策略，处理好创新卫生技术与打包付费间的关系

近期，国家组建新的医疗保障局，整合了医药技术采购、支付及定价各项功能，可能将建立基于医保支付标准下的新型管理机制。从支付方式改革趋势来看，按病种收付费将成为未来医院支付的重要途径。建议借鉴国际经验，拓展现有的支付策略，鼓励试点建立创新卫生技术的准入协议策略及短期支付策略。具体而言，对尚缺乏证据的有高价值的创新卫生技术进行有条件支付和使用，同步补充证据采集。在按病种收付费地区实行总额预算下的补充支付，并根据技术应用逐步降低补充支付额度，平衡好支持创新和控制费用之间的关系。

参考文献

[1] High Level Pharmaceutical Forum, High Level Pharmaceutical Forum 2005 - 2008. Conclusions and recommendations. https://ec. europa. eu/growth/sectors/healthcare/competitiveness/products-pricing-reimbursement/initiatives_en[2018 - 04 - 25].

[2] Organisation for Economic Co-Operation and Development. Pharmaceutical pricing policies in a global market. https://www. oecd-ilibrary. org/social-issues-migration-health/pharmaceutical-pricing-policies-in-a-global-market_9789264044159 - en[2018 - 04 - 25].

[3] 徐伟,马丽,高楠. 医保药品目录动态调整机制研究. 卫生经济研究,2017,11: 51 - 53.

[4] 段晓托,连桂玉,贾耀珠. 我国创新药进入医保目录的障碍与对策. 中国药房,2017,28(4): 455 - 457.

[5] 常欢欢,于丽华. 我国新增医疗服务价格项目管理现状的研究与思考. 中国医院管理,2017,37(10): 33 - 35.

[6] 赵斌. 基本医疗保险住院支付方式改革的发展趋势. 中国人力资源社会保障,2018,3: 32 - 35.

[7] 王方琪. 按病种付费全面推开. 中国保险报,2018,6: 1,2.

[8] 薛迪. 按病种付费的发展和管理关键点. 中国卫生资源,2018,21(1): 27 - 31.

[9] 陈洁,于德志. 卫生技术评估. 北京:人民卫生出版社,2013: 2.

[10] World Health Organization. 2015 global survey on health technology assessment by national authorities. https://www. who. int/health-technology-assessment/en/[2018 - 04 - 25].

[11] Drummond M, Sculpher M, Torrance G, et al. Methods for the economic evaluation of healthcare programmes. 3rd edition. Oxford: Oxford University Press, 2005.

[12] 沈秋欢. 药品参考价格制度典型国家创新药品定价与补偿机制. 中国新药杂志,2017,26(14): 1612 - 1617.

[13] 王海银,张晓溪,房良,等. 我国卫生技术评估流程规范研究. 中国卫生质量管理,2016,23(6): 60 - 63.

[14] John C. O'Donnell, Sissi V. Pham, ChrisL. Pashos,等. 卫生技术评估:全球经验综述. 中国药物经济学,2010,1: 58 - 65.

[15] EFPIA. Patient WAIT indicator. http://www. efpia. eu/sites/www. efpia. eu/files/Patients%20WAIT%20 -%20Report%202010%20Final%20 -%2010. 11. 28_0. p df. Accessed May 23, 2013[2018 - 04 - 25].

[16] National Institute for Health and Care Excellence (NICE) and NHS England. Proposals for changes to the arrangements for evaluating and funding drugs and other health technologies appraised through NICE's technology appraisal and highly specialised technologies programmes. https://www. nice. org. uk/about/what-we-do/our-programmes/nice-guidance/nice-technology-appraisal-guidance/consultation-on-changes-to-technology-appraisals-and-highly-specialised-technologies[2018 - 04 - 25].

[17] J Hutton, P Trueman, C Henshall. Coverage with evidence development: An examination of conceptual and policy issues. International Journal of Technology Assessment in Health Care, 2007, 23(4): 425 - 435.

[18] Klemp M, Fronsdal K B, Facey K, et al. What principles should govern the use of managed entry agreements? International Journal of Technology Assessment in Health Care 2011, 27(1): 77-83.
[19] Paul T, David L G, Kristen E D. Coverage with Evidence Development: Applications and issues. International Journal of Technology Assessment in Health Care, 2010,26(1): 79-85.
[20] Martelli N, van den Brink H, Borget I. New French coverage with evidence development for innovative medical devices: improvements and unresolved issues. Value in Health, 2016, 19(1): 17-19.
[21] 丁锦希,钋江苑,李伟.英国创新药品价格协议研究.卫生经济研究,2017,5: 40-43.
[22] Scheller-Kreinsen D, Quentin W, Busse R. DRG-based hospital payment systems and technological innovation in 12 European countries. Value in Health, 2011, 14(8): 1166-1172.
[23] Raftery J. Value based pricing: can it work?. BMJ, 2013, 347: f5941.
[24] Hughes D A. Value-based pricing: Incentive for innovation or zero net benefit? Pharmacoeconomics 2011,29(9): 731-735.
[25] Ali Latif. Value-based pricing. http://ukpolicymatters. thelancet. com/value-based-pricing/ [2018-04-25].
[26] 石玉对.药品外部参考定价的国际应用及启示.中国卫生经济,2016,35(8): 82-85.
[27] Bouvy J, Vogler S. Background paper 8. 3 pricing and reimbursement policies: impacts on innovation. Priority Medicines for Europe and the World "A Public Health Approach to Innovation" Update on 2004 Background Paper, 2013.
[28] 施文凯,吕兰婷.我国药品价格谈判机制中引入卫生技术评估的动阻力研究.中国卫生经济,2016,35(8): 78-81.
[29] Hu Jia, Mossialos Elias.中国药品定价和补偿政策及其效果.中国卫生政策研究,2017,10(2): 5-15.

附　　录

附录一　2018 年度上海市主要卫生健康统计数据

一、健康三大指标情况

2018 年，上海居民期望寿命 83.63 岁，其中男性 81.25 岁，女性 86.08 岁。上海地区婴儿死亡率为 3.52‰。上海地区孕产妇死亡率为 1.15/10 万，具体见表 1。

表 1　健康三大指标情况

指　　标	2018 年
上海居民期望寿命(岁)	
男性	81.25
女性	86.08
合计	83.63
上海地区婴儿死亡率(‰)	3.52
户籍人口 1～4 岁儿童死亡率	0.12
户籍人口 5 岁以下儿童死亡率	2.67
上海地区孕产妇死亡率(/10 万)	
户籍	1.10
非户籍	1.15
合计	1.15

二、人口变动情况

(一) 人口数

2018 年末，全市户籍人口 1 463.62 万人，较上年增加 7.27 万人，同比增长 0.50%。

(二) 死亡数

2018 年，户籍人口死亡 12.47 万人，死亡率 8.55‰，较上年下降 0.15‰。

（三）自然增长

2018年，人口自然增长率−1.90‰。

三、妇幼卫生情况

（一）婚前保健

2018年，全市接受婚前保健检查人数为3.74万人，婚检率为19.14%。

（二）妇女保健

2018年，妇女病普查受检人数为72.82万人，患病率为34.79%，治疗率为91.17%。

（三）儿童保健

2018年，全市0～6岁儿童保健管理率为99.39%，较2016年下降0.15%。

四、防病工作情况

（一）预防接种

2018年，全市免疫规划疫苗常规免疫接种率为99.76%，乙肝疫苗全程接种率为99.71%，乙肝疫苗首剂及时接种率为98.36%。

（二）牙病防治

2018年，学生牙病防治受检人数为62.16万人，龋齿患病率为34.21%。

（三）眼病防治

2018年，中小学生视力受检人数为123.06万人，视力不良率为54.14%。

五、卫生监督

（一）卫生健康监督户次数

2018年，全市卫生健康行政部门共监督检查12.74万户次（监督对象包括饮水卫生、职业卫生、放射卫生、传染病防治、消毒产品、场所卫生、医疗执业等单位）。

（二）行政处罚案件数

2018年，全市卫生健康行政部门行政处罚案件数6 206件，其中警告案件4 018件，罚款案件5 238件，没收违法所得案件167件，责令停产停业或（暂）停止执业案件8件，吊销证件案件8件。

（三）许可及备案项目数

2018 年，全市卫生健康行政部门共完成许可及备案、内部征询意见项目 83 059 件，其中完成公共卫生许可项目 19 820 件（包括公共场所、集中式供水单位、消毒产品生产企业、建设项目预防性卫生审查、涉及饮水卫生安全产品卫生许可、上海市现制现售水经营单位、职业病诊断机构审批、职业健康检查机构审批、放射卫生技术服务机构审批、放射诊疗许可、职业病诊断医师资格审批等许可证和许可批件），完成医疗执业许可项目 61 713 件（包括母婴保健技术从业人员、医疗广告、母婴保健技术、大型医用设备、医师资格证书、医师执业证书、护士执业证书、医疗机构冠名、医疗机构设置、医疗机构执业等许可证和许可批件），完成备案等其他卫生审核项目 1 526 件（包括食品安全企业标准备案、消毒产品卫生安全评价报告备案、二次供水设施清洗单位卫生备案、1～2 级病原微生物实验室备案、义诊备案、内部医疗机构设置、医疗机构申请配置制剂审核、药物临床试验机构资格许可）。

（四）投诉举报接报数

2018 年，全市卫生监督机构共受理投诉举报 5 782 件，其中医疗执业 1 600 件，公共卫生 4 163 件，公共卫生与医疗执业兼有的 19 件。

六、院前急救情况

2018 年，全市院前急救完成急救千米 1 632.46 万千米；急救车次 81.44 万车次，同比增长 6.33%；急救人次 73.97 万人次，同比增长 6.89%。

七、公民无偿献血、用血情况

2018 年，无偿献血 50.15 万人份，临床用血 49.25 万人份。

八、计划生育

（一）计划生育服务情况

2018 年，免费计划生育技术服务量 1.5 万人次，其中流动人口免费计划生育技术服务量 0.3 万人次；流动人口免费计划生育技术服务经费 22.3 万元。

（二）流动人口计划生育区域协作情况

2018 年，发给外省市协查通报量 18.4 万条，反馈外省市协查通报量 5.5 万条。

（三）再生育审批情况

2018 年，再生育办理总量 2361 件。

（四）计划生育奖励与补助情况

2018年，农村计划生育奖励扶助金发放27.68万人，发放金额4.3亿元。计划生育家庭特别扶助金伤残家庭发放4.63万人，发放金额3.34亿元；死亡家庭发放2.62万人，发放金额2.32亿元。年老退休一次性计划生育奖励发放21.83万人，发放金额11.19亿元。

九、卫生计生资源

（一）医疗卫生机构数

2018年，全市各级各类医疗卫生机构总数达5 298所（含部队医院），其中医院364所，基层医疗卫生机构4 729所，专业公共卫生机构108所，其他卫生机构97所。医疗卫生机构总数比上年增加147所，其中医院减少6所，基层医疗卫生机构增加155所，专业公共卫生机构减少4所，其他卫生机构增加2所。

医院中，公立医院183所，民营医院181所；三级医院50所，其中市属38所、区属12所，二级医院108所，一级医院及未评级医院206所。

基层医疗卫生机构中，社区卫生服务中心（分中心）314所，其中社区卫生服务中心（不含分支机构）246所，社区卫生服务站724所，门诊部917所，诊所、卫生所、医务室和护理站1 612所，村卫生室1 162所。

专业公共卫生机构中，疾病预防控制中心19所，卫生监督机构17所，妇幼保健机构20所，专科疾病防治机构16所，急救中心（站）11所，采供血机构8所，健康教育机构1所，计划生育服务指导中心16所。

（二）床位数

2018年，全市医疗机构实有床位14.72万张，其中：医院12.90万张（占87.64%），基层医疗卫生机构1.60万张（占10.87%），专业公共卫生机构及其他机构0.22万张（占1.49%）。

医院中，公立医院10.56万张，民营医院2.34万张；三级医院5.47万张，其中市属4.36万张、区属1.11万张，二级医院4.69万张，其他医院2.74万张；民营医院床位占全市总床位15.90%，具体见表2。

按2018年末全市户籍人口1 463.62万人计算，每千人口医疗机构床位10.06张。

表2　医疗卫生机构及床位数

	机构数（所）		床位数（万张）	
	2018年	2017年	2018年	2017年
总计	5 298	5 151	14.72	14.28
医院	364	370	12.90	12.42
公立医院	183	186	10.56	10.31
民营医院	181	184	2.34	2.11

续 表

	机构数(所)		床位数(万张)	
	2018年	2017年	2018年	2017年
医院中：三级医院	50	50	5.47	5.26
二级医院	108	109	4.69	4.64
其他医院	206	211	2.74	2.51
基层医疗卫生机构	4 729	4 574	1.60	1.64
社区卫生服务中心(站)	1 038	1 009	1.60	1.64
其中：社区卫生服务中心(不含分支机构)	246	244	1.60	1.64
门诊部	917	831	—	—
诊所、卫生所、医务室、护理站	1 612	1 547	—	—
村卫生室	1 162	1 187	—	—
专业公共卫生机构	108	112	0.13	0.15
疾病预防控制中心	19	19		—
卫生监督所(中心)	17	17		—
妇幼保健机构	20	20	0.13	0.13
专科疾病防治机构	16	20	0.003	0.02
急救中心(站)	11	11	—	—
采供血机构	8	8	—	—
健康教育机构	1	1	—	—
计划生育服务指导中心	16	16	—	—
其他卫生机构	97	95	0.09	0.08

注：① 其他医院指级别为一级和未评级的医院；② 其他卫生机构指疗养院、临床检验中心、卫生监督检验所(站)、医学科学研究机构、医学教育机构、临床检验中心、其他卫生事业机构等，下同。

(三) 卫生人员

2018年末，全市卫生人员总数达25.14万人，比上年增加1.03万人。

卫生人员中，卫生技术人员20.65万人，占卫生人员总数的82.14%；管理人员1.38万人，其他技术人员1.24万人，工勤技能人员1.87万人，分别占5.49%、4.93%、7.44%。

卫生技术人员中，执业(助理)医师7.49万人，其中：全科医师0.87万人；注册护士9.35万人。与上年相比，卫生技术人员增加0.83万人。

执业(助理)医生中，中医类执业(助理)医师0.90万人，公共卫生类执业(助理)医师0.37万人。

按户籍人口统计：每千人口执业(助理)医师5.12人，每千人口注册护士6.39人，具体见表3。

表 3 卫生人员情况

	2018 年	2017 年
卫生人员总数(万人)	25.14	24.11
卫生技术人员	20.65	19.82
其中：执业(助理)医师	7.49	7.13
注册护士	9.35	8.95
药师	1.07	1.06
技师	1.24	1.20
管理人员	1.38	1.34
其他技术人员	1.24	1.23
工勤技能人员	1.87	1.73
每千人口执业(助理)医师数(人)	5.12	4.90
每千人口注册护士数(人)	6.39	6.15

注：卫生人员总数含 570 名乡村医生、147 名卫生员。

从卫生人员机构分布看，医院 17.28 万人(占 68.74%)，基层医疗卫生机构 6.23 万人(占 24.78%)，专业公共卫生机构 1.26 万人(占 5.01%)，卫生人员机构分布情况具体见表 4。

表 4 各医疗卫生机构卫生人员情况

	卫生人员数(万人)	
	2018 年	2017 年
总计	25.14	24.11
医院	17.28	16.67
公立医院	14.97	14.63
民营医院	2.31	2.04
医院中：三级医院	9.35	9.12
二级医院	5.46	5.36
其他医院	2.47	2.19
基层医疗卫生机构	6.23	5.84
社区卫生服务中心(站)	3.61	3.55
门诊部	1.69	1.49
诊所、卫生所、医务室、护理站	0.74	0.59
村卫生室	0.19	0.21
专业公共卫生机构	1.26	1.27
疾病预防控制中心	0.31	0.31
卫生监督所(中心)	0.12	0.12
妇幼保健机构	0.32	0.32
专科疾病防治机构	0.12	0.16

续 表

	卫生人员数(万人)	
	2018年	2017年
急救中心	0.29	0.27
采供血机构	0.07	0.06
健康教育	0.01	0.01
计划生育服务指导中心	0.02	0.02
其他机构	0.37	0.33

十、医疗服务

(一) 医疗服务量

1. 门急诊服务

本年度门急诊人次达 26 082.20 万人次,同比增长 1.38%,其中急诊患者 1 775.07 万人次,占门急诊总量的 6.81%。

医院中,公立医院门急诊服务量同比增长 2.81%,民营医院增长 3.38%。按级别分,三级医院同比增长 4.44%,二级医院同比下降 0.20%。其他医疗机构门急诊服务情况见表 5。

社区卫生服务中心门急诊服务量为 8 384.84 万人次,同比下降 1.25%,占全市门急诊总量的 32.15%(表 5)。

表 5 门急诊服务

	2018年(万人次)	构成比(%)	2017年(万人次)	构成比(%)	同比增长(%)
总计	26 082.20	100.00	25 728.22	100.00	1.38
医院	16 435.90	63.02	15 980.41	62.11	2.85
公立医院	15 270.25	58.55	14 852.82	57.73	2.81
民营医院	1 165.65	4.47	1 127.59	4.38	3.38
医院中:					
三级医院	10 047.02	38.52	9 619.99	37.39	4.44
二级医院	5 222.95	20.02	5 233.50	20.34	−0.20
其他医院	1 165.93	4.47	1 126.92	4.38	3.46
社区	8 384.84	32.15	8 491.33	33.00	−1.25
门诊部	842.70	3.23	765.68	2.98	10.06
妇幼保健院	228.60	0.88	234.86	0.91	−2.67
专科疾病防治院	179.75	0.69	236.13	0.92	−23.88
其他	10.41	0.04	19.81	0.08	−47.45

2. 出院人数

2018 年,全市医疗卫生机构出院人数达 447.33 万人次,比上年同期增长 6.58%。

出院人数中，医院 425.03 万人次，社区卫生服务中心 6.90 万人次，妇幼保健院 7.36 万人次，专科疾病防治院 0.004 万人次，其他医疗机构 8.04 万人次，分别占出院总人数的 95.01%、1.54%、1.65%、0.001%、1.80%。

医院中，公立医院出院人数为 402.56 万人，民营医院出院 22.47 万人，分别占出院总人数的 89.99%、5.02%；民营医院出院人数同比增长 12.69%，高于公立医院增速。不同级别医院中，三级医院、二级医院、其他医院出院人数分别占出院总人数的 64.94%、24.98%、5.09%，具体见表 6。

表 6 出院服务

	2018 年（万人次）	构成比（%）	2017 年（万人次）	构成比（%）	同比增长（%）
总计	447.33	100.00	419.73	100.00	6.58
医院	425.03	95.01	396.67	94.51	7.15
公立医院	402.56	89.99	376.73	89.76	6.86
民营医院	22.47	5.02	19.94	4.75	12.69
医院中：					
三级医院	290.51	64.94	268.03	63.86	8.39
二级医院	111.76	24.98	108.23	25.79	3.26
其他医院	22.76	5.09	20.41	4.86	11.51
社区	6.90	1.54	7.40	1.76	−6.76
妇幼保健院	7.36	1.65	7.53	1.80	−2.26
专科疾病防治院	0.004	0.001	0.10	0.02	−96.00
其他	8.04	1.80	8.03	1.91	0.12

3. 手术人次数

2018 年全市医疗机构手术人次数达 256.28 万人次，同比增长 11.43%。

医院手术人次达 249.02 万人次，妇幼保健院 7.26 万人次，分别占总手术人次数的 97.17%、2.83%。

医院中，公立医院手术人次数达 239.36 万人次，民营医院 9.66 万人次，分别占手术总次数的 93.40%、3.77%；三级医院手术人次数占手术总人次数的 73.89%，具体见表 7。

表 7 手术服务

	2018 年（万人次）	构成比（%）	2017 年（万人次）	构成比（%）	同比增长（%）
总计	256.28	100.00	230.00	100.00	11.43
医院	249.02	97.17	222.42	96.70	11.96
公立医院	239.36	93.40	213.52	92.83	12.10
民营医院	9.66	3.77	8.90	3.87	8.54
医院中：					
三级医院	189.37	73.89	168.19	73.13	12.59

续 表

	2018年(万人次)	构成比(%)	2017年(万人次)	构成比(%)	同比增长(%)
二级医院	50.25	19.61	45.63	19.84	10.12
其他医院	9.40	3.67	8.60	3.73	9.30
妇幼保健院	7.26	2.83	7.58	3.30	−4.22

本市16个区中,各区域内医疗服务量与2017年相比有增有减,同比增长5%以上的有徐汇、普陀两个区。出院人数同比增长10%以上的区有黄浦、徐汇、普陀等。各区医疗服务情况具体见表8。

表8 各区域内医疗机构医疗服务情况

行政区划	门急诊人次			出院人数		
	2018年(万人次)	2017年(万人次)	同比增长(%)	2018年(万人次)	2017年(万人次)	同比增长(%)
黄浦区	2 987.97	2 867.47	4.20	65.32	57.76	13.09
徐汇区	2 923.46	2 756.76	6.05	72.25	64.52	11.98
长宁区	962.16	980.47	−1.87	19.28	18.92	1.90
静安区	2 451.53	2 650.79	−7.52	52.95	54.31	−2.50
普陀区	1 545.33	1 308.26	18.12	24.23	18.19	33.21
虹口区	1 633.30	1 606.94	1.64	26.83	26.09	2.84
杨浦区	1 912.23	1 894.01	0.96	46.57	43.45	7.18
闵行区	1 847.10	1 827.74	1.06	20.94	19.16	9.29
宝山区	1 317.11	1 401.77	−6.04	15.64	18.69	−16.32
嘉定区	1 126.50	1 092.42	3.12	13.57	12.71	6.77
浦东新区	4 023.07	4 058.15	−0.86	45.55	43.62	4.42
金山区	749.56	726.15	3.22	11.43	10.53	8.55
松江区	834.33	810.29	2.97	9.51	8.77	8.44
青浦区	603.84	586.29	2.99	5.66	5.38	5.20
奉贤区	632.23	632.79	−0.09	9.51	9.21	3.26
崇明区	532.48	527.92	0.86	8.10	8.40	−3.57

(二) 医师工作负荷

2018年,全市医疗机构医师日均担负诊疗14.69人次,日均担负住院1.80床日,社区卫生服务中心(站)医师日均担负诊疗26.48人次、住院1.07床日。各级医院医师日均担负诊疗人次及住院床日情况具体见表9。

表 9 医师日均担负工作量

	日均担负诊疗人次		日均担负住院床日	
	2018 年(人次)	2017 年(人次)	2018 年(床日)	2017 年(床日)
总计	14.69	15.28	1.80	1.83
医院	13.97	14.37	2.53	2.57
公立医院	14.49	14.89	2.41	2.51
民营医院	9.52	9.88	3.58	3.04
医院中：				
三级医院	15.05	15.45	2.04	2.13
二级医院	13.77	14.18	2.86	2.94
其他医院	9.05	9.42	4.12	3.68
社区	26.48	27.60	1.07	1.15

（三）病床使用情况

1. 病床使用率

2018 年，全市医疗机构病床使用率为 93.58%。三级医院病床使用率 101.51%，社区卫生服务中心病床使用率为 87.99%。与上年同期相比，医院病床使用率略有上升，社区病床使用率有所下降。

2. 病床周转次数

2018 年，全市医疗机构病床平均周转次数 31.10 次，其中三级医院病床周转达到 54.38 次；社区卫生服务中心病床周转次数为 4.38 次。

3. 出院者平均住院日

2018 年，全市医疗机构出院者平均住院日 10.89 天，三级医院平均住院日为 6.90 天，与上年同期相比平均住院日减少 0.23 天。社区卫生服务中心出院者平均住院日为 77.05 天，具体见表 10。

二、三级综合医院、中医（中西医）医院和三级专科医院等各医院病床使用情况具体见表 11～表 15。

表 10 病床使用效率

	病床使用率(%)		病床周转次数(次)		出院者平均住院日(天)	
	2018 年	2017 年	2018 年	2017 年	2018 年	2017 年
总计	93.58	93.52	31.10	30.16	10.89	10.72
医院	94.78	94.55	33.73	32.83	10.09	10.00
公立医院	97.75	98.08	38.76	36.88	9.22	9.39
民营医院	80.83	75.22	10.15	10.67	25.64	21.53
医院中：						

续 表

	病床使用率(%)		病床周转次数(次)		出院者平均住院日(天)	
	2018 年	2017 年	2018 年	2017 年	2018 年	2017 年
三级医院	101.51	101.27	54.38	51.32	6.90	7.13
二级医院	93.51	94.67	24.02	23.55	14.13	13.84
其他医院	83.23	78.80	8.74	9.00	30.96	27.30
社区	87.99	89.24	4.38	4.60	77.05	64.55

表 11　三级综合医院病床使用情况

顺位	单 位 名 称	病床使用率(%)	周转次数(次)	出院者平均住院日(天)
1	上海市第一人民医院	130.02	72.87	6.51
2	上海市第十人民医院	113.46	66.54	6.28
3	上海市第六人民医院	111.16	58.38	6.96
4	上海市奉贤区中心医院	108.66	51.20	7.76
5	上海市第六人民医院东院	108.39	54.71	7.27
6	华东医院	108.35	41.74	9.30
7	复旦大学附属华山医院	108.00	54.20	7.20
8	上海交通大学医学院附属瑞金医院	106.99	59.23	6.70
9	上海交通大学医学院附属第九人民医院	105.61	63.02	6.17
10	上海市普陀区中心医院	105.49	44.52	8.61
11	上海交通大学医学院附属新华医院	105.40	56.91	6.73
12	复旦大学附属中山医院	104.92	69.03	5.60
13	复旦大学附属金山医院	104.92	46.22	8.09
14	上海市同济医院	103.17	51.35	7.34
15	上海市第五人民医院	100.93	44.79	8.25
16	上海交通大学医学院附属新华医院崇明分院	100.42	41.67	8.85
17	上海交通大学医学院附属仁济医院南院	98.91	60.25	6.06
18	上海交通大学医学院附属仁济医院	97.75	65.82	5.57
19	海军军医大学第一附属医院	92.97	59.13	6.27
20	复旦大学附属中山医院青浦分院	92.42	41.43	8.08
21	上海市东方医院	91.52	45.50	7.33
22	上海市杨浦区中心医院	90.86	38.17	8.80
23	海军军医大学第二附属医院	88.47	53.21	6.06
24	上海交通大学医学院附属瑞金医院北院	85.22	46.90	6.46
25	复旦大学附属华山医院北院	82.07	44.64	7.19

表 12 三级中医(中西医)医院病床使用情况

顺位	单位名称	病床使用率(%)	周转次数(次)	出院者平均住院日(天)
1	上海市中医医院	117.99	43.77	9.90
2	上海中医药大学附属龙华医院	107.81	45.93	8.56
3	上海中医药大学附属岳阳中西医结合医院	104.51	42.84	8.98
4	上海中医药大学附属曙光医院	99.07	61.05	6.01
5	上海市第七人民医院	94.79	40.62	8.58
6	上海市宝山区中西医结合医院	91.57	54.07	6.19
7	上海市光华中西医结合医院	90.99	37.97	8.85
8	上海市中西医结合医院	89.52	30.40	10.79

表 13 三级专科医院病床使用情况

顺位	单位名称	病床使用率(%)	周转次数(次)	出院者平均住院日(天)
1	上海交通大学医学院附属上海儿童医学中心	127.35	63.99	6.33
2	复旦大学附属儿科医院	119.47	69.40	6.33
3	上海市公共卫生临床中心	116.59	43.70	9.84
4	上海市精神卫生中心	113.37	3.29	140.10
5	上海市肺科医院	109.67	100.05	4.19
6	上海市胸科医院	107.68	80.78	4.99
7	中国福利会国际和平妇幼保健院	106.35	95.45	4.06
8	上海市第一妇婴保健院	92.97	77.63	4.36
9	复旦大学附属妇产科医院	92.94	88.18	4.04
10	复旦大学附属肿瘤医院	91.05	65.12	5.36
11	上海市儿童医院	88.51	60.98	5.36
12	上海市皮肤病医院	79.57	27.99	10.87
13	复旦大学附属眼耳鼻喉科医院	77.73	74.66	3.79
14	海军军医大学第三附属医院	70.05	24.52	9.85
15	上海市眼病防治中心	49.97	182.39	1.00
16	同济大学附属口腔医院	21.24	12.88	6.01

表 14 二级综合医院病床使用情况

顺位	单位名称	病床使用率(%)	周转次数(次)	出院者平均住院日(天)
1	上海市闵行区中心医院	113.15	54.41	7.58
2	上海市浦东新区浦南医院	113.09	39.10	10.31
3	上海电力医院	111.48	33.88	12.08
4	上海中冶医院	107.86	26.98	14.81

续　表

顺位	单 位 名 称	病床使用率(%)	周转次数(次)	出院者平均住院日(天)
5	上海市静安区北站医院	107.15	32.41	12.13
6	上海航道医院	105.42	14.75	29.66
7	上海市浦东医院	102.32	44.45	8.40
8	上海市嘉定区安亭医院	102.19	43.71	8.55
9	上海市徐汇区中心医院	101.78	39.44	9.43
10	上海市第八人民医院	100.88	44.18	8.32
11	上海市同仁医院	100.50	46.92	7.72
12	中国人民解放军第四五五医院	98.22	29.19	12.27
13	上海市松江区九亭医院	98.14	35.09	11.67
14	上海市虹口区江湾医院	97.62	28.20	12.57
15	上海长航医院	97.44	26.22	13.58
16	上海市第六人民医院金山分院	96.80	36.48	9.69
17	上海市静安区中心医院	95.74	36.25	9.65
18	上海市黄浦区东南医院	95.40	27.42	12.85
19	上海市浦东新区公利医院	94.65	45.20	7.62
20	上海沪东医院	94.63	27.73	12.51
21	上海市松江区泗泾医院	94.61	48.01	7.14
22	上海市浦东新区周浦医院	94.17	45.88	7.55
23	上海市第十人民医院崇明分院	93.97	38.91	8.90
24	上海邮电医院	93.76	22.65	15.21
25	上海市松江区中心医院	93.55	43.04	8.09
26	上海市浦东新区人民医院	93.52	38.14	8.96
27	上海市杨浦区市东医院	93.31	34.31	9.94
28	上海市奉贤区奉城医院	93.24	30.67	8.82
29	上海市嘉定区中心医院	93.11	43.37	7.91
30	上海市金山区亭林医院	92.79	42.40	8.04
31	上海市第一人民医院宝山分院	92.00	36.97	9.17
32	上海市徐汇区大华医院	91.66	32.10	10.36
33	上海市嘉定区南翔医院	90.62	37.36	9.06
34	上海市静安区闸北中心医院	90.25	31.09	10.58
35	上海市浦东新区老年医院	90.13	3.90	130.81
36	上海市静安区市北医院	89.97	36.06	9.31
37	上海市青浦区朱家角人民医院	88.31	25.70	11.27
38	上海市普陀区利群医院	88.11	33.55	9.56

续 表

顺位	单 位 名 称	病床使用率(%)	周转次数(次)	出院者平均住院日(天)
39	上海市杨浦区控江医院	86.91	26.53	11.97
40	上海市普陀区人民医院	86.65	32.07	10.17
41	上海市宝山区罗店医院	86.40	39.69	7.93
42	上海市第四人民医院	84.97	30.59	9.87
43	上海市宝山区仁和医院	84.25	33.41	9.14
44	上海交通大学医学院附属瑞金医院卢湾分院	82.94	41.88	7.35
45	上海建工医院	81.36	24.17	12.30
46	上海市黄浦区中心医院	80.85	20.98	15.30
47	上海市公惠医院	80.43	13.55	21.45
48	上海市监狱总医院	79.33	7.38	39.74
49	上海曲阳医院	78.85	25.10	11.42
50	上海市崇明区第三人民医院	77.73	26.15	10.98
51	上海市宝山区大场医院	77.02	22.66	12.43
52	中国人民解放军第四一一医院	72.52	22.23	11.94
53	民航上海医院	69.00	21.48	11.76
54	上海市第二人民医院	65.35	7.55	33.78
55	中国人民武装警察部队上海市总队医院	59.92	16.79	13.17
56	中国人民解放军第八五医院	56.19	14.04	14.62

表 15 二级中医(中西医)医院病床使用情况

顺位	单 位 名 称	病床使用率(%)	周转次数(次)	出院者平均住院日(天)
1	上海市长宁区天山中医医院	101.91	25.56	14.70
2	上海市松江区方塔中医医院	100.63	40.23	9.02
3	上海市嘉定区中医医院	94.06	37.52	9.03
4	上海市浦东新区中医医院	93.29	25.75	13.25
5	上海市杨浦区中医医院	93.16	25.52	13.25
6	上海市闵行区中西医结合医院	91.08	30.50	10.60
7	上海市静安区中医医院	90.37	23.48	14.08
8	上海市浦东新区光明中医医院	87.70	38.30	8.48
9	上海市金山区中西医结合医院	86.72	30.23	10.36
10	上海市普陀区中医医院	85.50	17.05	18.23
11	上海市闵行区中医医院	84.88	20.96	14.63
12	上海市黄浦区中西医结合医院	82.48	14.38	21.97
13	上海市奉贤区中医医院	82.38	29.22	10.38
14	上海市青浦区中医医院	81.22	27.25	11.20
15	上海市黄浦区香山中医医院	81.05	28.04	10.79

十一、医药费用

（一）医药总费用

2018 年，全市医疗机构门急诊医药总费用 856.31 亿元，同比增长 8.98%。其中医院 627.20 亿元、社区为 145.54 亿元。较去年同期分别增长 7.71%、6.69%。

住院患者医药总费用达 820.70 亿元，同比增长 7.06%。其中医院为 803.25 亿元，同比增长 7.25%；社区为 10.58 亿元，同比增长 1.83%。各级别医院门急诊患者医药总费用及住院患者医药总费用情况具体见表 16。

表 16　医药总费用情况

	门急诊医药总费用			住院医药总费用		
	2018 年(亿元)	2017 年(亿元)	同比增长(%)	2018 年(亿元)	2017 年(亿元)	同比增长(%)
总计	856.31	785.76	8.98	820.70	766.58	7.06
医院	627.20	582.31	7.71	803.25	748.96	7.25
公立医院	561.81	523.08	7.40	739.77	699.20	5.80
民营医院	65.39	59.23	10.40	63.48	49.76	27.57
医院中：						
三级医院	408.42	374.58	9.03	559.37	523.68	6.82
二级医院	153.67	148.65	3.38	175.39	170.95	2.60
其他医院	65.11	59.08	10.21	68.49	54.33	26.06
社区	145.54	136.41	6.69	10.58	10.39	1.83

（二）门急诊患者医药费用

2018 年，医疗机构门急诊患者次均医药费用 328.31 元，较上年同期增长 7.50%，药占比同期下降 2.53%。

医院中，公立医院门急诊次均费用明显低于民营医院，但药占比明显高于民营医院。不同级别医院中，三级医院门急诊患者次均医药费用为 406.51 元，二级医院为 294.22 元，分别较上年同期上涨 4.40%、3.59%。

社区卫生服务中心(站)门急诊患者次均医药费用 173.58 元，同比增长 8.06%，具体见表 17。

表 17　门急诊患者医药费用情况

	门急诊患者次均医药费用				
	2018 年(元)	药占比(%)	2017 年(元)	药占比(%)	同比增长(%)
总计	328.31	46.94	305.41	49.47	7.50
医院	381.60	44.27	364.39	46.96	4.72
公立医院	367.91	45.64	352.18	48.48	4.47

续 表

	门急诊患者次均医药费用				
	2018年(元)	药占比(%)	2017年(元)	药占比(%)	同比增长(%)
民营医院	560.97	32.42	525.25	33.52	6.80
医院中:					
三级医院	406.51	44.61	389.38	46.95	4.40
二级医院	294.22	48.19	284.03	52.12	3.59
其他医院	558.46	32.84	524.30	34.05	6.52
社区	173.58	75.77	160.64	76.01	8.06

各区属医院门急诊患者次均医药费用高低不等,最高达470.14元,最低为248.81元;门急诊费用同比增长最高的达35.24%,最低的同比降低2.25%。

各区社区卫生服务中心(站)门急诊患者次均医药费用最高为236.44元,最低为124.71元;门急诊费用同比增长最高达13.63%,最低的同比增长2.38%,具体见表18。

表18 各区属医疗机构门急诊患者次均费用情况

行政区划	区属医院			社区		
	2018年(元)	2017年(元)	同比增长(%)	2018年(元)	2017年(元)	同比增长(%)
黄浦区	470.14	347.64	35.24	200.15	183.25	9.22
徐汇区	328.01	295.87	10.86	193.76	184.41	5.07
长宁区	357.37	339.53	5.25	236.44	220.87	7.05
静安区	311.71	299.27	4.16	163.78	154.06	6.31
普陀区	321.91	329.31	−2.25	170.36	156.43	8.90
虹口区	293.97	288.01	2.07	179.33	173.18	3.55
杨浦区	288.83	279.69	3.27	210.65	193.66	8.77
闵行区	277.83	250.26	11.02	189.41	174.32	8.66
宝山区	275.28	257.36	6.96	142.37	129.21	10.18
嘉定区	263.84	261.77	0.79	177.87	156.53	13.63
浦东新区	297.39	289.97	2.56	172.01	157.07	9.51
金山区	280.92	274.91	2.19	124.71	118.86	4.92
松江区	248.81	228.63	8.83	140.64	137.37	2.38
青浦区	307.07	296.52	3.56	161.85	143.59	12.72
奉贤区	308.85	300.72	2.70	167.27	152.96	9.36
崇明区	297.44	284.59	4.52	153.55	145.21	5.74

三级综合医院中,门急诊患者次均医药费用高低不等,最高达563.62元,最低为240.75元。门急诊药占比最高达59.60%,最低为24.00%,具体见表19。

表 19　三级综合医院门急诊患者次均费用情况

顺位	单　位　名　称	费用(元)	药占比(%)
1	上海交通大学医学院附属第九人民医院	563.62	24.00
2	复旦大学附属中山医院	525.64	40.07
3	上海交通大学医学院附属仁济医院	510.69	34.92
4	上海交通大学医学院附属瑞金医院	488.26	40.17
5	华东医院	422.73	43.43
6	上海市第一人民医院	419.33	42.85
7	海军军医大学第二附属医院	417.06	59.60
8	海军军医大学第一附属医院	408.36	56.48
9	上海市第六人民医院	404.56	49.11
10	上海市东方医院	383.77	43.97
11	上海市第十人民医院	364.52	44.93
12	上海交通大学医学院附属新华医院	364.31	42.12
13	上海市普陀区中心医院	354.27	54.24
14	复旦大学附属华山医院	350.32	41.85
15	上海市同济医院	345.44	48.38
16	上海交通大学医学院附属瑞金医院北院	344.68	44.90
17	上海交通大学医学院附属仁济医院南院	332.22	39.12
18	上海市第六人民医院东院	325.63	41.94
19	上海交通大学医学院附属新华医院崇明分院	314.42	41.16
20	复旦大学附属中山医院青浦分院	307.29	42.43
21	上海市奉贤区中心医院	292.12	40.21
22	复旦大学附属华山医院北院	290.75	44.00
23	上海市杨浦区中心医院	285.96	48.80
24	复旦大学附属金山医院	280.12	42.02
25	上海市第五人民医院	240.75	39.35

三级中医(中西医)医院中,门急诊患者次均医药费用最高为 413.32 元,最低为 305.53 元;门急诊药占比最高达 46.13%,最低为 21.43%,具体见表 20。三级专科医院门急诊患者次均医药费用情况见表 21。

表 20　三级中医(中西医)医院门急诊患者次均费用情况

顺位	单　位　名　称	费用(元)	药占比(%)
1	上海市光华中西医结合医院	413.32	46.13
2	上海市中医医院	406.07	21.65
3	上海中医药大学附属曙光医院	396.03	30.15
4	上海中医药大学附属龙华医院	368.48	21.43

续 表

顺位	单 位 名 称	费用(元)	药占比(%)
5	上海市中西医结合医院	352.41	36.45
6	上海中医药大学附属岳阳中西医结合医院	327.80	24.05
7	上海市宝山区中西医结合医院	316.89	38.99
8	上海市第七人民医院	305.53	36.87

表 21　三级专科医院门急诊患者次均费用情况

顺位	单 位 名 称	费用(元)	药占比(%)
1	复旦大学附属肿瘤医院	1 227.37	53.89
2	上海市公共卫生临床中心	722.49	64.65
3	上海市胸科医院	566.52	59.44
4	复旦大学附属眼耳鼻喉科医院	511.69	30.83
5	同济大学附属口腔医院	500.77	0.77
6	上海市肺科医院	459.67	55.25
7	中国福利会国际和平妇幼保健院	447.51	19.12
8	海军军医大学第三附属医院	430.35	43.54
9	上海市口腔病防治院	428.90	1.25
10	复旦大学附属妇产科医院	421.89	21.13
11	上海市精神卫生中心	415.21	78.45
12	上海市第一妇婴保健院	376.34	15.26
13	复旦大学附属儿科医院	327.63	42.19
14	上海交通大学医学院附属上海儿童医学中心	308.99	41.90
15	上海市眼病防治中心	277.78	34.18
16	上海市儿童医院	269.57	42.74
17	上海市皮肤病医院	245.48	41.31

二级综合性医院中，门急诊患者次均医药费用最高达 458.44 元，药占比最高达 79.65%。各二级综合性医院门急诊次均费用情况见表 22。

表 22　二级综合性医院门急诊患者次均费用情况

顺位	单 位 名 称	费用(元)	药占比(%)
1	上海长航医院	458.44	31.13
2	中国人民解放军第四五五医院	452.12	42.09
3	上海市黄浦区中心医院	447.17	72.88
4	上海市青浦区朱家角人民医院	399.36	32.25
5	上海中冶医院	394.21	38.68
6	上海沪东医院	388.35	36.91

续 表

顺位	单 位 名 称	费用(元)	药占比(%)
7	上海市徐汇区中心医院	373.74	41.96
8	上海市第二人民医院	369.71	61.86
9	上海市静安区北站医院	363.98	46.52
10	上海市同仁医院	362.45	45.79
11	上海市奉贤区奉城医院	356.98	45.49
12	上海交通大学医学院附属瑞金医院卢湾分院	348.72	50.92
13	上海江南造船集团职工医院	339.79	78.56
14	上海市静安区市北医院	320.20	46.07
15	上海市第一人民医院宝山分院	316.08	39.06
16	上海市静安区中心医院	312.34	43.80
17	上海市第八人民医院	306.43	49.73
18	上海市普陀区人民医院	305.40	57.08
19	上海市浦东医院	302.38	40.91
20	上海建工医院	302.18	54.85
21	中国人民解放军第四一一医院	299.21	36.49
22	上海曲阳医院	295.72	35.57
23	上海市第六人民医院金山分院	295.18	35.21
24	上海市浦东新区浦南医院	292.05	45.92
25	上海市第四人民医院	291.82	57.40
26	上海市闵行区中心医院	291.37	37.87
27	上海市静安区闸北中心医院	290.18	47.29
28	上海邮电医院	286.91	60.09
29	上海市嘉定区中心医院	286.51	36.56
30	上海市普陀区利群医院	284.92	48.94
31	上海市杨浦区市东医院	282.74	53.64
32	上海市松江区中心医院	281.81	38.08
33	上海市浦东新区人民医院	278.98	45.41
34	上海市金山区亭林医院	274.52	45.74
35	上海市杨浦区控江医院	274.40	53.76
36	上海市徐汇区大华医院	272.71	44.98
37	民航上海医院	271.72	46.94
38	上海电力医院	269.15	59.52
39	上海市浦东新区公利医院	268.61	45.34
40	中国人民武装警察部队上海市总队医院	267.83	46.63
41	上海市第十人民医院崇明分院	263.80	43.98
42	上海市黄浦区东南医院	263.54	62.96

续 表

顺位	单 位 名 称	费用(元)	药占比(%)
43	上海市公惠医院	261.54	61.30
44	上海市浦东新区周浦医院	259.19	43.90
45	上海市嘉定区安亭医院	255.25	39.02
46	上海市虹口区江湾医院	248.60	48.94
47	上海市宝山区大场医院	243.01	43.02
48	上海市崇明区第三人民医院	240.36	64.52
49	上海市嘉定区南翔医院	239.32	37.19
50	上海市宝山区罗店医院	236.52	43.00
51	中国人民解放军第八五医院	231.89	49.45
52	上海市松江区泗泾医院	218.05	34.65
53	上海市宝山区仁和医院	217.44	42.94
54	上海市浦东新区老年医院	205.14	79.65
55	上海市松江区九亭医院	190.26	48.34
56	上海航道医院	184.42	56.96
57	上海市监狱总医院	127.69	18.43

二级中医、中西医结合医院中，门急诊患者次均医药费用最高达 490.76 元，最低为 222.29 元，药占比最高为 49.72%，最低为 20.74%。二级中医(中西医)医院门急诊患者费用情况见表 23。

表 23　二级中医(中西医)医院门急诊患者次均费用情况

顺位	单 位 名 称	费用(元)	药占比(%)
1	上海市黄浦区香山中医医院	490.76	36.83
2	上海市静安区中医医院	409.05	20.74
3	上海市闵行区中医医院	387.79	30.13
4	上海市杨浦区中医医院	320.83	22.54
5	上海市长宁区天山中医医院	311.79	25.42
6	上海市奉贤区中医医院	298.92	41.98
7	上海市普陀区中医医院	289.48	42.11
8	上海市青浦区中医医院	282.30	36.73
9	上海市黄浦区中西医结合医院	275.54	49.72
10	上海市浦东新区中医医院	266.36	23.20
11	上海市金山区中西医结合医院	261.75	35.08
12	上海市嘉定区中医医院	249.95	28.76
13	上海市浦东新区光明中医医院	233.97	39.74
14	上海市松江区方塔中医医院	226.73	38.10
15	上海市闵行区中西医结合医院	222.29	36.49

社区门急诊患者次均医药费用最高达267.63元，最低为85.50元，顺位前十和后十社区门急诊患者费用情况见表24、表25。

表24　社区门急诊患者次均费用情况(顺位前十)

顺位前十	单位名称	费用(元)	药占比(%)
1	上海市静安区彭浦镇第二社区卫生服务中心	267.63	80.22
2	上海市杨浦区大桥社区卫生服务中心	264.83	78.56
3	上海市长宁区仙霞街道社区卫生服务中心	263.28	76.49
4	上海市杨浦区控江社区卫生服务中心	256.27	71.29
5	上海市长宁区新华街道社区卫生服务中心	255.68	72.86
6	上海市长宁区天山路街道社区卫生服务中心	252.61	75.86
7	上海市长宁区华阳街道社区卫生服务中心	251.98	68.90
8	上海市杨浦区新江湾城街道社区卫生服务中心	241.82	54.05
9	上海市长宁区虹桥街道社区卫生服务中心	239.54	72.40
10	上海市长宁区北新泾街道社区卫生服务中心	239.43	72.40

表25　社区门急诊患者次均费用情况(顺位后十)

顺位后十	单位名称	费用(元)	药占比(%)
1	上海市浦东新区老港社区卫生服务中心	112.03	71.12
2	上海市金山区枫泾镇社区卫生服务中心	111.40	87.22
3	上海市金山区亭林镇社区卫生服务中心	109.43	81.50
4	上海市松江区新浜镇社区卫生服务中心	109.08	77.76
5	上海市浦东新区芦潮港社区卫生服务中心	105.99	73.82
6	上海市金山区张堰镇社区卫生服务中心	102.52	81.62
7	上海市奉贤区海湾镇燎原社区卫生服务中心	101.13	87.19
8	上海市松江区叶榭镇社区卫生服务中心	100.65	78.43
9	上海市金山区吕巷镇社区卫生服务中心	90.07	89.19
10	上海市松江区永丰街道社区卫生服务中心	85.50	75.09

(三) 出院患者医药费用

2018年出院患者人均医药费用17 961.02元，较上年同期增长2.07%。出院患者日均医药费用1 649.99元，较上年同期上涨0.54%。出院患者药占比为24.23%。

医院中，公立医院出院患者人均医药费用较上年同期上涨0.89%，日均医药费用上涨2.75%；民营医院出院患者人均医药费用上涨10.65%，日均医药费用下降7.08%。不同级别医院中，三级医院出院患者人均医药费用、日均医药费用分别较上年同期上涨0.62%、4.06%。二级医院的分别较上年同期上涨0.59%、下降1.51%。

社区卫生服务中心出院患者人均医药费用较上年同期上涨18.33%，日均医药费用同比下降0.86%，药占比为35.70%，具体见表26。

表 26　出院患者医药费用情况

	出院患者人均费用(元)		出院患者日均费用(元)		药占比(%)
	2018 年	2017 年	2018 年	2017 年	
总计	17 961.02	17 597.36	1 649.99	1 641.16	24.23
医院	18 517.38	18 213.22	1 835.80	1 821.50	24.18
公立医院	18 048.28	17 889.33	1 957.69	1 905.37	24.52
民营医院	26 924.54	24 333.58	1 050.24	1 130.31	20.12
医院中：					
三级医院	18 993.86	18 876.01	2 754.46	2 646.90	23.37
二级医院	15 228.22	15 138.81	1 077.44	1 093.91	28.27
其他医院	28 590.07	25 812.80	923.59	1 059.16	20.38
社区	14 727.64	12 445.87	191.14	192.80	35.70

1. 各区属医院出院患者医药费用

各区属医院出院患者人均医药费用高低不等，最高为 19 559.98 元，最低为 10 200.23 元；与上年同期相比，人均医药费用最高上涨幅度达 13.87%，最低减少 6.46%。

各区属医院出院患者日均医药费用最高为 1 757.26 元，最低为 881.67 元；上涨幅度最高达 22.48%，最低降低 29.37%，具体见表 27。

表 27　各区属医院出院患者费用情况

行政区划	各区属医院人均费用			各区属医院日均费用			药占比(%)
	2018 年(元)	2017 年(元)	同比增长(%)	2018 年(元)	2017 年(元)	同比增长(%)	
黄浦区	17 731.46	18 313.30	−3.18	960.42	913.15	5.18	36.67
徐汇区	18 587.15	18 583.56	0.02	1 757.26	1 703.10	3.18	35.95
长宁区	19 559.98	20 633.17	−5.20	1 598.27	1 586.92	0.72	26.07
静安区	16 144.01	15 436.96	4.58	1 171.43	1 086.48	7.82	25.25
普陀区	17 418.70	17 037.84	2.24	881.67	1 248.32	−29.37	26.26
虹口区	16 112.91	16 896.37	−4.64	1 147.83	1 062.41	8.04	32.20
杨浦区	15 781.41	15 333.77	2.92	1 173.98	1 242.06	−5.48	25.22
闵行区	14 873.83	14 048.39	5.88	1 532.23	1 404.31	9.11	29.64
宝山区	13 239.13	12 439.84	6.43	1 105.01	1 076.20	2.68	27.70
嘉定区	10 200.23	10 754.74	−5.16	895.39	945.06	−5.26	24.49
浦东新区	15 771.04	15 647.84	0.79	1 570.75	1 531.80	2.54	25.93
金山区	12 834.27	11 270.82	13.87	1 294.14	1 056.63	22.48	26.41
松江区	11 418.96	10 682.48	6.89	1 116.87	993.61	12.41	23.35
青浦区	13 420.96	14 347.26	−6.46	1 257.29	1 315.11	−4.40	25.92
奉贤区	13 366.23	13 238.27	0.97	1 245.69	1 054.38	18.14	32.11
崇明区	12 140.98	11 982.41	1.32	1 115.51	1 245.85	−10.46	34.96

2. 各医疗机构出院患者费用情况

三级综合医院出院患者人均费用最高为 28 786.83 元，最低为 13 234.07 元；日均费用最高为 4 746.60 元，最低为 1 495.72 元。药占比最高为 33.86%，最低为 14.90%。三级综合医院出院患者人均、日均费用情况具体见表 28。

表 28　三级综合医院出院患者费用情况

顺位	单 位 名 称	人均费用(元)	日均费用(元)	药占比(%)
1	海军军医大学第二附属医院	28 786.83	4 746.60	23.55
2	海军军医大学第一附属医院	26 771.00	4 267.45	20.48
3	复旦大学附属中山医院	26 421.64	4 715.75	21.94
4	上海市第六人民医院	25 126.26	3 607.52	14.90
5	复旦大学附属华山医院	23 380.57	3 245.24	21.39
6	上海交通大学医学院附属瑞金医院	21 783.58	3 252.57	24.24
7	上海交通大学医学院附属第九人民医院	20 963.35	3 398.71	22.27
8	华东医院	20 345.69	2 188.35	30.46
9	上海交通大学医学院附属新华医院	20 180.64	2 997.52	19.58
10	上海市第一人民医院	20 147.83	3 092.97	18.08
11	上海交通大学医学院附属仁济医院	19 369.75	3 475.60	21.70
12	上海市东方医院	19 277.88	2 630.19	20.94
13	上海市第十人民医院	19 082.48	3 040.57	24.11
14	上海市同济医院	17 959.49	2 445.48	28.93
15	复旦大学附属华山医院北院	17 204.94	2 391.92	27.75
16	上海交通大学医学院附属瑞金医院北院	16 564.68	2 564.26	23.49
17	上海市第六人民医院东院	16 461.09	2 265.15	22.14
18	上海市普陀区中心医院	16 327.01	1 895.95	29.58
19	上海交通大学医学院附属仁济医院南院	15 675.09	2 586.84	26.01
20	上海市第五人民医院	15 608.17	1 890.90	24.69
21	复旦大学附属金山医院	15 310.52	1 892.30	26.28
22	上海市杨浦区中心医院	14 893.39	1 692.46	26.14
23	复旦大学附属中山医院青浦分院	14 706.91	1 820.05	25.64
24	上海市奉贤区中心医院	13 751.48	1 771.93	29.11
25	上海交通大学医学院附属新华医院崇明分院	13 234.07	1 495.72	33.86

三级中医(中西医)医院出院患者人均费用最高为 16 980.27 元，最低为 12 697.76 元；日均费用最高为 2 312.33 元，最低为 1 282.21 元。药占比最高为 35.13%，最低为 27.08%。其他三级中医医院出院患者人均、日均费用情况具体见表 29。各三级专科医院出院患者人均、日均费用情况具体见表 30。

表 29　三级中医(中西医)医院出院患者费用情况

顺位	单　位　名　称	人均费用(元)	日均费用(元)	药占比(%)
1	上海市光华中西医结合医院	16 980.27	1 917.67	27.52
2	上海市中西医结合医院	16 980.24	1 573.94	34.69
3	上海市第七人民医院	15 091.94	1 758.29	27.78
4	上海中医药大学附属岳阳中西医结合医院	14 652.61	1 631.02	31.97
5	上海中医药大学附属曙光医院	13 890.50	2 312.33	27.46
6	上海中医药大学附属龙华医院	13 264.81	1 550.20	33.07
7	上海市宝山区中西医结合医院	12 705.81	2 052.07	27.08
8	上海市中医医院	12 697.76	1 282.21	35.13

表 30　三级专科医院出院患者费用情况

顺位	单　位　名　称	人均费用(元)	日均费用(元)	药占比(%)
1	上海市精神卫生中心	60 862.38	434.42	8.86
2	海军军医大学第三附属医院	26 787.20	2 720.00	28.64
3	上海市胸科医院	24 768.66	4 966.35	23.90
4	上海市公共卫生临床中心	21 155.25	2 150.00	43.03
5	上海交通大学医学院附属上海儿童医学中心	21 029.19	3 322.09	20.06
6	复旦大学附属肿瘤医院	19 549.97	3 646.00	26.78
7	上海市肺科医院	17 090.98	4 080.20	29.04
8	复旦大学附属儿科医院	15 745.85	2 487.62	17.72
9	同济大学附属口腔医院	11 953.42	1 989.15	13.89
10	上海市儿童医院	11 791.87	2 199.87	16.36
11	复旦大学附属眼耳鼻喉科医院	11 775.99	3 105.69	9.67
12	复旦大学附属妇产科医院	9 500.93	2 351.39	16.56
13	上海市皮肤病医院	7 959.98	732.50	26.39
14	上海市第一妇婴保健院	7 899.91	1 812.54	18.65
15	中国福利会国际和平妇幼保健院	7 789.91	1 916.43	14.77
16	上海市眼病防治中心	6 768.57	6 762.32	3.68

二级综合性医院中，出院患者次均医药费用最高达 41 356.16 元，日均费用最高为 2 548.14 元，具体各二级综合性医院人均、日均医药费用情况见表 31。

表 31　二级综合医院出院患者费用情况

顺位	单　位　名　称	人均费用(元)	日均费用(元)	药占比(%)
1	上海市浦东新区老年医院	41 356.16	316.15	40.00
2	中国人民解放军第四五五医院	25 496.14	2 077.18	29.41
3	上海市徐汇区中心医院	23 802.01	2 523.88	41.08
4	上海市第二人民医院	22 922.88	678.51	47.69

续 表

顺位	单 位 名 称	人均费用(元)	日均费用(元)	药占比(%)
5	上海航道医院	20 167.61	679.99	19.48
6	上海市同仁医院	19 683.07	2 548.14	27.41
7	中国人民解放军第四一一医院	19 287.99	1 615.90	34.55
8	上海市黄浦区中心医院	19 088.64	1 247.52	50.06
9	上海市公惠医院	17 004.63	792.58	13.50
10	上海市第四人民医院	16 946.38	1 716.15	34.51
11	上海市静安区闸北中心医院	16 818.21	1 588.99	27.88
12	民航上海医院	16 791.39	1 428.21	30.25
13	上海市黄浦区东南医院	16 247.28	1 264.78	23.39
14	中国人民解放军第八五医院	16 140.81	1 104.23	23.78
15	上海建工医院	16 078.16	1 307.56	21.36
16	上海中冶医院	15 884.38	1 072.19	24.51
17	上海市静安区中心医院	15 874.80	1 645.85	25.64
18	上海市浦东医院	15 750.96	1 875.13	27.76
19	中国人民武装警察部队上海市总队医院	15 748.71	1 196.13	35.90
20	上海市浦东新区浦南医院	15 714.09	1 524.27	25.88
21	上海市普陀区人民医院	15 287.17	1 503.64	25.02
22	上海市杨浦区市东医院	15 222.94	1 531.09	24.87
23	上海交通大学医学院附属瑞金医院卢湾分院	15 104.82	2 055.49	26.60
24	上海市杨浦区控江医院	15 077.07	1 259.82	26.58
25	上海市第八人民医院	14 952.35	1 797.97	30.84
26	上海市浦东新区公利医院	14 760.10	1 935.76	26.41
27	上海电力医院	14 645.87	1 212.76	31.48
28	上海市闵行区中心医院	14 403.38	1 899.05	27.40
29	上海邮电医院	14 396.31	946.64	17.52
30	上海市静安区市北医院	14 351.03	1 541.60	29.60
31	上海长航医院	14 258.18	1 049.92	25.70
32	上海市浦东新区周浦医院	14 084.50	1 865.34	25.87
33	上海市第一人民医院宝山分院	13 834.78	1 508.00	29.07
34	上海市松江区中心医院	13 742.78	1 699.05	20.63
35	上海曲阳医院	13 587.49	1 190.01	20.41
36	上海市浦东新区人民医院	13 496.87	1 506.12	28.20
37	上海沪东医院	12 695.94	1 015.06	16.01
38	上海市第六人民医院金山分院	12 459.05	1 286.11	29.13
39	上海市普陀区利群医院	12 376.62	1 294.87	27.32
40	上海市奉贤区奉城医院	12 105.38	1 372.44	40.49
41	上海市徐汇区大华医院	11 414.43	1 101.27	28.13
42	上海市嘉定区中心医院	11 325.82	1 432.09	24.60

续 表

顺位	单 位 名 称	人均费用(元)	日均费用(元)	药占比(%)
43	上海市松江区九亭医院	11 304.83	969.05	35.20
44	上海市宝山区仁和医院	10 443.46	1 142.84	26.51
45	上海市宝山区大场医院	10 396.18	836.34	33.64
46	上海市第十人民医院崇明分院	10 246.26	1 151.65	34.08
47	上海市静安区北站医院	9 812.32	809.18	36.73
48	上海市虹口区江湾医院	9 333.17	742.44	24.38
49	上海市金山区亭林医院	9 278.88	1 153.71	21.05
50	上海市嘉定区安亭医院	8 982.02	1 049.99	25.69
51	上海市青浦区朱家角人民医院	8 627.16	765.78	33.26
52	上海市崇明区第三人民医院	8 277.94	754.23	42.76
53	上海市监狱总医院	7 504.89	188.85	10.95
54	上海市松江区泗泾医院	7 361.25	1 031.32	24.53
55	上海市宝山区罗店医院	6 849.01	863.44	29.36
56	上海市嘉定区南翔医院	6 795.72	750.04	26.62

二级中医、中西医结合医院中，出院患者次均医药费用最高达 15 173.79 元，最低为 7 928.52 元；日均费用最高为 1 165.98 元，最低为 657.94 元；药占比最高为 39.85%，最低为 17.02%。具体各二级中医(中西医)医院人均、日均医药费用情况见表 32。

表 32 二级中医(中西医)医院出院患者费用情况

顺位	单 位 名 称	人均费用(元)	日均费用(元)	药占比(%)
1	上海市黄浦区中西医结合医院	15 173.79	690.73	39.85
2	上海市闵行区中医医院	15 001.66	1 025.24	32.27
3	上海市普陀区中医医院	14 023.72	769.32	26.14
4	上海市杨浦区中医医院	13 239.59	998.92	27.75
5	上海市黄浦区香山中医医院	12 582.93	1 165.98	17.02
6	上海市长宁区天山中医医院	12 073.87	821.45	18.82
7	上海市浦东新区中医医院	9 691.33	731.42	32.33
8	上海市奉贤区中医医院	9 673.54	931.80	36.70
9	上海市闵行区中西医结合医院	9 607.28	905.94	21.96
10	上海市青浦区中医医院	9 306.45	830.58	25.59
11	上海市金山区中西医结合医院	9 296.28	897.51	29.89
12	上海市静安区中医医院	9 266.92	657.94	36.38
13	上海市浦东新区光明中医医院	9 251.47	1 090.41	37.53
14	上海市松江区方塔中医医院	8 485.09	940.66	34.12
15	上海市嘉定区中医医院	7 928.52	878.18	26.22

附录二　2018 年度国家主要卫生健康政策文件一览表

序号	文件名称	文件文号	发文单位	发文日期
1	国务院办公厅关于改革完善全科医生培养与使用激励机制的意见	国办发〔2018〕3 号	国务院办公厅	2018 年 1 月
2	国务院办公厅关于改革完善仿制药供应保障及使用政策的意见	国办发〔2018〕20 号	国务院办公厅	2018 年 3 月
3	国务院办公厅关于促进“互联网＋医疗健康”发展的意见	国办发〔2018〕26 号	国务院办公厅	2018 年 4 月
4	国务院办公厅关于调整国务院深化医药卫生体制改革领导小组组成人员的通知	国办发〔2018〕56 号	国务院办公厅	2018 年 7 月
5	国务院办公厅关于改革完善医疗卫生行业综合监管制度的指导意见	国办发〔2018〕63 号	国务院办公厅	2018 年 7 月
6	国务院办公厅关于印发深化医药卫生体制改革 2018 年下半年重点工作任务的通知	国办发〔2018〕83 号	国务院办公厅	2018 年 8 月
7	国务院办公厅关于完善国家基本药物制度的意见	国办发〔2018〕88 号	国务院办公厅	2018 年 9 月
8	关于巩固破除以药补医成果持续深化公立医院综合改革的通知	国卫体改发〔2018〕4 号	国家卫生和计划生育委员会、财政部、国家发展改革委、人力资源社会保障部、国家中医药管理局、国务院医改办	2018 年 3 月
9	关于印发医疗质量安全核心制度要点的通知	国卫医发〔2018〕8 号	国家卫生健康委员会	2018 年 4 月
10	关于进一步改革完善医疗机构、医师审批工作的通知	国卫医发〔2018〕19 号	国家卫生健康委员会、国家中医药管理局	2018 年 6 月
11	关于深入开展“互联网＋医疗健康”便民惠民活动的通知	国卫规划发〔2018〕22 号	国家卫生健康委员会、国家中医药管理局	2018 年 7 月
12	关于印发国家健康医疗大数据标准、安全和服务管理办法(试行)的通知	国卫规划发〔2018〕23 号	国家卫生健康委员会	2018 年 7 月
13	关于印发医疗联合体综合绩效考核工作方案(试行)的通知	国卫医发〔2018〕26 号	国家卫生健康委员会、国家中医药管理局	2018 年 7 月
14	关于进一步做好分级诊疗制度建设有关重点工作的通知	国卫医发〔2018〕28 号	国家卫生健康委员会、国家中医药管理局	2018 年 8 月
15	关于坚持以人民健康为中心推动医疗服务高质量发展的意见	国卫医发〔2018〕29 号	国家卫生健康委员会、国家中医药管理局	2018 年 8 月
16	关于印发纠正医药购销领域和医疗服务中不正之风部际联席会议机制成员单位及职责分工的通知	国卫医发〔2018〕30 号	国家卫生健康委员会、工业和信息化部、公安部、财政部、商务部、国家税务总局、国家市场监督管理总局、国家医疗保障局、国家中医药管理局	2018 年 8 月

续 表

序号	文件名称	文件文号	发文单位	发文日期
17	关于学习贯彻习近平总书记重要指示精神 进一步加强医务人员队伍建设的通知	国卫医发〔2018〕34 号	国家卫生健康委员会，国家中医药管理局	2018 年 8 月
18	关于印发 2018 年纠正医药购销领域和医疗服务中不正之风专项治理工作要点的通知	国卫医函〔2018〕186 号	国家卫生健康委员会、工业和信息化部、公安部、财政部、商务部、国家税务总局、国家市场监督管理总局、国家医疗保障局、国家中医药管理局	2018 年 8 月
19	关于印发全面提升县级医院综合能力工作方案（2018—2020 年）的通知	国卫医发〔2018〕37 号	国家卫生健康委员会、国家中医药管理局	2018 年 10 月
20	关于做好 2018 年家庭医生签约服务工作的通知	国卫办基层函〔2018〕209 号	国家卫生健康委员会办公厅	2018 年 3 月
21	关于印发全国医院信息化建设标准与规范（试行）的通知	国卫办规划发〔2018〕4 号	国家卫生健康委员会办公厅	2018 年 4 月
22	关于开展制定医院章程试点工作的指导意见	国卫办医发〔2018〕12 号	国家卫生健康委员会办公厅、国家中医药管理局办公室	2018 年 5 月
23	关于进一步推进以电子病历为核心的医疗机构信息化建设工作的通知	国卫办医发〔2018〕20 号	国家卫生健康委员会办公厅	2018 年 8 月
24	关于印发公立医院开展网络支付业务指导意见的通知	国卫办财务发〔2018〕23 号	国家卫生健康委员会办公厅	2018 年 10 月
25	印发《关于对严重危害正常医疗秩序的失信行为责任人实施联合惩戒合作备忘录》的通知	发改财金〔2018〕1399 号	国家发展改革委、人民银行、国家卫生健康委、中央组织部、中央宣传部、中央编办、中央文明办 中央网信办、最高人民法院工业和信息化部、公安部、人力资源社会保障部、自然资源部、住房城乡建设部、交通运输部、商务部、文化和旅游部、国资委、海关总署、市场监管总局、银保监会、证监会、全国总工会、共青团中央、全国妇联、民航局、中医药局、铁路总公司	2018 年 9 月
26	关于做好 2018 年城乡居民基本医疗保险工作的通知	医保发〔2018〕2 号	“国家医疗保障局、财政部、人力资源社会保障部、国家卫生健康委员会”	2018 年 7 月
27	国家医疗保障局关于将 17 种抗癌药纳入国家基本医疗保险、工伤保险和生育保险药品目录乙类范围的通	医保发〔2018〕17 号	国家医疗保障局	2018 年 9 月
28	食品药品监管总局 科技部关于加强和促进食品药品科技创新工作的指导意	食药监科〔2018〕14 号	食品药品监管总局、科技部	2018 年 1 月
29	国家药监局关于药品信息化追溯体系建设的指导意见	国药监药管〔2018〕35 号	国家药监局	2018 年 10 月

附录三 2018年度上海市主要卫生健康政策文件一览表

序号	文件名称	文件文号	发文机关	发文日期
1	上海市人民政府关于推进本市健康服务业高质量发展加快建设一流医学中心城市的若干意见	沪府发〔2018〕25号	上海市人民政府	2018年7月
2	上海市人民政府关于印发《上海市中医药发展战略规划纲要(2018—2035年)》的通知	沪府发〔2018〕39号	上海市人民政府	2018年10月
3	上海市人民政府办公厅关于转发市卫生计生委、市中医药发展办公室制订的《上海市进一步加快中医药事业发展三年行动计划(2018年—2020年)》的通知	沪府办发〔2018〕17号	上海市人民政府办公厅	2018年5月
4	上海市人民政府办公厅印发《关于本市深化医教协同进一步推进医学教育改革与发展的实施意见》的通知	沪府办发〔2018〕38号	上海市人民政府办公厅	2018年11月
5	关于印发《上海市2018年深化医药卫生体制改革工作要点》的通知	沪发改医改〔2018〕1号	上海市发展和改革委员会	2018年4月
6	关于印发《上海市临床重点专科管理办法》的通知	沪卫计医〔2018〕007号	上海市卫生和计划生育委员会	2018年2月
7	关于印发《2018年上海市基层卫生工作要点》的通知	沪卫计基层〔2018〕004号	上海市卫生和计划生育委员会	2018年3月
8	关于印发《2018年上海市医政医管工作要点》的通知	沪卫计医〔2018〕021号	上海市卫生和计划生育委员会	2018年4月
9	关于做好本市养老机构内部设置医疗机构备案工作的通知	沪卫计医〔2018〕029号	上海市卫生和计划生育委员会	2018年4月
10	关于印发《上海市进一步改善医疗服务行动计划实施方案(2018—2020年)》的通知	沪卫计医〔2018〕031号	上海市卫生和计划生育委员会、上海市卫生计生系统精神文明建设委员会	2018年4月
11	关于印发2018年上海市卫生计生工作要点的通知	沪卫计〔2018〕3号	上海市卫生和计划生育委员会	2018年4月
12	关于印发《2018年健康上海建设工作要点》的通知	沪卫计规划〔2018〕4号	上海市卫生和计划生育委员会	2018年5月
13	关于进一步加强本市医疗机构门诊管理工作的通知	沪卫计医〔2018〕038号	上海市卫生和计划生育委员会	2018年5月
14	关于做好整治医药产品回扣"1+7"文件落实持续推进行风建设的通知	沪卫计纠〔2018〕002号	上海市卫生和计划生育委员会	2018年6月
15	关于进一步加强本市医疗服务管理有关工作的通知	沪卫计医〔2018〕062号	上海市卫生和计划生育委员会	2018年7月

续 表

序号	文件名称	文件文号	发文机关	发文日期
16	关于印发《上海市儿童健康行动计划(2018—2020年)》的通知	沪卫计妇幼〔2018〕045号	上海市卫生和计划生育委员会	2018年9月
17	关于进一步加强社会办医疗机构依法执业管理的通知	沪卫计医〔2018〕078号	上海市卫生和计划生育委员会	2018年9月
18	关于下发《本市进一步做实"1+1+1"签约居民双向转诊工作的实施细则》的通知	沪卫计医〔2018〕081号	上海市卫生和计划生育委员会	2018年10月
19	关于印发《上海市老年照护统一需求评估标准(试行)》的通知	沪卫计基层〔2018〕012号	上海市卫生和计划生育委员会、上海市民政局、上海市人力资源和社会保障局、上海市医疗保险办公室	2018年10月
20	关于转发《关于进一步做好分级诊疗制度建设有关重点工作的通知》的通知	沪卫计医〔2018〕089号	上海市卫生和计划生育委员会	2018年10月
21	关于印发《本市医院章程试点工作实施方案》的通知	沪卫计医〔2018〕090号	上海市卫生和计划生育委员会	2018年10月
22	关于印发《上海市医疗机构不良执业行为记分管理办法》的通知	沪卫计规〔2018〕141号	上海市卫生和计划生育委员会	2018年10月
23	关于印发《上海市建设健康城市三年行动计划(2018—2020年)》的通知	沪健促委〔2018〕5号	上海市健康促进委员会	2018年9月
24	关于调整本市部分医疗服务价格的通知	沪价费〔2018〕5号	上海市物价局、上海市卫生和计划生育委员会、上海市医疗保险办公室	2018年7月
25	关于本市新增医疗服务项目价格管理有关问题的通知	沪价费〔2018〕11号	上海市物价局、上海市卫生和计划生育委员会、上海市医疗保险办公室	2018年10月
26	关于落实人社部谈判药品仿制药纳入《上海市基本医疗保险、工伤保险和生育保险药品目录(2017年版)》有关事项的通知	沪人社医〔2018〕90号	上海市人力资源和社会保障局、上海市医疗保险办公室	2018年3月
27	关于做好本市第三批医保药品带量采购有关工作的通知	沪人社医〔2018〕226号	上海市人力资源和社会保障局、上海市医疗保险办公室、上海市卫生和计划生育委员会、上海市食品药品监督管理局、上海市物价局	2018年7月
28	关于将17种国家医保谈判准入抗癌药纳入本市基本医疗保险、工伤保险和生育保险药品目录乙类范围的通知	沪人社医〔2018〕342号	上海市人力资源和社会保障局、上海市医疗保险办公室、上海市卫生和计划生育委员会、上海市食品药品监督管理局	2018年11月
29	关于印发《上海市长期护理保险社区居家和养老机构护理服务规程(试行)》的通知	沪人社规〔2018〕36号	上海市人力资源和社会保障局、上海市医疗保险办公室	2018年11月